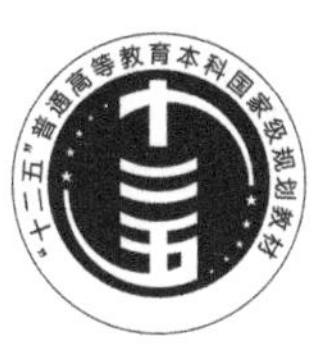

“十二五”普通高等教育本科国家级规划教材
国家精品课程教材

供临床、预防、基础、口腔、麻醉、影像、药学、检验、
护理、法医等专业使用

病原生物学

（上册）

第 2 版

主　　编　郭晓奎　潘卫庆
分册主编　郭晓奎

科学出版社
北　京

内 容 简 介

本书为“十二五”普通高等教育本科国家级规划教材《病原生物学》的组成之一,包括医学细菌学,医学病毒学和医学真菌学等内容。为增强转化医学理念,增加了医学微生物学病例分析。基于基因组学、免疫学和细胞分子生物学的快速发展对病原生物学的影响和促进以及我国传染病流行现状和疾病谱的变化,特别是新现和再现传染病的重要性,适当增加了新的、成熟的重要概念和内容。

本书适合医学院校本科生、长学制和研究生使用。

图书在版编目(CIP)数据

病原生物学:医学微生物学 / 郭晓奎,潘卫庆主编.—2 版.—北京:科学出版社,2012.1
“十二五”普通高等教育本科国家级规划教材 · 国家精品课程教材
ISBN 978-7-03-033367-4

Ⅰ. 病…　Ⅱ. ①郭…　②潘…　Ⅲ. 病原微生物-高等学校-教材
Ⅳ. R37

中国版本图书馆 CIP 数据核字(2012)第 007223 号

责任编辑:胡治国 / 责任校对:刘小梅
责任印制:徐晓晨 / 封面设计:范璧合

科 学 出 版 社出版
北京东黄城根北街 16 号
邮政编码: 100717
http://www.sciencep.com

北京盛通商印快线网络科技有限公司 印刷
科学出版社发行　各地新华书店经销
*
2007 年 7 月第　一　版　　开本: 850×1168　1/16
2012 年 2 月第　二　版　　印张: 20 1/2
2020 年 1 月第九次印刷　　字数: 606 000

定价: 65.00 元

(如有印装质量问题,我社负责调换)

《病原生物学》(第2版)

编 委 会

主　　编 郭晓奎　潘卫庆

编委会成员(按姓氏笔画排序)

王　玲　北京大学医学部
毛佐华　复旦大学上海医学院
朱淮民　第二军医大学
刘先洲　武汉大学
吴移谋　南华大学
袁正宏　复旦大学上海医学院
夏超明　苏州大学医学部
徐大刚　上海交通大学医学院
郭晓奎　上海交通大学医学院
凌　虹　哈尔滨医科大学
黄孝天　南昌大学
葛　艳　同济大学医学院
潘卫庆　第二军医大学/同济大学医学院
潘　卫　第二军医大学
瞿　涤　复旦大学上海医学院

《病原生物学》(上册)
(第2版)

编 写 人 员

分 册 主 编　郭晓奎

分册副主编　何　平　秦金红

分 册 编 委(按姓氏笔画排序)

马淑霞　佳木斯大学
王　玲　北京大学医学部
王红英　新疆医科大学
卢　颖　辽宁医学院
朱泳璋　上海交通大学医学院
刘　新　沈阳医学院
刘先洲　武汉大学
刘晓波　广东药学院
杨志伟　宁夏医科大学
李国才　扬州大学医学院
李淑英　华北煤炭医学院
李擎天　上海交通大学医学院
吴移谋　南华大学
何　平　上海交通大学医学院
张文军　广东药学院
张舒林　上海交通大学医学院
陈雪玲　石河子大学医学院
赵英会　泰山医学院
秦金红　上海交通大学医学院
袁正宏　复旦大学上海医学院
袁红瑛　河南科技大学医学院
郭晓奎　上海交通大学医学院
唐　立　大连医科大学
凌　虹　哈尔滨医科大学
黄红莹　河南大学医学院
黄孝天　南昌大学
葛　艳　同济大学医学院
焦红梅　扬州大学医学院
沈　利　同济大学医学院
潘　卫　第二军医大学
瞿　涤　复旦大学上海医学院

分册编写秘书　董　珂　上海交通大学医学院

第 2 版前言

本教材是“十二五”普通高等教育本科国家级规划教材《病原生物学》的第 2 版。本次再版根据本科教学相关专业课程标准的要求，结合充分反映本学科的新进展和新知识，在强调病原生物学基本知识内容的同时，注重学生创新思维的培养，突出基础理论与临床实际相结合内容，增加了病原生物学病例分析内容。基于基因组学、免疫学和细胞分子生物学的快速发展对病原生物学的影响和促进以及我国传染病和寄生虫病流行现状和疾病谱的变化，特别是新现和再现传染病的重要性，适当增加了新的，成熟的病原生物学方面的重要概念和内容，如主要病原的基因组特征、新发现的病毒以及食源性病原等。编写中始终坚持三基（基础理论、基本知识、基本技能）、三特（特定对象、特定要求、特定限制）和五性（思想性、科学性、启发性、先进性、实用性）的原则。

考虑到各个学校病原生物学课程设置的实际情况以及学科名称的不确定性，全书包括医学微生物学和医学寄生虫学两个分册。特点是语言流畅简洁、知识体系思路清晰、图文并茂和编排格式新颖，适用于临床、预防、基础、口腔、麻醉、影像、药学、检验、护理、法医等专业本科学生，也包括八年制临床医学专业的学生。本教材内容丰富齐全并补充了一些新的进展，可作为相关专业研究生、临床医师及卫生防疫人员的参考用书。

本教材编写人员均为长期从事医学微生物学教学的老师，具有丰富理论知识和教学实践经验，并毫不保留将自己长期积累的知识和实践经验融入教材中，汇集全国 27 所医学院校 42 位专家的智慧。在编写过程中，得到了各参编院校有关同志的大力支持，科学出版社也为本次教材的编写提供了有力帮助，在此，我们对他们的辛勤工作和做出的巨大贡献一并表示衷心感谢。

尽管所有编写人员力求本教材尽善尽美，但由于本学科的快速发展，再加上我们水平有限，难免存在不足和遗憾。望各位教师和学生在使用本教材过程中能给我们提出宝贵的意见和建议，以便在再版时加以改进。

郭晓奎　潘卫庆

2011 年 12 月 10 日

第 1 版前言

教育教学改革的核心是课程建设，国家在各级高等学校实施“精品课程建设工程”，是适应创新人才培养和素质教育需要的战略举措。教材是课程建设的最主要的教学资源，在精品课程建设过程中处于核心地位。上海交通大学医学院（原上海第二医科大学）病原生物学教研室长期重视教材建设，在余溃和陆德源等老一辈专家学者的辛勤耕耘下，曾多次主编全国“医学微生物学”教材，积累了丰富的经验和素材。2006 年我们与科学出版社合作联合申请获得了“十一五”国家级规划教材“病原生物学”的编写任务。本教材希望凝聚和总结 70 余年来，余溃、陆德源等有关病原生物学教材建设的经验，汇集全国 15 所院校包括北京大学医学部，复旦大学上海医学院、第二军医大学、浙江大学医学院、武汉大学医学院、中国医科大学、哈尔滨医科大学、福建医科大学、南方医科大学、温州医学院、新疆医科大学、同济大学医学院、南昌大学医学院、遵义医学院和上海交通大学医学院等专家的智慧，为病原生物学精品教材建设做出贡献。

考虑到各个学校病原生物学课程设置的实际情况以及学科名称的不确定性，全书分为医学微生物学和医学寄生虫学两部分，包括细菌学、真菌学、病毒学、蠕虫学、原虫学和节肢动物学六篇，计 47 章。基于基因组学、免疫学和细胞分子生物学的快速发展对病原生物学的影响和促进以及新现和再现传染病的重要性，适当增加了新的、成熟的病原生物学方面的重要概念和内容，如主要病原的基因组特征、新发现的病毒等。编写中始终坚持三基（基础理论、基本知识、基本技能）、三特（特定对象、特定要求、特定限制）和五性（思想性、科学性、启发性、先进性、实用性）的原则。本书的编写得到了陆德源教授、潘卫庆教授和刘晶星教授的审阅和指导。在编写过程中科学出版社和上海交通大学医学院有关领导和师生的支持是本书按时成功出版的保障，在此一并表示诚挚的谢意。为了体现教材建设的系统性，支持双语教学，我们还将出版 *Medical Microbiology and Parasitology*、病原生物学复习纲要、病原生物学实验指导和病原生物学习题集，建设辅助教学网络，与此教材配套。

由于时间紧迫，同时限于我们的学术水平和编写能力，教材中难免存在不足之处和欠妥的地方，希望广大师生批评指正。

郭晓奎

2007 年 1 月 6 日

目　录

第一章 绪 论

第一节 微生物与微生物学

自然界的生物中,除动物和植物以外,一般体形微小、结构简单、大部分肉眼不能直接看见,必须借助光学显微镜或电子显微镜放大数百倍、数千倍,甚至数万倍才能观察到的生物,统称为微生物(microorganism)。

一、微生物的种类与分布

微生物的种类繁多,在数十万种以上。以生物系统进化为主要依据的分类法将微生物分为原核微生物、真核微生物和非细胞型微生物(表1-1)。

表1-1 微生物世界

域	类型	微生物	致病性
	非细胞型	朊粒	+
		亚病毒	
		病毒	+
真细菌域	原核细胞型	细菌	+
古菌域		古菌	
真核生物域	真核细胞型	真菌	+
		黏菌	
		藻类	

1. 非细胞型微生物(acellular microorganism) 病毒(virus)、亚病毒(subvirus)和朊粒(prion)属于这种类型。是最小的一类微生物。无典型的细胞结构,无产生能量的酶系统,只能在活的敏感细胞内增殖。

2. 原核细胞型微生物(prokaryotic microorganism) 真细菌(eubacterium)和古细菌(archabacterium)属于这种类型。这类微生物的原始核呈裸DNA团块结构,无核膜、核仁,细胞器很不完善,只有核糖体。

3. 真核细胞型微生物(eukaryotic microorganism) 真菌、黏菌和藻类属于这种类型。细胞核分化程度高,有核膜和核仁,细胞器完整。

微生物在自然界的分布极为广泛。江河、湖泊、海洋、土壤、矿层、空气等都有数量不等、种类不一的微生物存在。其中以土壤中的微生物最多,例如1g肥沃土壤可有几亿到几十亿个细菌。在人类、动物和植物的体表,以及与外界相通的人类和动物的呼吸道、消化道等腔道中,亦有大量的微生物存在。

二、微生物的特点

绝大多数微生物个体极其微小,常以微米(μm,即10^{-6}m)或纳米(nm,即10^{-9}m)作为计量单位。各类微生物间的大小差异也十分明显,大的杆菌如炭疽芽孢杆菌长3~10μm,而小的如脊髓灰质炎病毒(poliovirus)直径仅约20nm。微生物是由简单多细胞、单细胞甚至非细胞型的生命物质所构成。例如,多细胞真菌有菌丝和孢子;细菌有细胞壁、细胞膜和染色体;病毒仅含有一种核酸(DNA或RNA)及蛋白质;类病毒(viroid)仅含核酸;朊粒(prion)仅含蛋白质。在生物界中,微生物具有最快的繁殖速度。如以无性二分裂方式繁殖的细菌,在适宜条件下约每20分钟繁殖一代。微生物虽然体积微小,但表面积大,有利于物质交换而致代谢旺盛。微生物的营养谱广泛。真菌和大多数细菌能分解、利用各种有机物,光合细菌能进行光合作用,硫磺细菌和硝化细菌能氧化无机物作为生长的能量,需氧菌(aerobe)需要氧气、厌氧菌(anaerobe)不需要氧气,还有在各种极端环境下生活的微生物,能利用动植物不能利用的甚至有毒的物质。微生物的基因变异频率较高。变异常使其形态构造、代谢途径、生理类型、药物抗性、抗原性或代谢产物等发生改变。

三、微生物与人类的关系

绝大多数微生物对人类和动、植物是有益的、甚至有些是必需的。自然界中N、C、S等元素的循环要靠有关的微生物的代谢活动来进行。例如土壤中的微生物能将死亡的动、植物的有机氮化物转化为无机氮化物，以供植物生长的需要，而植物又为人类和动物所食用。此外，空气中的大量游离氮，也只有依靠固氮菌等作用后才能被植物吸收。因此，没有微生物，植物就不能进行代谢，人类和动物也将难以生存。

在农业方面，可以应用微生物制造菌肥、植物生长激素等；也可利用微生物感染昆虫这一自然现象来杀死害虫。例如苏云金杆菌能在一些农作物害虫的肠腔中生长繁殖并分泌毒素，导致寄生昆虫的死亡。这样，开辟了以菌造肥、以菌催长、以菌防病、以菌治病等农业增产新途径，为人类创造物质财富。

在工业方面，微生物应用于食品、皮革、纺织、石油、化工、冶金等行业日趋广泛。例如采用盐酸水解法生产1吨味精需要小麦30吨，现改用微生物发酵法只需薯粉3吨。既降低生产成本，又大大节约细粮。又如在炼油工业中，利用多种能以石油为原料的微生物进行石油脱蜡，可以提高石油的质量和产量。

在医药工业方面，有许多抗生素是微生物的代谢产物。也可选用微生物来制造一些维生素、辅酶、ATP等药物。

此外，在污水处理方面，利用微生物降解有机磷、氰化物等亦有良好效果。

近年来，随着分子生物学的发展，微生物在基因工程技术中的作用更显辉煌。不仅提供了必不可少的多种工具酶和载体系统，更可人为地定向创建有益的工程菌新品种，能在无污染自然环境中制造出多样、大量的人类必需品。

正常情况下，寄生在人类和动物口、鼻、咽部和消化道中的微生物是无害的，且有的尚能拮抗病原微生物。再则，定植在肠道中的大肠埃希菌等还能向宿主提供必需的硫胺素、核黄素、烟酸、维生素B_{12}、维生素K和多种氨基酸等营养物质。牛、羊等反刍动物的胃，因有分解纤维素的微生物定植，才能利用草饲料作为营养物质。

有少数微生物能引起人类和动物、植物的病害，这些具有致病性的微生物称为病原微生物(pathogenic microorganism)。它们分别引起人类的伤寒、痢疾、结核、破伤风、麻疹、脊髓灰质炎、肝炎、艾滋病(AIDS)等；禽、兽的鸡霍乱、鸭瘟、牛炭疽、猪气喘等；以及农作物的水稻白叶枯病、小麦赤霉病、大豆病毒病等。有些微生物，在正常情况下不致病，只是在特定情况下导致疾病，这类微生物称为条件致病微生物。例如一般大肠埃希菌在肠道不致病，在泌尿道或腹腔中就引起感染。此外，有些微生物的破坏性还表现在使工业产品、农副产品和生活用品的腐蚀和霉烂等。

四、微 生 物 学

微生物学(microbiology)是生命科学的一个重要分支，是研究微生物的类型、分布、形态、结构、代谢、生长繁殖、遗传、进化，以及与人类、动物、植物等相互关系的一门科学。微生物学工作者的任务是将对人类有益的微生物用于生产实际，对人类有害的微生物予以改造、控制和消灭；使微生物学朝向人类需要的方向发展。微生物学随着研究范围的日益广泛和深入，又形成了许多分支。着重研究微生物学基础的有普通微生物学、微生物分类学、微生物生理学、微生物生态学、微生物遗传学、分子微生物学、细胞微生物学(cellular microbiology)等。按研究对象分为细菌学、病毒学、真菌学等。在应用领域中，分为农业微生物学、工业微生物学、医学微生物学、诊断微生物学、兽医微生物学、食品微生物学、海洋微生物学、石油微生物学、土壤微生物学等。这些分支学科的相互配合和促进，使整个微生物学不断地全面地向纵深发展。

第二节　医学微生物学

医学微生物学(medical microbiology)是微生物学的一个分支，是一门基础医学课程。主要研究与医学有关病原微生物的生物学特性、致病和免疫机制，以及特异性诊断、防治措施，以控制和消灭感染性疾病和与之有关的免疫损伤等疾病，达到保障和提高人类健康水平的目的。

根据医学微生物学的系统性和教学上的循序渐进原则，本课程分为医学细菌学、医学病毒学和医学真菌学三篇。每篇内容包括总论和各论两个部分，分别叙述与医学相关的原核微生物、真核微生物和非细胞型微生物的形态结构、生长繁殖、遗传变异等生物学特性、病原微生物和宿主机体的相互关系，以及微生物学检查法法和防治原则。

医学微生物学的发展过程大致可分三个时期。

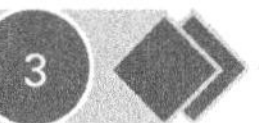

一、微生物学的经验时期

从远古开始，人类就开始利用和认识微生物。关于传染病的发生与流行，11 世纪时，北宋末年刘真人就有肺痨由虫引起之说。意大利 Fracastoro（1483—1553）认为传染病的传播有直接、间接和通过空气等数种途径。奥地利 Plenciz（1705—1786）主张传染病的病因是活的物体，每种传染病由独特的活物体所引起。18 世纪清乾隆年间，师道南在《天愚集》鼠死行篇中写道："东死鼠，西死鼠，人见死鼠如见虎，鼠死不几日，人死如圻堵，昼死人莫问数，日色惨淡愁云护，三人行未十步多，忽死两人横截路……"。生动地描述了当时鼠疫猖獗流行的可怕凄惨景况，同时也正确地指出了鼠疫的流行环节。

在预防医学方面，我国自古以来就有将水煮沸后饮用的习惯。明李时珍《本草纲目》中指出，对病人的衣服蒸过再穿就不会感染到疾病，表明已有消毒的记载。

古代人早已认识到天花是一种烈性传染病，一旦与患者接触，几乎都将受染，且死亡率极高。但已康复者去护理天花病人，则不会再得天花。这种免得瘟疫的现象，是"免疫"一词的最早概念。我国祖先在这个现象的启发下，开创了预防天花的人痘接种法。大量古书表明，我国在明隆庆年间（1567—1572），人痘已经广泛使用，并先后传至俄国、朝鲜、日本、土耳其、英国等国家。人痘接种预防天花是我国预防医学上的一大贡献。

二、实验微生物学时期

首先观察到微生物的是荷兰人列文虎克（Antony van Leeuwenhoek，1632—1723）。他于 1676 年用自磨镜片，创制了一架能放大 266 倍的原始显微镜检查了污水、齿垢、粪便等，发现许多肉眼看不见的微小生物，并正确地描述了微生物的形态有球形、杆状和螺旋样等，为微生物的存在提供了科学依据，从而使微生物学进入实验生物学时期。随后，法国科学家巴斯德（Louis Pasteur，1822—1895）率先实验证明有机物质的发酵与腐败是由微生物所引起。而酒类变质是因受到杂菌污染，从而推翻了当时盛行的"自然发生说"。巴斯德的研究，开始了微生物的生理学时代。人们认识到不同微生物间不仅有形态学上的差异，在生理学特性方面亦有所不同，进一步肯定了微生物在自然界中所起的重要作用。自此，微生物学成为一门独立学科。巴斯德创用的加温处理以防酒类变质的消毒法，就是至今仍沿用于酒类和乳类的巴氏消毒法。在巴斯德的影响下，英国外科医生李斯特（Joseph Lister，1827—1912）创用苯酚喷洒手术室和煮沸手术用具，以防止术后感染，为防腐、消毒，以及无菌操作奠定了基础。

微生物学的另一奠基人是德国学者郭霍（Robert Koch，1843—1910）。他发明了固体培养基，使有可能将细菌从环境或病人排泄物等标本中分离成为纯培养，利于对各种细菌的特性分别研究。他还发明了染色方法、建立了实验动物感染等实验，为发现多种传染病的病原菌提供实验手段。在 19 世纪的最后 20 年中，许多传染病的病原菌如炭疽芽孢杆菌、伤寒沙门菌、结核分枝杆菌、霍乱弧菌、白喉棒状杆菌、葡萄球菌、破伤风梭菌、脑膜炎奈瑟菌、鼠疫耶氏菌、肉毒梭菌、痢疾志贺菌等，由郭霍和在他带动下的一大批学者相继发现并分离培养成功。郭霍根据对炭疽芽孢杆菌的研究，提出了著名的郭霍法则（Koch's postulates，1884）。认为：①特殊的病原菌应在同一种疾病中查见，在健康人中不存在；②该特殊病原菌能被分离培养得纯种；③该纯培养物接种至易感动物，能产生同样病症；④自人工感染的实验动物体内能重新分离得该病原菌纯培养。郭霍法则在鉴定一种新病原体时确有重要的指导意义，但应注意到一些特殊情况。例如表面看来似很健康，实则是带菌者；有的病原体如麻风分枝杆菌迄今尚未能在体外人工培养；亦有的病原体尚未发现有易感动物等。另一方面，随着科学技术的不断发展，新病原体的确定尚可通过免疫学方法检测患者血清中的特异性抗体，以及分子生物学技术鉴定靶组织中的特异基因等。

1892 年俄国伊凡诺夫斯基（Ивановский ДИ）发现了第一个病毒即烟草花叶病病毒。1897 年 Loeffler 和 Frosch 发现动物口蹄疫病毒。对人致病的病毒首先被证实的是黄热病病毒。细菌病毒（噬菌体）则分别由 Twort（1915）和 d'Herelle（1917）发现。随后相继分离出许多人类和动物、植物致病性病毒。

免疫预防方面，英国琴纳（Edward Jenner，1749—1823）于 18 世纪末应用牛痘苗预防天花的成功，为预防医学奠定了基础。随后，巴斯德研制鸡霍乱、炭疽和狂犬病疫苗并获成功，开创了现代疫苗学。

微生物感染的化学治疗始于1910年,艾利希成功合成治疗梅毒的砷凡纳明(编号606),后又合成新砷凡纳明(编号914),开创了微生物感染性疾病的化学治疗时代。1935年Domagk发现百浪多息(protosil)可以治疗致病性球菌感染后,一系列磺胺药物相继合成,广泛应用于感染性疾病的治疗中。同时期,1929年Fleming发现青霉菌产生的青霉素能抑制金黄色葡萄球菌的生长。直到1940年,Florey等将青霉菌的培养液予以提纯,才获得可供临床使用的青霉素纯品。青霉素的发现,鼓舞了微生物学家们寻找、发掘抗生素的热潮,于是链霉素、氯霉素、金霉素、土霉素、红霉素等等相继发现。使许多由细菌引起的感染和传染病得到控制和治愈,为人类健康作出了巨大贡献。

我国在20世纪前半叶仅有少数学者从事微生物学的研究,并取得一定成就。例如发现旱獭也可成为鼠疫耶氏菌的储存宿主;首先应用鸡胚培养立克次体等。新中国成立后,较快地消灭了天花;鼠疫、白喉、脊髓灰质炎、新生儿破伤风等得到了控制;我国学者汤飞凡等首先成功地分离出沙眼衣原体。此外,1959年国内分离出麻疹病毒,成功地制成减毒活疫苗,很快地控制了麻疹的流行;1972—1973年分离出流行性出血性角膜结膜炎的病原体,并证明是肠道病毒70型。

三、现代微生物学时期

最近几十年来,随着分子生物学,基因组学(genomics)、系统生物学(systemsbiology)以及众多交叉学科的建立,使得微生物学也得到了得到极为迅速的发展。微生物作为分子生物学的建立和发展过程中不可或缺的模式生物,同时,分子生物学也促进了微生物学的快速发展,特别是病毒学的发展以及新的病原体种类的发现和新病原体的鉴定(表1-2);将微生物致病机制,感染诊断和免疫等研究方面提升到分子水平。进入20世纪90年代,以生物组学(omics)为主的高通量快速技术平台的建立和迅速应用,为研究更复杂的生物学问题奠定了基础。与之相呼应,在医学微生物学领域,细胞微生物学和病原基因组学相继形成并迅速发展。细胞微生物学是在细胞生物学和微生物学间的界面形成的。虽然传统的细胞生物学早已应用微生物感染宿主的策略来进行研究,但用病原体来研究细胞生物学问题,近来才获得很有价值的结果,并证明这是一条很有希望的途径。细胞微生物学的主要研究内容包括微生物与宿主细胞表面、细胞骨架、细胞膜运行、胞内信号传递,以及与宿主免疫系统等相互作用等。病原基因组学是以病原体基因组、转录组、蛋白质组等和系统生物学为技术平台和基础对其致病机制、流行病学、疫苗和药靶等进行系统研究,自1995年报道第一株细菌基因组序列以来,主要病原微生物各个种代表株的基因组序列已基本完成测序,必将极大地促进人类认识和控制微生物感染。

表1-2 近年发现的重要病原微生物

时间	病原微生物	所致疾病
1973	轮状病毒(rotavirus)	婴幼儿腹泻
1975	细小病毒B19(Parvovirus B19)	慢性溶血性贫血(fifth disease)
1977	埃博拉病毒(Ebola virus)	出血热
1977	嗜肺军团菌(*Legionella pneumophila*)	军团菌病(Legionaires disease)
1977	空肠弯曲菌(*Campylobacter jejuni*)	肠炎(enteritis)
1978	汉滩病毒(Hantaan virus)	肾出血征出血热(HFRS)
1980	嗜人T淋巴细胞白血病毒Ⅰ型(human T lymphotropic virus,HTLV-Ⅰ)	成人T淋巴细胞白血病(adult T cell leukaemia)
1982	大肠埃希菌O157(*Escherichia coli* O157:H7)	肠出血性综合征(haemolytic uraemic syndrome)
1982	嗜人T淋巴细胞白血病毒Ⅱ型(human T lymphotropic virus,HTLV-Ⅱ)	毛细胞白血病(hairy cell leukaemia)
1982	伯氏疏螺旋体(*Borrelia burgdorferi*)	莱姆病(Lyme disease)
1983	人免疫缺陷病毒(human immunodeficiency virus,HIV)	艾滋病(AIDS)
1983	肺炎衣原体(*Chlamydia pneumoniae*)	肺炎衣原体病
1983	幽门螺杆菌(*Helicobacter pylori*)	胃炎(gastritis)及消化道溃疡
1986	朊粒(prion)	变异型克-雅病(疯牛病)
1986	人疱疹病毒-6(human herpesvirus 6,HHV-6)	婴儿玫瑰疹(exanthem subitum)
1988	戊型肝炎病毒(hepatitis E virus)	戊型肝炎(hepatitis E)
1989	丙型肝炎病毒(hepatitis C virus)	丙型肝炎(hepatitis C)
1992	霍乱弧菌O139(*Vibrio cholerae O139*)	流行性霍乱(epidemic cholera)

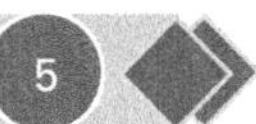

续表

时间	病原微生物	所致疾病
1992	汉氏巴尔通体(*Bartonella henselae*)	猫抓病(cat scratch disease)
1993	辛诺柏病毒(Sin nombre virus)	呼吸窘迫综合征(hantavirus pulmonary syndrome)
1994	人疱疹病毒-8(HHV-8)	卡波济肉瘤(Kaposi's sarcoma)
1994	Sabia 病毒	巴西出血热
1995	庚型肝炎病毒(hepatitis G virus)	庚型肝炎(hepatitis G)
1999	西尼罗病毒(West Nile virus, WNV)	西尼罗热
1999	尼派病毒(Nipah virus)	病毒性脑炎
2003	SARS 冠状病毒(SARS coronavirus)	严重急性呼吸综合征(SARS)
2004	高致病性禽流感病毒 H5N1	人感染高致病性禽流感
2006	变异的猪链球菌(Ⅱ型)	猪链球菌病
2009	新甲型 H1N1 流感病毒	甲型 H1N1 流感
2010	发热伴血小板减少综合征布尼亚病毒	发热伴血小板减少综合征

在医学微生物学领域,国内外虽都取得不小成绩,但细菌、病毒、真菌和寄生虫等病原和这些病原的产物所引起的感染性疾病,迄今仍然是引起人类死亡和残疾的主要原因之一,每年全球可产生1700万以上的新病例。另外,许多新现(emerging)和再现(reemerging)传染病的影响已经远远超出了原来领域。如新现的病原 SARS 冠状病毒、H5N1 亚型禽流感病毒、尼帕(Nipah)病毒、埃博拉(Ebola)出血热病毒、西尼罗病毒等以及再现的病原结核分枝杆菌等。因此,医学微生物学今后必须充分利用基因组学、系统生物学和合成生物学等前沿学科的发展带来的机遇,继续加强对新现与再现感染微生物的研究,加强对病原微生物的致病因子、分子致病机制和免疫机制的研究,加强对新型微生物疫苗的基础理论与应用基础理论研究;运用分子生物学和免疫学等新手段,创建特异、灵敏、快速、简便的诊断方法,并建立规范化的微生物学诊断方法与技术标准;深入研究微生物的耐药机制,探讨防止和逆转耐药性措施,研究新型治疗措施,积极开发抗细菌、真菌和病毒的新型药物等。只有对医学微生物学和有关学科进行多方面的综合研究,才能达到控制和消灭危害人类健康的感染性疾病这一宏伟目标。

(郭晓奎)

第一篇　医学细菌学

第二章　细菌的形态与结构

本书所叙述的细菌(bacterium)即真细菌。在对细菌的认知过程中,给一些"不典型"的细菌赋予了特定的名称,其中包括放线菌、支原体、衣原体、立克次体、螺旋体等。细菌形体微小,结构简单,具有细胞壁和原始核质,无核仁和核膜,除核糖体外无其他细胞器。由于目前对古细菌在医学中的意义所知甚少,本书不予描述。

了解细菌的形态和结构对研究细菌的生理活动、致病性和免疫性,以及鉴别细菌、诊断疾病和防治细菌性感染等均有重要的理论和实际意义。

第一节　细菌的大小与形态

大多数的细菌很微小,以微米(μm)为单位。光学显微镜是观察细菌最常用的仪器,可以用显微镜的测微尺来测量细菌的大小。不同种类的细菌大小不一,同一种细菌也可因菌龄和环境因素的影响而有差异。

细菌按其外形,主要有球菌、杆菌和螺形菌三大类(图 2-1)。

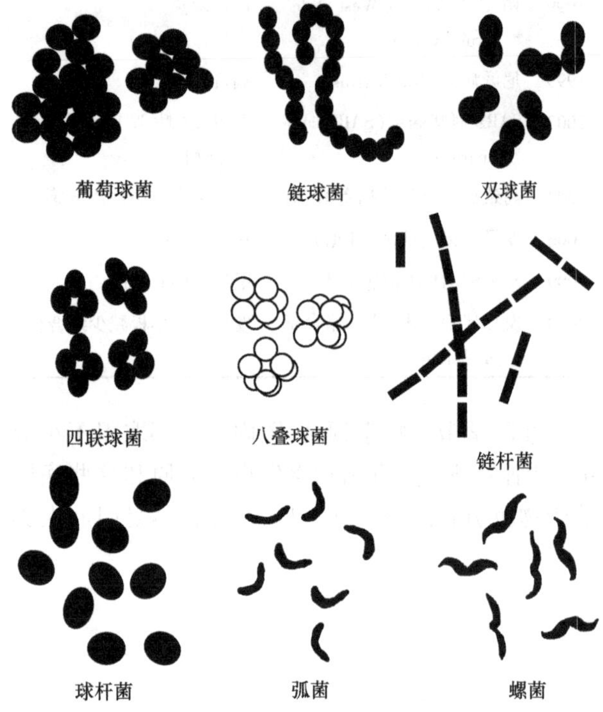

图 2-1　球菌、杆菌和螺形菌形态

1. 球菌(coccus)　该类细菌因其外观呈圆球形或近似球形而得名,多数球菌直径在 1μm 左右。由于繁殖时期细菌分裂平面不同和分裂后菌体之间相互黏附程度不一,可形成不同的排列方式,这对一些球菌的鉴别颇有意义。

(1) 双球菌(diplococcus):在一个平面上分裂,分裂后两个菌体成对排列,如脑膜炎奈瑟菌、肺炎链球菌。

(2) 链球菌(streptococcus):在一个平面上分裂,分裂后多个菌体粘连成链状,如乙型溶血性链球菌。

(3) 葡萄球菌(staphylococcus):在多个不规则的平面上分裂,分裂后菌体无一定规则地粘连在一起似葡萄状,如金黄色葡萄球菌。

(4) 四联球菌(tetrads):在两个互相垂直的平面上分裂,分裂后四个菌体黏附在一起呈正方形,如四联加夫基菌。

(5) 八叠球菌(sarcina):在三个互相垂直的平面上分裂,分裂后八个菌体黏附成包裹状立方体,如藤黄八叠球菌。

各类球菌在标本或培养物中除上述的典型排列方式外,还可有分散的单个菌体存在。

2. 杆菌(bacillus)　一些细菌的形态呈杆状或棒状被称为杆菌,不同杆菌的大小、长短、粗细很不一致。大的如炭疽芽孢杆菌长 3~10μm,中等的如大肠埃希菌长 2~3μm,小的如布氏菌长仅 0.6~1.5μm。

杆菌形态多数呈直杆状,也有的菌体稍弯;多数呈分散存在，也有的呈链状排列，称为链杆菌（streptobacillus）；菌体两端大多呈钝圆形，少数两端平齐（如炭疽芽孢杆菌）或两端尖细（如梭杆菌）。有的杆菌末端膨大成棒状，称为棒状杆菌（corynebacterium）；有的菌体短小，近于椭圆形，称为球杆菌（coccobacillus）；有的常呈分枝生长趋势，称为分枝杆菌（mycobacterium）；有的末端常呈分叉状，称为双歧杆菌（bifidobacterium）。

3. 螺形菌（spirillum）　螺形菌菌体呈弧形或螺旋状，菌体螺旋不足一环，体短呈弧形或逗点状称为弧菌（vibrio），如霍乱弧菌；2～6 环的小型、坚硬的螺旋状细菌称为螺菌（spirillum），如鼠咬热螺菌；螺旋数超过 6 环、体长而柔软的细菌则被专称为螺旋体（spirochaeta）；也有的菌体细长弯曲呈弧形或螺旋形，称为螺杆菌（helicobacterium），如幽门螺杆菌。

细菌的形态受温度、pH、培养基成分和培养时间等因素影响很大。一般是细菌在适宜的生长条件下培养 8～18 小时至对数生长期时形态比较典型，在不利环境或菌龄老时常出现梨形、气球状和丝状等不规则的多形性（polymorphism），称为衰退型（involution form）。因此，观察细菌的大小和形态，应选择适宜生长条件下的对数期为宜。

第二节　细菌的结构

细菌虽然种类众多，分布极广，代谢各异，但仍具有共同的细胞结构（图 2-2）和功能。细胞壁、细胞膜、细胞质和核质是各种细菌所共有的基本结构；荚膜、鞭毛、菌毛仅某些细菌具有，甚至只在某些特定生长时期所具有，被称为细菌的特殊结构；芽孢虽然通常被称为特殊结构，但实际上是一些细菌生活周期中特殊的休眠形式。

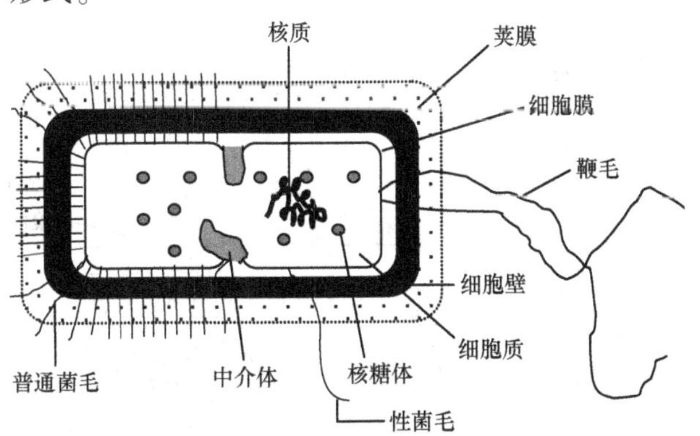

图 2-2　细菌细胞结构模式图

一、细菌的基本结构

（一）细胞壁（cell wall）

绝大部分细菌在细胞膜的外层存在有细胞壁的结构。虽然细菌种类众多，细胞壁的结构也千差万别，但大多数人类病原菌的细胞壁主要有两大基本类型，即革兰阳性菌细胞壁和革兰阴性菌细胞壁，经典的细菌革兰染色法很好地将之区分开来；少数病原菌如结核分枝杆菌具有独特的细胞壁结构；个别病原菌如支原体则缺乏细胞壁。一些细菌在特定的条件下，也可以缺失细胞壁，形成细菌 L 型（L-form of bacteria）、原生质体（protoplast）和球状体（sphaeroplast）。各类细胞壁的结构和组成可完全不同，但均含有肽聚糖。

1. 细胞壁的框架结构肽聚糖（peptidoglycan）　肽聚糖是一类复杂的多聚体，作为框架结构存在于各类细菌细胞壁中，为原核细胞所特有。肽聚糖又称为黏肽（mucopeptide）、糖肽（glycopeptide）或胞壁质（murein）。

革兰阳性菌与革兰阴性菌的肽聚糖结构相似但又具有明显的各自特点。革兰阳性菌的肽聚糖由聚糖骨架、四肽侧链和五肽交联桥三部分组成（图 2-3），革兰阴性菌的肽聚糖仅由聚糖骨架和四肽侧链两部分组成（图 2-4）。两类细菌细胞壁的聚糖骨架均相同，聚糖骨架由 *N*-乙酰葡糖胺（*N*-acetyl glucosamine）和 *N*-乙酰胞壁酸（*N*-acetylmuramic acid）交替间隔排列，经 β-1，4 糖苷键联结而成，该糖苷键可被溶菌酶（lysozyme）所水解，从而导致肽聚糖结构的解体，引起细菌死亡。

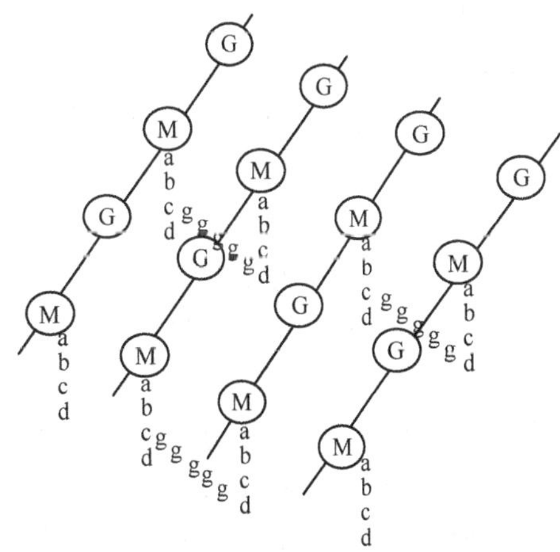

图 2-3　金黄色葡萄球菌（革兰阳性菌）细胞壁的肽聚糖结构

G：*N*-乙酰葡糖胺；M：*N*-乙酰胞壁酸；g：甘氨酸；a、b、c、d：氨基酸

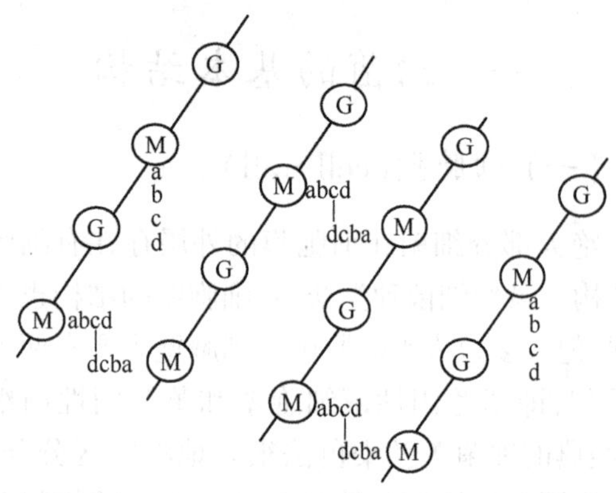

图 2-4 大肠埃希菌(革兰阴性菌)细胞壁的肽聚糖结构
G:*N*-乙酰葡糖胺;M:*N*-乙酰胞壁酸;a、b、c、d:氨基酸

四肽侧链的组成随细菌不同而异,革兰阳性菌(如葡萄球菌)细胞壁的四肽侧链的氨基酸依次为 *L*-丙氨酸、*D*-谷氨酸、*L*-赖氨酸和 *D*-丙氨酸;第三位的 *L*-赖氨酸由五个甘氨酸组成的交联桥连接连接到相邻聚糖骨架四肽侧链末端的 *D*-丙氨酸,从而构成机械强度十分坚韧的三维立体结构。革兰阴性菌(大肠埃希菌)四肽侧链中的第三位氨基酸是二氨基庚二酸(diaminopimelic acid, DAP),并由 DAP 与另一相邻四肽侧链末端的 *D*-丙氨酸直接连接,由于没有五肽交联桥,因而只形成单层平面网络的二维结构。细菌的四肽侧链中第三位氨基酸变化最大,大多数革兰阴性菌为 DAP,而革兰阳性菌可以是 DAP、*L*-赖氨酸或其他 *L*-氨基酸;此外,革兰阳性菌相邻的四肽侧链间的交联度远高于革兰阴性菌。细胞壁合成需要细胞膜上的合成酶来完成,青霉素可以结合一些合成酶使其失活,抑制肽桥的形成而产生抗菌效果。

分枝杆菌细胞壁中的肽聚糖与革兰阳性菌相似,所不同的是聚糖骨架中 *N*-glycolylmuramic acid 替代了 *N*-乙酰胞壁酸。

2. 革兰阳性菌细胞壁结构 革兰阳性菌的细胞壁较厚(20~80nm),具有三维立体结构的 15~50 层的肽聚糖分子形成其基本的结构框架,是细胞壁最主要的组分,占细胞壁干重的 50%~80%。细胞壁的另一主要成分为磷壁酸(teichoic acid),少数是磷壁醛酸(teichuroic acid),约占细胞壁的 10%(图 2-5)。

磷壁酸是由核糖醇(ribitol)或甘油残基经磷酸二酯键互相连接而成的多聚物,其结构中少数基团被氨基酸或糖所取代,多个磷壁酸分子组成长链穿插于肽聚糖层中。一些磷壁酸分子的一端通过磷脂与肽聚糖上的胞壁酸共价结合固定在细胞壁上

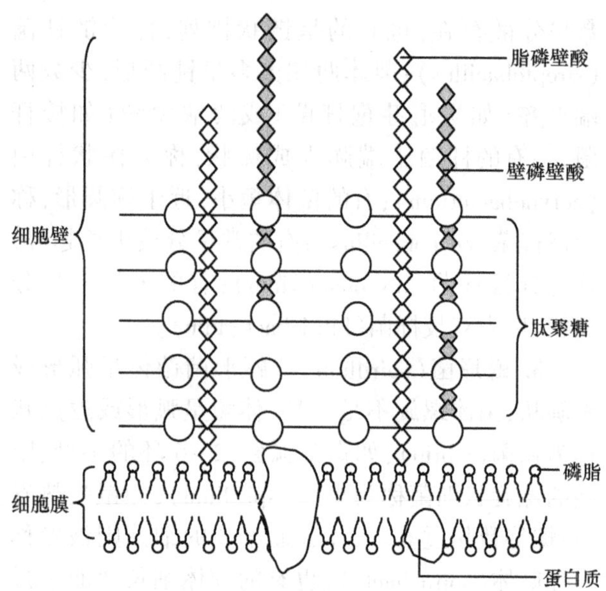

图 2-5 革兰阳性菌细胞壁结构模式图

被称为壁磷壁酸(wall teichoic acid);另一些则将其一端与细胞膜外层上的糖脂共价结合固定于细胞膜上被称为膜磷壁酸(membrane teichoic acid)或脂磷壁酸(lipoteichoic acid, LTA)端。磷壁醛酸与磷壁酸相似,仅其结构中以糖醛酸代替磷酸。

大多数革兰阳性菌细胞壁表面有一层蛋白质,一些以非共价键形式结合在表面,如 S 层蛋白(S-layer protein),一些则以共价键形式结合在表面。这些蛋白参与细菌与环境或宿主组织间的相互作用,如金黄色葡萄球菌的 A 蛋白,A 群链球菌的 M 蛋白等;另一些则为一些酶。

3. 革兰阴性菌细胞壁结构 革兰阴性菌细胞壁除肽聚糖结构外还有特殊组分外膜。革兰阴性菌的细胞壁较薄(10~15nm),含有 1~2 层的肽聚糖,构成革兰阴性菌细胞壁最主要的结构是外膜(outer membrane),约占细胞壁干重的 80%(图 2-6)。

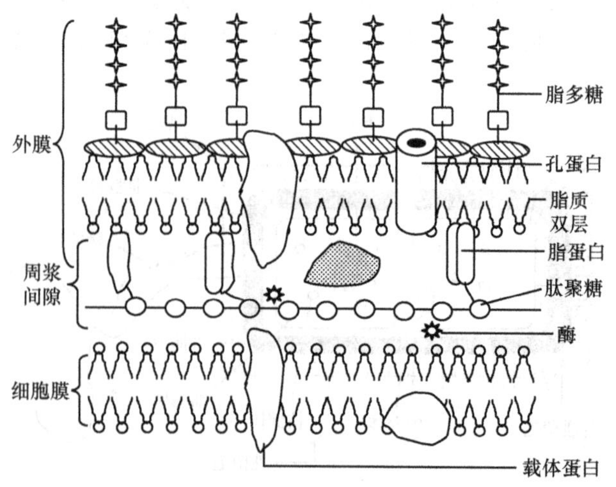

图 2-6 革兰阴性菌细胞壁结构模式图

外膜的中心是脂质双层，其内侧含有较丰富的脂蛋白（lipoprotein），其蛋白质部分与肽聚糖侧链的二氨基庚二酸相连，其脂质成分与脂质双层非共价结合，使外膜和肽聚糖层构成一个整体。双层内镶嵌着多种蛋白质称为外膜蛋白（outer membrane protein，OMP），其中有的为孔蛋白（porin），如大肠埃希菌的OmpF、OmpC，允许水溶性分子（分子量≤600）通过；有的为诱导性或去阻遏蛋白质，参与特殊物质的扩散过程；有的为噬菌体、性菌毛或细菌素的受体。由脂质双层向细胞外伸出的是脂多糖（lipopolysaccharide，LPS）。LPS由脂质A、核心多糖和特异多糖三部分组成，在革兰阴性菌致病中起重要作用，又称内毒素（endotoxin）。

（1）脂质A（lipid A）：为一种糖磷脂，由β-1，6糖苷键相连的*D*-氨基葡萄糖双糖组成的基本骨架，双糖骨架的游离羟基和氨基可携带多种长链脂肪酸和磷酸基团。不同种属细菌的脂质A骨架基本一致，其主要差别是脂肪酸的种类和磷酸基团的取代不尽相同，其中β-羟基豆蔻酸是肠道菌所共有的。脂质A是内毒素的毒性和生物学活性的主要组分，无种属特异性，故不同细菌产生的内毒素的毒性作用均相似。

（2）核心多糖（core polysaccharide）：位于脂质A的外层，由己糖（葡萄糖、半乳糖等）、庚糖、2-酮基-3-脱氧辛酸（2-keto-3-deoxyoctonic acid，KDO）、磷酸乙醇胺等组成。经KDO与脂质A共价联结。核心多糖有属特异性，同一属细菌的核心多糖相同。

（3）特异多糖（specific polysaccharide）：是脂多糖的最外层，由数个至数十个低聚糖（3～5个单糖）重复单位所构成的多糖链。特异多糖即革兰阴性菌的菌体抗原（O抗原），具有种特异性，因其多糖中单糖的种类、位置、排列和空间构型各不相同所致。特异多糖的缺失，细菌从光滑（smooth，S）型变为粗糙（rough，R）型。

并非所有革兰阴性菌外膜的糖脂成分都呈LPS结构，一些革兰阴性菌（脑膜炎奈瑟菌、淋病奈瑟菌、流感嗜血杆菌）外膜糖脂的糖为短链分枝状聚糖，与哺乳动物细胞膜的鞘糖脂成分非常相似，称为脂寡糖（lipooligosaccharide，LOS）。LOS是重要的毒力因子，它的一些表位（epitope）模拟了宿主细胞的结构，从而逃避宿主免疫细胞的识别。

在革兰阴性菌的细胞膜和外膜脂质双层间有一间隙，称膜壁间隙或称为周浆间隙（periplasmic space），占细胞体积的20%～40%。该间隙含有多种酶类（如蛋白酶、解毒酶、核酸酶等）及一些特殊蛋白质，与细菌获取营养、去除有害物质毒性的作用有关。

革兰阳性和阴性菌细胞壁结构显著不同，代表两种不同的细胞壁类型，有利于细菌对不同环境的适应和生存（表2-1），也使这两类细菌在染色性、抗原性、致病性及对药物的敏感性等方面表现出很大差异。

表2-1　革兰阳性菌与阴性菌细胞壁结构

细胞壁	革兰阳性菌	革兰阴性菌
主要结构	肽聚糖，磷壁酸	外膜，肽聚糖
强度	较坚韧	较疏松
厚度	20～80nm	10～15nm
肽聚糖结构	含5肽交联桥，三维立体	直接交联，二维网状
肽聚糖层数	可多达50层	1～2层
肽聚糖含量	占细胞壁干重50%～80%	占细胞壁干重5%～20%
糖类含量	约45%	15%～20%
脂类含量	1%～4%	11%～22%
LPS	—	+
孔蛋白	—	+
磷壁酸	+	—
外膜	—	+
周浆间隙	—	+

4. 分枝杆菌细胞壁结构　分枝杆菌进行革兰染色时不能保留住结晶紫，因此不是经典的革兰阳性菌，由于其缺乏外膜，而被分类为抗酸阳性革兰阳性菌（acid-fast Gram-positive bacterium）。分枝杆菌的细胞壁为蜡质细胞壁，富含分枝菌酸酯，并比其他细菌的细胞壁要厚。分枝杆菌具有特殊的细胞壁结构（图2-7），其最外层为由外脂（outer lipids）与分枝菌酸（mycolic acid）形成的高度疏水的分枝菌酸酯层（mycolate），内层为特殊的肽聚糖层，两层之间由阿拉伯半乳聚糖（arabinogalactan）形成的多糖层连接。此外，这种特殊的细胞壁结构赋予了该细菌顽强、坚韧的特性。该细胞壁的生物合成通路也是抗结核新药开发的新靶点。

5. 细胞壁的功能　细菌的肽聚糖结构赋予了细菌细胞壁坚韧而富弹性的特征，其主要功能维持菌体固有的形态，并保护细菌抵抗低渗环境，这一点对于革兰阳性菌尤为突出。细菌细胞质内有高浓度的无机盐和大分子营养物质，其渗透压高达506 625～2 533 125Pa（5～25个大气压）。由于细

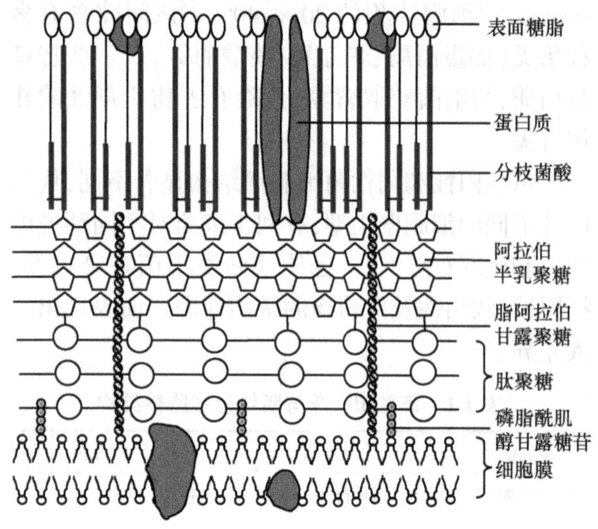

图 2-7 分枝杆菌细胞壁结构模式图

胞壁的保护作用，使细菌能承受内部巨大的渗透压而不会破裂，并能在相对低渗的环境中生存。细胞壁上有许多小孔，参与菌体内外的物质交换。菌体表面带有多种抗原表位，可以诱发机体的免疫应答。

革兰阳性菌的磷壁酸是重要表面抗原，与血清型分类有关。它带有较多的负电荷，能与 Mg^{2+} 等双价离子结合，有助于维持菌体内离子的平衡。磷壁酸还可起到稳定和加强细胞壁的作用。乙型溶血性链球菌表面的 M 蛋白与 LTA 结合在细菌表面形成微纤维（microfibril），后者介导菌体与宿主细胞的黏附，是其致病因素之一。

革兰阴性菌的外膜作为其主要的特征结构是一种有效的屏障结构，使细菌不易受到机体体液中的杀菌物质、肠道的胆盐及消化酶等的作用；还可阻止某些抗生素的进入，成为细菌耐药的机制之一。LPS（内毒素）是革兰阴性菌重要的致病物质，使机体发热，白细胞增多，直至休克死亡。另一方面 LPS 也可增强机体非特异性抵抗力，并有抗肿瘤等有益作用。

6. 缺壁细菌（cell wall deficient bacteria） 在自然界长期进化中，有些细菌形成了无细胞壁的原核生物，如支原体。另外，在实验室中，可通过人工的方法制备缺壁的细菌，也可在实验条件下从宿主体内分离到缺壁的细菌，被称为细菌 L 型、原生质体（protoplast）和原生质球（spheroplast）。

细菌 L 型是因被 1935 年英国 Lister 研究院的 Klieneberger 首先发现而得名。当时她发现一株念珠状链杆菌（*Streptobacillus moniliformis*）发生自发突变，成为细胞膨大、对渗透敏感、在固体培养基上形成“荷包蛋”状的小菌落，经研究证实是一种细胞壁缺损细菌。许多革兰阳性菌和革兰阴性菌都可以发生 L 型变化，其中有些 L 型变化不可逆，为通过自发突变而形成的遗传性稳定的细胞壁缺损菌株；有些则为可逆性改变。细菌 L 型指具有复制能力的缺壁细菌。原生质体和原生质球则指不能复制的缺壁细菌，他们目前的概念和定义存在模糊，在一些情况下，原生质体（protoplasts）指细胞壁缺损的革兰阳性菌细菌（不含外膜）；原生质球（spheroplasts）则指细胞壁缺损的革兰阴性菌（含有外膜）。

细菌 L 型在体内或体外、人工诱导或自然情况下均可形成，诱发因素很多，如溶菌酶（lysozyme）和溶葡萄球菌素（lysostaphin）、青霉素、胆汁、抗体、补体等。

细菌 L 型的形态因缺失细胞壁而呈高度多形性，大小不一，有球形、杆状和丝状等（图 2-8）。着色不匀，无论其原为革兰阳性或阴性菌，形成 L 型大多染成革兰阴性。细菌 L 型难以培养，其营养要求基本与原菌相似，但需在高渗低琼脂含血清的培养基中生长，即必须补充 3%~ 5% NaCl 溶液、10%~20% 蔗糖或 7% 聚乙烯吡咯烷酮（PVP）等稳定剂，以提高培养基的渗透压。同时还需加 10%~ 20% 人或马血清。制备固体培养基时，可在液体培养基中加入 0. 8%~ 1. 0% 的少量琼脂，使 L 型在生长时可以琼脂为支架。细菌 L 型生长繁殖较原菌缓慢，一般培养 2 ~ 7d 后在软琼脂平板上形成中间较厚、四周较薄的荷包蛋样细小菌落，也有的长成颗粒状或丝状菌落（图 2-9）。L 型在液体培养基中生长后呈较疏松的絮状颗粒，沉于管底，培养液则澄清。

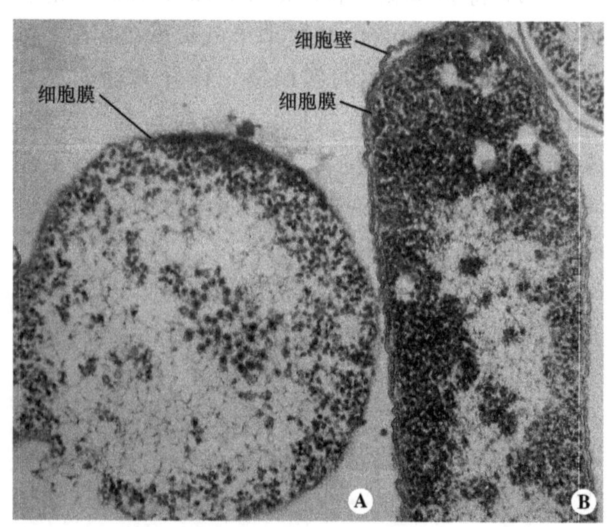

图 2-8 细菌 L 型的形态（Tortora *et al*, 1986）
A. L 型大肠埃希菌［无细胞壁］；B. 正常形态的大肠埃希菌

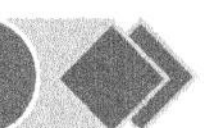

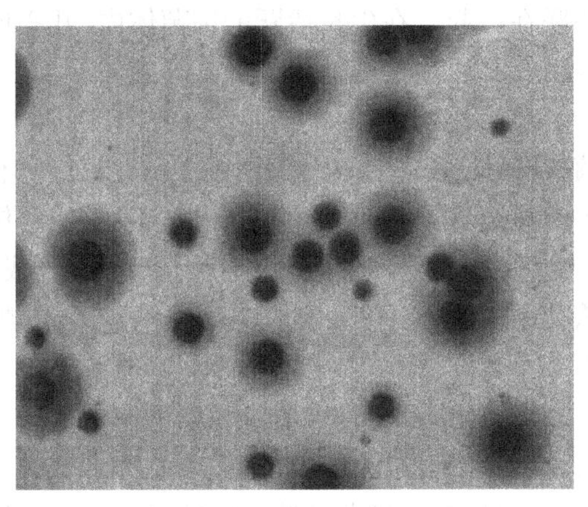

图 2-9 细菌 L 型菌落

临床上的抗生素治疗可引起细菌 L 型产生，此情况出现可对细菌感染的诊断及治疗产生不利影响。溶菌酶和青霉素是细菌 L 型最常用的人工诱导剂。溶菌酶和溶葡萄球菌素作用相同，能裂解肽聚糖中 *N*-乙酰葡糖胺和 *N*-乙酰胞壁酸之间的 β-1,4 糖苷键，破坏肽聚糖骨架，引起细菌裂解。青霉素能与细菌竞争合成肽聚糖过程中所需的转肽酶，抑制四肽侧链上 *D*-丙氨酸与五肽桥之间的联结，使细菌不能合成完整的肽聚糖，引起细菌 L 型的产生。这种状态的细菌，在一般渗透压环境中，故在普通培养基中很容易胀裂死亡，使细菌的分离培养结果为阴性。在体内高渗环境下，这些细菌 L 型仍可活存，形成感染，从而导致对细菌感染诊断的误判。此外，细菌 L 型常使作用于细胞壁的抗菌药物（β-内酰胺类抗生素等）治疗失效，而某些 L 型仍保留有一定的致病力，引起慢性感染，如尿路感染、骨髓炎、心内膜炎等。临床上遇有症状明显而标本常规细菌培养阴性者，应考虑细菌 L 型感染的可能性，宜作 L 型的专门分离培养，并更换抗菌药物。

支原体（mycoplasma）是长期进化过程中形成的无细胞壁的原核生物，其细胞膜中富含一般原核生物中所没有的甾醇，使细胞膜的机械强度得以提高，弥补了细胞壁缺损的部分功能。

（二）细胞膜

细胞膜（cell membrane）或称胞质膜（cytoplasmic membrane），位于细胞壁内侧，紧包着细胞质。厚约 7.5nm，柔韧致密，富有弹性，占细胞干重的 10%~30%。细菌细胞膜的结构与真核细胞者基本相同，由磷脂（20%~30%）和多种蛋白质（50%~70%）组成，但不含胆固醇（支原体例外）。

细菌细胞膜是细菌赖以生存的重要结构之一，其功能也与真核细胞者类似，主要有物质转运、生物合成、分泌和呼吸、信号转导等作用。

1. 中介体（mesosome） 细菌细胞膜形成的一种特有的结构，是部分细胞膜内陷、折叠、卷曲形成的囊状物，多见于革兰阳性细菌（图 2-10）。中介体常位于菌体侧面（侧中介体）或靠近中部（横膈中介体），可有一个或多个。中介体一端连在细胞膜上，另一端与核质相连，细胞分裂时中介体亦一分为二，各携一套核质进入子代细胞，有类似真核细胞纺锤丝的作用。中介体的形成，有效地扩大了细胞膜面积，相应地增加了酶的含量和能量的产生，其功能类似于真核细胞的线粒体，故亦称为拟线粒体（chondroid）。近年来也有学者提出不同观点，认为所谓"中介体"是电镜制片过程中因脱水操作而产生的一种假象。

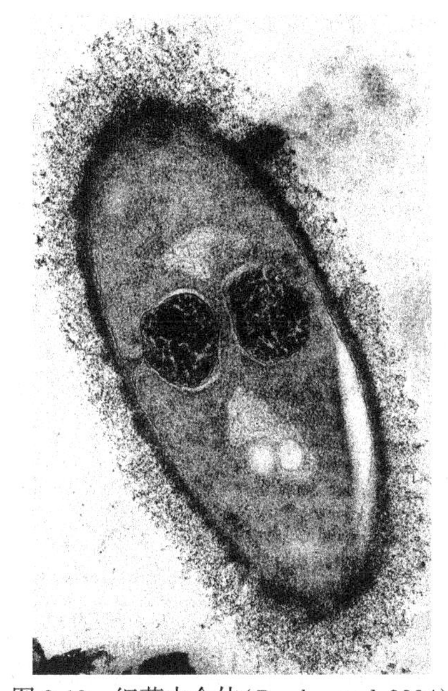

图 2-10 细菌中介体（Brooks *et al*，2004）

2. 青霉素结合蛋白（penecillin-binding protein，PBP） β-内酰胺类抗生素越过细胞壁后，与细胞膜上的一组蛋白质共价结合，这组蛋白称为青霉素结合蛋白。这类蛋白质参与细胞壁肽聚糖的合成，为青霉素作用的靶点蛋白。PBP 与青霉素结合后即可使其酶功能受抑制，影响到细胞壁中肽聚糖的合成。PBP 分为两大类，一类为低分子量 PBP，主要与 DD-羧肽酶活性有关，影响细胞的分裂和形态改变，对细菌生存似乎不是必需的。另一类为高分子量 PBP，具有转肽酶和转糖基酶活性，对细菌的存活是必需的。大肠埃希菌已发现有 7 种 PBP，金黄色葡萄球菌有 4 种 PBP。PBP 突变可以导致细菌对 β-内酰胺抗生素产生耐药性，该现象在革兰阳性菌比较突出。耐药菌的某些 PBP 发生改变，降低了对 β-内酰胺抗生素的亲和力；或获得另外一种低亲和力的 PBP，低亲和力的 PBP 代替正常 PBP 起作用，完成细胞壁的合成。耐甲氧西林金黄色葡萄球菌(methicillin-resistant *Staphylococcus aureus*，MRSA)就属于后一种耐药机制，该菌产生一种新的低亲和力的 PBP2′代替正常 PBP2 行使功能。

3. 蛋白分泌系统 目前已知的有五种类型：Ⅰ型、Ⅱ型、Ⅲ型、Ⅳ型和Ⅴ型。Ⅰ型分泌系统，以大肠埃希菌的溶血素分泌系统为例，所分泌的蛋白质直接从胞质到达细胞表面，仅由三种蛋白质参与。Ⅱ型分泌系统，是 sec 依赖的分泌系统，所分泌的蛋白质先使用通用分泌通路到达胞周间，然后其 N 端的部分氨基酸序列被切割，再通过通道蛋白穿越外膜。如肠致病性大肠埃希菌束状菌毛的分泌。Ⅲ型分泌系统，是一步性分泌，所分泌的蛋白质不在周浆间隙停留，也不被切割。需较多的蛋白质参与，是接触依赖性分泌，分泌的效应分子直接从胞质输送到细胞表面。许多以鞭毛为特殊分泌途径的细菌都有此分泌系统。Ⅳ型分泌系统，也是接触依赖性分泌系统，被该系统转运的都是一些大分子物质，如含多个亚单位的毒素。Ⅴ型分泌系统，也是 sec 依赖分泌系统，蛋白质跨内膜转运后停留于周浆间隙，再自动转运穿越外膜，如淋病奈瑟菌的 IgA 蛋白酶和幽门螺杆菌的空泡细胞毒素。

4. 双组分信号转导系统 基本结构为一个组氨酸蛋白激酶和一个反应调节蛋白，广泛存在于各种原核生物中。主要功能是感应外界环境各种不同信号，调控菌体内相关基因表达，以适应不断变化的环境。

（三）细胞质

细胞膜包裹的溶胶状物质为细胞质(cytoplasm)或称原生质(protoplasm)，由水、蛋白质、脂类、核酸及少量糖和无机盐组成，其中含有核糖体、质粒、胞质颗粒等重要结构。

1. 核糖体(ribosome) 核糖体是细菌合成蛋白质的场所，游离存在于细胞质中，每个细菌体内可达数万个。细菌核糖体沉降系数为 70S，由 50S 和 30S 两个亚基组成，以大肠埃希菌为例，其化学组成 66% 是 RNA(包括 23S、16S 和 5S rRNA)，34% 为蛋白质。核糖体常与正在转录的 mRNA 相连呈“串珠”状，称多聚核糖体(polysome)，使转录和翻译偶联在一起。在生长活跃的细菌体内，几乎所有的核糖体都以多聚核糖体的形式存在。

真核生物的核糖体与细菌核糖体不同，因此，细菌核糖体是一些抗生素作用的重要靶点。有些抗生素如链霉素或红霉素能分别与细菌核糖体的 30S 亚基或 50S 亚基结合，干扰其蛋白质合成，从而杀死细菌；但这些药物对人类的核糖体则无作用。

2. 质粒(plasmid) 质粒是染色体外的遗传物质，存在于细胞质中。为闭合环状的双链 DNA，带有遗传信息，控制细菌某些特定的遗传性状。质粒能独立自行复制，随细菌分裂转移到子代细胞中。质粒不是细菌生长所必不可少的，失去质粒的细菌仍能正常存活。质粒编码的细菌许多性状，如菌毛、细菌素、毒素和耐药性的产生等，并且可通过接合或转导等方式在细菌间进行水平传递。

3. 胞质颗粒(cytoplasma granula) 细菌细胞质中含有多种颗粒，大多为储藏的营养物质，包括糖原、淀粉等多糖、脂类、磷酸盐等。胞质颗粒又称为内含物(inclusion body)，不是细菌的恒定结构，不同菌有不同的胞质颗粒，同一菌在不同环境或生长期亦可不同。当营养充足时，胞质颗粒较多；养料和能源短缺时，动用贮备，颗粒则减少甚至消失。胞质颗粒中有一种主要成分是 RNA 和多偏磷酸盐(polymetaphosphate)的颗粒，其嗜碱性强，用亚甲蓝染色时着色较深呈紫色，称为异染颗粒(metachromatic granule)或纡回体(volutin)。异染颗粒常见于白喉棒状杆菌，位于菌体两端，故又称极体(polar body)，有助于该菌的鉴定。

（四）核质

核质(nuclear material)为细菌的遗传物质又称为拟核(nucleoid)，是细菌的遗传物质，决定细菌的遗传特征。它与真核细胞的细胞核不同点在于四周无核膜，无组蛋白包绕，不成形。由于其功能与真核细胞的染色体相似，故通常也称其为细菌染色体(chromosome)。一个菌体内一般含有 1～2 个核质。研究证明，细菌的核质由双股 DNA 组成，由单一的一根环状 DNA 分子反复旋曲盘绕而成，细菌的核质除 DNA 外还有少量的 RNA 和组蛋白样蛋白(histone-like protein)。核质控制细菌的各种遗传性状。细菌胞质中含有大量 RNA，用碱性染料染色后着色很深，将核质掩盖，不易显露。若用酸或 RNA 酶处理，使 RNA 水解，再用 Feulgen(富尔

根)法染色,便可染出核质,在普通光镜下可以看到呈球状、棒状或哑铃状的核质形态。

二、细菌的特殊结构

(一) 荚膜

某些细菌在其细胞壁外包绕一层黏液性物质称为糖萼(glycocalyx),为多糖或糖蛋白的多聚体,用理化方法去除后并不影响菌细胞的生命活动。边界明显的胶冻样的糖萼称为荚膜(capsule),厚度≥0.2μm,且边界明显者称为荚膜或大荚膜(macrocapsule)(图 2-11),如肺炎链球菌荚膜;厚度<0.2μm 者称为微荚膜(microcapsule),如溶血性链球菌的 M 蛋白、伤寒沙门菌的 Vi 抗原及大肠埃希菌的 K 抗原等。若黏液性物质疏松地附着于菌细胞表面,边界不明显且易被洗脱者称为黏液层(slime layer)。

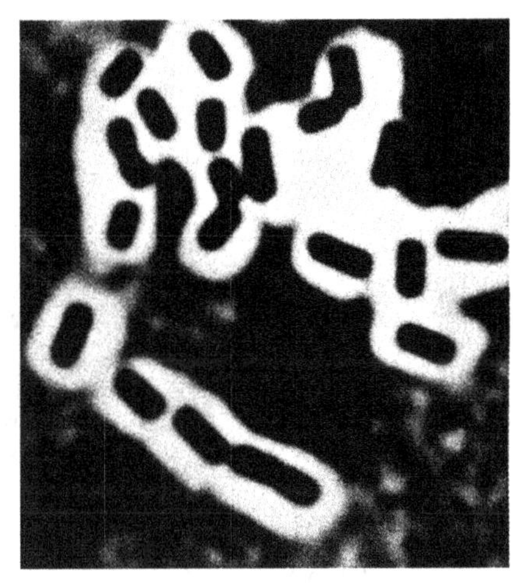

图 2-11 细菌的荚膜(Wistreich,1998)
使用荚膜染色法,荚膜在图中显示为菌体周围的空白处

1. 荚膜的化学组成 大多数细菌的荚膜是多糖,炭疽芽孢杆菌、鼠疫耶氏菌等少数菌的荚膜为多肽。荚膜多糖为高度水合分子,含水量 95% 以上,与菌细胞表面的磷脂或脂质 A 共价结合。多糖分子组成和构型的多样化使其结构极为复杂,成为血清学分型的基础。例如肺炎链球菌的荚膜多糖物质的抗原至少可分成 90 个血清型。荚膜与同型抗血清结合发生反应后即逐渐增大,出现荚膜肿胀反应,可借此将细菌定型。

细菌荚膜的形成与环境和营养有关,一般在机体内和营养丰富的培养基中才能形成荚膜。产生荚膜的细菌在固体培养基上形成光滑型(S 型)或黏液型(M 型)菌落;失去荚膜后菌落变为粗糙型(R 型)。细菌生存过程中可丢失荚膜,失去荚膜的细菌仍可存活。

荚膜对一般碱性染料亲和力低,不易着色,普通染色只能见到菌体周围有未着色的透明圈。如用墨汁作负染色,则荚膜显现更为清楚。用特殊染色法可将荚膜染成与菌体不同的颜色。

2. 荚膜的功能 荚膜和微荚膜具有相同的功能。

(1) 抗吞噬作用:荚膜具有抵抗宿主吞噬细胞的作用,因而荚膜是病原菌的重要毒力因子。例如肺炎链球菌,有荚膜株数个菌就可使实验小鼠致死,无荚膜株则高达上亿个菌才能使小鼠死亡。

吞噬现象有两种类型,一为表面吞噬(surface phagocytosis),另一为调理素介导的吞噬(opsonin-mediated phagocytosis)。表面吞噬是吞噬细胞直接摄取细菌等颗粒性异物,这种吞噬的强弱与被吞颗粒表面的理化性质关系极大,颗粒表面越疏水,越容易被吞噬,细菌荚膜多糖亲水且带负电荷,故能阻滞表面吞噬作用。由调理素介导的吞噬,其吞噬效率大大超过表面吞噬,荚膜在菌细胞表面的空间占位和屏障作用,阻止补体组分 C3b 的沉积,并遮蔽了细菌激活补体旁路途径的表面结构,从而抵抗宿主的调理吞噬作用。

此外,大肠埃希菌 K1 和 B 群脑膜炎奈瑟菌的荚膜多糖含有 NeuNAc 组分,大肠埃希菌 K5 抗原含有脱硫肝素(desulfoheparin)组分,而宿主的组织多糖也有与上述结构相似的组分,故这类荚膜的免疫原性弱,感染后机体产生抗体量亦少,可能是这些细菌具有致病性的重要原因。

(2) 黏附作用:荚膜多糖可使细菌彼此之间粘连,也可黏附于组织细胞或无生命物体表面,形成生物膜(biofilm),是引起感染的重要因素。变异链球菌(*S. mutans*)依靠荚膜将其固定在牙齿表面,利用口腔中的蔗糖产生大量的乳酸,积聚在附着部位,导致牙齿珐琅质的破坏,形成龋齿。荚膜菌株在住院病人的各种导管内黏附定居,是院内感染发生的重要因素。

(3) 抗有害物质的损伤作用:荚膜处于菌细胞的最外层,有保护菌体避免和减少受溶菌酶、补体、抗菌抗体、抗菌药物等有害物质引起的损伤作用。

(二) 鞭毛

鞭毛(flagellum)为细菌的运动器官。许多细菌,包括所有的弧菌和螺菌,约半数的杆菌和个别球菌,在菌体上附有细长并呈波状弯曲的丝状物称为鞭毛。鞭毛长 5~20μm,直径 12~30nm,少仅1~2 根,多者达数百根,需用电子显微镜观察(图 2-12),或经特殊染色法使鞭毛增粗后才能在普通光学显微镜下看到(图 2-13)。

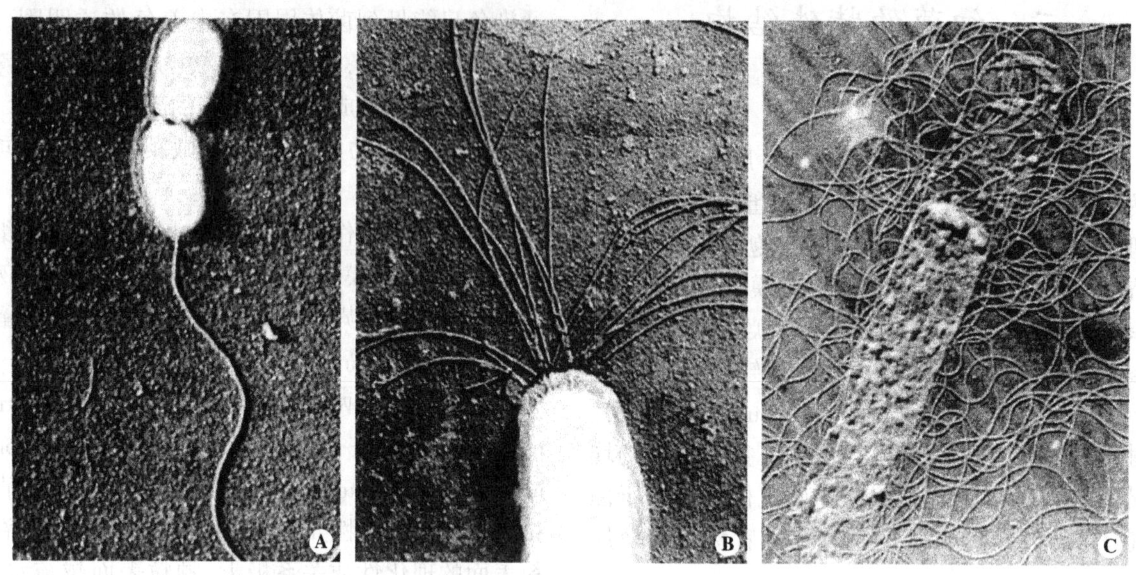

图 2-12 菌体鞭毛电子显微镜观察(Brooks *et al*,2004)
A. 单鞭毛(弧菌);B. 丛鞭毛(蛇形螺菌);C. 周鞭毛(变形杆菌)

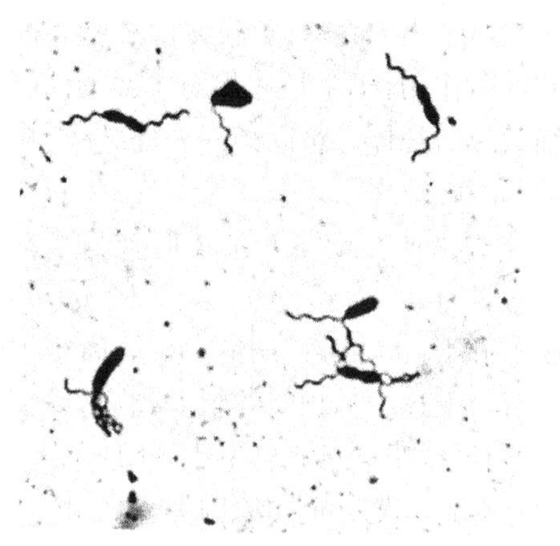

图 2-13 菌体鞭毛光学显微镜观察(Brooks *et al*,2004)
假单胞菌,鞭毛染色

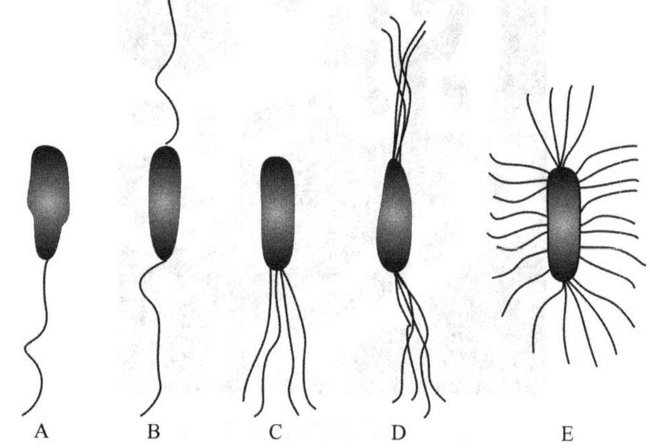

图 2-14 细菌的鞭毛(示意图)
A. 单毛菌;B. 双毛菌;C. 丛毛菌;D. 丛毛菌;E. 周毛菌

不同鞭毛菌其鞭毛的数量和部位有很大的差别,总体可分成4类(图 2-14)。①单毛菌(monotrichate):只有一根鞭毛,位于菌体一端,如霍乱弧菌;②双毛菌(amphitrichate):菌体两端各有一根鞭毛,如空肠弯曲菌;③丛毛菌(lophotrichate):菌体一端或两端有一丛鞭毛,如铜绿假单胞菌;④周毛菌(peritrichate):菌体周身遍布许多鞭毛,如伤寒沙门菌。

1. 鞭毛的结构 鞭毛自细胞膜长出,游离于菌细胞外,由基础小体、钩状体和丝状体三个部分组成(图 2-15)。

(1) 基础小体(basal body):位于鞭毛根部,嵌在细胞壁和细胞膜中。革兰阴性菌鞭毛的基础小体由一根圆柱、两对同心环和输出装置组成。其中,一对是 M(membrane)环和 S(supramembrane)环,附着在细胞膜上;另一对是 P(peptidoglycan)环和 L(lipopolysaccharide)环,附着在细胞壁的肽聚糖和外膜的脂多糖上。基础小体的基底部是鞭毛的输出装置(export apparatus),位于细胞膜内面的细胞质内。基底部圆柱体周围的发动器(motor)为鞭毛运动提供能量,近旁的开关(switch)决定鞭毛转动的方向。革兰阳性菌的细胞壁无外膜,其鞭毛只有 M、S 一对同心环。

(2) 钩状体(hook):指鞭毛伸出菌体的部分,

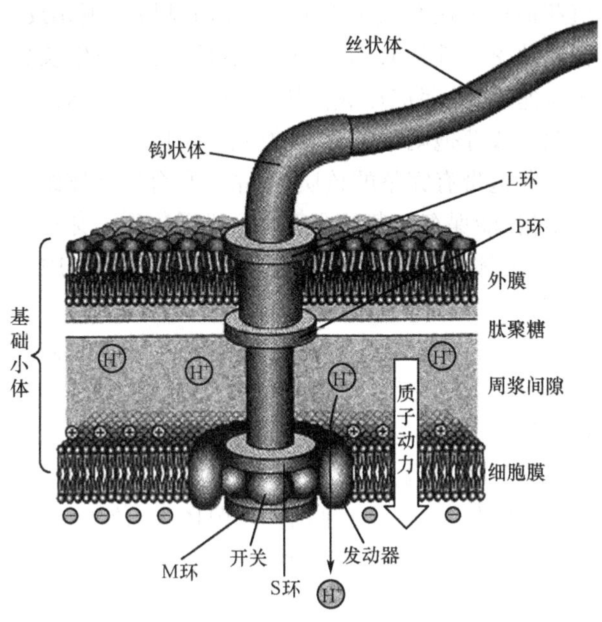

图 2-15 鞭毛的结构(Brooks *et al*, 2004)

成 90°钩状弯曲,鞭毛由此转变向外伸出,成为丝状体。钩状体的功能是使鞭毛在运动时起旋轴的作用。

(3) 丝状体(filament):呈纤丝状,伸出于菌体外,由鞭毛蛋白(flagellin)紧密排列并缠绕而成的中空管状结构。丝状体的作用犹如船舶或飞机的螺旋桨推进器。鞭毛蛋白是一种弹力纤维蛋白,其氨基酸组成与骨骼肌中的肌动蛋白相似,可能与鞭毛的运动性有关。

鞭毛是从尖端生长,在菌体内形成的鞭毛蛋白分子不断地添加到鞭毛的末端。若用机械方法去除鞭毛,新的鞭毛很快合成,3~6 分钟内恢复动力。各菌种的鞭毛蛋白结构不同,具有高度的抗原性,称为鞭毛(H)抗原。

2. 鞭毛的功能 具有鞭毛的细菌在液体环境中能自由游动,速度迅速,如单鞭毛的霍乱弧菌每秒移动可达 55μm,周毛菌移动较慢,每秒 25~30μm。

细菌鞭毛的运动具有化学趋向性(chemotaxis),常朝有高浓度营养物质的方向移动,而避开对其有害的环境。环境中的化学信号分子与细胞膜上的受体(methylated chemotaxis proteins, MCPs)结合触发信号传递,最后作用于鞭毛发动器,产生趋化运动。运动时,鞭毛发动器将跨膜质子梯度中储存的化学能转变为鞭毛转动所需的能量,周浆间隙中的质子(H^+)通过鞭毛发动器流入细胞质内。有少数细菌能利用钠离子梯度供给鞭毛转动的能量。在这个过程中,由跨膜质子梯度或钠离子梯度构成质子动力势(proton motive force)。鞭毛发动器能够顺时针或逆时钟方向转动,从而决定细菌游动的方向。当发动器逆时钟方向转动时,鞭毛的丝状体结合成一束拖在菌体后,推动细菌向前进(run);若发动器呈顺时针方向转动,束状丝状体松开,细菌停顿或向相反方向游动(tumble)。平时,细菌以这两种方式交替游动,称为随意移动(random walk)。

鞭毛抗原有很强的抗原性,通常称为 H 抗原,不同细菌鞭毛的抗原性不同,可据此利用免疫学方法对某些细菌进行鉴定、分型及分类。

少数细菌的鞭毛与致病性有关,如霍乱弧菌和空肠弯曲菌能通过鞭毛运动穿透覆盖在小肠黏膜表面的黏液层,利于细菌黏附于肠黏膜上皮细胞,产生毒性物质导致疾病的发生。

(三) 菌毛

菌毛(pilus)是许多革兰阴性菌和少数革兰阳性菌菌体表面遍布的比鞭毛更为细、短、直、硬的丝状蛋白附属物。菌毛由结构蛋白亚单位菌毛蛋白(pilin)组成,呈螺旋状排列成圆柱体,新形成的菌毛蛋白分子插入菌毛的基底部。菌毛蛋白具有抗原性,其编码基因位于细菌的染色体或质粒上。菌毛在普通光学显微镜下看不到,必须用电子显微镜观察(图 2-16)。根据功能不同,菌毛可分为普通菌毛和性菌毛两类。

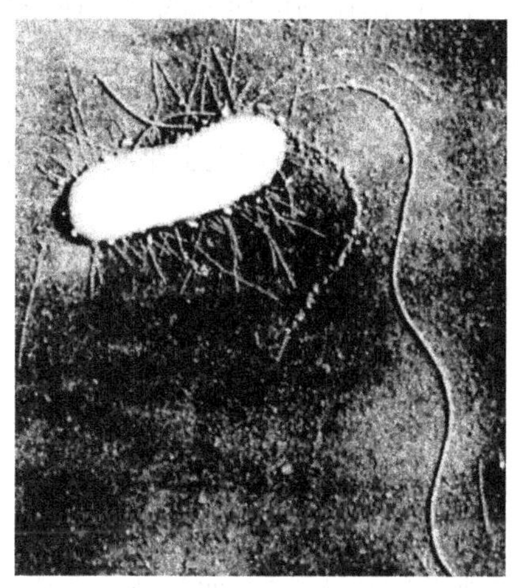
图 2-16 大肠埃希菌的普通菌毛和性菌毛
(Brooks *et al*, 2004)

1. 普通菌毛(ordinary pilus) 长 0.2~2μm,直径 3~8nm。遍布菌细胞表面,每菌可达数百根。这类菌毛和细菌的致病性密切相关,往往构成细菌致病的毒力因子,能与宿主细胞表面的特异性受体结合,启动细菌感染的第一步定植。大肠埃希菌的Ⅰ型菌毛(type Ⅰ 或 common pili),黏附于肠道和下尿道黏膜上皮细胞表面;致肾盂肾炎大肠埃希菌(pyelonephritic *E. coli* 或 uropathogenic *E. coli*, UPEC)的 P 菌毛(pyelonephritis-associated pili, P pili)常黏附于肾脏的集合管和肾盏,是上行性尿路感染的重要致病菌;肠产毒型大肠埃希菌(enterotoxigenic *E. coli*, ETEC)的定植因子是一种特殊类型的菌毛(CFA/Ⅰ,CFA/Ⅱ),黏附于小肠黏膜细胞,编码定植因子和肠毒素的基因均位于可接合传递质粒上,是该菌重要的毒力因子;霍乱弧菌、肠致病型大肠埃希菌(EPEC)和淋病奈瑟菌的菌毛都属于Ⅳ型菌毛,在所致的肠道或泌尿生殖道感染中起到关键作用。有菌毛菌株的黏附可抵抗肠蠕动或尿液的冲洗作用而有利于定植,一旦丧失菌毛,其致病力亦随之消失。在革兰阳性球菌中,由 A 群链球菌主要表面蛋白 M 蛋白形成的菌毛与 LTA 一起介导该菌与宿主黏膜上皮细胞的黏附。

2. 性菌毛(sex pilus) 仅见于少数革兰阴性菌,数量少,一个菌只有 1~4 根,比普通菌毛长且粗,中空呈管状,是细菌传递遗传物质的一种结构。性菌毛由一种称为致育因子(fertility factor, F factor)的质粒编码,故性菌毛又称 F 菌毛。带有性菌毛的细菌称为 F^+ 菌或雄性菌,无性菌毛者称为 F^- 菌或雌性菌。当 F^+ 菌与 F^- 菌相遇时,F^+ 菌的性菌毛与 F^- 菌相应的性菌毛受体(如外膜蛋白 A, OmpA)结合,F^+ 菌体内的质粒或染色体 DNA 可通过中空的性菌毛进入 F^- 菌体内,这个过程称为接合(conjugation)。细菌的毒力、耐药性等性状可通过此方式传递。此外,性菌毛也是某些噬菌体吸附于菌细胞的受体。

(四) 芽孢

某些细菌在一定的环境条件下,能在菌体内部形成一个圆形或卵圆形小体,称为内芽孢(endospore),简称芽孢(spore),以别于真菌在菌体外部形成的孢子。芽孢不是细菌的繁殖体,也并非真正意义上的细菌的特殊结构,而是适应恶劣环境、维持细菌生存而处于代谢相对静止的休眠体。产生芽孢的细菌都是革兰阳性菌,重要的有芽孢杆菌属(炭疽芽孢杆菌等)和梭菌属(破伤风梭菌等)。

1. 芽孢的形成与发芽 细菌形成芽孢的能力是由菌体内的芽孢基因决定的。芽孢一般只是在宿主体外才能形成,其形成条件因菌种而异。如炭疽芽孢杆菌在有氧下形成,而破伤风梭菌则相反。营养缺乏尤其是 C、N、P 元素不足时,细菌生长繁殖减速、启动芽孢形成基因。但亦有例外,苏云金杆菌形成芽孢则要求适宜的生长条件。

芽孢带有完整的核质、酶系统和合成菌体组分的结构,能保存细菌的全部生命必需物质。芽孢形成后,菌体即成为空壳,有些芽孢可从菌体脱落游离。

芽孢折光性强,壁厚,不易着色。染色时需经媒染、加热等处理。芽孢的大小、形状、位置等随菌种而异,有重要的鉴别价值(图 2-17)。例如炭疽芽孢杆菌的芽孢为卵圆形、比菌体小,位于菌体中央;破伤风梭菌芽孢正圆形,比菌体大,位于顶端,状如鼓槌(图 2-18);肉毒梭菌芽孢亦比菌体大,位于次极端。

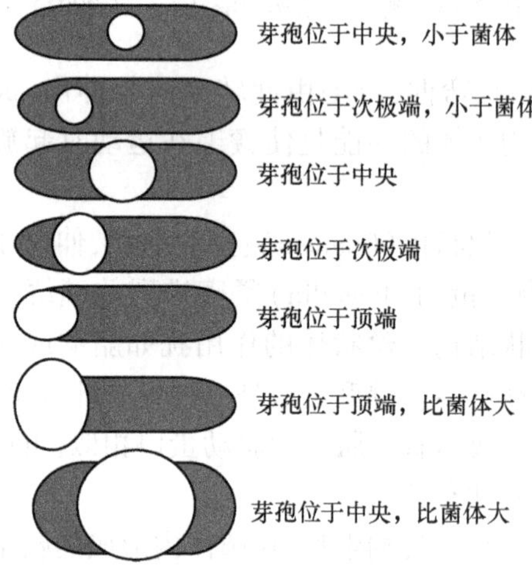

图 2-17 细菌芽孢的形态、大小和位置

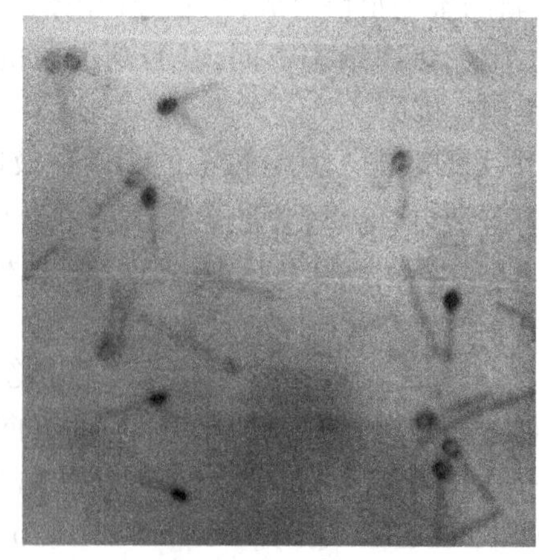

图 2-18 破伤风梭菌(光镜)(Murray *et al*, 1998)

芽孢形成在形态学上可分Ⅰ—Ⅶ 7 个期,全程 6~8 天。始于对数生长期末,菌细胞膜进行性地内陷性生长,逐渐形成双层膜结构,包被核质成为芽孢的核心。细胞膜又能合成特殊物质,在内膜和外

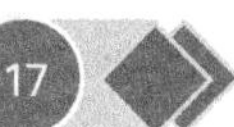

膜间形成细胞壁和皮质。在外膜外围再形成芽孢壳和芽孢外衣。

成熟的芽孢具有多层膜结构(图 2-19)。芽孢核心(core)是芽孢的原生质体,含有细菌原有的核质和核糖体、酶类等主要生命基质。核心的外层依次为内膜、芽孢壁、皮质、外膜、芽孢壳和芽孢外衣,将其层层包裹,成为坚实的球体。内膜和外膜由原来的细胞膜形成。芽孢壁(spore wall)含肽聚糖,发芽后成为细菌的细胞壁。皮质(cortex)是芽孢包膜中最厚的一层,由一种特殊的肽聚糖组成。芽孢壳(coat)是一种类似角蛋白的疏水性蛋白质,致密无通透性,能抗化学药物进入,并增强对紫外线照射的抵抗力。有些细菌芽孢还有一层疏松的芽孢外衣(exosporium),含有脂蛋白和糖类。

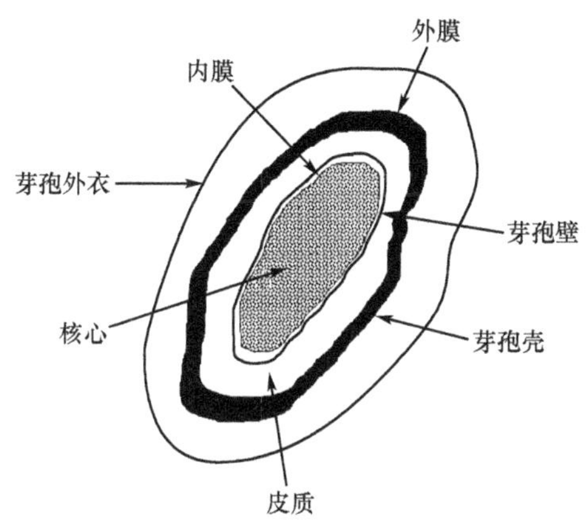

图 2-19 成熟芽孢的结构

芽孢形成后,若由于机械力、热、pH 改变等刺激作用下,破坏其芽孢壳,并供给水分和营养,芽孢可发芽,形成新的菌体。

一个细菌只形成一个芽孢,一个芽孢发芽也只生成一个菌体,细菌数量并未增加,因而芽孢不是细菌的繁殖方式。与芽孢相比,未形成芽孢而具有繁殖能力的菌体可称为繁殖体(vegetative form)。

细菌的芽孢发芽(germination)成繁殖体的过程,可分为活化(activation)、启动(initiation)和长出(outgrowth)三个连续阶段。整个过程大约需要 90 分钟。热刺激(如 60℃ 1 小时或 85℃ 5 分钟)和 pH 降低均可活化芽孢发芽,*L*-丙氨酸、葡萄糖、肌苷和腺苷均为启动剂。芽孢壳经活化后,其富含二硫键的蛋白构型变化,引起渗透性改变,致使阳离子渗入,细胞膜脂质活性增强,并启动电子传递链。同时,随着水分渗入,芽孢特有成分吡啶二羧酸钙、皮质肽聚糖和芽孢壳物质等大量降解,使芽孢通透性加强,耐热、抗辐射等特性消失。胞内生物合成启动并加速,代谢活性和呼吸作用增强。继而芽孢核心体积增大、皮质膨松、芽孢壳破裂,芽管长出并逐渐长大、发育成新的繁殖体细胞。

2. 芽孢的功能 细菌的芽孢对热力、干燥、辐射、化学消毒剂等理化因素均有强大的抵抗力。一般细菌繁殖体在 80℃ 水中迅速死亡,而有的细菌芽孢可耐 100℃ 沸水数小时。被炭疽芽孢杆菌芽孢污染的草原,传染性可保持 20~30 年。

细菌芽孢并不直接引起疾病,但当发芽成为繁殖体后,就能迅速大量繁殖而致病。例如土壤中常有破伤风梭菌的芽孢,一旦外伤深部创口被泥土污染,进入伤口的芽孢在适宜条件下即可发芽成繁殖体继而致病。

被芽孢污染的用具、敷料、手术器械等,用一般方法不易将其杀死,杀灭芽孢最可靠的方法是高压蒸气灭菌。当进行消毒灭菌时,应以芽孢是否被杀死作为判断灭菌效果的指标。

细菌芽孢抵抗力强的原因,可能与下列因素有关:①芽孢含水量少,约占繁殖体的 40%,蛋白质受热后不易变性;②芽孢具有多层致密的厚膜,理化因素不易透入;②芽孢的核心和皮质中含有一种特有的化学组分吡啶二羧酸(dipicolinic acid,DPA),DPA 与钙结合生成的盐能提高芽孢中各种酶的热稳定性。芽孢形成过程中很快合成 DPA,同时也获得耐热性;芽孢发芽时,DPA 从芽孢内渗出,其耐热性亦随之丧失。

第三节 染 色 法

细菌体小半透明,经染色后才能观察较清楚。染色法是染色剂与细菌细胞质的结合。最常用的染色剂是盐类。其中,碱性染色剂(basic stain)由有色的阳离子和无色的阴离子组成,酸性染色剂(acidic stain)则相反。菌细胞富含核酸,可以与带正电荷的碱性染色剂结合;酸性染色剂不能使细菌着色,而使背景着色形成反差,故称为负染(negative staining)。根据染色剂,亦可将细菌染色法分为单染色法和复染色法;常用的染色方法有革兰染色法、抗酸染色法以及荚膜、芽孢、鞭毛、细胞壁、核质等特殊染色法。

革兰染色法(Gram stain)是最常用最重要的分类鉴别染色法。该法由丹麦细菌学家革兰(Hans Christian Gram)于 1884 年创建,至今仍在广泛应用。标本固定后,先用碱性染料结晶紫初染,再加碘液媒染,使之生成结晶紫-碘复合物;此时细菌均被染成深紫色。然后用95%乙醇溶液处理,有些细菌被脱色,有些不能。最后用稀释复红或沙黄复染。此法可将细菌分为两大类:不被乙醇脱色仍保留紫色者为革兰阳性菌,被乙醇脱色后复染成红色者为革兰阴性菌。革兰染色法在鉴别细菌、选择抗菌药物、研究细菌致病性等方面都具有极其重要的意义。

革兰染色法的原理虽然有多种解释,但最主要的是与革兰阳性菌和革兰阴性菌细胞壁尤其是肽聚糖的物理性状不同有关,如果去除革兰阳性菌的细胞壁,细菌就被染成革兰阴性菌。肽聚糖本身不被染色,但却是防止结晶紫丢失的渗透屏障。在染色过程中,细菌首先被结晶紫染色,碘液媒染,使之生成结晶紫-碘复合物促进染料的保留,在用乙醇脱色时,乙醇使很厚的高度交联的革兰阳性菌的肽聚糖形成的孔皱缩,使结晶紫-碘复合物在短暂的脱色过程中得以保留,而使细菌保留紫色。相反,革兰阴性菌的肽聚糖很薄,没有高度交联,形成的孔也较大,乙醇处理还将细胞壁中的脂类抽提出,进一步增大孔隙,使结晶紫-碘复合物比较容易被脱去而被复染成红色。

(潘　卫)

第二章 细菌的生理

细菌的生理活动包括摄取和合成营养物质,进行新陈代谢及生长繁殖。新陈代谢是整个生理活动的中心,细菌的代谢活动十分活跃而且多样化。繁殖迅速是细菌的显著特点。研究细菌的生理活动不仅是基础生物学科的范畴,而且与医学、环境卫生、工农业生产等都密切相关。对于益生菌,研究如何促进其生长繁殖和产生对机体有益的代谢产物;对于致病菌,研究其代谢与致病的关系,从而寻找诊断和防治的方法;还可以研究如何利用细菌的代谢来净化环境,开发极端环境的微生物资源。这些工作都具有重要的理论和实际意义。

第一节 细菌的理化性状

一、细菌的化学组成

细菌含有多种化学成分,包括水、无机盐、蛋白质、糖类、脂质和核酸等。水分是菌细胞重要的组成部分,占细胞总质量的75%~90%。菌细胞去除水分后,主要为由碳、氢、氮、氧、磷和硫等元素构成的有机物。还有少数的无机离子,如钾、钠、铁、镁、钙、氯离子等,用以构成菌细胞的各种成分及维持酶的活性和跨膜化学梯度。细菌尚含有一些原核细胞型微生物所特有的化学组分,如肽聚糖、胞壁酸、磷壁酸、D型氨基酸、二氨基庚二酸、吡啶二羧酸等。这些物质在真核细胞中还未发现。

二、细菌的物理性状

(一) 光学性质

细菌为半透明体。当光线照射至细菌悬液,部分被吸收,部分被折射,故细菌悬液呈混浊状态。菌数越多浊度越大,使用比浊法或分光光度计可以粗略地估计细菌的数量。由于细菌具有这种光学性质,可用相差显微镜观察其形态和结构。

(二) 表面积

细菌体积微小,相对表面积大,有利于同外界进行物质交换。如葡萄球菌直径约1μm,则$1cm^3$体积葡萄球菌的表面积可达60 000cm^2;而直径为1cm的生物体,每立方厘米体积的表面积仅6cm^2,两者相差1万倍。因此细菌的代谢旺盛,繁殖迅速。

(三) 带电现象

细菌固体成分的50%~80%是蛋白质,蛋白质由兼性离子氨基酸组成。革兰阳性菌pI为2~3,革兰阴性菌pI为4~5,故在近中性或弱碱性环境中,细菌均带负电荷,尤以前者所带电荷更多。细菌的带电现象与细菌的染色反应、凝集反应、抑菌和杀菌作用等都有密切关系。

(四) 半透性

细菌的细胞壁和细胞膜都有半透性,允许水及部分小分子物质通过,有利于吸收营养和排出代谢产物。

(五) 渗透压

细菌体内含有高浓度的营养物质和无机盐,一般革兰阳性菌的渗透压高达20~25个大气压,革兰阴性菌为5~6个大气压。细菌所处一般环境相对低渗,但有坚韧细胞壁的保护不致崩裂。若处于比菌内渗透压更高的环境中,菌体内水分逸出,胞质浓缩,细菌就不能生长繁殖。

第二节 细菌的营养与生长繁殖

一、细菌的营养类型

各类细菌的酶系统不同,代谢活性各异,因而对营养物质的需要也不同。根据细菌所利用的能源和碳源的不同,将细菌分为自养菌和异养菌两大营养类型。

1. 自养菌(autotroph) 以简单的无机物为原料合成菌体成分,如利用CO_2、CO_3^-作为碳源,利用N_2、NH_3、NO_2^-、NO_3^-等作为氮源。其中,化能自养菌(chemotroph)所需能量来自无机物的氧化,光能自养菌(phototroph)则通过光合作用获得能量。

2. 异养菌(heterotroph) 以多种有机物为原料合成菌体成分并获得能量,如蛋白质、糖类等。异养菌分为腐生菌(saprophyte)和寄生菌(parasite)。腐生菌以动植物尸体和腐败食物等作为营养物;寄生菌寄生于活体内,从宿主的有机物获得营养。所有的病原菌都是异养菌,大部分属寄生菌。

二、细菌的营养物质

细菌的营养物质一般包括水、碳源、氮源、无机盐和生长因子等。对细菌进行人工培养时,必须供给其生长所必需的各种成分。

1. 水 细菌所需营养物质必须先溶于水,营养的吸收与代谢均需有水才能进行。

2. 碳源 各种碳的无机或有机物都能被细菌吸收和利用,合成菌体组分和作为获得能量的主要来源。病原菌主要从糖类获得碳。

3. 氮源 氮源的主要作用是作为菌体成分的原料,细菌对氮源的需要量仅次于碳源。病原菌主要从氨基酸、蛋白胨等有机氮化物中获得氮。少数病原菌如克雷伯菌也可利用硝酸盐甚至氮气,但利用率较低。

4. 无机盐 细菌需要各种无机盐以提供生长所需的各种元素,分为常用元素和微量元素。需要浓度在 10^{-4}~10^{-3}mol/L 的元素为常用元素,如磷、硫、钾、钠、镁、钙、铁等;需要浓度在 10^{-8}~10^{-6}mol/L 元素为微量元素,如钴、锌、锰、铜、钼等。一些微量元素并非所有细菌都需要,不同菌只需其中的一种或数种。无机盐有以下的功能:①构成有机化合物,成为菌体的成分;②作为酶的组成部分,维持酶的活性;③参与能量的储存和转运;④调节菌体内外的渗透压;⑤某些元素与细菌的生长繁殖和致病作用密切相关。例如白喉棒状杆菌在含铁 0.14mg/L 的培养基中毒素量最高,铁的浓度达到 0.6mg/L 时则完全不产生毒素。在人体内,大部分铁均结合在铁蛋白、乳铁蛋白或转铁蛋白中,细菌必须与人体细胞竞争得到铁才能生长繁殖。具有载铁体(siderophore)的细菌就有此竞争力,它可与铁螯合和溶解铁,并把铁转运入菌体内以供代谢之需。如结核分枝杆菌的有毒株和无毒株的一个重要区别就是前者有一种称为分枝菌素(mycobactin)的载铁体,而后者则无。

5. 生长因子 许多细菌的生长还需一些自身不能合成的生长因子(growth factor),包括维生素、某些氨基酸、嘌呤、嘧啶等。少数细菌还需特殊的生长因子,如流感嗜血杆菌的氧化还原酶系统不完善,生长需要 X、V 两种因子,X 因子是高铁血红素,V 因子是辅酶Ⅰ或辅酶Ⅱ。

三、细菌摄取营养物质的机制

水溶性物质可以通过具有半透膜性质的细胞壁和细胞膜进入细胞内,而蛋白质和多糖等大分子营养物需经细菌分泌的胞外酶作用,分解成小分子物质后才能被吸收。

营养物质进入菌体内的方式有被动扩散和主动转运系统。

(一)被动扩散

被动扩散指营养物质从浓度高向浓度低的一侧扩散,其驱动力是浓度梯度,不需要能量。被动扩散可分为简单扩散和易化扩散。简单扩散是指不需要任何细菌组分的帮助,营养物就可以进入细胞质内;而易化扩散需要菌细胞的特异性蛋白来帮助或促进营养物的跨膜转运。甘油的转运属于易化扩散,进入细胞内的甘油要被甘油激酶催化形成磷酸甘油才能在菌体内积累。

(二)主动转运系统

主动转运系统的特点是营养物质从浓度低向浓度高的一侧转运,并需要提供能量,是细菌吸收营养物质的主要方式。细菌有如下三种主动转运系统:

1. 依赖于周浆间隙结合蛋白的转运系统(periplasmic-binding protein-dependent transport system) 营养物与周浆间隙内的受体蛋白结合后,引起后者构型的改变,继而将营养物转送给细胞膜上的 ATP 结合型载体(ATP-binding cassette-type carrier),导致 ATP 水解,从而将能量和营养物通过细胞膜进入胞质内。革兰阳性菌以膜结合脂蛋白作为该系统的受体蛋白。

2. 化学渗透驱使转运系统(chemiosmotic-driven transport system) 该系统驱使营养物跨膜转移的能量是膜内外两侧质子或离子浓度差产生的质子动力势(proton motive force)或钠动力势(sodium motive

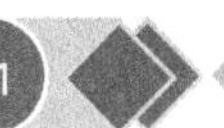

force)。转运营养物的载体是电化学离子梯度透性酶,这种酶是一种能够进行可逆性氧化还原反应的疏水性膜蛋白,即在氧化状态与营养物结合,而在还原状态时其构象发生变化,使营养物释放进入胞质内。

3. 基团转移(group translation) 基团转移是指营养物在转运的过程中被磷酸化,并将营养物的转运与代谢相结合,基团转移可以更为有效地利用能量。如大肠埃希菌摄入葡萄糖需要的磷酸转移酶系统,细胞膜上的载体蛋白首先在胞质内从磷酸烯醇丙酮酸获得磷酸基团后,在细胞膜的外表面与葡萄糖相结合,将其送入胞质内后释放出6-磷酸葡萄糖。经过磷酸化的葡萄糖在胞内累积,不能再逸出菌体。该系统的能量供体是磷酸烯醇丙酮酸。

需要指出的是各种细菌转运营养物质的方式不同,即使对同一种物质,不同细菌的摄取方式也不一样。

四、影响细菌生长的环境因素

细菌生长繁殖的必备条件包括营养物质、能量和适宜的环境等。

1. 营养物质 充足的营养物质可以为细菌的新陈代谢及生长繁殖提供必要的原料和充足的能量。

2. 氢离子浓度(pH) 每种细菌都有一个可生长的pH范围以及最适生长pH。大多数嗜中性细菌(neutrophile)生长的pH范围是6.0~8.0,嗜酸性细菌(acidophile)最适生长pH低于5.5,嗜碱性细菌(alkaliphile)最适生长pH高于8.5。多数病原菌最适pH为7.2~7.6,在宿主体内极易生存。个别细菌如霍乱弧菌在pH8.4~9.2生长最好,结核分枝杆菌生长的最适pH为6.5~6.8。细菌依靠细胞膜上的质子转运系统,包括ATP驱使的质子泵,Na^+/H^+和K^+/H^+交换系统,从而调节菌体内的pH,使其保持稳定。

3. 温度 根据细菌对温度的要求将细菌分为嗜冷菌(psychrophile)、嗜温菌(mesophile)和嗜热菌(thermophile)。嗜冷菌生长范围-5~30℃,最适生长温度为15~20℃;嗜温菌生长范围10~45℃,最适30~37℃;嗜热菌生长范围25~95℃,最适50~60℃。病原菌在长期进化过程中适应人体环境,均为嗜温菌,最适生长温度为人的体温,即37℃。当细菌突然暴露于高出适宜生长温度的环境时,可暂时合成热休克蛋白(heat-shock proteins)。这种蛋白对热有抵抗性,并可稳定菌体内热敏感的蛋白质。

4. 渗透压 大多数细菌的生长需要等渗或低渗环境。少数细菌喜好高渗环境,称嗜高渗菌(osmophilic bacterium)。如嗜盐菌(halophilic bacterium)在高浓度(3%)的NaCl环境中生长良好。

5. 气体 根据细菌代谢时对分子氧的需要与否,可以分为四类(表3-1)。

表3-1 根据细菌对氧的需要的细菌分类

细菌类型	定义	举例
专性需氧(obligate aerobe)	具有完善的呼吸酶系统,需要分子氧作为受氢体以完成需氧呼吸,仅能在有氧环境下生长	结核分枝杆菌、假单胞菌属
微需氧菌(microaerophilic bacterium)	在低氧压(5%~6%)生长最好,氧浓度>10%对其有抑制作用	弯曲菌属、螺杆菌属
兼性厌氧菌(facultative anaerobe)	兼有需氧呼吸和无氧发酵两种功能,不论在有氧或无氧环境中都能生长,但以有氧时生长较好	大多数病原菌
专性厌氧菌(obligate anaerobe)	缺乏完善的呼吸酶系统,利用氧以外的其他物质作为受氢体,只能在无氧环境中进行发酵。有游离氧存在时,不但不能利用分子氧,且还将受其毒害,甚至死亡	厌氧芽孢梭菌属、类杆菌属

专性厌氧菌在有氧环境中不能生长,可能由于下述原因:

(1)缺乏氧化还原电势(Eh)高的呼吸酶:各种物质均有其固有的Eh。在氧化还原过程中,Eh高的物质可氧化Eh低的物质,反之不能。人组织的Eh约为150mV,普通培养基在有氧环境中Eh可达300mV左右,因此细菌必须具有Eh比它们更高的呼吸酶,如细胞色素和细胞色素氧化酶,才能氧化环境中的营养物质。专性厌氧菌缺乏这类高Eh呼吸酶,只能在120mV以下的Eh时生长,有氧时Eh高于此值,故不能生长。

(2)缺乏分解有毒氧基团的酶:细菌在有氧环境中代谢时,常产生具有强烈杀菌作用的超氧阴离子(O_2^-)和过氧化氢(H_2O_2)。在有铁存在条件下,这两种物质还可产生对生物大分子有损害作用的羟基(OH)。

$$O_2^- + H_2O_2 \xrightarrow{Fe^{3+}/Fe^{2+}} O_2 + OH^- + OH$$

需氧菌有超氧化物歧化酶(superoxide dismutase,SOD)和触酶(catalase),前者将超氧离子还原成过氧化氢,后者将过氧化氢分解为水和分子氧。

$$2O_2^- + 2H^+ \xrightarrow{SOD} H_2O_2 + O_2$$

$$2H_2O_2 \xrightarrow{触酶} 2H_2O + O_2$$

有的细菌不产生触酶,而是产生过氧化物酶(peroxidase),将 H_2O_2 还原成无毒的水分子。

$$H_2O_2 + AH_2 \xrightarrow{过氧化物酶} 2H_2O + A(某种有机物)$$

专性厌氧菌缺乏这三种酶,故在有氧时受到有毒氧基团的影响,不能生长繁殖。

五、细菌的生长繁殖

(一) 细菌个体的生长繁殖

细菌一般以简单的二分裂方式(binary fission)进行无性繁殖。在适宜条件下,多数细菌繁殖速度很快。细菌分裂数量倍增所需要的时间称为代时(generation time),在最佳生长条件下,多数细菌的代时仅为 20~60 分钟。个别细菌繁殖速度较慢,如结核分枝杆菌的代时达 18~20 小时。体内的情况则不同,大多数病原体在体内的代时为 5~10 小时。

细菌分裂时菌细胞首先增大,染色体复制。革兰阳性菌的染色体与中介体相连,当染色体复制时,中介体一分为二,各向两端移动,分别将复制好的一条染色体拉向细胞的一侧。接着染色体中部的细胞膜向内陷入,形成横隔。同时细胞壁亦向内生长,最后肽聚糖水解酶使细胞壁的肽聚糖的共价键断裂,分裂成为两个菌细胞。革兰阴性菌无中介体,染色体直接连接在细胞膜上。复制产生的新染色体则附着在邻近的一点上,在两点间形成的新细胞膜将各自的染色体分隔在两侧。最后细胞壁沿横隔内陷,整个细胞分裂成两个子代细胞。

(二) 细菌群体的生长繁殖

细菌生长速度很快,按一般细菌约 20 分钟分裂一次计算,7 小时后一个细胞可繁殖到约 200 万个,10 小时后可达 10 亿以上,细菌群体将庞大到难以想象的程度。但事实上由于细菌繁殖中营养物质的逐渐耗竭,有害代谢产物的逐渐积累,细菌不可能始终保持高速度的无限繁殖。经过一段时间后,细菌繁殖速度渐减,死亡菌数增多,活菌增长率随之下降并趋于停滞。

如果将取自饱和菌液的细菌接种至适宜的液体培养基,连续定时计数每毫升液体中的活细胞并作图,可发现其生长过程的规律性。以培养时间为横坐标,活菌数的对数值为纵坐标,可以绘制出一条生长曲线(growth curve)(图 3-1)。

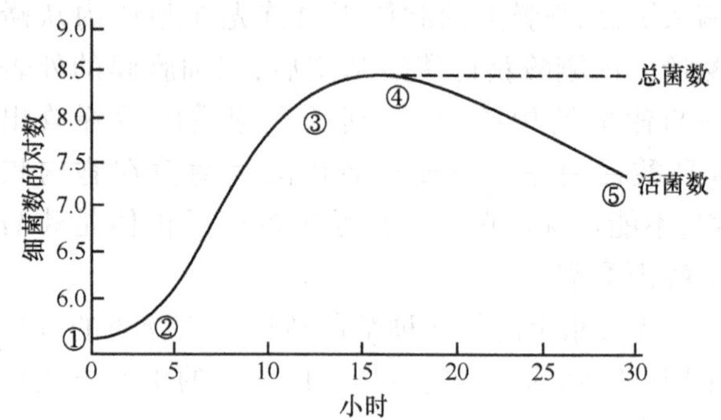

图 3-1 大肠埃希菌的生长曲线

①~②迟缓期;②~③对数期;③~④稳定期;④~⑤衰亡期

根据生长曲线,可将细菌的群体生长繁殖分为四期:

1. 迟缓期(lag phase) 由于前一期不利的环境条件使细菌细胞耗尽了代谢物和酶,细菌进入新环境后开始其适应阶段。该期菌体增大,代谢活跃,为细菌的分裂繁殖合成并积累充足的酶、辅酶和中间代谢产物;但分裂迟缓,繁殖极少。迟缓期长短不一,一般为 1~4 小时。影响因素主要有菌种、接种菌的菌龄和菌量以及营养物等。

2. 对数期(logarithmic phase) 又称指数期(exponential phase),一般细菌对数期在培养后的 8~18 小时。细菌在该期生长迅速,活菌数以恒定的几何级数增长,生长曲线图上细菌数的对数呈直线上升,达到顶峰状态。此期细菌的形态、染色性、生理活性等都较典型,对外界环境因素的作用敏感。因此,研究细菌的生物学性状(形态染色、生化反应、药物敏感试验等)应选用该期的细菌。

3. 稳定期(stationary phase) 由于培养基中营养物质消耗,有害代谢产物积聚,该期细菌繁殖速度渐减,死亡数逐渐增加,二者在此期恰好达到平衡,这样,总的细菌数缓慢增加,而活菌数保持恒定。细菌形态、染色性和生理性状常有改变。一些细菌的芽孢、外毒素和抗生素等代谢产物大多在稳定期产生。

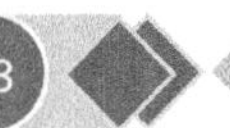

4. 衰亡期(death or decline phase)　稳定期后细菌繁殖越来越慢,死亡数越来越多,并超过增殖的活菌数。该期细菌形态显著改变,出现衰退型或菌体自溶,难以辨认;生理代谢活动也趋于停滞。因此,陈旧培养的细菌难以鉴定。

细菌生长曲线只有在体外人工培养的条件下才能观察到。在自然界或人类、动物体内繁殖时,受环境和机体免疫等多方面因素的影响,不可能出现在培养基中的那种典型的生长曲线。

细菌的生长曲线在研究工作和生产实践中都有指导意义。掌握细菌生长规律,可以人为地改变培养条件,调整细菌的生长繁殖阶段,更为有效地利用对人类有益的细菌。例如在培养过程中,不断地更新培养液和对需氧菌进行通气,使细菌长时间地处于生长旺盛的对数期,这种培养称为连续培养。

第三节　细菌的新陈代谢和能量转换

细菌的代谢过程如下:胞外酶水解外环境中的大分子营养物质,产生亚单位分子(单糖、短肽、脂肪酸),经主动或被动转运机制进入胞质内。这些亚单位分子在一系列酶的催化作用下,经过一种或多种途径转变为共同通用的中间产物丙酮酸,再从丙酮酸进一步分解产生能量或合成新的糖类、氨基酸、脂类和核酸。在上述过程中,底物分解和转化为能量的过程称为分解代谢,所产生的能量用于细胞组分的合成称为合成代谢,将两者紧密结合在一起称为中间代谢。在代谢过程中,细菌可产生许多在医学上有重要意义的代谢产物。

一、细菌的能量代谢

细菌能量代谢活动中主要涉及 ATP 形式的化学能。细菌的有机物分解或无机物氧化过程中释放的能量通过底物磷酸化或氧化磷酸化合成 ATP。

生物体能量代谢的基本生化反应是生物氧化。生物氧化的方式包括加氧、脱氢和脱电子反应,细菌则以脱氢或氢的传递更为常见。在有氧或无氧环境中,各种细菌的生物氧化过程、代谢产物和产生能量的多少均有所不同。以有机物为受氢体的称为发酵;以无机物为受氢体的称为呼吸,其中以分子氧为受氢体的是有氧呼吸,以其他无机物(硝酸盐、硫酸盐等)为受氢体的是厌氧呼吸。有氧呼吸在有氧条件下进行,厌氧呼吸和发酵必须在无氧条件下进行。

病原菌合成细胞组分和获得能量的基质(生物氧化的底物)主要为糖类,通过糖的氧化或酵解释放能量,并以高能磷酸键的形式(ADP、ATP)储存能量。现以葡萄糖为例,简述细菌的能量代谢。

(一) 发酵

1. EMP(Embden-Meyerhof-Parnas)**途径**　又称糖酵解。这是大多数细菌共有的基本代谢途径,是专性厌氧菌产能的唯一途径。反应最终的受氢体为未彻底氧化的中间代谢产物,产生能量远比需氧呼吸少。1 分子葡萄糖可生成 2 分子丙酮酸,产生 2 分子 ATP 和 2 分子 $NADH+H^+$。关于丙酮酸以后的代谢随细菌的种类不同而异。

2. 磷酸戊糖途径　又称一磷酸己糖(hoxose monophasphote,HMP)途径,是 EMP 途径的分支,由己糖生成戊糖的循环途径。其主要功能是为生物合成提供前体和还原能,反应获得的 12($NADPH+H^+$)可供进一步利用,产能效果仅为 EMP 途径的一半,所以不是产能的主要途径。

(二) 需氧呼吸

1 分子葡萄糖在有氧条件下彻底氧化,生成 CO_2 和 H_2O,并产生 38 分子 ATP。需氧呼吸中,葡萄糖经过 EMP 途径生成丙酮酸,后者脱羧产生乙酰辅酶 A 后进入三羧酸循环彻底氧化。然后将脱出的氢进入电子传递链进行氧化磷酸化,最终以分子氧作为受氢体。进行需氧呼吸的细菌为需氧菌和兼性厌氧菌。

(三) 厌氧呼吸

专性厌氧菌没有需氧电子传递链和完整的三羧酸循环,1 分子葡萄糖经厌氧糖酵解只能产生 2 分子 ATP,最终以外源的无机氧化物(CO_2、SO_4^{2-}、NO_3^-)作为受氢体。厌氧呼吸是一类产能效率低的特殊呼吸。

二、细菌的代谢产物

(一) 分解代谢产物和细菌的生化反应

各种细菌所具有的酶不完全相同,对营养物质的分解能力亦不一致,因而具有不同的代谢产物。

因此，在培养基中加入指示剂，指示剂可以和被测终产物反应，产生肉眼可见的变化，如颜色的改变等，这种利用生物化学方法来鉴别细菌的方法称为细菌的生化反应试验。常见的生化反应试验有：

1. 糖发酵试验 不同细菌分解糖类的能力和代谢产物不同。例如大肠埃希菌能发酵葡萄糖和乳糖；而伤寒沙门菌可发酵葡萄糖，但不能发酵乳糖。即使两种细菌均可发酵同一糖类，其结果也不尽相同，如大肠埃希菌有甲酸脱氢酶，能将葡萄糖发酵生成的甲酸进一步分解为 CO_2 和 H_2，故产酸并产气；而伤寒沙门菌缺乏该酶，发酵葡萄糖仅产酸不产气。

2. VP（Voges-Proskauer）试验 大肠埃希菌和产气杆菌均能发酵葡萄糖，产酸产气，两者不能区别。但产气杆菌能使丙酮酸脱羧生成中性的乙酰甲基甲醇，后者在碱性溶液中被氧化生成二乙酰，二乙酰与含胍基化合物反应生成红色化合物，为 VP 试验阳性。大肠埃希菌不能生成乙酰甲基甲醇，故 VP 试验阴性。

3. 甲基红（methyl red）试验 产气杆菌分解葡萄糖产生丙酮酸，后者经脱羧后生成中性的乙酰甲基甲醇，故培养液 $pH>5.4$，甲基红指示剂呈橘黄色，为甲基红试验阴性。大肠埃希菌分解葡萄糖产生丙酮酸，培养液 $pH\leq 4.5$，甲基红指示剂呈红色，则为甲基红试验阳性。

4. 枸橼酸盐利用（citrate utilization）试验 某些细菌（如产气杆菌）可利用枸橼酸盐作为唯一碳源，并利用铵盐作为唯一氮源，即可在柠檬酸盐培养基上生长，分解枸橼酸盐生成碳酸盐，并分解铵盐生成氨，使培养基变为碱性，为该试验阳性。大肠埃希菌不能利用枸橼酸盐为唯一碳源，故在该培养基上不能生长，为柠檬酸盐试验阴性。

5. 吲哚（indol）试验 有些细菌如大肠埃希菌、变形杆菌、霍乱弧菌等能分解培养基中的色氨酸生成吲哚（吲哚），经与试剂中的对二甲基氨基苯甲醛作用，生成玫瑰吲哚而呈红色，为吲哚试验阳性。

6. 硫化氢试验 有些细菌如沙门菌、变形杆菌等能分解培养基中的含硫氨基酸（如胱氨酸、甲硫氨酸）生成硫化氢，硫化氢和培养基中的铅离子或铁离子生成黑色的硫化物，为硫化氢试验阳性。

7. 尿素酶试验 有些细菌如变形杆菌有尿素酶，能分解培养基中的尿素产生氨，使培养基变碱，以酚红为指示剂检测为红色，为尿素酶试验阳性。

细菌的生化反应用于鉴别细菌，尤其对形态、革兰染色反应和培养特性相同或相似的细菌更为重要。吲哚（I）、甲基红（M）、VP（V）、柠檬酸盐利用（C）四种试验常用于鉴定肠道杆菌，合称为 IMViC 试验。例如大肠埃希菌对这四种试验的结果是“++--”，产气杆菌则为“--++”。

现代临床细菌学已普遍采用微量、快速的生化鉴定方法。根据鉴定的细菌不同，选择系列生化指标，依反应的阳性或阴性选取数值，组成鉴定码，形成以细菌生化反应为基础的各种数值编码鉴定系统。同时，也可用细菌鉴定软件分析细菌的生化反应谱。更为先进的如 VITEK 全自动细菌鉴定及高级专家系统药敏报告仪完成了细菌生化鉴定的自动化。此外，应用气相、液相色谱法鉴定细菌分解代谢产物中挥发性或非挥发性有机酸和醇类，能够快速确定细菌的种类。

（二）合成代谢产物及其在医学上的意义

细菌利用分解代谢产物和产生的能量不断合成菌体自身成分，如细胞壁、多糖、蛋白质、脂肪酸、核酸等，同时还合成一些在医学上具有重要意义的代谢产物。

1. 热原质（pyrogen） 或称致热原，注入人体或动物体内能引起发热反应。细菌热原质的主要成分是其细胞壁的脂多糖，因此产生热原质的细菌大多是革兰阴性菌。

热原质耐高温，高压蒸气灭菌（121℃ 20 分钟）亦不被破坏，250℃高温干烤才能破坏热原质。用吸附剂和特殊石棉滤板可除去液体中大部分热原质，蒸馏法效果最好。因此，在制备和使用注射药品过程中应严格遵守无菌操作，防止细菌污染。

2. 毒素与侵袭性酶 细菌产生外毒素和内毒素两类毒素，在细菌致病作用中甚为重要。外毒素（exotoxin）是多数革兰阳性菌和少数革兰阴性菌在生长繁殖过程中释放到菌体外的蛋白质；内毒素（endotoxin）是革兰阴性菌细胞壁的脂多糖，当菌体死亡崩解后游离出来，外毒素毒性强于内毒素。

某些细菌可产生具有侵袭性的酶，能损伤机体组织，促使细菌的侵袭和扩散，是细菌重要的致病物质。如产气荚膜梭菌的卵磷脂酶，链球菌的透明质酸酶等。

3. 色素（pigments） 某些细菌能产生不同颜色的色素，有助于鉴别细菌。细菌的色素有两类，一类为水溶性，能弥散到培养基或周围组织，如铜

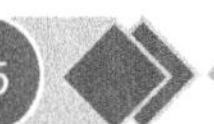

绿假单胞菌产生的色素使培养基或感染的脓汁呈绿色。另一类为脂溶性,不溶于水,只存在于菌体,使菌落显色而培养基颜色不变,如金黄色葡萄球菌的色素。细菌色素产生需要一定的条件,如营养丰富、氧气充足、温度适宜。细菌色素不能进行光合作用,其功能尚不清楚。

4. 抗生素(antibiotics) 某些微生物代谢过程中产生的一类能抑制或杀死某些其他微生物或肿瘤细胞的物质,称为抗生素。抗生素大多由放线菌和真菌产生,细菌产生的少,只有多黏菌素(polymyxin)、杆菌肽(bacitracin)等。

5. 细菌素(bacteriocin) 某些菌株产生的一类具有抗菌作用的蛋白质称为细菌素。细菌素与抗生素不同的是作用范围狭窄,仅对与产生菌有亲缘关系的细菌有杀伤作用,可用于细菌分型和流行病学调查。例如大肠埃希菌产生的细菌素称大肠埃希菌素(colicin),其编码基因位于 Col 质粒上。

6. 维生素(vitamin) 细菌能合成某些维生素除供自身需要外,还能分泌至周围环境中。例如人体肠道内的大肠埃希菌,合成的 B 族维生素和维生素 K 也可被人体吸收利用。

第四节 细菌的人工培养

了解细菌的生理需要,掌握细菌生长繁殖的规律,可用人工方法提供细菌所需要的条件来培养细菌,细菌的人工培养在科学研究,工农医药等领域具有重要意义。在医学领域的应用主要有:①感染性疾病的病原学诊断:明确感染性疾病的病原菌必须取病人有关标本进行细菌分离培养、鉴定和药物敏感试验,其结果可指导临床用药。②细菌学的研究:有关细菌生理、遗传变异、致病性和耐药性等研究都离不开细菌的培养和菌种的保存等。③生物制品的制备:供防治用的疫苗、类毒素、抗毒素、免疫血清及供诊断用的菌液、抗血清等均来自培养的细菌或其代谢产物。

一、培养细菌的方法

人工培养细菌,除需要提供充足的营养物质使细菌获得生长繁殖所需要的原料和能量外,尚要有适宜的环境条件,如酸碱度、渗透压、温度和必要的气体等。

根据不同标本及不同培养目的,可选用不同的接种和培养方法。常用的有细菌的分离培养和纯培养两种方法。已接种标本或细菌的培养基置于合适的气体环境,需氧菌和兼性厌氧菌置于空气中即可,专性厌氧菌须在无游离氧的环境中培养。多数细菌在代谢过程中需要 CO_2,但分解糖类时产生的 CO_2 已足够其所需,且空气中还有微量 CO_2,不必额外补充。只有少数菌如布鲁菌、脑膜炎奈瑟菌、淋病奈瑟菌等,初次分离培养时必须在 5%~10% 的 CO_2 环境中才能生长。

病原菌的人工培养一般采用 35~37℃,培养时间多数为 18~24 小时,但有时需根据菌种及培养目的作最佳选择,如细菌的药物敏感试验则应选用对数期的培养物。

二、培 养 基

培养基(culture medium)是由人工方法配制而成的,专供微生物生长繁殖使用的混合营养物制品。pH 一般为 7.2~7.6,少数细菌的培养基按生长要求 pH 偏酸或偏碱。许多细菌在代谢过程中分解糖类产酸,故常在培养基中加入缓冲剂,以保持稳定的 pH。培养基制成后必须经灭菌处理。

培养基按其营养组成和用途不同,分为以下几类:

1. 基础培养基(basic medium) 尽管不同微生物的营养需求各不相同,但大多数微生物所需的基本营养物质是相同的。基础培养基是含有一般微生物生长繁殖所需的基本营养物质的培养基,是最常用的培养基。如牛肉膏蛋白胨培养基、营养肉汤、营养琼脂、蛋白胨水等。基础培养基是配制特殊培养基的基础,也可作为一般培养基用。

2. 增菌培养基(enrichment medium) 包括通用增菌培养基和专用增菌培养基。通用增菌培养基为基础培养基中添加血液、血清、酵母浸膏、动植物组织提取液以及合适的生长因子或微量元素等,用以培养要求比较苛刻的某些微生物。例如链球菌、肺炎链球菌需在含血液或血清的培养基中生长。专用增菌培养基又称为选择性增菌培养基,即除固有的营养成分外,再添加特殊抑制剂,有利于目的菌的生长繁殖,如碱性蛋白胨水用于霍乱弧菌的增菌培养。

3. 选择培养基(selective medium) 在培养基中加入某种化学物质,使之抑制某些细菌生长,而有利于另一些细菌生长,从而将后者从混杂的标本中分离出来,这种培养基称为选择培养基。例如培养肠道致病菌的SS琼脂,其中的胆盐能抑制革兰阳性菌,枸橼酸钠和煌绿能抑制大肠埃希菌,因而容易分离到致病的沙门菌和志贺菌。若在培养基中加入抗生素,也可起到选择作用。

4. 鉴别培养基(differential medium) 在培养基中加入某种特殊化学物质,某种细菌在培养基中生长后能产生某种代谢产物,而这种代谢产物可以与培养基中的特殊化学物质发生特定的化学反应,产生明显的特征性变化,根据这种特征性变化鉴别细菌,此种培养基称为鉴别培养基。鉴别培养基主要用于微生物的快速分类鉴定,如糖发酵管、三糖铁培养基、伊红-亚甲蓝琼脂等。

5. 厌氧培养基(anaerobic medium) 专供厌氧菌的分离、培养和鉴别使用。厌氧培养基营养成分丰富,含有特殊生长因子,氧化还原电势低,并加入亚甲蓝作为氧化还原指示剂。心、脑浸液和肝块、肉渣含有不饱和脂肪酸,能吸收培养基中的氧;硫乙醇酸盐和半胱氨酸是较强的还原剂;维生素K_1、氯化血红素可以促进某些类杆菌的生长。常用的有庖肉培养基(cooked meat medium)、硫乙醇酸盐肉汤等,并在液体培养基表面加入凡士林或液体石蜡以隔绝空气。

此外,还可根据对培养基成分了解的程度将其分为两大类:化学成分确定的培养基(defined medium),又称为合成培养基(synthetic medium);和化学成分不确定的培养基(undefined medium),又称天然培养基(complex medium)。

根据培养基的物理状态的不同分为液体、固体和半固体三大类。液体培养基中不加任何赋形剂。这种培养基成分均匀,微生物能充分接触和利用培养基中的养料,可用于大量繁殖细菌。在液体培养基中加入1.5%的琼脂(agar),即成固体培养基,常用于细菌的分离和纯化。琼脂在培养基中作为赋形剂,不具营养作用。琼脂含量在0.3%~0.5%时,则为半固体培养基。用于观察细菌的动力、鉴定菌种和短期保存细菌。

三、细菌在培养基中的生长情况

(一)在液体培养基中生长情况

大多数细菌在液体培养基生长后呈现均匀混浊状态;少数链状的细菌则呈沉淀生长;枯草芽孢杆菌和结核分枝杆菌等专性需氧菌呈表面生长,常形成菌膜。

(二)在固体培养基中生长情况

将标本或培养物划线接种在固体培养基的表面,因划线的分散作用,使许多原混杂的细菌在固体培养基表面上散开,称为分离培养。一般经过18~24小时培养后,单个细菌分裂繁殖成一堆肉眼可见的细菌集团,称为菌落(colony)。挑取一个菌落,移种到另一培养基中,生长出来的细菌均为纯种,称为纯培养(pure culture)。这是从临床标本中检查鉴定细菌很重要的第一步。各种细菌在固体培养基上形成的菌落,在大小、形状、颜色、气味、透明度、表面光滑或粗糙、湿润或干燥、边缘整齐与否,以及在血琼脂平板上的溶血情况等均有不同表现,这些有助于识别和鉴定细菌。此外,取一定量的液体标本或培养液均匀接种于琼脂平板上,可计数菌落,推算标本中的活菌数。这种菌落计数法常用于检测自来水、饮料、污水和临床标本的活菌含量。

细菌的菌落一般分为三型:

1. 光滑型菌落(smooth colony,S型菌落) 菌落表面光滑、湿润、边缘整齐。新分离的细菌大多呈S型菌落。

2. 粗糙型菌落(rough colony,R型菌落) 菌落表面粗糙、干燥、呈皱纹或颗粒状,边缘大多不整齐。S型细菌变异后失去菌体表面多糖或蛋白质,从而可以形成R型细菌。R型细菌抗原不完整,毒力和抗吞噬能力都比S型菌弱。但也有少数细菌新分离的毒力株就是R型,如炭疽芽孢杆菌、结核分枝杆菌等。

3. 黏液型菌落(mucoid colony,M型菌落) 菌落黏稠、有光泽,似水珠样。多见于有厚荚膜或丰富黏液层的细菌,如肺炎克雷伯菌等。

(三)在半固体培养基中生长情况

半固体培养基黏度低,有鞭毛的细菌在其中仍可自由游动,沿穿刺线呈羽毛状或云雾状混浊生长。无鞭毛细菌只能沿穿刺线呈明显的线状生长。

第五节 细菌的分类

一、细菌的分类原则与层次

细菌的分类原则上分为传统分类和种系分类两种。选择细菌较为稳定的生物学性状,如菌体形

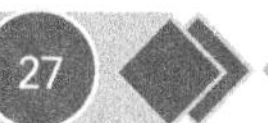

态与结构、染色性、培养特性、生化反应、抗原性等作为分类的标记，称为表型分类(phenotypic classification)。表型分类奠定了传统分类的基础。20世纪60年代将数值分类(numerical taxonomy)引入了细菌分类，借助计算机将拟分类的细菌按其性状的相似程度进行归类(一般种的水平相似度>80%)，以此划分种和属。

20世纪70年代以来，化学分析和核酸分析方法引入细菌分类，使细菌种群的划分建立在更为客观的基础上。化学分析分类法(analytic classification)应用电泳、色谱、质谱等方法，对菌体组分、代谢产物组成与图谱等特征进行分析，为揭示细菌表型差异提供了有力的手段。核酸分析分类法(genotypic classification)包括分析DNA碱基组成(G+C含量)、核酸分子杂交(DNA-DNA同源性、DNA-rRNA同源性)和16S rRNA同源性分析，比较细菌大分子(核酸、蛋白质)结构的同源程度进行分类，揭示了细菌进化的信息。这种以细菌发育关系为基础的细菌分类称为系统分类或种系分类(phylogenetic classification)，又称为自然分类(natural classification)。其中16S rRNA最为重要，因其在进化过程中保守、稳定，很少发生变异，可以看作为生物进化的时间标尺，记录着生物进化的真实痕迹。在大量16S rRNA序列分析的基础上，Woese在1987年描绘出生物系统发育树，由真细菌、古细菌和真核生物共同构成并列的生物三域。真细菌即是平常意义上的细菌。古细菌和真细菌同为原核生物，核糖体均为70S。古细菌细胞壁无肽聚糖，蛋白质合成起始甲硫氨酸不需甲酰化，tRNA基因中有内含子，含有多种RNA多聚酶，蛋白质合成对白喉毒素的抑制敏感，而对氯霉素的抑制不敏感，这些特性与真核生物相同，而与真细菌不同。目前，尚未在古细菌中发现病原菌。

目前国际上普遍采用伯杰(Bergey)分类系统，2004年5月出版的《伯杰系统细菌学手册》与以前有很大不同，首先是在各级分类单元中广泛采用细胞化学分析、数值分类方法和核酸技术，尤其是16S rRNA序列分析技术，以阐明细菌的亲缘关系，并对《伯杰细菌鉴定手册》第八版的分类作了必要的调整。《伯杰系统细菌学手册》按照细菌的门、纲、目、科、属进行分类，反映了细菌分类从按表型分类体系向自然的分类体系的转变。与医学有关的主要细菌见表3-2。

《伯杰系统细菌学手册》第二版更多地采用核酸序列资料对各类群进行新的调整，无疑这是细菌系统发育分类的重大进展，但另一方面，我们也应看到，在某些类群中，由于序列特征与某些重要的表型特征相矛盾，如乳杆菌目包括葡萄球菌属，这将给主要按表型特征进行细菌鉴定带来新的困难，如何解决这些问题，有待进一步研究。

表3-2　与医学有关的细菌

科	属	主要致病菌
螺旋体科(Spirochaetaceae)	密螺旋体属(*Treponema*)	苍白密螺旋体(*T. pallidum*)
		品他密螺旋体(*T. carateum*)
	疏螺旋体属(*Borrelia*)	伯氏疏螺旋体(*B. burgdorferi*)
		回归热疏螺旋体(*B. recurrentis*)
钩端螺旋体科(Leptospiraceae)	钩端螺旋体属(*Leptospira*)	问号钩端螺旋体(*L. interrogans*)
		鲍氏钩端螺旋体(*L. borgpetersenii*)
布鲁菌科(Brucellaceae)	布鲁菌属(*Brucella*)	羊布鲁菌(*B. melitensis*)
		牛布鲁菌(*B. abortus*)
		猪布鲁菌(*B. suis*)
		犬布鲁菌(*B. canis*)
立克次体科(Rickettsiaceae)	立克次体属(*Rickettsia*)	普氏立克次体(*R. prowazekii*)
		斑疹伤寒立克次体(*R. typhi*)
	东方体属(*Orientia*)	恙虫病东方体(*O. tsutsugamushi*)
无形体科(Anaplasmataceae)	埃立克体属(*Ehrlichia*)	
巴通体科(Bartonellaceae)	巴通体属(*Bartonella*)	汉赛巴通体(*B. henselae*)
奈瑟菌科(Neisseriaceae)	奈瑟菌属(*Neisseria*)	脑膜炎奈瑟菌(*N. meningitidis*)
		淋病奈瑟菌(*N. gonorrhoeae*)
产碱菌科(Alcaligenaceae)	产碱菌属(*Alcaligenes*)	
	鲍特菌属(*Bordetella*)	百日咳鲍特菌(*B. pertussis*)

续表

科	属	主要致病菌
螺菌科(Spirillaceae)	螺菌属(*Spirillum*)	
柯克斯体科(Coxiellaceae)	柯克斯体属(*Coxiella*)	贝纳柯克斯体(*C. burnetii*)
军团菌科(Legionellaceae)	军团菌属(*Legionella*)	嗜肺军团菌(*L. pneumophila*)
假单胞菌科(Pseudomonadaceae)	假单胞菌属(*Pseudomonas*)	铜绿假单胞菌(*P. aeruginosa*)
莫拉菌科(Moraxellaceae)	莫拉菌属(*Moraxella*)	
弗朗西斯菌科(Francisellaceae)	弗朗西斯菌属(*Francisella*)	土拉弗氏菌(*F. tularensis*)
肠杆菌科(Enterobacteriaceae)	埃希菌属(*Escherichia*)	大肠埃希菌(*E. coli*)
	志贺菌属(*Shigella*)	痢疾志贺菌(*S. dysenteriae*)
		福氏志贺菌(*S. flexneri*)
		鲍氏志贺菌(*S. boydii*)
		宋内志贺菌(*S. sonnei*)
	沙门菌属(*Salmonella*)	伤寒沙门菌(*S. typhi*)
		副伤寒沙门菌(*S. paratyphi*)
		鼠伤寒沙门菌(*S. typhimurium*)
		猪霍乱沙门菌(*S. choleraesuis*)
		肠炎沙门菌(*S. enteritidis*)
	克雷伯菌属(*Klebsiella*)	肺炎克雷伯菌(K. peneumoniae)
	变形杆菌属(*Proteus*)	
	普罗威登斯菌属(*Providencia*)	
	耶尔森菌属(*Yersinia*)	鼠疫耶氏菌(*Y. pestis*)
		小肠结肠炎耶氏菌(*Y. enterocolitica*)
		假结核耶氏菌(*Y. pseudotuberculosis*)
弧菌科(Vibrionaceae)	弧菌属(*Vibrio*)	霍乱弧菌(*Vibrio cholerae*)
		副溶血性弧菌(*V. parahemolyticus*)
巴斯德氏菌科(Pasteurellaceae)	巴氏菌属(*Pasteurella*)	多杀巴氏菌(*P. multocida*)
	嗜血杆菌属(*Haemophilus*)	流感嗜血杆菌(*H. influenzae*)
弯曲菌科(Campylobacteraceae)	弯曲菌属(*Campylobacter*)	空肠弯曲菌(*C. jejuni*)
螺杆菌科(Helicobacteraceae)	螺杆菌属(*Helicobacter*)	幽门螺杆菌(*Helicobacter pylori*)
拟杆菌科(Bacteroidaceae)	类杆菌属(*Bacteroides*)	脆弱类杆菌(*B. fragilis*)
梭杆菌科(Fusobacteriaceae)	梭杆菌属(*Fusobacterium*)	坏死梭杆菌(*F. necrophorum*)
衣原体科(Chlamydiaceae)	衣原体属(*Chlamydia*)	沙眼衣原体(*C. trachomatis*)
		鹦鹉热衣原体(*C. psittaci*)
		肺炎衣原体(*C. pneumoniae*)
氨基酸球菌科(Acidaminococcaceae)	韦荣球菌属(*Veillonella*)	
消化链球菌科(Peptostreptococcaceae)	消化链球菌属(*Peptostreptococcus*)	
梭菌科(Clostridiaceae)	梭菌属(*Clostridium*)	破伤风梭菌(*C. tetani*)
		产气荚膜梭菌(*C. perfrimgens*)
		肉毒梭菌(*C. botulinum*)
		艰难梭菌(*C. difficile*)
肠球菌科(Enterococcaceae)	肠球菌属(*Enterococcus*)	
链球菌科(Streptococcaceae)	链球菌属(*Streptococcus*)	化脓性链球菌(*S. pyogenes*)
		无乳链球菌(*S. agalactiae*)
		肺炎链球菌(*S. pneumoniae*)
葡萄球菌科(Staphylococcaceae)	葡萄球菌属(*Staphylococcus*)	金黄色葡萄球菌(*S. aureus*)

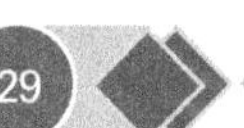

续表

科	属	主要致病菌
芽孢杆菌科（Bacillaceae）	芽孢杆菌属（*Bacillus*）	炭疽芽孢杆菌（*B. anthracis*）
		蜡样芽孢杆菌（*B. cereus*）
李斯特菌科（Listeriaceae）	李斯特菌属（*Listeria*）	产单核细胞李氏菌（*L. monocytogenes*）
丹毒丝菌科（Erysipelothrichaceae）	丹毒丝菌属（*Erysipelothrix*）	
支原体科（Mycoplasmataceae）	支原体属（*Mycoplasma*）	肺炎支原体（*M. pneumoniae*）
		人型支原体（*M. hominis*）
		生殖器支原体（*M. genitalium*）
		穿透支原体（*M. penetraus*）
	脲原体属（*Ureaplasma*）	溶脲脲原体（*U. urealyticum*）
放线菌科（Actinomycetaceae）	放线菌属（*Actinomyces*）	衣氏放线菌（*A. israelii*）
		牛放线菌（*A. bovis*）
		内氏放线菌（*A. naeslundii*）
		黏液放线菌（*A. viscous*）
		龋齿放线菌（*A. odontolyticus*）
棒杆菌科（Corynebacteriaceae）	棒状杆菌属（*Corynebacterium*）	白喉棒状杆菌（*C. diphtheriae*）
分枝杆菌科（Mycobacteriaceae）	分枝杆菌属（*Mycobacterium*）	结核分枝杆菌（*M. tuberculosis*）
		麻风分枝杆菌（*M. laprae*）
		鸟-胞内分枝杆菌（*M. avium-intracellulare*）
诺卡菌科（Nocardiaceae）	诺卡菌属（*Nocardia*）	星形诺卡菌（*N. asteroids*）
		豚鼠诺卡菌（*N. caviae*）
		巴西诺卡菌（*N. brasiliensis*）

细菌的分类层次与其他生物相同，依次为界（kingdom）、门（phylum）、纲（class）、目（order）、科（family）、属（genus）、种（species）。

种（species）是细菌分类的基本单位。生物学性状基本相同的细菌群体构成一个菌种；性状相近关系密切的若干菌种组成一个菌属。同一菌种的各个细菌，虽性状基本相同，但在某些方面仍有一定差异，差异较明显的称亚种（subspecies，subsp.）或变种（variety，var.），差异小的则为型（type）。例如按抗原结构不同而分血清型（serotype）；对噬菌体和细菌素的敏感性不同而分噬菌体型（phage-type）和细菌素型（bacteriocin-type）；生化反应和其他某些生物学性状不同而分为生物型（biotype）。变种因易与亚种混淆，已不再单独使用，与其他词复合构成代替"型"的术语，如 biovar 就是生物型（biotype）。

对不同来源的同一菌种的细菌称为该菌的不同菌株（strain）。具有某种细菌典型特征的菌株称为该菌的标准菌株（standard strain）或模式菌株（type strain）。

二、细菌的命名法

细菌的命名采用拉丁双名法，每个菌名由两个拉丁字组成。前一字为属名，用名词，大写；后一字为种名，用形容词，小写。一般属名表示细菌的形态或发现或有贡献者，种名表明细菌的性状特征、寄居部位或所致疾病等。中文的命名次序与拉丁文相反，是种名在前，属名在后。例如金黄色葡萄球菌（*Staphylococcus aureus*）、大肠埃希菌（*Escherichia coli*）、脑膜炎奈瑟菌（*Neisseria meningitidis*）等。属名亦可不将全文写出，只用第一个字母代表，如 *M. tuberculosis*，*S. enteria* 等。有些常见菌有其习惯通用的俗名，如结核杆菌（tubercle bacillus）、伤寒杆菌（typhoid bacillus）、脑膜炎球菌（meningococcus）等。有时泛指某一属细菌，不特指其中某个菌种，则可在属名后加 *sp.*（单数）或 *spp.*（复数），如 *Salmonella sp.* 表示为沙门菌属中的细菌。

（秦金红　郭晓奎）

第四章 细菌的遗传与变异

遗传与变异是所有生物的共同生命特征,细菌也不例外。细菌在一定的环境中生长繁殖,通过DNA的复制,将亲代的各种性状稳定地传给子代,使种属保持原有的性状,这就是细菌的遗传(heredity)。而变异(variation)是指在细菌繁殖过程中,由于外界环境条件发生变化或细菌的遗传物质本身发生改变,导致细菌的生物学性状发生相应的变化。变异可使细菌产生新变种,变种的新特性靠遗传得以巩固,并使物种得以发展与进化。

细菌细胞在某一特定时间表现出来的生物学性状称为表型(phenotype),这些性状不仅取决于细菌的基因组(基因型,genotype),还与环境密切相关。针对环境的变化,细菌某些基因的表达在转录、翻译水平会发生明显的改变,从而使细菌的生物学形状发生了变化,这称为表型变异(phenotypic variation)。例如鼠疫耶氏菌有毒株含有一个大质粒pYV,是该细菌产生毒力的重要因素,但其表达在环境温度为25℃时被抑制,而37℃低钙条件则诱导其表达。又如,将有鞭毛的普通变形杆菌点种在普通营养琼脂平板上,细菌呈迁徙生长,若将此菌点种在含0.1%苯酚的培养基上,细菌产生鞭毛的能力被抑制,只能在点种处形成不向外扩展的单个菌落,此变异是可逆的。这种变异与基因型突变(genotypic mutation)不同:基因型突变是可以遗传的,不受环境条件改变的影响,而表型变异是可逆的,并随着环境的改变而发生变化。表型变异不属于突变的范畴。

第一节 细菌遗传变异的物质基础——细菌基因组

细菌的遗传物质是DNA,遗传信息由DNA构成的特定基因来传递。细菌的基因组是指由细菌染色体和染色体以外的遗传物质所携带基因的总称。染色体外的遗传物质包括质粒、转座子和前噬菌体。

(一)细菌染色体

细菌的染色体大都为双链DNA分子组成的封闭的环,缺乏组蛋白,外无核膜包围,长度从250~35 000μm不等,包含580kb至超过4600kb的DNA。以大肠埃希菌K12为例,染色体长1300~2000μm,约为菌细胞长的1000倍,在菌体内高度盘旋缠绕成丝团状。染色体DNA的分子量为3×10^9左右,大小约4700kb,整个染色体含约4300个基因,现已知编码功能的基因2000多个,主要编码酶类及其他结构蛋白。细菌DNA结构除了常见环状结构以外,还有线状的结构,如伯氏疏螺旋体细胞具多条线状染色体。还有一些细菌的染色体有两条或者多条,如钩端螺旋体有两条环状的染色体。土壤农杆菌(*A. tumefaciens*)有一条线性染色体和一个环状染色体。

近年来随着对大量细菌基因组测序工作的完成,对细菌基因结构的认识也越来越深入。随着更多细菌测序工作的完成,对细菌基因组的认识势必会更全面更深入。

(二)质粒

质粒(plasmid)是细菌染色体以外,不依赖于染色体而自我复制的遗传物质。因此,一个质粒就是一个复制子(replicon)。大多数质粒是环状闭合的双链DNA分子,大小从1500~400 000bp不等。有的质粒可整合到细菌染色体中,称为附加体(episome),例如大肠埃希菌F质粒。质粒携带多种遗传信息,尽管这些遗传信息对于细菌的生命活动并不重要(质粒的丢失或消除并不影响细菌的存活),却常常是有益的。例如,耐药性质粒编码的各种蛋白使细菌对抗菌药物或重金属盐类产生耐药性,细菌素质粒编码的细菌素通过抑制同系或近缘细菌对自身起保护作用,毒力质粒编码毒素或其他与致病相关的毒力因子而有利于细菌在宿主体内生存,代谢质粒编码某些独特的酶使细菌能够代谢某些底物,致育质粒或称F质粒(fertility plasmid)则编码细菌的有性生殖功能。细菌只要携带某种质粒,则表现出相应的功能。有时一种质粒可携带多种遗传信息,表现出相应的多种功能,如有些F质粒不仅携带致育基因,还携带其他多种

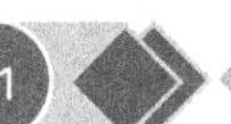

基因如耐药基因,某些耐药性质粒上还带有编码毒力因子的基因,细菌获得这种质粒后,不仅具备了耐药性,而且获得了相应的毒力。

不同的质粒有不同的宿主。某些质粒的宿主范围狭窄,仅能在一些亲缘关系相近的细菌中复制;另一些质粒的宿主范围则很广,如一些耐药性质粒。然而,并非所有类型的质粒都能稳定共存于同一细胞。某些质粒会干扰其他质粒的复制,如果把这两种质粒转移到同一细胞中,在细胞分裂时其中一种很可能会丢失。这一现象称为质粒的不相容性(plasmid incompatibiligy),不能稳定共存的两个质粒属于同一个不相容组(incompatibility group),能够稳定共存的质粒属于不同的不相容组。

大肠埃希菌 K12 拥有一个 4.7Mb 的染色体和多种不同组合的质粒,这些质粒对于细菌的生命活动都是非必需的。而其他一些原核生物就比较复杂了(表 4-1)。例如,引起霍乱的霍乱弧菌有两个环状 DNA,一个有 2.96Mb,编码该菌全部基因的 71%,而另一个 1.07Mb。这两个环状 DNA 组成了霍乱弧菌的基因组,进一步研究发现,与细菌细胞活性相关的重要基因,如基因组表达、能量产生,以及致病相关基因,大多位于大环状 DNA 分子上。小环状 DNA 分子虽然也含有许多重要基因,但同时具有质粒的某些特性,因此它可能是弧菌在进化过程中的某个时期获取的“巨大质粒”。又如,耐辐射球菌的许多重要基因分布于两个环状染色体 DNA 和两个质粒 DNA 上。基因组更复杂的是伯氏疏螺旋体 B31,除了 911kb 的线性染色体携带 853 个基因外,还有 17 或 18 个线性或环状质粒,总长度 533kb,携带至少 430 个基因,虽然这些质粒编码的大多数基因功能未知,但是已经得到鉴定的一些基因对细菌来说并非可有可无,例如编码膜蛋白和嘌呤合成的基因就位于这些质粒上,说明疏螺旋体的某些质粒是基因组的重要成分。

表 4-1　原核细胞基因组主要类型

细菌种名	DNA 分子	大小(Mb)	基因数
大肠埃希菌 K-12	单一环状分子	4.639	4 397
霍乱弧菌 El Tor N16961	两个环状分子		
	染色体	2.961	2 770
	巨大质粒	1.073	1 115
耐辐射球菌 R1	四个环状分子		
	染色体 1	2.649	2 633
	染色体 2	0.412	369
	巨大质粒	0.177	145
	质粒	0.046	40
伯氏疏螺旋体 B31	7 或 8 个环状分子,11 个线性分子		
	线性染色体	0.911	853
	环状质粒 cp9	0.009	12
	环状质粒 cp26	0.026	29
	环状质粒 cp32	0.032	未知
	线性质粒 lp17	0.017	25
	线性质粒 lp25	0.024	32
	线性质粒 lp28-1	0.027	32
	线性质粒 lp28-2	0.030	34
	线性质粒 lp28-3	0.029	41
	线性质粒 lp28-4	0.027	43
	线性质粒 lp36	0.037	54
	线性质粒 lp38	0.039	52
	线性质粒 lp54	0.054	76
	线性质粒 lp56	0.056	未知

(三)前噬菌体(prophage)

噬菌体是一种病毒,我们在这里介绍它,是因为它与细菌有着密不可分的关系,有些噬菌体感染细菌细胞后整合到细菌基因组中,成为细菌基因组的一部分。

附:噬菌体

噬菌体(bacteriophage,phage)是在细菌内增殖的专性细胞内寄生微生物,其增殖依赖于宿主细胞的部分或全部生物合成机制,也就是说,噬菌体是感染细菌的病毒,它与感染动物细胞的病毒有很多相似之处。

通过电子显微镜观察,噬菌体大小不一,形态多样。典型的蝌蚪形大肠埃希菌 T4 噬菌体的形态与结构如图 4-1 和图 4-2 所示,由头部和尾部两部分组成。头部为二十面体立体对称的衣壳,内含遗传物质核酸;尾部是一注射器样结构,由一个中空的尾髓和外面包着的尾鞘组成。尾鞘在感染细菌时可收缩,将头部的核酸注入宿主菌。尾部末端有尾板、尾刺和尾丝,尾板内有裂解宿主菌细胞壁的溶菌酶;尾丝为噬菌体的吸附器官,能识别宿主菌体表面的特殊受体。

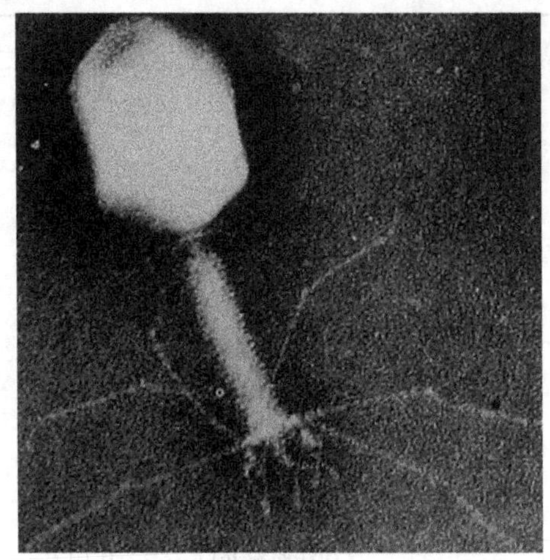

图 4-1 蝌蚪形噬菌体(Wistreich,1998)
大肠埃希菌 T4 噬菌体

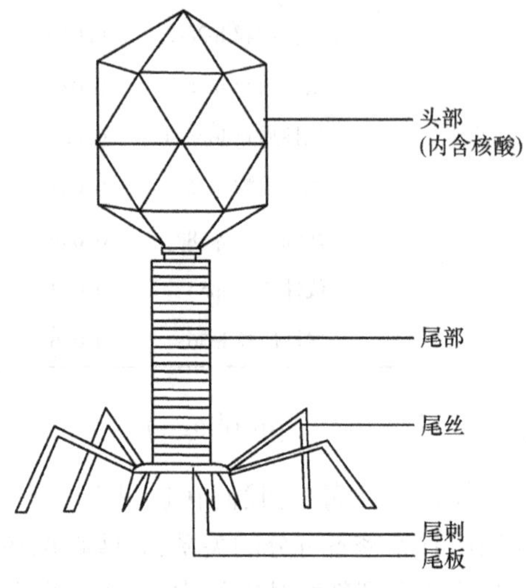

图 4-2 蝌蚪形噬菌体结构模式图

根据与宿主菌的相互关系,噬菌体可分成两种类型:毒性噬菌体(virulent phage, or lytic phage),和温和噬菌体(temperate phage)或溶原性噬菌体(lysogenic phage)。

毒性噬菌体能在宿主菌内复制增殖,产生许多子代噬菌体,并最终裂解细菌。从噬菌体吸附至细菌溶解释放出子代噬菌体,称为噬菌体的复制周期或溶菌周期(life cycle)。增殖过程包括吸附(adsorption)、穿入(penetration)、生物合成(biological synthesis)、成熟和释放(maturation and release)几个阶段。①吸附:是噬菌体上吸附位点与细菌表面受体发生特异性结合的过程(图 4-3)。大多数噬菌体吸附于细菌细胞壁,还有一些吸附于鞭毛或菌毛。特异的噬菌体株只能吸附于特异的宿主菌株。②穿入:某些噬菌体吸附于细菌细胞壁,借助尾部末端含有的一种类似溶菌酶的物质,在细菌胞壁上溶一小孔,然后通过尾鞘的收缩驱动中空的尾髓进入菌体,将头部基因组注入细菌胞质,而蛋白质衣壳留在菌细胞外(图 4-4)。还有一些吸附于细菌菌毛或鞭毛的噬菌体则通过这些中空的细胞器将其基因组释放到细菌细胞内。无论是哪种情况,都只有噬菌体基因组进入细菌。③生物合成:噬菌体进行自身基因组的复制,并利用细菌的代谢机制进行 DNA 的复制及各种酶和结构蛋白的合成,而细菌各种大分子(蛋白质、RNA、DNA)的合成则被噬菌体基因组编码的酶关闭。④成熟和释放:待噬菌体的蛋白质与核酸分别合成后,即在细菌胞质内按一定程序装配成完整的成熟噬菌体。然后,由噬菌体编码的溶菌酶分解细菌肽聚糖,导致细菌的渗透性裂解而释放出完整的噬菌体。一般来说,每个被感染的细菌中可以释放出 50~200 个噬菌体。

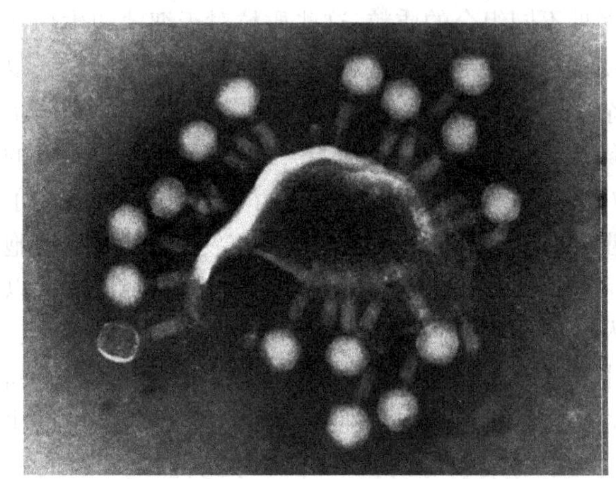

图 4-3 噬菌体吸附于宿主菌(×157 000)
(Dr. Bemd Bohrmann, PRPV-NT, Roche)

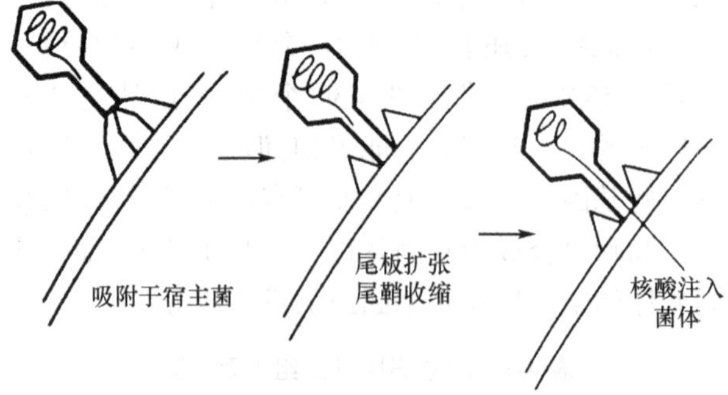

图 4-4 噬菌体感染宿主菌模式图(Wistreich,1998)

温和噬菌体与毒性噬菌体不同,它在细菌细胞内既能通过溶菌周期进行复制,也能进入静止期。在静止期内大多数噬菌体基因不能转录,噬菌体基因组处于抑制状态,这种处于抑制状态的噬菌体 DNA 称为前噬菌体(prophage),此时它并不是一个噬菌体,但它具有产生噬菌体颗粒的潜力。多数情

况下，噬菌体DNA整合入宿主染色体的特定位点，并随着宿主染色体复制传递给子代细胞。带有前噬菌体的细菌细胞称为溶原性细菌（lysogenic bacterium）。当溶原性细菌受到外界某种因素的刺激如干燥、紫外线或电离辐射、某些化学诱变剂等，其溶原状态终止，变为溶菌周期，这一过程称为诱导（induction）。前噬菌体从染色体切离，随后，噬菌体基因组开始表达，噬菌体增殖并最终使细胞裂解。因此，温和噬菌体可有溶原性周期和溶菌性周期（图4-5）。

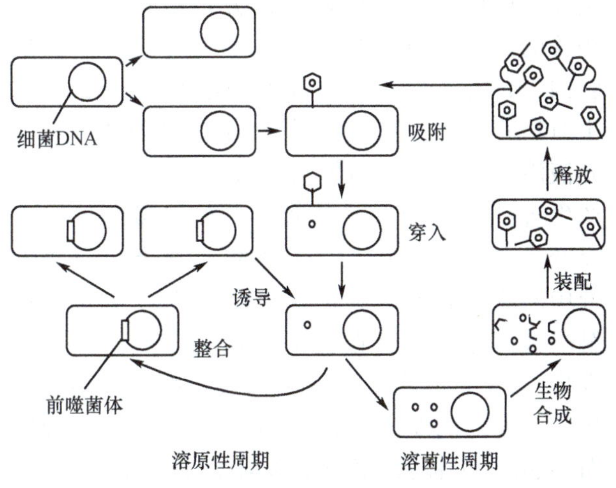

图4-5　温和噬菌体的溶原性周期和溶菌性周期

当细菌处于溶原期，有时由噬菌体携带的外源基因会在细菌细胞内表达，从而改变细菌的某些生物学性状，这一过程称为溶原性转换（lysogenic conversion），在临床上具有非常重要的意义。例如，白喉棒状杆菌产生白喉毒素正是由前噬菌体携带的基因编码的；溶原性噬菌体基因的表达使沙门菌O抗原发生变化，而后者是机体免疫应答所攻击的主要抗原之一；A群溶血性链球菌的致热外毒素、肉毒梭菌的毒素以及金黄色葡萄球菌溶素的产生都与溶原性转换有关。

（四）转位因子（transposable element）

转位因子是位于细菌染色体或质粒上的一段可移动的DNA分子，它能在一个基因组内或不同的基因组间从一个位置移动到另一个位置。原核生物中的转位因子有三类：

1. 插入序列（insertion sequence，IS）　是最简单的转位因子，长度不超过2kb，携带有编码转位酶（transposase）的基因，使其能够从一DNA序列位点转移到另一DNA序列位点。IS不携带任何已知与转位功能无关的基因，在其末端都具有一段反向重复序列（inverted repeat，IR），长度不一。几乎所有的细菌都具有插入序列，不同种的细菌具有其特征性插入序列，而不同细菌中又往往能够发现相似的插入序列。有些质粒也含有插入序列，这对于高频重组菌（见第二节）的形成至关重要。

2. 转座子（transposon，Tn）　则是一类分子量较大的转位因子，一般约为2～25kb，除了含有转位功能相关的基因（如转位酶基因）外，还含有其他与转位无关的基因，如抗生素耐受基因、抗金属基因、毒素基因及其他结构基因等（表4-2），这些基因的两侧为插入序列。和质粒不同的是，转座子不携带任何用于自我复制的遗传信息。转座子通过位移可以插入并使某些基因失活，如果转座子插入编码细菌生命活动关键蛋白的基因并使其失活，细菌往往死亡；或影响插入点附近基因的表达；或将新的基因带入基因组使细菌获得新的生物学性状，细菌的多重耐药即与此有关。

表4-2　重要转座子

转座子	携带耐药或毒素基因
Tn1 Tn2 Tn3	AP（氨苄西林）
Tn4	AP、SM（链霉素）、Su（磺胺）
Tn5	Km（卡那霉素）
Tn6	Km（卡那霉素）
Tn7	TMP（甲氧苄啶）、SM（链霉素）
Tn9	Cm（氯霉素）
Tn10	Tc（四环素）
Tn551	Em（红霉素）
Tn971	Em（红霉素）
Tn1681	大肠埃希菌肠毒素基因

3. 转座噬菌体　大肠埃希菌Mu噬菌体（mutator phage，诱变噬菌体）是一种温和噬菌体，但又与一般温和噬菌体不同，它含有与转位功能有关的基因和反向重复序列，可随机整合到宿主菌染色体的任何位置，导致宿主菌变异。

一些致病菌采用相似的机制来协调一系列毒力因子的表达，编码毒力因子的基因可聚集在一起形成致病岛或毒力岛，两侧有转座子样可移动元素，使其能在染色体内部移动或转移至其他细菌。

第二节　细菌遗传性变异的机制

遗传性变异是由于细菌基因组发生改变所致，

而非遗传性变异则是细菌针对环境的变化，某些基因的表达产生明显的改变，而基因结构并未改变。遗传性变异主要通过基因突变、基因损伤后的修复、基因的转移与重组等来实现。

一、基因的突变与损伤后修复

（一）突变

突变（mutation）是指细菌细胞中的遗传物质发生的改变，是细菌基因组发生的可遗传的变异。根据范围的不同，突变分为两种，一种是多位点突变（multisite mutation），涉及广泛的染色体重排；另一种是点突变（point mutation），仅影响一个或很少几个核苷酸。点突变又有三种基本类型：核苷酸的置换、插入和丢失。

基因突变有以下几个重要特点：

1. 自发性和不对应性 细菌各种性状的突变，可以在没有人为诱变因素的情况下自发地发生，但这并不意味着突变是没有原因的，只是说明人们对这些突变还没有很好认识，事实上，宇宙中的各种短波辐射和各种高温效应、自然界中普遍存在的一些低浓度的诱变物质以及细菌自身的一些代谢产物都可能成为自发突变的原因。不对应性是指突变的性状与引起突变的原因间无直接的对应关系。例如，细菌在有青霉素的环境下，出现了抗青霉素的突变体；在紫外线的作用下，出现了抗紫外线的突变体；在较高的培养温度下，出现了耐高温的突变体等。表面上看来，似乎正是由于青霉素、紫外线或高温的作用，导致某些细菌产生了相应的突变性状。但事实上，这类突变都可通过自发的或其他任何诱变因子诱发而产生。这里的青霉素、紫外线或高温仅是起着淘汰培养物中非突变型（敏感型）个体的作用。在20世纪上半叶，对于外界环境在突变中所起的作用，学术界曾有过很多争议，直至1943年由Luria和Delbruck进行了著名的彷徨试验（fluctuation test）后才逐渐平息。他们将一定浓度（10^3/ml）对特定噬菌体敏感的大肠埃希菌分别接种于总体积相等的两份肉汤培养基中，一份集中在一个大试管内，另一份分装于50支小试管中。经24～36小时培养后，分别将大试管和小试管内的细菌培养液涂布于含有噬菌体的平板上，测定对噬菌体产生抗性的突变菌的菌落数。如果噬菌体抗性突变是在接触噬菌体后产生的，两种条件下培养液中突变菌的数量应相近。相反，如果细菌在接触噬菌体之前对噬菌体的抗性突变就已经自发发生，各个培养物中突变菌的数量则会有很大差异。结果他们发现，从同一大试管中取出菌液涂布的50个平板，各平板上噬菌体抗性菌生长的菌落数（3～7个）波动范围很小；而从50支小试管内取出的菌液涂布相应的50个平板，各平板上噬菌体抗性菌菌落数量极不均匀，有的可达上百个，有的甚至为0（图4-6）。说明大肠埃希菌对噬菌体的抗性突变在细菌接触噬菌体之前就已经自发产生。

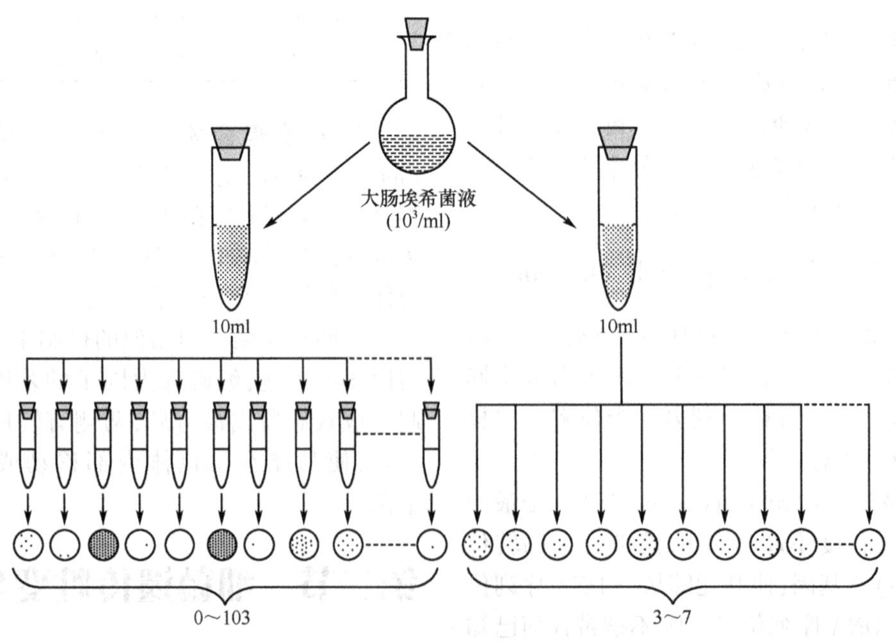

图4-6 彷徨试验

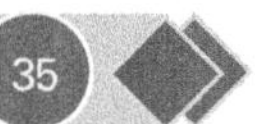

然而，对于彷徨试验的结果，当时仍有人怀疑其统计学意义。1952 年 Lederberg 等设计的影印试验(replica plating)则进一步证实细菌无须接触用于突变选择的药物即可自发突变。将对链霉素敏感的大肠埃希菌纯培养物均匀涂布于普通营养琼脂平板上，待均匀的菌苔长出后，取一块包有无菌棉绒的压模，在琼脂平板表面轻轻按印，使细菌全部转移到棉绒面上。将棉绒面分别印在普通营养琼脂平板和含有链霉素的琼脂营养平板上，从而获得细菌分布与原始平板完全相同的复制平板，培养后，根据耐药菌落出现的位置，从无链霉素影印平板的相应部位刮取菌苔转种至液体培养基中增菌培养，再次涂布于营养琼脂平板并作影印。经过数次重复后，可分离出从未接触过链霉素的耐链霉素突变株的纯培养物，无可争议地证明了链霉素仅起选择作用(图 4-7)。

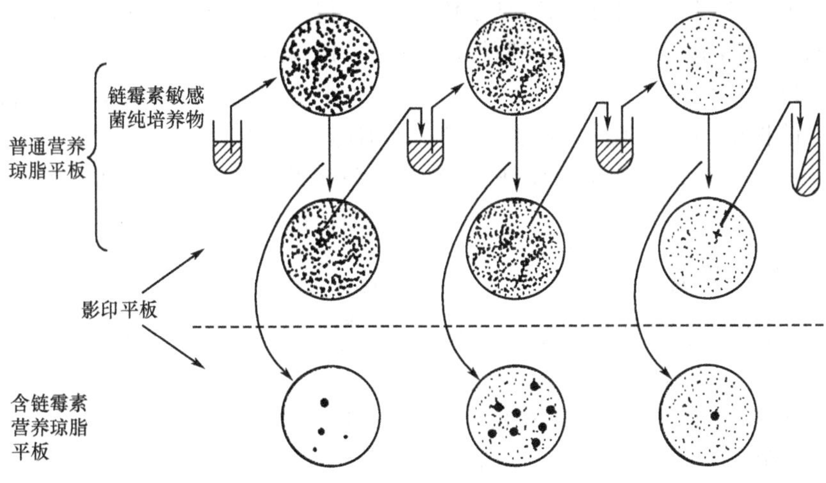

图 4-7 影印培养示意图

2. 稀有性 细菌自发突变率(10^{-9} ~ 10^{-6})极低，而且稳定，可能是由于正常情况下环境中存在的自然诱变剂水平极低。所谓突变率，是指每一细胞在每一世代中发生某一性状突变的几率，也可用单位群体在繁殖一代过程中所形成突变体的数目表示。例如，突变率为 10^{-6}，就意味着 10^6 个细胞群体分裂成 2×10^6 个细胞时，平均会形成一个突变体。

3. 可诱发性 人工运用各种理化因素可诱导细菌突变，使突变率提高 10 ~ 1000 倍，达到 10^{-6} ~ 10^{-4}，这些理化因素称为诱变剂，如高温、紫外线、电离辐射、烷化剂、亚硝酸盐等。

4. 独立性 突变的发生一般是独立的，即在某一群体中可以发生任何基因的突变，而且某一基因的突变，既不提高也不降低任何其他基因的突变率。

5. 稳定性 由于基因突变的实质是遗传物质发生改变的结果，因此突变型的基因也具有相对稳定的结构，可以遗传给后代。

6. 可逆性 从自然界获得的未发生突变的原始菌株通常称为野生型(wild type)菌株，经突变后性状改变了的菌株称为突变株(mutant)。由野生型基因变异为突变型基因的过程称为正向突变(forward mutation)，野生型菌株经突变成为突变型菌株后，经再一次突变，有时突变株又获得了野生型的表型，这第二次突变称为回复突变(back mutation)。回复突变并不一定恢复原来的基因型，它可以是一个抑制基因突变代偿了第一次突变在性状上的改变。回复突变若发生在同一基因的不同部分，称为基因内抑制；若发生在不同的基因，则称为基因间抑制。

基因突变的类型极为多样，导致突变体表现出不同的表型特征，其中一些类型的突变株在遗传学研究和临床医学应用上具有非常重要的意义，如：

1. 营养缺陷型(auxotroph) 是一类重要的生化突变型。由基因突变引起代谢过程中某些酶合成能力丧失而失去合成相应维生素、氨基酸或核苷酸的能力，在基本培养基中必须添加这些细胞不能合成的营养成分细菌才能正常生长。

2. 抗性突变型 是一类能抵抗有害理化因素的突变型，包括抗药性、抗紫外线或抗噬菌体等突变类型。

3. 条件致死突变型 在细菌这样的单倍体生物中，若突变导致某些重要基因失活，这样的突变往往是致死性的，但如果这些基因的表达可通过改变实验条件而人为控制的话，人们就可以通过精心设计而操纵这种致死性突变。例如,某突变使细菌一个重要基因产物的热不稳定性增加,这样,突变菌在42℃就不能生长,而在25℃仍能生长。相反,冷敏感突变株则仅在低温时表达突变表型。

4. 毒力突变型 将细菌长期培养于加有特殊化学成分的培养基中传代培养,细菌毒力降低,可用于减毒活疫苗的制备。1923年卡-介(Calmette-Guerin)二氏将有毒的牛分枝杆菌接种到含有胆汁、甘油、马铃薯的培养基上,经过13年,连续传230代,获得了一株毒力减弱但仍保持免疫原性的变异株,即卡介苗(BCG)。

在以上突变型菌株中,营养缺陷型突变、抗药性突变和温度敏感型突变常被用作遗传学研究的选择标记。

(二) DNA的损伤修复

当细菌DNA受到损伤,其结构发生改变时,突变并不一定发生,因为细菌细胞会利用有效的DNA修复系统进行细致的修复,清除或纠正不正常的DNA分子结构,阻止突变的发生,使细菌能继续存活。但损伤修复本身也会出现错误,如对损伤DNA片段进行切除修复时可能将正常DNA序列一起切掉;在DNA受到严重损伤或DNA复制系统受到抑制的紧急情况下,由SOS反应诱导产生缺乏校对功能的DNA聚合酶,它能在DNA损伤部位进行复制而避免细菌死亡,可是却因产生较多差错而造成细菌的变异。

二、基因的转移与重组

与上述基因本身发生突变不同,外源性的遗传物质由供体菌转入某受体菌细胞内的过程称为基因转移(gene transfer)。在原核生物的不同株之间DNA的转移是很普遍的,这也是造成细菌遗传多样性的一个重要原因。但仅有基因的转移尚不够,受体菌必须能容纳外源性基因。供体DNA通过各种机制整合入受体菌的过程称为重组(recombination)。重组能使受体菌获得供体菌某些特性,并能够成功地在重组的细胞内复制。供体DNA即外源性遗传物质包括供体菌染色体DNA片段,质粒DNA及噬菌体DNA等。通常细菌的基因转移和重组可通过转化、接合、转导等方式进行。

(一) 转化

转化(transformation)是供体菌裂解后,游离的DNA片段被受体菌直接摄取并整合到受体菌基因组中,使受体菌获得新的性状。

转化现象最早在肺炎链球菌中证实。1928年Griffith将有毒力的Ⅲ型肺炎链球菌(有荚膜,光滑型,ⅢS型)加热杀死,与活的无毒力Ⅱ型肺炎链球菌(无荚膜,粗糙型,ⅡR型)混合在一起给小鼠注射,导致小鼠死亡,并从死鼠体内分离出ⅢS型菌(图4-8)。这表明ⅡR型菌从死亡裂解的ⅢS型菌中获得了产生荚膜的遗传物质,而转化为ⅢS型菌。1944年Avery进一步研究发现,用活的ⅡR型菌加上提取的ⅢS型菌DNA片段注入小鼠体内,同样致小鼠死亡,且从死鼠体内分离出ⅢS型菌,充分证明引起转化的物质是DNA;如应用DNA酶处理转化物质,则可破坏转化。

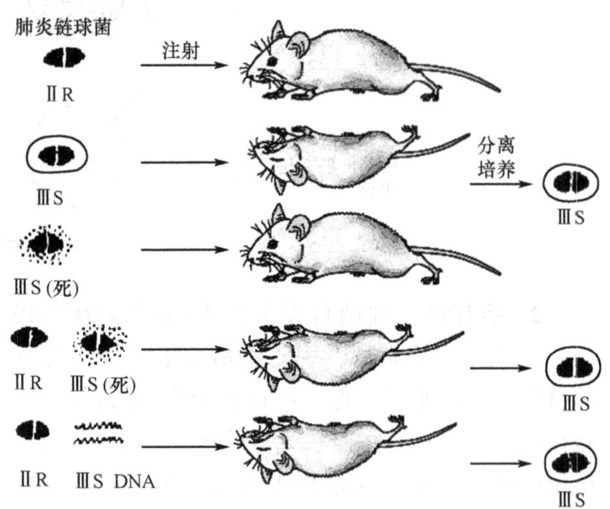

图4-8 小鼠体内肺炎链球菌的转化试验

在转化过程中,来自死亡降解细菌的DNA片段(通常约有20个基因,称为转化因子)结合至感受态受体菌表面的DNA结合蛋白,然后DNA被核酸酶切割,其中一条链被破坏,另一条链则进入受体菌,在RecA蛋白参与下与受体菌染色体同源片段发生置换性重组(图4-9)。受体菌只有处于感受态(competence)时,才能摄取转化因子。所谓感受态是指受体菌能够从周围环境中吸收外源DNA分子进行转化的生理状态,并非所有种类的细菌都能自然出现感受态,即便能自然出现感受态的细菌也一般只发生在细菌对数生长期的后期,且保持时间短,仅数分钟至3~4小时。通过人为诱导的方法,例如Ca^{2+}或Mg^{2+}处理、电穿孔等,可使许多不具有自然转化能力的细菌细胞获得摄取DNA的能力。感受态细菌还可以摄取完整的噬菌体DNA或质粒DNA。

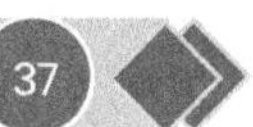

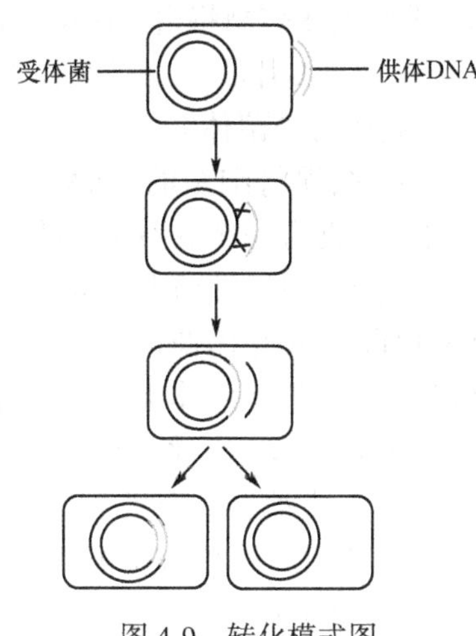

图 4-9　转化模式图

（二）接合

接合（conjugation）是指供体菌通过性菌毛由将 DNA 转移给受体菌的过程。供体菌的性菌毛结合至受体菌，然后，性菌毛收缩使两菌接触，DNA 则通过性菌毛转移。能通过接合方式转移的质粒称为接合性质粒，不能通过性菌毛在细菌间转移的质粒为非接合性质粒。接合作用广泛存在于革兰阴性菌，近年来发现某些革兰阳性菌也存在接合系统，例如粪肠球菌、枯草杆菌等。

1. F 质粒的接合　F 质粒编码性菌毛，带有 F 质粒的细菌有性菌毛，相当于雄菌（F^+）；无 F 质粒的细菌无性菌毛，相当于雌菌（F^-）。像有性生殖一样，当 $F^+ \times F^-$ 菌交配时，F^+ 菌性菌毛末端与 F^- 菌表面受体结合，性菌毛逐渐缩短使两菌靠近并形成通道，F^+ 菌的 F 质粒 DNA 中的一条链在 *ori*T 处断开，其 5′端通过性菌毛通道进入 F^- 菌内。两菌细胞内的单链 DNA 分别进行滚环复制，各自形成完整的 F 质粒。因此供体菌虽转移但并不失去 F 质粒，而受体菌获得 F 质粒后即长出性菌毛，成为 F^+ 菌（图 4-10）。

F 质粒可整合入受体菌的 DNA 分子序列中。大肠埃希菌的染色体及 F 质粒均具有多个位于不同位点的多个拷贝的插入序列（IS），染色体和 F 质粒 IS 之间的同源重组使得 F 质粒更容易整合于到色体上的 IS 位置。不同株的大肠埃希菌其染色体上 IS 所处的位置各不相同。由于整合有 F 质粒的菌株能够高效转移染色体基因至受体菌，因此被称为高频重组菌（high frequency recombinant，Hfr）。高频重组菌的雌雄菌的交配、F 质粒 *ori*T 处缺口的形成，以及由单链 F 质粒 DNA 5′末端开始转移的过程都与 F 质粒的转移相同，因此，首先转移的是部分质粒片段，其次是染色体基因，剩余的质粒片段最后被转移。整个转移过程大约需要 100 分钟。由于在全部序列都被转移之前，交配中的细菌常常自发分离，这样的接合往往只能将供体菌染色体的一部分转移至受体菌，因此，F 质粒很少全部被转移至受体菌，受体菌仍为 F^-。在实验室中还可利用较强的机械剪力将交配中的细菌分离，这就是间断交配实验。在此实验中，Jacob 等使用不同的 Hfr 菌株，分析了不同时期被间断交配的细菌子代，根据不同基因被转移的次序绘出大肠埃希菌染色体基因图谱。

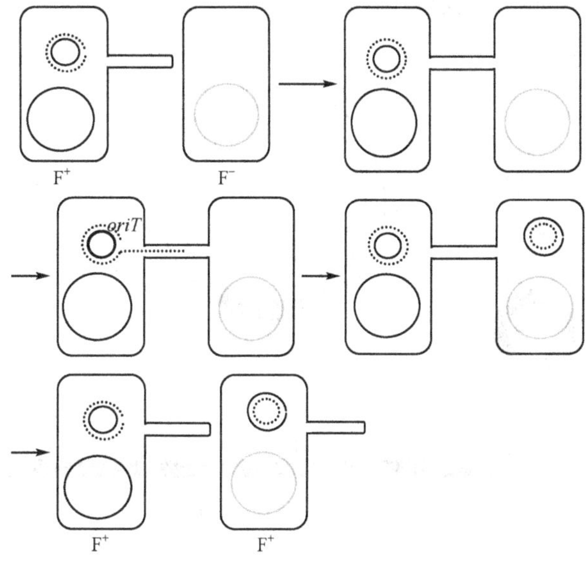

图 4-10　接合时 F 因子的转移与复制

Hfr 菌中的 F 质粒有时会从染色体上脱离下来，终止其 Hfr 状态。偶尔，当 F 质粒从染色体上脱离时，可带有整合位点一侧的染色体上几个邻近的基因，这种质粒称为 F′质粒。

2. 耐药质粒（resistance plasmid）的接合　细菌的耐药性与耐药性基因的突变与耐药质粒的转移有关。根据耐药质粒能否通过接合而转移，分为接合型耐药质粒（R 质粒）和非接合型耐药质粒（r 质粒），后者通过转导方式在细菌间进行转移。R 质粒于 1959 年由日本学者发现，他们在一批应用常用抗生素治疗无效的痢疾患者粪便中分离到抗多种药物的宋内志贺菌多重耐药株，而且耐药性的传播迅速。产生这种多重耐药性很难用基因突变解释，细菌对一种抗生素产生耐药性突变的频率按 10^{-6} 计算，则双重耐药的突变率应为 10^{-12}，如此推算，耐三种药物以上的多重耐药突变率会更小。进一步研究发现，这些细菌中存在编码对抗生素耐药的基因，而且可通过类似 F 因子的方式在细菌间传递,这就是R质粒。

R质粒含有耐药传递因子(resistance transfer factor,RTF)和耐药决定子(resistant determinant factor,r决定子)。RTF编码性菌毛的形成,r决定子编码对一种或多种抗生素的耐药性,可由几个转座子连接相邻排列,如Tn9带有氯霉素耐药基因,Tn4带有氨苄西林、磺胺、链霉素的耐药基因,Tn5带有卡那霉素的耐药基因。转座子两端的插入序列(IS)使r决定子可整合入质粒,也可与质粒分离(图4-11),只有二者处于结合状态时,r决定子才可通过接合传递给受体菌,而受体菌就获得耐药性,同时也变成雄性菌,可以把R质粒再转移给其他细菌。

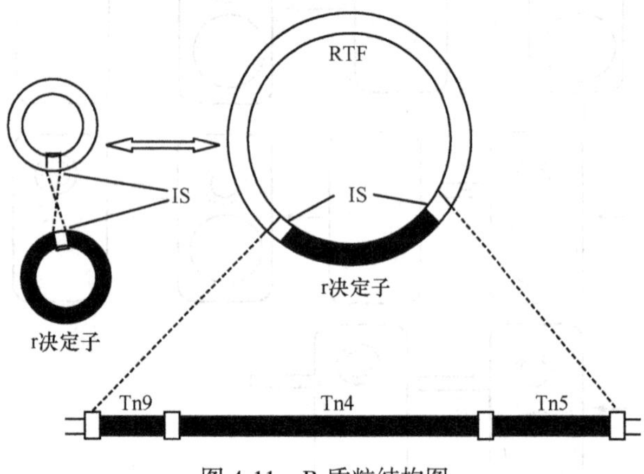

图4-11 R质粒结构图

由于R质粒的存在并在细菌中结合、转化而将耐药基因转移到细菌群中,导致耐药菌株的出现,给临床的感染治疗带来了极大的困难。特别是一些机会致病的革兰阴性菌由于R质粒的转移而产生的多重耐药的感染治疗。例如由大肠埃希菌、变形杆菌、克雷伯菌、沙雷菌、假单胞菌等多重耐药细菌群引起的尿路感染、创伤感染、肺炎和败血症,以及由沙门菌和志贺菌等多重耐药细菌群引起的肠道感染。

(三)转导(transduction)

转导是以噬菌体为载体,将供体菌的一段DNA转移到受体菌内,使受体菌获得供体菌的某些性状。根据转导基因片段的范围可分为以下两种转导。

1. 普遍性转导(generalized transduction) 毒性噬菌体在复制过程中,或者前噬菌体从溶原菌染色体上脱离而进入裂解期的后期,噬菌体的DNA已大量复制,子代噬菌体结构蛋白亦已合成,同时噬菌体DNA编码的核酸酶将宿主菌染色体切割成许多大小不一的DNA片段。在噬菌体DNA组装入衣壳蛋白组成新的噬菌体时,在10^6次装配中会发生一次装配错误,误将细菌的DNA片段装入噬菌体的衣壳蛋白,成为一个转导噬菌体。转导噬菌体感染另一宿主菌时,即将其头部的原供体菌染色体DNA片段注入受体菌内。因为这种错误包装是随机的,供体菌染色体上的任何部分都可能被包装入转导噬菌体,故称为普遍性转导。质粒也可通过这种方式被转移到受体菌内,我们前面提到的非接合性耐药质粒(r质粒)如金黄色葡萄球菌的青霉素酶质粒即通过转导方式在细菌间传递。

转导比转化可转移更大片段的DNA,而且由于包装在噬菌体的头部受到保护,不被DNA酶降解,故比转化的效率高。供体菌DNA片段进入受体菌后,如果与受体菌的染色体整合或置换重组,并随染色体而传代,称完全转导(complete transduction);如果只是游离在胞质中,既不能与受体菌染色体整合,也不能自我复制,只能进行转录、翻译和表达相应的性状,则称为流产转导(abortive transduction)(图4-12)。随着细菌的分裂,这段外源DNA只能分配给一个子代细胞,而另一个子代细胞仅获得由该外源DNA编码的少量蛋白产物而表现出轻微的供体菌特征,细菌每分裂一次,这种表型就被“稀释”一次,因此常可根据选择培养基上形成的微小菌落识别流产转导。

2. 局限性转导(restricted transduction) 或称特异性转导(specialized transduction),是通过温和噬菌体将供体菌某些特定的基因转移给受体菌。如λ噬菌体感染大肠埃希菌K12后,当处于溶原期时,噬菌体DNA整合在大肠埃希菌染色体的特定部位,即在gal基因(编码利用半乳糖的酶)和bio基因(编码生物素的合成)之间。当前噬菌体DNA从细菌染色体上切离,将有10^{-6}几率发生偏差,即噬菌体将其本身DNA上的一段留在细菌染色体上,却带走了细菌DNA上的gal或bio。这样的噬菌体基因转导并整合到受体菌中,便使受体菌获得供体菌的相应遗传性状。由于所转导的只限于供体菌DNA上某些特定基因(如gal或bio),故称局限性转导(图4-13)。在局限性转导中的噬菌体由于缺少某些本身的基因,因而影响其相应功能,属于缺陷性噬菌体。普遍性转导与局限性转导在许多方面不同,其差别见表4-3。

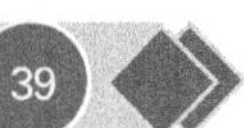

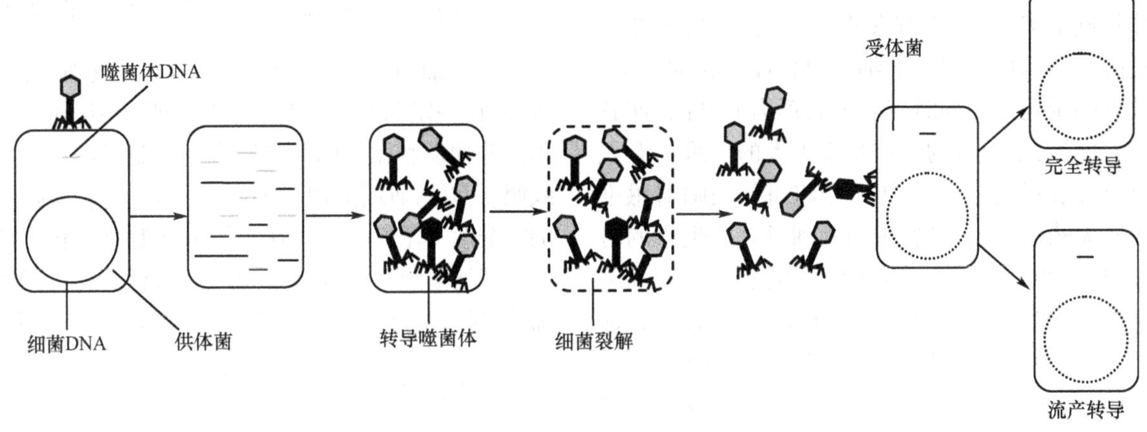

图 4-12 普遍性转导模式图

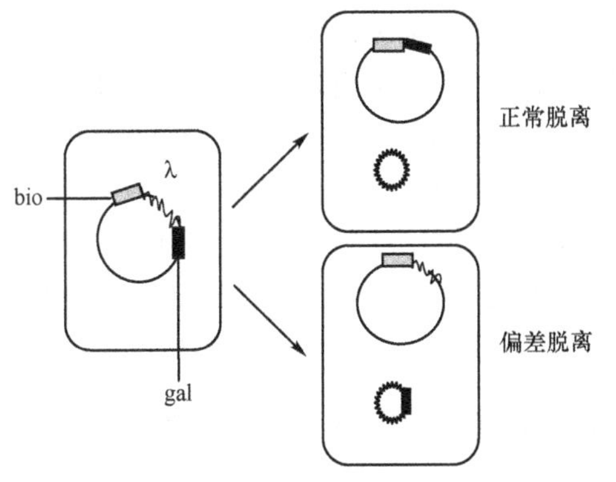

图 4-13 局限性转导模式图

表 4-3 普遍性转导与局限性转导的区别

	普遍性转导	局限性转导
转导的发生时期	裂解期	溶原期的后期
转导的原因	错误的装配	前噬菌体偏差切离
转导噬菌体所含遗传物质	供体菌染色体 DNA 任何部位或质粒	同时含有供体菌 DNA 的特定部位和噬菌体 DNA
转导的后果	受体菌随机获得供体菌的任何遗传特性	受体菌获得供体菌 DNA 特定部位的遗传特性

一旦 DNA 通过上述几种方式中的任何一种从供体菌进入受体菌，未携带自我复制信息的供体 DNA 必须与受体 DNA 重组，这样才能稳定地保留于受体菌。重组有两种，一种是同源重组，在供体与受体 DNA 序列有着极高的相似性时发生，这一过程需要 rec 编码的 Rec 蛋白参与，如果细菌缺乏功能正常的 Rec，即使高度同源的基因也不会发生重组；而且，另一种是非同源重组，即不同 DNA 序列之间由酶催化发生的重组，这种酶由整合的外源 DNA 编码，转座子插入受体 DNA 序列就是一个典型的非同源重组。

第三节 细菌遗传变异的应用

（一）在细菌分类学上的应用

在细菌分类原则中，虽然表型分类法在今天仍具有不可忽视的实用价值，最精确的分类却须依靠对遗传物质的分析。例如，弯曲菌最早于 1913 年从不育和流产的牛、羊体内分离出，因形态似弧菌，起初在分类学上归属于弧菌，直至 1963 年，在分析 DNA 组成、含量、及生化生理特性的基础上，Sebald 和 Veron 提出将该菌另立新属为弯曲菌属。

（二）在疾病的诊断、治疗与预防中的应用

由于细菌的变异可发生在形态、结构、染色性、生化特性、抗原性及毒力等各个方面，给细菌的鉴定工作带来困难。如金黄色葡萄球菌随着耐药性菌株的增加，绝大多数菌株所产生的色素也由金黄色变为灰白色，许多致病菌血浆凝固酶试验不再呈阳性，使得葡萄球菌致病性的判断无法完全依赖已有的各种指标。又如，从伤寒患者分离到的伤寒沙门菌中 10% 的菌株不产生鞭毛，检查时无动力，患者也不产生抗鞭毛（H）抗体。故进行血清学（肥达）试验时，不出现 H 凝集或 O 凝集效价很低，影响正确的判断。细菌 L 型变异也是临床诊断中一个棘手的问题，发生变异的细菌不仅形态、染色性都会发生明显改变，而且用常规培养方法也很难分离，以致不易检测出病原使病人贻误诊治。因此在临床细菌学检查中不仅要熟悉细菌的典型特性，还要掌握各种细菌的变异现象和规律，只有这样才能对细菌感染性疾病作出正确的诊断。

由于抗生素的广泛应用,临床分离的细菌中耐药株日益增多,更发现有多重耐药的菌株,而新药开发研究的速度已跟不上细菌耐药性变异的形成。而且有些耐药质粒同时带有编码毒力的基因,使其致病性增强,给疾病的治疗带来更大的困难。有人指出,长此以往,人类在21世纪将可能面临对感染性疾病无药可用的困境,重新回到没有抗生素的时代即“后抗生素时代”。我国的抗生素滥用和细菌耐药现象相当严重,为此,国家食品药品监督管理局、卫生部联合发起加强抗菌药物使用的监督管理,促进合理用药行动。对临床分离的致病菌,必须在细菌药物敏感试验的指导下正确选择抗生素。为提高抗生素的疗效,防止耐药菌株的扩散,应考虑合理的联合用药原则,尤其在治疗慢性疾病需长期用药时,除联合使用抗生素外,还要考虑使用免疫调节剂。

细菌遗传变异的研究对传染病的预防也具有重要的意义。用人工的方法减弱细菌的毒力而保留免疫原性的减毒株或无毒株,如卡介苗、炭疽和鼠疫减毒活疫苗,已成功用于相应传染病的预防。目前通过条件选择和基因工程技术来获得新的变异株,用以制备更理想的疫苗。近年来除研制预防性疫苗外,尚出现了具有治疗作用的疫苗,为疫苗的应用拓宽了范围。

(三) 在测定致癌物质中的应用

一般认为肿瘤的发生是细胞内遗传物质改变所致,因此凡能诱导细菌发生基因突变的物质都有可能是致癌物质。Ames试验就是根据能导致细菌基因突变的物质均为可疑致癌物的原理设计的。鼠伤寒沙门菌的组氨酸营养缺陷型(his^-)在组氨酸缺乏的培养基上不能生长,若发生突变成为his^+菌则能生长。在试验平板中加入待检可疑化学物质,与无待检物的对照平板比较,如果待检物能提高突变率、诱导细菌生长,则有致癌的可能。

(四) 诱变剂在临床和工业生产中的应用

诱导细菌基因突变的物质都可能危害人类健康,但在一定条件下,又可为人类所利用。例如,利用某些物理和化学因素如结合补骨脂素和长波紫外线照射,灭活血制品内可能存在的微生物,提高输血的安全性。在工业生产中,常常利用物理或化学诱变剂处理细菌细胞,促进其突变率大幅度提高,再从中筛选出符合育种目的的突变株,这就是“诱变育种”。

(五) 在流行病学中的应用

分子生物学分析方法可用于流行病学调查,如用质粒指纹图(plasmid fingerprinting,PFP)的方法来检测不同来源细菌所带质粒的大小,经同一种限制性内切酶切割后进行琼脂糖凝胶电泳,比较所产生片段的数目、大小及位置是否相同或相近,确定某一感染爆发流行菌株或相关基因的来源,也可用于调查医院内耐药质粒在不同细菌中的播散情况。另外,根据对噬菌体的敏感性和溶原性,以及对细菌素的敏感性等也可研究流行菌株的同源性。

(六) 在基因工程中的应用

重组DNA技术是基因工程的核心技术,是根据遗传变异中细菌可因基因转移和重组而获得新性状的原理设计的,不仅在生命科学的基础理论研究中发挥重要作用,而且为医药工业和农业生产开创了广阔的应用前景。主要流程是将一种供体细胞(细菌或其他生物细胞)的DNA片段与合适的载体(质粒或噬菌体)在体外重组,转移到工程菌(受体菌)内,随着细菌的大量繁殖表达出大量的目的基因产物。目前通过基因工程已能使工程菌大量生产胰岛素、干扰素、各种生长激素、rIL-2等细胞因子和rHBs乙肝疫苗等生物制品,并探索基因缺陷性疾病的治疗。

(秦金红　郭晓奎)

第五章 细菌的感染与免疫

细菌侵入宿主后，进行生长繁殖，释放毒性物质，引起不同程度的病理过程，称为感染(infection)。能使健康宿主致病的细菌称为致病菌或病原菌(pathogenic bacterium，pathogen)。不能造成宿主致病的细菌称为非致病菌或非病原菌(nonpathogenic bacterium，nonpathogen)，它们可能是宿主正常菌群的不可缺少的组成部分。有些细菌在正常情况下并不致病，但在某些特殊条件下(如宿主免疫防御机制受到损害时)可以致病，称之为条件致病菌(conditioned pathogen)或机会致病菌(opportunistic pathogen)。

致病菌入侵后，在建立感染的同时，能激发宿主免疫系统产生一系列免疫应答。其结局根据致病菌致病性和宿主免疫力强弱而定，可不形成感染；感染形成但逐渐消退，患者康复；感染扩散，患者死亡；宿主亦可能成为带菌者。

第一节 人体正常菌群与条件致病菌

一、正常菌群

自然界中广泛存在着大量的不同种类的微生物。人类与自然环境接触密切，因而正常人的体表和与外界相通的腔道(如消化道、呼吸道、泌尿生殖道等)中寄居着不同种类和数量的微生物，通称正常菌群(normal flora)或正常微生物群(normal microbial flora)。一个健康成年人大约由 10^{13} 个体细胞组成，而全身定植的正常微生物总数高达 10^{14}。在正常情况下，正常菌群对宿主不表现任何致病作用。

1. 正常菌群的组成 正常菌群在宿主出生后，即在体内建立并持续存在，可分为两大类：

(1) 常居菌群(resident flora)：亦称原籍菌群(autochthonous flora)，是由相对固定的细菌组成，有规律地定居于特定部位，成为宿主不可缺少的组成部分(表 5-1)。

(2) 过路菌群(transient flora)：亦称外籍菌群(allochthonous flora)，是由非致病菌或条件致病菌所组成，来自周围环境或宿主其他生境，可在皮肤或黏膜上存留数小时、数天或数周。如果宿主免疫功能受损或常居菌群发生紊乱，过路菌群可在体内定植(colonize)、繁殖和引起疾病。

研究正常微生物群的结构、功能，以及与其宿主相互关系的学科称为微生态学(microecology)。其研究范畴包括微生物与微生物、微生物与宿主，

表 5-1 人体常见的正常菌群

部位	重要菌类	较重要菌类
皮肤	表皮葡萄球菌	金黄色葡萄球菌、类白喉棒状杆菌、甲型和丙型链球菌、铜绿假单胞菌、非致病性奈瑟菌、丙酸杆菌、不动杆菌、白假丝酵母菌
口腔	甲型链球菌、变异链球菌、类杆菌、梭杆菌、放线菌	牙龈卟啉单胞菌、产黑色素普氏菌、葡萄球菌、丙型链球菌、肺炎链球菌、奈瑟菌、乳杆菌、消化链球菌、类白喉棒状杆菌、螺旋体、白假丝酵母菌
鼻咽喉	甲型链球菌、金黄色葡萄球菌*	表皮葡萄球菌、类白喉棒状杆菌、丙型链球菌、肺炎链球菌、奈瑟菌、流感嗜血杆菌、支原体
胃		乳杆菌、幽门螺杆菌*
肠道	双歧杆菌、大肠埃希菌、脆弱类杆菌	乳杆菌、乳酸链球菌、消化链球菌、产气肠杆菌、肺炎克氏菌、变形杆菌、梭杆菌、粪肠球菌、葡萄球菌、甲型和丙型链球菌、产气荚膜梭菌、破伤风梭菌、艰难梭菌、白假丝酵母菌
尿道	大肠埃希菌*	表皮葡萄球菌、甲型和丙型链球菌、类白喉棒状杆菌、非致病性分枝杆菌、支原体
阴道	乳杆菌、大肠埃希菌*、B 群链球菌*	消化链球菌、产黑色素普氏菌、阴道加德纳菌、甲型和丙型链球菌、脆弱类杆菌、类白喉棒状杆菌、白假丝酵母菌、溶脲脲原体
外耳道		葡萄球菌、类白喉棒状杆菌、铜绿假单胞菌、非致病性分枝杆菌
眼结膜		表皮葡萄球菌、干燥棒状杆菌、丙型链球菌、奈瑟菌

*：不属于正常菌群，但是医学上重要的定居菌

以及微生物和宿主与外界环境之间相互依存、相互制约的关系，侧重研究正常微生物群的生态平衡(eubiosis)、生态失调(dysbiosis)和生态调整(ecological adjustment)。

2. 正常菌群的生理作用 正常菌群对构成微生态平衡(microeubiosis)和保持内环境稳定起到重要作用，主要的生理作用有：

(1) 生物拮抗作用：正常菌群在宿主皮肤黏膜表面特定部位黏附、定植和繁殖，形成菌膜屏障，通过空间争夺、营养争夺和产生代谢产物(如乳酸、不饱和脂肪酸、细菌素、过氧化氢、抗生素等)等机制，抑制并排斥外籍菌的入侵和定植，维持人体微生态平衡。研究发现，以鼠伤寒沙门菌攻击小鼠，需10万个活菌才能引起感染；若先给予口服链霉素，抑制正常菌群，则10个活菌就可引起感染。可见，如果正常菌群受到抑制，将大大增加宿主对外籍菌的易感性。

(2) 免疫作用：正常菌群能促进宿主免疫器官的发育，刺激宿主产生免疫应答，产生的免疫分子对具有交叉抗原组分的致病菌有一定程度的抑制或杀灭作用。正常菌群能激活巨噬细胞，增强其吞噬能力，并释放多种细胞因子，有助于抵御外籍菌的入侵。

(3) 营养作用：正常菌群参与宿主的物质代谢、营养转化和合成。例如，肠道内正常菌群，如双歧杆菌、乳杆菌、大肠埃希菌等能合成B族维生素、维生素K等，并参与糖类和蛋白质的代谢，帮助肠道的消化吸收。若宿主肠道正常菌群发生严重紊乱，则可能出现维生素缺乏症。

(4) 排毒作用：双歧杆菌能使肠道过多的革兰阴性杆菌下降到正常水平，减少内毒素的释放量，并可产生酸性产物，保证肠道酸性环境，维持肠道的正常蠕动，利于各种毒素、致癌物等排泄。双歧杆菌可将食物中胆固醇转变为胆甾烷和粪烷，从粪便中排出。

此外，正常菌群还具有抗肿瘤和抗衰老作用。

二、条件致病菌

在正常情况下，正常菌群之间、正常菌群与其宿主之间始终处于一个动态的生态平衡状态。但在特定条件下，这种平衡有可能被打破，正常菌群则转化为条件致病菌，引起机会性感染(opportunistic infection)。正常菌群转化为条件致病菌的条件主要有：

(1) 宿主免疫功能下降：宿主有先天或后天免疫功能缺陷(如艾滋病)，患有慢性消耗性疾病(如肝硬化、结核病、糖尿病、肿瘤等)，烧伤或烫伤，接受介入性诊治操作、外科手术、放疗、化疗和器官移植，使用免疫抑制剂等，导致免疫力普遍下降，易发生内源性感染。

(2) 菌群失调(dysbacteriosis)：亦称比例失调，是指在宿主正常菌群中各菌种间的比例发生较大幅度变化而超出正常变化范围，特别是原籍菌的数量和密度下降，外籍菌和环境菌的数量和密度升高。严重的菌群失调可使宿主产生一系列临床症状，称之为菌群失调症或菌群交替症(microbial selection and substitution)。

严重的菌群失调可导致二重感染(superinfection)，即在抗菌药物治疗原感染性疾病过程中，造成体内菌群失调而产生的一种新感染。正常情况下，正常菌群间相互依存、相互制约而维持动态平衡。但是，当较长期或大量应用广谱抗生素后，宿主正常菌群中的敏感菌株大部分被抑制，而体内原处于劣势的或来自外界环境的少数耐药菌则趁机定植和大量繁殖，引起疾病。例如，不恰当的应用抗生素将使肠道微生态平衡受到破坏，寄居在肠道的艰难梭菌趁机大量生长繁殖，引起假膜性肠炎。

引起二重感染主要以金黄色葡萄球菌、革兰阴性杆菌(如铜绿假单胞菌、大肠埃希菌、肺炎克雷伯杆菌等)和白假丝酵母菌为多见。在临床上主要表现为假膜性肠炎、医院内肺炎、尿路感染、败血症等。若发生二重感染，除立即停用正在使用的抗菌药物外，需对临床标本中优势菌类进行药敏试验，以选用敏感药物治疗。同时，亦可使用微生态制剂，协助调整菌群类型和数量，加快恢复微生态平衡。

(3) 定位转移(translocation)：是指正常菌群由原籍生境转移到外籍生境或本来无菌生存的位置上的现象。正常菌群在原籍生境通常是不致病的，如果转移到外籍生境则可能致病。例如，大肠埃希菌原籍生境为肠道，当侵犯下呼吸道、泌尿道、腹腔或血液后，可引起肺炎、尿路感染、腹膜炎或败血症。又如，当拔牙或插鼻胃管时，寄居在口腔或鼻咽部的甲型链球菌可侵入血液，引起菌血症。如果宿主心瓣膜有病变或是人工瓣膜，甲型链球菌可在瓣膜上定植和繁殖，引起亚急性细菌性心内膜炎。

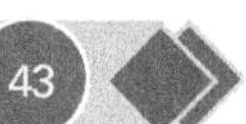

第二节 细菌的致病机制

细菌引起宿主疾病的能力称为致病性(pathogenicity)。细菌的致病性具有宿主特异性,有的细菌仅对人类有致病性,有的只能引起某些动物疾病,有的两者均可。细菌的致病性还具有种的特异性,如伤寒沙门菌对人类引起伤寒,而结核分枝杆菌引起结核病。致病菌的致病性强弱程度称为毒力(virulence)。各种致病菌的毒力常不一致,并可随不同宿主而异,即使同种细菌也常因菌型、菌株的不一而有一定的毒力差异。

致病菌侵入宿主能否引起感染和疾病,主要取决于细菌的毒力强弱、侵入机体的数量和侵入部位,以及宿主免疫力强弱。此外,自然因素和社会因素对感染的发生与发展亦有明显影响。

一、细菌的毒力

致病菌侵入人体引起疾病,通常需要:①黏附并定植于某种细胞、组织;②适应宿主特定环境进行增殖,并向其他部位侵袭或扩散;③抵抗或逃避机体的免疫防御机制;④释放毒素(toxin)或诱发超敏反应,引起机体组织器官损伤。通常将前三项统称为细菌的侵袭力(invasiveness),侵袭力和毒素构成细菌的毒力。毒力是细菌致病的关键因素,是由多基因决定的。毒力基因的表达间接受到宿主环境因素(如温度、pH)的调控。毒力及毒力相关因子能有序地与特定宿主细胞相互作用,最终建立感染。

(一)侵袭力

致病菌突破宿主的防御机制,侵入机体并在体内定植、繁殖和扩散的能力,称为侵袭力。侵袭力由菌体表面结构和侵袭性物质等决定。侵袭力包括以下三方面内容:

1. 黏附与定植 细菌一旦进入宿主体内,通常必须首先牢固地黏附于呼吸道、消化道或泌尿生殖道等黏膜上皮细胞,否则将被呼吸道的纤毛运动、肠蠕动、黏液分泌、尿液冲洗等活动所清除。细菌只有首先在局部定植和繁殖,产生毒性物质,才能继续侵入细胞和组织,直至形成感染。可见,黏附(adhesion)与定植(colonization)是绝大多数细菌感染过程的第一步(图 5-1)。

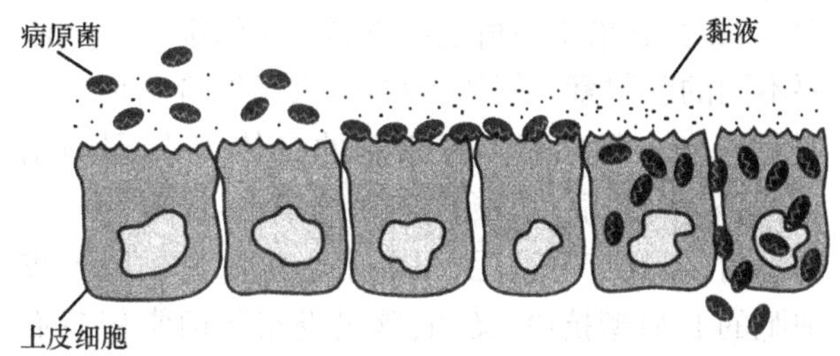

图 5-1 细菌黏附与侵入宿主上皮细胞示意图

大多数细菌的表层具有与黏附相关的结构与组分,这些表层结构或组分统称为黏附因子(adhesive factor)或黏附素(adhesin),其化学性质可为蛋白质、多糖、糖脂、糖蛋白、磷壁酸等。细菌的黏附素可分为两种:菌毛和非菌毛黏附素。革兰阴性菌的黏附素通常为菌毛,不同种或型的细菌可产生不同类型的菌毛;革兰阳性菌的黏附素是菌体表面的毛发样突出物(表 5-2)。黏附素受体一般是靶细胞表面的糖蛋白或糖脂(表 5-2)。

表 5-2 部分细菌黏附素及其受体

黏附素	产生细菌	靶细胞受体
菌毛黏附素		
普通(Ⅰ型)菌毛	致腹泻大肠埃希菌	*D*-甘露糖
定植因子抗原(CFAⅠ,CFAⅡ)	肠产毒性大肠埃希菌	GM-神经节苷脂
P 菌毛	尿路致病性大肠埃希菌	P 血型抗原
X-黏附素(S、M)	致肾盂肾炎大肠埃希菌	P 血型抗原
N-甲基苯丙胺-菌毛	淋病奈瑟菌	GD1 神经节苷脂
N-甲基苯丙胺-菌毛	铜绿假单胞菌	GM-神经节苷脂
非菌毛黏附素		
脂磷壁酸(LTA)	金黄色葡萄球菌	纤维粘连蛋白(fibronectin)
LTA-M 蛋白复合物	A 群溶血性链球菌	纤维粘连蛋白
表面蛋白质	B 群链球菌	*N*-乙酰氨基葡糖
P1、P2、P3 蛋白	梅毒螺旋体	纤维粘连蛋白
表面血凝素	衣原体	*N*-乙酰氨基葡糖
丝状血凝素(FHA)	百日咳鲍特菌	整合素、*N*-乙酰氨基葡糖、肝素、硫酸糖脂
P1 蛋白	肺炎支原体	唾液酸
藻酸盐	铜绿假单胞菌	黏蛋白
外膜蛋白Ⅱ	淋病奈瑟菌	跨膜糖蛋白 CD46
血型抗原结合黏附素(BabA)	幽门螺杆菌	Lewisb 血型抗原

细菌黏附素与宿主上皮细胞表面受体的相互作用具有高度特异性,这就决定了感染的组织特异

性。因此,感染不同宿主或不同部位的细菌可能需要不同的黏附素。例如,致腹泻大肠埃希菌借助Ⅰ型菌毛与小肠黏膜上皮细胞的受体 *D*-甘露糖结合;而尿路致病性大肠埃希菌没有 *D*-甘露糖介导的黏附,但具有P菌毛,可黏附于泌尿道黏膜上皮细胞的P血型抗原;又如,脑膜炎奈瑟菌常侵犯血管内皮或脑膜,而与之生物学性状相近的淋病奈瑟菌则选择泌尿生殖道或眼结膜。很多致病菌可表达多种黏附素,参与识别不同的宿主细胞,例如,大肠埃希菌有多种黏附素,能引起脑膜炎、腹泻和尿路感染等疾病。

有的细菌通过生化反应使细菌黏附于人体组织,如口腔中变异链球菌能利用蔗糖合成不溶于水的葡聚糖,使变异链球菌和乳杆菌等彼此粘连,并黏附于牙齿表面形成"菌斑(plaque)",乳杆菌则在菌斑中分解葡萄糖,产生大量乳酸、甲酸和乙酸,造成牙釉质中钙、磷离子的丢失,形成龋齿。凝固酶阴性葡萄球菌、铜绿假单胞菌和某些甲型链球菌通过表面糖蛋白和脂磷壁酸等介导,可牢固地黏附到人体内植入的人工器官(如人工关节、人工心脏瓣膜)、导管的内部和表面,大量繁殖后,分泌胞外多糖(exopolysaccharide)蛋白复合物,将自身包裹其中,形成生物膜,引起难治性感染。

2. 侵袭 一些致病菌(如白喉棒状杆菌、霍乱弧菌、幽门螺杆菌、百日咳鲍特菌、肺炎支原体等)感染仅局限于皮肤黏膜表面,不播散至全身。但是,大多数致病菌需要侵入宿主上皮细胞内或更深层组织,或经血液播散至全身,达到适合其生长繁殖的靶细胞,方可引起疾病,该过程称为侵袭(invasion)。

有些致病菌(如肠致病性大肠埃希菌)与宿主细胞表面受体结合后,即可启动侵袭过程;有些致病菌的侵袭过程可能涉及一系列基因的表达、通过Ⅲ型分泌系统直接将效应蛋白注入宿主细胞内、细菌与宿主细胞之间发生信号转导、宿主细胞膜表面结构改变、细胞内细胞骨架重排、致病菌内在化(internalization)等。例如,志贺菌通过M细胞的转运,穿越肠黏膜上皮细胞层,到达黏膜下固有层后,与巨噬细胞发生相互作用,激活Ⅲ型分泌系统,分泌侵袭性质粒抗原(invasion plasmid antigen, Ipa) Ipa B、Ipa C、Ipa D等侵袭性蛋白,侵入吞噬细胞中形成吞噬泡(phagocytic vesicle),继而迅速破坏吞噬泡,逃逸至细胞质中繁殖,并诱导吞噬细胞凋亡。之后,位于上皮细胞基底膜的志贺菌黏附并侵入结肠上皮细胞内,并向邻近上皮细胞扩散,大量繁殖后产生毒素,导致细胞死亡,造成浅表组织炎症或损伤。有的致病菌(如脑膜炎奈瑟菌、伤寒沙门菌等)能穿过黏膜上皮细胞或通过细胞间质,侵入深层组织或血液中,导致严重的深部感染或全身感染。有的致病菌(如结核分枝杆菌、布氏菌等)被吞噬细胞吞噬后不被杀死,随着吞噬细胞转移至淋巴结和血液中,可扩散至宿主全身,引起全身感染。

当致病菌在感染原始部位向四周扩散时,必然要受到宿主屏障作用的限制。但是,有些致病菌能产生降解组织细胞的侵袭性酶,协助细菌扩散。例如,A群溶血性链球菌产生的透明质酸酶、链激酶和链道酶,能降解细胞间质透明质酸、溶解纤维蛋白、液化脓液中高黏度的DNA等,有利于细菌扩散至邻近组织。

3. 抵抗宿主防御机制 致病菌侵入机体后,可通过不同的机制来抵抗或逃避宿主的免疫杀伤,称之为免疫逃逸(immune escape)。

(1) 抗吞噬和消化作用:具有荚膜和微荚膜的细菌(如肺炎链球菌、流感嗜血杆菌、脑膜炎奈瑟菌等),能抵抗吞噬细胞的吞噬作用。金黄色葡萄球菌凝固酶能使血浆中的液态纤维蛋白原变成固态的纤维蛋白,沉积于菌体表面,阻碍吞噬细胞的吞噬。一些致病菌能引起吞噬细胞凋亡。例如,葡萄球菌杀白细胞素和α溶素、链球菌溶素O、肺炎链球菌溶素O、炭疽毒素等能杀伤中性粒细胞和巨噬细胞。此外,A群链球菌的M蛋白、伤寒沙门菌的Vi抗原、大肠埃希菌的K抗原以及淋病奈瑟菌的菌毛等亦具有抗吞噬功能。有些胞内菌(如结核分枝杆菌、布氏菌、嗜肺军团菌、伤寒沙门菌、衣原体等)虽被吞噬细胞吞噬,但能抵抗杀伤作用,在吞噬细胞中生存和繁殖。胞内菌逃避免疫杀伤机制可能有:避免进入吞噬溶酶体(phagolysome)(产单核细胞李氏菌等);阻止吞噬体(phagosome)与溶酶体(lysosome)的融合,避免了溶酶体酶对细菌的杀伤作用(结核分枝杆菌、伤寒沙门菌等);抑制吞噬溶酶体酸化,以不寻常的"卷入吞噬作用"(coiling phagocytosis)方式进入吞噬细胞,不引起呼吸爆发(respiratory brust),免受因呼吸爆发产生的反应性氧中介物(reactive oxygen intermediate, ROI)等强氧化物质的杀伤(嗜肺军团菌);产生过氧化氢酶和超氧化物歧化酶,有效地清除H_2O_2、OH^-和O_2^-,因而可在吞噬溶酶体中存活(结核分枝杆菌和麻风分枝杆菌)。

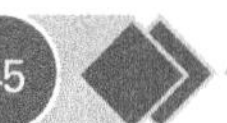

(2) 产生 IgA 蛋白酶:流感嗜血杆菌、肺炎链球菌和淋病奈瑟菌能产生 IgA 蛋白酶,水解宿主黏膜表面的 sIgA,降低机体的防御机能,增强致病菌在黏膜表面生存能力。

(3) 抗原变异:通过菌体表面抗原的修饰或改变,可使某些致病菌逃避宿主特异性免疫反应。例如,淋病奈瑟菌感染时通过改变其保护性抗原外膜蛋白 PⅡ和菌毛,使原有特异性抗体失效。

此外,细菌超抗原及脂多糖可激活多种免疫细胞,诱导产生过量的 TNF-α、IL-1、IL-6 等细胞因子,导致宿主免疫功能紊乱。铜绿假单胞菌分泌弹性蛋白酶,可灭活 C3a、C5a 等,抑制调理作用和趋化作用。凝固酶阴性葡萄球菌和铜绿假单胞菌能形成生物膜,抵抗免疫细胞和杀菌物质的渗透和杀灭作用。

(二) 毒素

致病菌损害宿主细胞组织的方式主要有:①由细菌毒素和侵袭性酶引起的直接损害;②由超敏反应或宿主细胞释放的细胞因子等介导的间接损害。根据来源、性质和作用机制等不同,细菌毒素可分为外毒素和内毒素两种。

1. 外毒素　产生菌主要是革兰阳性菌,如破伤风梭菌、肉毒梭菌、白喉棒状杆菌、产气荚膜梭菌、A 群溶血性链球菌、金黄色葡萄球菌等。某些革兰阴性菌如痢疾志贺菌、鼠疫耶氏菌、霍乱弧菌、肠产毒型大肠埃希菌、铜绿假单胞菌等也能产生外毒素。大多数外毒素是在菌体内合成后分泌至菌体外;也有少数存在于菌体内,待细菌死亡裂解后才释放出来,痢疾志贺菌和肠产毒型大肠埃希菌的外毒素属此。

外毒素化学成分是蛋白质,易被蛋白酶分解破坏,绝大多数不耐热。例如,白喉毒素在 58~60℃经 1~2 小时,破伤风痉挛毒素在 60℃经 20 分钟可被破坏。但葡萄球菌肠毒素是例外,能耐 100℃ 30 分钟。

外毒素的毒性作用强。例如,1mg 肉毒毒素能杀死 2 亿只小鼠,对人的最低致死量为 0.1μg,其毒性比氰化钾大 1 万倍,是目前已知的化学毒和生物毒中最毒的物质。不同细菌产生的外毒素对宿主组织器官具有选择性毒性作用,引起特殊的病变。外毒素按其作用机制和所致临床病理特征,可分为神经毒素、细胞毒素和肠毒素三大类(表 5-3)。

表 5-3　外毒素的种类和作用

外毒素	产生菌	分子结构	作用机制	疾病:症状和体征
神经毒素				
破伤风痉挛毒素	破伤风梭菌	AB	阻断抑制性神经元释放甘氨酸等抑制性神经介质	破伤风:骨骼肌强直性痉挛
肉毒毒素	肉毒梭菌	AB	抑制胆碱能运动神经释放乙酰胆碱	肉毒中毒:肌肉松弛性麻痹
细胞毒素				
白喉毒素	白喉棒状杆菌	AB	抑制靶细胞蛋白质合成	白喉:假膜形成、心肌损伤、外周神经麻痹
毒性休克综合征毒素	葡萄球菌	单肽链	激活过量的 T 细胞,诱生大量细胞因子	毒性休克综合征:发热、皮疹、休克
表皮剥脱毒素	葡萄球菌	单肽链	表皮与真皮脱离	烫伤样皮肤综合征:表皮剥脱性病变
致热外毒素	A 群链球菌	单肽链	破坏毛细血管内皮细胞	猩红热:发热、皮疹
百日咳毒素	百日咳鲍特菌	AB	阻断 G 蛋白介导的信号转导,激活腺苷环化酶	百日咳:支气管痉挛,阵发性咳嗽
葡萄球菌溶素	葡萄球菌	单肽链	细胞膜穿孔,细胞裂解	化脓性炎症:组织损伤
链球菌溶素 O	A 群链球菌	单肽链	细胞膜穿孔,细胞裂解	化脓性炎症:组织损伤
肠毒素				
霍乱肠毒素	霍乱弧菌	AB5	激活腺苷环化酶,增高小肠上皮细胞内 cAMP 水平	霍乱:严重的上吐下泻,米泔样粪便
不耐热肠毒素	肠产毒型大肠埃希菌	AB5	不耐热肠毒素同霍乱肠毒素,耐热肠毒素使细胞内 cGMP 增高	腹泻:水样便
葡萄球菌肠毒素	葡萄球菌	单肽链	作用于呕吐中枢	食物中毒:以呕吐为主
志贺样毒素	肠出血型大肠埃希菌	AB	抑制靶细胞蛋白质合成	出血性肠炎:血性腹泻

(1) 神经毒素(neurotoxin):主要作用于中枢神经系统和(或)外周神经,通过抑制神经元释放神经介质,引起神经传导功能异常,导致神经肌肉麻痹或神经持续兴奋与骨骼肌痉挛。例如,肉毒毒素能阻断胆碱能神经末梢释放乙酰胆碱,使眼和咽肌等麻痹,引起眼睑下垂、复视、斜视、吞咽困难等,严重者可因呼吸麻痹而死。

(2) 细胞毒素(cytotoxin):通过作用于靶细胞的某种酶或细胞器,致使细胞功能异常,引起相应组织器官炎症和坏死等。如白喉毒素对呼吸道黏膜上皮细胞、外周神经末梢、心肌细胞等有亲和性,通过抑制靶细胞蛋白质的合成,导致假膜形成、外周神经麻痹和心肌炎等。

(3) 肠毒素(enterotoxin):可引起胃肠道各种炎症、呕吐、水样腹泻、出血性腹泻等局部或全身性症状。例如,霍乱肠毒素可激活小肠黏膜上皮细胞内的腺苷环化酶,超量合成 cAMP,造成靶细胞生理功能紊乱而引起腹泻;志贺毒素可直接损伤肠黏膜上皮细胞,引起肠黏膜组织炎症、溃疡、坏死、出血等;葡萄球菌肠毒素随食物进入胃肠道,再吸收入血,到达中枢神经系统,刺激呕吐中枢,导致以呕吐为主要症状的食物中毒。

根据肽链分子结构特点,外毒素又可分为两大类(表 5-3):

(1) A-B 型毒素(A-B type toxin):多数外毒素属于此类,是由两种不同功能的肽链(或亚单位)A 链和 B 链构成完整毒素,其中 A 链执行毒素生物学活性,即毒性中心,决定毒素作用方式及致病特点;B 链负责识别靶细胞膜上特异性受体并与之结合,介导 A 链进入靶细胞,决定毒素对宿主细胞的选择亲和性。A 链与 B 链之间一般通过二硫键或共价键相连接,必须保持完整的分子结构才能发挥毒性作用,若 AB 链分开,则对宿主无致病作用。A 链具有激活或修饰细胞内靶位的酶活性,如腺苷二磷酸核糖(ADPR)转移酶、葡萄糖基转移酶、脱嘌呤酶、锌内肽酶、腺苷环化酶等。B 链抗原性强,可以作为疫苗,预防相关外毒素性疾病。

(2) 单肽链毒素(single-chain toxin):只有一条肽链,不被水解成 A 链和 B 链,也无相当于 A、B 链的独立功能区。这类毒素能损伤细胞膜,主要有两种类型:①膜穿孔(pore-forming)毒素:毒素的单体或聚合物插入靶细胞膜中形成跨膜孔,致细胞内容物外泄而裂解。例如,金黄色葡萄球菌 α 溶素和产气荚膜梭菌 β 毒素通过在靶细胞上形成孔而损伤细胞;②脂酶类毒素:如产气荚膜梭菌 α 毒素和水肿梭菌 β 毒素是磷脂酰胆碱酶,可水解细胞膜的磷脂酰胆碱,破坏膜结构而导致细胞溶解。

细菌外毒素中,有一类具有超抗原(superantigen)作用的外毒素。超抗原性外毒素主要包括葡萄球菌肠毒素 A—E、毒性休克综合征毒素-1、链球菌致热外毒素 A—C、链球菌 M 蛋白等。与普通抗原(conventional antigen)相比,细菌毒素超抗原具有以下显著特点:①能刺激强烈的初次免疫应答,可激活的 T 淋巴细胞的数量比普通抗原多数千倍,且没有初次和再次免疫应答的区别,故称为超抗原;②不经抗原提呈细胞(antigen presenting cells,APC)加工处理,能以完整的蛋白分子形式直接与抗原提呈细胞膜上的 MHC-Ⅱ类分子及 T 细胞受体(T cell receptor,TCR)Vβ 区非特异性结合,可激活大量 T 细胞增殖;③具有双结合功能,能同时与 APC 膜上的 MHC-Ⅱ-α/β 链及 T 细胞膜上的 TCR-β 链可变区(Vβ)结合(图 5-2)。

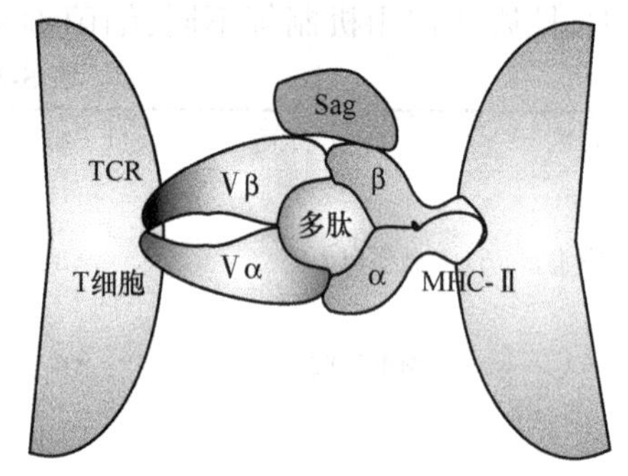

图 5-2 超抗原与 TCR、MHC Ⅱ类分子结合示意图

超抗原作为一类强大的免疫激活因子,其生物学效应主要表现在两个方面:①对免疫系统的直接效应:超抗原可以非特异性且超常量激活 T 细胞,大量 T 细胞被激活后随之出现凋亡,T 细胞数量减少,使宿主免疫功能下降,继发免疫抑制。此外,超抗原还可能大量激活自身反应性 T 细胞或 B 细胞,有些 B 细胞分化为浆细胞,产生自身抗体,引起自身免疫。例如,毒性休克综合征患者常伴有关节炎、滑膜炎等并发症;②由细胞因子介导的间接效应:超抗原超常量激活 T 细胞后,使它们分泌过量的细胞因子,尤其是 IL-1、IL-2、IL- 6、TNF-α 和 IFN-γ 等,导致免疫系统严重紊乱,往往对机体产生毒性效应,如体温升高,炎性细胞浸润,血管内皮细胞或其他细胞损伤,释放生物活性介质,渗透压

平衡失调，增加机体对内毒素及其他毒素的敏感性等。因此，超抗原与毒性休克样综合征、类风湿关节炎、川崎综合征（Kawaseki syndrome）、食物中毒、猩红热等密切相关。

致病菌的毒力因子大多是由质粒、转座子和噬菌体所携带，亦可存在于细菌染色体 DNA 或致病岛（pathogenicity island）上。例如白喉毒素、志贺毒素、霍乱肠毒素等由噬菌体基因编码；肠产毒型大肠埃希菌不耐热肠毒素、破伤风痉挛毒素、葡萄球菌表皮剥脱毒素、炭疽毒素等由质粒编码；葡萄球菌 α 溶素、链球菌溶素 O、铜绿假单胞菌外毒素 A 等由细菌染色体基因编码。大多数细菌毒力相关基因位于染色体上。1990 年，发现尿路致病性大肠埃希菌染色体上存在一个分子量较大的、与毒力相关的特殊 DNA 片段，称为致病岛或毒力岛。致病岛具有以下特征：

（1）一个相对分子量较大的（20～100kb）的染色体 DNA 片段。

（2）存在于强毒株，在相关菌的弱毒株或无毒株中不存在或仅散在分布。

（3）含有编码细菌毒力及毒力相关因子的基因簇，其产物多为分泌性蛋白和细胞表面蛋白，如溶血素、菌毛。一些致病岛编码毒力因子的分泌系统（如Ⅲ型分泌系统）、信号转导系统和调节系统。

（4）一些致病岛的两侧常常具有同向重复序列（RS）和插入元件（IS），但也可没有。

（5）往往位于细菌染色体的 tRNA 基因位点内或附近，或者位于与噬菌体整合有关的位点，致病岛的插入位点常与 tRNA 基因有关。

（6）致病岛 DNA 片段的 G+C 含量和密码子使用与宿主菌染色体有明显差异，有的比宿主菌 G+C 含量明显高，有的低。这提示致病岛是通过基因的水平转移从外界获得的。

（7）是可移动的遗传成分和不稳定的 DNA 区域，可发生部分或完全缺失。缺失的频率为 10^{-5}～10^{-4}。

（8）一个细菌可携带多个致病岛。

近年来，相继在人肠埃希菌、耶尔森菌属、幽门螺杆菌、霍乱弧菌、鼠伤寒沙门菌、志贺菌等致病菌中发现了约 20 多个致病岛。致病岛不仅赋予致病菌特殊的致病能力，介导感染过程的特殊阶段，而且在细菌进化过程中扮演重要角色，致病岛的获得可能与新现致病菌密切相关。因此，致病岛的发现和研究为深入了解细菌的致病性、毒力因子和进化提供了有效的途径。

外毒素大多具有良好的抗原性，可刺激机体产生抗毒素（antitoxin）。外毒素可被甲醛脱去毒性，但仍保持免疫原性，成为类毒素（toxoid）。类毒素注入机体后，不再引起疾病，但可刺激机体产生抗毒素，能中和游离的外毒素的毒性作用。类毒素和抗毒素在防治一些传染病中有实际意义，前者主要用于人工主动免疫，后者常用于治疗和紧急预防。

2. 内毒素 内毒素是革兰阴性菌细胞壁外膜中的脂多糖（LPS）组分。在细菌存活时，LPS 只是细胞壁的结构成分和菌体抗原（O 抗原），通常只有当细菌死亡裂解或用人工方法破坏菌体后，LPS 游离后才作为毒素起作用。螺旋体、衣原体、支原体、立克次体亦有类似的 LPS，有内毒素活性。

内毒素由 *O*-特异性多糖、非特异核心多糖和脂质 A（lipid A）三部分组成，依靠脂质 A 锚在革兰阴性菌外膜脂质双层上（图 5-3）。内毒素耐热，加热 100℃经 1 小时不被破坏；需加热至 180℃经 3～4 小时，或 250℃ 30～45 分钟才能将内毒素彻底破坏。可见，当注射液或药品被革兰阴性菌污染后，虽经高压蒸汽灭菌法杀灭细菌，但内毒素不被破坏，仍可引起临床不良后果。内毒素抗原性很弱，不能用甲醛脱毒成类毒素。内毒素注射机体可产生相应抗体，但中和作用较弱。

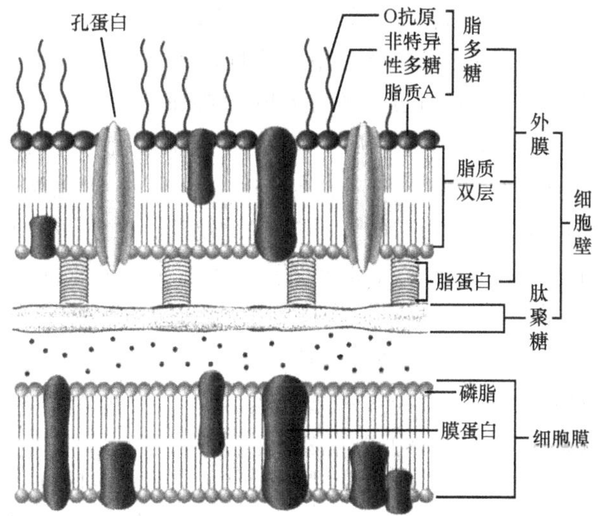

图 5-3 革兰阴性菌细胞壁及内毒素结构示意图

脂质 A 是内毒素的主要毒性组分。不同革兰阴性菌的脂质 A 结构虽有差异，但基本相似。因此,不同革兰阴性菌感染时,由内毒素引起的毒性作用大致相同。LPS 一般不直接损伤各种组织器官,其致病机制是,LPS 中的脂质 A 与血液中的 LPS 结合蛋白(lipopolysaccharide binding protein, LBP)结合;然后,与单核细胞和巨噬细胞表面的受体 CD14 分子结合,形成 LPS-LBP-CD14 复合物,并与 Toll 样受体 4(Toll-like receptor4, TLR4)及辅助受体髓样分化因子 2(myeloid differential factor-2, MD-2)相互作用,触发细胞信号转导级联反应,激活巨噬细胞产生和释放 TNF-α、IL-1 等细胞因子,继而刺激各种免疫细胞和内皮/黏膜细胞,产生一系列细胞因子、炎症因子、急性期蛋白(acute phase protein)等,引起多种组织器官或全身性多种病理生理反应。主要临床症状有:

(1) 发热反应:极微量(1~5ng/kg)内毒素注入人体即可引起体温上升,维持约 4 小时后恢复。其机制是:内毒素刺激巨噬细胞等,使之产生 IL-1、IL-6 和 TNF-α 等内源性致热原(endogenous pyrogen),这些细胞因子再作用于宿主下丘脑体温调节中枢,促使体温升高而发热。

(2) 白细胞反应:注射内毒素后,血循环中的中性粒细胞数量骤减,系与其移动并黏附至感染部位的毛细血管壁有关。1~2 小时后,LPS 诱生的中性粒细胞释放因子(neutrophil releasing factor)刺激骨髓释放中性粒细胞进入血流,使白细胞数量显著增加。但伤寒沙门菌内毒素例外,始终使血循环中的白细胞总数减少,机制尚不清楚。

(3) 内毒素血症与内毒素休克:大量内毒素(感染病灶内或输液中革兰阴性菌死亡后释放出)进入血液后,可过度激活单核-巨噬细胞、中性粒细胞、内皮细胞、血小板、补体系统、凝血系统等,并诱生过量的 TNF-α、IL-1、IL-6、IL-8、组胺、5-羟色胺、前列腺素、激肽、NO 等生物活性物质,导致毛细血管扩张和通透性增加,重要组织器官毛细血管灌注不足,引起局部水肿、充血和微循环障碍等,称之为内毒素血症(endotoxemia)。严重时则出现以高热、低血压和微循环衰竭为主要特征的内毒素休克(endotoxic shock),甚至死亡。

(4) 弥散性血管内凝血(disseminated intravascular coagulation, DIC):是指微血栓广泛沉着于小血管中,是革兰阴性菌菌血症的一种常见综合征。发生机制是当发生严重的革兰阴性菌感染时,高浓度的内毒素可直接激活补体替代途径,活化凝血系统,也可通过损伤血管内皮细胞间接活化凝血系统,亦可通过激活血小板和白细胞使其释放凝血介质,加重血液凝固,引起皮肤的出血和渗血。

细菌外毒素与内毒素的主要区别见表 5-4。

表 5-4 外毒素与内毒素的主要区别

特性	外毒素	内毒素
来源	革兰阳性菌与部分革兰阴性菌	革兰阴性菌
存在部分	从活菌分泌出,少数细菌崩解后释出	细胞壁组分,细菌死亡裂解后释出
化学成分	蛋白质	脂多糖
稳定性	多不耐热,60~80℃,30 分钟被破坏	耐热,180℃,3~4 小时才被破坏
毒性作用	强,对组织器官有选择性毒性效应,引起特殊临床表现	较弱,各菌的毒性效应大致相同,引起发热、白细胞增多、微循环障碍、休克、DIC 等
抗原性	强,刺激机体产生抗毒素;甲醛液处理脱毒形成类毒素	弱,刺激机体产生的中和抗体作用弱;甲醛液处理不形成类毒素
基因定位	常由质粒、噬菌体等染色体外基因编码	由染色体基因编码

综上所述,所有致病菌进攻人体不外乎利用菌体表面结构(如菌毛、荚膜)和代谢产物(侵袭性酶类和内、外毒素)使人致病。多数致病菌兼有侵袭力和毒素,如霍乱弧菌;有的以产生毒素为主,如破伤风梭菌、肉毒梭菌;有的则以侵袭力为主,如肺炎链球菌。由于细菌结构、代谢产物、生长繁殖所需条件、侵入和定植部位,以及毒力因子的不同,各种细菌的致病性有很大的差异。

二、细菌的侵入数量

感染的发生,除致病菌必须具有一定的毒力外,还需有足够的数量。菌量的多少,一方面与致病菌毒力强弱有关;另一方面取决于宿主免疫力的高低。一般是细菌毒力越强,宿主免疫力越低,引起感染所需的菌量越小。例如毒力强的鼠疫耶氏菌,在无特异性免疫力的机体中,有数个菌侵入就可发生感染;而毒力弱的某些引起食物中毒的沙门菌,常需摄入数亿个菌才引起急性胃肠炎。

三、细菌侵入的部位

有了一定的毒力和足够数量的致病菌,若侵入

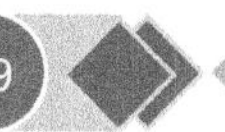

易感机体的部位不适宜，仍不能引起感染。例如伤寒沙门菌必须经口进入；脑膜炎奈瑟菌应通过呼吸道吸入；破伤风梭菌的芽孢进入深部创伤，在厌氧环境中才能发芽和生长繁殖等。也有一些致病菌的合适侵入部位不止一个，例如结核分枝杆菌可经呼吸道、消化道、皮肤创伤等多个部位侵入造成感染。各种致病菌具有特定的侵入部位，这与其生长繁殖所需特定的微环境有关。

第三节　宿主的抗菌免疫机制

虽然人类一直暴露于微生物之中，但是，大多数病原微生物并不能侵入人体引起疾病，因为人类具有高度完善的免疫防御系统。该系统由免疫器官（骨髓、胸腺、淋巴结、脾、扁桃体、黏膜相关淋巴组织）、免疫细胞（T淋巴细胞、B淋巴细胞、树突状细胞、单核/巨噬细胞、天然杀伤细胞、中性粒细胞、嗜碱粒细胞、嗜酸粒细胞、肥大细胞、血小板等）和免疫分子（抗体、补体、细胞因子等）组成。在感染和免疫过程中，各免疫器官、组织、细胞和分子间相互协作、相互制约、密切配合，共同完成复杂的免疫防御功能。

致病菌侵入人体后，首先遇到的是天然免疫功能的抵御。一般经7～10天后，才产生获得性免疫；然后两者配合，共同杀灭致病菌。

一、天然免疫

天然免疫（innate immunity）是人类在长期的种系发育和进化过程中逐渐建立和完善的，具有防御致病菌等其他抗原的功能。其作用范围比较广泛，不是针对某一特定致病菌，故也称非特异性免疫（nonspecific immunity）。天然免疫是监视和清除任何致病菌的快速反应系统0，担负“第一道防线”作用，并可启动获得性免疫应答。

天然免疫主要由物理屏障、化学屏障、微生物屏障和某些免疫细胞（吞噬细胞、天然杀伤细胞等）、免疫分子等组成（图5-4），可阻止致病菌侵入体内，或在致病菌在体内生长繁殖和造成感染之前将其破坏，从而抵御大多数致病菌的感染。与此同时，诱发宿主一系列炎症反应（inflammatory response），出现红肿、发热和疼痛等，以破坏入侵的致病菌，阻止致病菌在体内进一步侵袭。

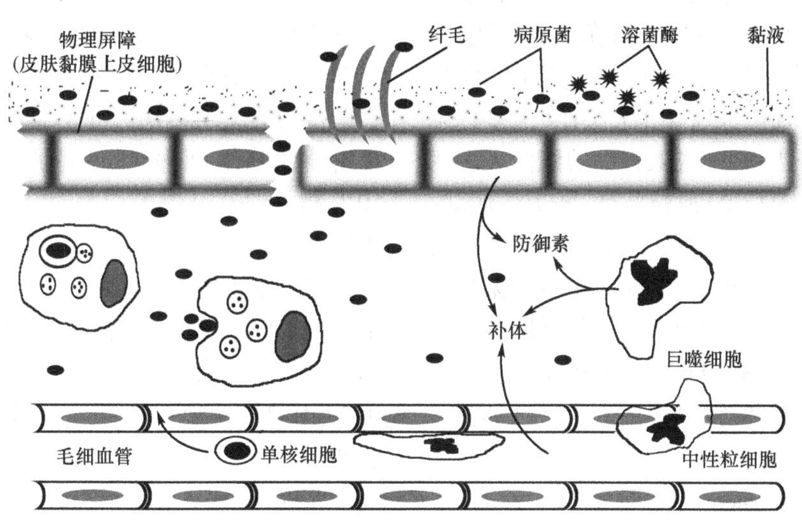

图5-4　人体天然免疫系统成分示意图

（一）屏障结构

1. 物理屏障

（1）皮肤与黏膜屏障：人体与外界环境接触的表面，覆盖着一层完整的皮肤和黏膜结构。皮肤表皮层由结构致密的扁平上皮细胞组成，并含有不易被微生物降解的角蛋白，能阻挡致病菌的穿透。但是，当皮肤损伤（如创伤或烧伤）时，细菌可侵入引起感染。黏膜是机体与外界相隔的最大屏障，仅有单层柱状上皮细胞，其机械性防御作用不如皮肤。但黏膜表面有多种附件和黏液层，以防致病菌渗透入细胞表面。例如呼吸道黏膜上皮的纤毛运动、口腔唾液的吞咽、肠蠕动和尿液冲洗等，可将入侵的致病菌排出体外。如果宿主黏膜屏障遭到破坏，如受到外伤、接受手术或插入性诊治操作，许多病原体则乘机侵入，与黏膜表面紧密结合，或者侵入更深层组织，易引起气管-支气管炎、肺炎、阴道炎等。

(2) 血-脑脊液屏障：一般认为，血-脑脊液屏障由软脑膜、脉络丛的毛细血管内皮细胞和星状胶质细胞等组成，主要借助脑毛细血管内皮细胞层的紧密连接和微弱的吞饮作用，阻挡致病菌及其毒性产物从血流进入脑组织或脑脊液，从而保护中枢神经系统。婴幼儿的血-脑脊液屏障发育尚未完善，故易发生脑膜炎、脑炎等中枢神经系统疾病。

(3) 胎盘屏障：由母体子宫内膜的基蜕膜和胎儿绒毛膜组成，能阻止母体血液中的病原体及其有害产物进入胎儿体内。但母体在妊娠3个月内，由于胎盘屏障尚不完善，母体中的病原体有可能经胎盘侵犯胎儿，干扰其正常发育，造成畸形、流产，甚至死亡。药物影响亦然。因此，在怀孕期间尤其是早期，应尽量防止发生感染并尽可能不用或少用不良反应大的药物。

2. 化学屏障

(1) 皮肤黏膜分泌的杀菌物质：皮肤的汗腺分泌乳酸使汗液呈酸性(pH5.2~5.8)，可抑制大多数致病菌的生长。皮脂腺分泌的脂肪酸具有杀菌作用。不同部位的黏膜能分泌溶菌酶(泪液、唾液、汗液、呼吸道分泌物)、胃酸(胃)、蛋白酶(口腔、肠道)、胆盐(肠道)或抗菌肽(气管)等多种杀菌物质。胃腺能产生胃酸，进入胃中的细菌大多不能抵抗低酸环境(pH1~2)而被杀死，肠道的胆盐、蛋白酶和碱性环境进一步杀灭存活的外籍菌。溶菌酶主要来源于吞噬细胞，主要作用于革兰阳性菌的细胞壁肽聚糖，使之裂解而溶菌。革兰阴性菌因肽聚糖外尚有外膜包围，阻止溶菌酶进入。若同时存在有相应抗体或补体等，则溶菌酶也可破坏革兰阴性菌。

(2) 补体(complement)：是正常血清及组织液中的经活化后具有酶样活性的一组蛋白质，由巨噬细胞、肠上皮细胞、肝细胞和脾细胞等产生，是机体重要的免疫效应系统之一。在感染的早期，抗体尚未产生，补体可通过旁路途径(alternative pathway)或甘露糖结合凝集素(mannan-binding lectin，MBL)途径，由肽聚糖、甘露糖残基、脂多糖、酵母多糖等活化。抗体产生后，抗原抗体复合物可激活补体的经典途径(classical pathway)。补体系统激活后产生的多种生物活性产物，可导致趋化、引发炎症反应、促进吞噬、增强抗体介导的免疫应答、免疫黏附(immune adherent)、溶解细菌等。

(3) 抗菌肽(antibactrial peptid)：是由人和动物细胞产生的一类小分子多肽，是机体炎症反应的组成部分，具有广谱的抗菌活性，其合成和扩散速度非常快，能迅速杀灭致病菌和限制其蔓延，是宿主防御致病菌入侵的重要分子屏障，为更有效的获得性免疫反应赢得时间。人体的抗菌肽有数种，其中以防御素(defensin)为主。防御素是一类富含精氨酸的小分子多肽(18~42个氨基酸)，可分为α-防御素、β-防御素和θ-防御素三大类，主要由中性粒细胞、小肠潘氏细胞和上皮细胞产生。防御素是天然抗菌免疫中的直接效应分子，其杀菌机制是单体或双体的防御素分子以其疏水端插入致病菌细胞膜而形成离子孔道，造成细胞膜通透性增加，内外物质交换失控，细菌死亡。防御素主要针对胞外菌感染。

(4) 急性期蛋白：包括C-反应蛋白(C-reaction protein，CRP)、脂多糖结合蛋白(LBP)、甘露糖结合凝集素(MBL)、血清淀粉样蛋白A(serum amyloid A protein，SAA)和蛋白酶抑制剂等，是在细菌脂多糖等刺激下，由肝细胞产生的一组血浆蛋白。急性期蛋白最主要功能是最大限度地激活补体系统和调理吞噬入侵的致病菌。蛋白酶抑制剂可抑制吞噬细胞所释放酶类的活性，减少由致病菌感染所致的组织损伤。MBL能直接与致病菌表面甘露糖残基结合，介导调理吞噬作用，并可活化MBL相关的丝氨酸蛋白酶，该酶与C1s、C1γ有同源性，可激活补体系统。

(5) 细胞因子：是指宿主受到致病菌感染后，由免疫细胞和非免疫细胞产生的具有免疫学活性的小分子蛋白，参与天然免疫的有IL-1、IL-6、IL-12、IL-15和TNF-α等，可引起发热、炎症反应、急性期反应等。

此外，正常体液中尚有阳离子蛋白、乙型溶素(β-lysin)、吞噬细胞杀菌素、组蛋白、白细胞素、乳铁蛋白、正常调理素等杀菌或抑菌物质。

3. 微生物屏障 正常菌群构成的菌膜屏障是宿主抵御外籍菌感染最重要的防御系统之一。正常菌群通过与致病菌竞争黏附部位和营养物质，或者产生抗菌物质，抑制外籍菌的黏附与繁殖。例如，阴道主要正常菌群嗜酸乳杆菌产生乳酸，使阴道内保持酸性(pH 4~4.5)，抑制致病菌或条件致病菌的入侵和生长；肠道中大肠埃希菌分泌的大肠菌素(colicin)和酸性物质，能抑制志贺菌、金黄色

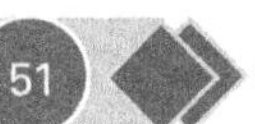

葡萄球菌、白假丝酵母菌等；口腔中唾液链球菌产生的 H_2O_2，能杀死脑膜炎奈瑟菌和白喉棒状杆菌。当给患者长期使用抗菌药物时，正常菌群可能受到抑制，可诱发菌群失调症，如艰难梭菌性假膜炎和白假丝酵母菌性阴道炎。可见，保持正常菌群之间、正常菌群与其宿主之间的微生态平衡，对于防止致病菌感染十分重要。

（二）吞噬细胞（macrophage）

当致病菌突破宿主物理、化学和微生物屏障后，首先与致病菌接触并发动攻击的是吞噬细胞。吞噬细胞是非特异性免疫中最有效的防御部分。人类吞噬细胞包括外周血中的中性粒细胞（neutrophil）、单核细胞（monocyte）和各种组织中的巨噬细胞。中性粒细胞在血液中仅存留10小时左右即进入感染或损伤组织，其活动期不长，一般寿命仅1～3天，但生成快。单核细胞在血液中存留数天后迁移至组织中，并分化为游走或固定的巨噬细胞，能存活数周至数月，在不同组织器官中的巨噬细胞常有不同名称。例如在肝内称库普弗细胞（Kupffer' cells），肺内称尘细胞（alveolar macrophage），皮肤中称朗格汉斯细胞（Langerhans cell），结缔组织内称组织细胞（histocyte）等。血液的单核细胞和组织中的各种巨噬细胞构成单核-吞噬细胞系统（mononuclear-phagocyte system）。

当致病菌穿透皮肤或黏膜到达体内组织后，中性粒细胞数量迅速显著增加，首先从毛细血管中迅速逸出，聚集到致病菌所在部位（图5-4），多数情况下，致病菌被吞噬消灭。少数未被吞噬的致病菌可随淋巴液经淋巴管到附近淋巴结后被淋巴结内的吞噬细胞吞噬和杀灭。可见淋巴结的过滤作用在机体免疫防御功能上占有重要地位。一般只有毒力强、数量多的致病菌才有可能不被完全阻挡而侵入血液和肝、脾或骨髓等器官，然后再由该处的吞噬细胞继续吞噬杀灭。吞噬细胞能吞噬和杀灭大多数种类的致病菌，同时释放多种细胞因子，引起炎症反应，并进一步协调宿主的获得性免疫应答。

1. 吞噬和杀菌过程 一般分为4个阶段（图5-5）。

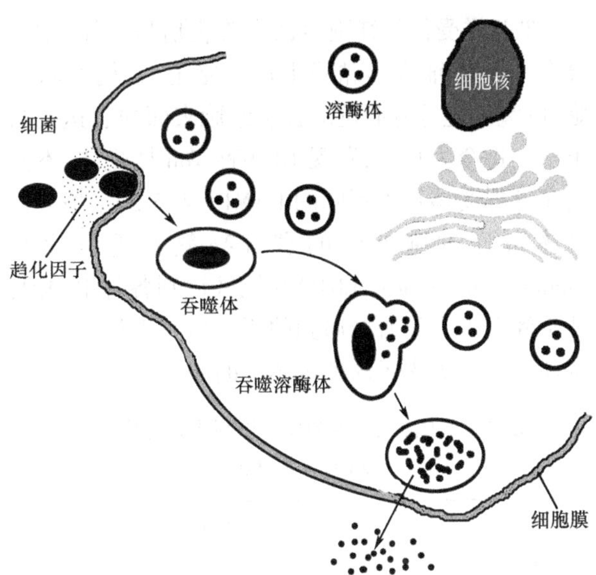

图5-5 吞噬细胞吞噬杀菌过程示意图

（1）游走和趋化：入侵的致病菌可刺激吞噬细胞、内皮细胞、皮肤角质细胞、成纤维细胞等产生趋化因子（chemokine），如IL-1、IL-8、中性粒细胞激活蛋白2（neutrophil activating protein-2，NPA-2）、巨噬细胞炎性蛋白（macrophage inflammatory protein，MIP）、单核细胞趋化蛋白（monocyte chemotactic protein，MCP）等，招引中性粒细胞和单核细胞由血管中央向边缘移动。吞噬细胞借助黏附分子（如整合素）与血管内皮细胞联结处的黏附分子（如选择素、细胞间黏附分子）相互作用，有选择性地黏附于感染病灶的血管内皮细胞上，逐渐变平，以“滚动”的形式穿过毛细血管内壁，进入组织间隙中。在趋化因子作用下，组织中吞噬细胞定向移向并聚集在炎症部位。此外，补体活化后的裂解产物（如C3a、C5a）和某些菌体成分及其产物亦具有趋化作用。

（2）识别与结合：致病菌侵入人体后，天然免疫系统的吞噬细胞（如巨噬细胞、树突状细胞、黏膜上皮细胞等）依靠“模式识别受体（pattern recognition receptor，PRR）”，如Toll样受体、CD14、甘露糖受体、“清道夫受体”（scavenger receptor）、补体受体、核苷酸结合寡聚化结构域样受体（nucleotide-binding oligomerization domain like receptor，NOD-like receptor，NLR）等，识别“病原体相关分子模式”（pathogen-associated molecular pattern，PAMP），并与之结合。

PAMP是指病原微生物共有的高度保守的组分，如革兰阴性菌的脂多糖（LPS），革兰阳性菌的肽聚糖和脂磷壁酸等，为微生物生存和致病性所必需，很少发生变异。PAMP仅由微生物产生，不存在于高等哺乳动物中，免疫系统可借此区分“自己”与“非己”成分，即PAMP可作为病原微生物入侵的“危险信号”，诱发宿主免疫应答。

Toll样受体是细胞表面的跨膜信号受体，主要分布于免疫细胞和黏膜上皮细胞上，在树突状细胞、巨噬细胞等专职抗原提呈细胞表面的表达尤为丰富。迄今为止，已发现10多种Toll样受体，不同的Toll样受体识别不同的PAMP（表5-5）。Toll样受体可通过胞外区的富含亮氨酸重复序列（leucine-rich repeat，LRR）功能区识别各种PAMP，几乎涵盖了人类所能遇到的所有病原体及其产物，从而赋予人类先天性抵抗感染的能力。

表5-5 天然免疫中的模式识别受体与病原体相关分子模式

模式识别受体	病原体相关分子模式
TLR1	细菌脂蛋白
TLR2	细菌脂蛋白、肽聚糖、革兰阳性菌脂磷壁酸、病毒结构蛋白、真菌酵母多糖
TLR3	病毒双链RNA（dsRNA）
TLR4	革兰阴性菌脂多糖、病毒结构蛋白
TLR5	细菌鞭毛蛋白
TLR6	真菌酵母多糖
TLR7	病毒单链RNA（ssRNA）
TLR8	病毒单链RNA（ssRNA）
TLR9	细菌或病毒含CpG基序的DNA片段
LBP	革兰阴性菌脂多糖
CD14	革兰阴性菌脂多糖
NLR1	革兰阴性菌肽聚糖降解产物二氨基庚二酸（DAP）
NLR2	细菌肽聚糖降解产物胞壁酰二肽
甘露糖受体	微生物表面的甘露糖或岩藻糖样结构
清道夫受体	细菌糖蛋白或糖脂成分

Toll样受体识别PAMP后，通过一系列蛋白质级联反应，发生信号转导，激活免疫细胞的多种靶基因转录与表达，合成并释放组氨、激肽（缓激肽）、前列腺素、白细胞三烯C4、补体（如C3a、C5a）、急性期蛋白、抗菌肽和多种细胞因子（如白细胞介素、趋化因子）等，引发炎症反应、杀菌效应等天然免疫应答，并可启动获得性免疫应答。

中性粒细胞依靠PRR可直接与致病菌的PAMP识别而结合。革兰阴性菌LPS先与血清中的脂多糖结合蛋白（LBP）结合，LPS-LBP复合物再与中性粒细胞上的CD14分子结合，继而激活TLR4-MD2。在特异性抗体产生前，吞噬细胞通过表面的C3b受体识别和结合C3b包被的致病菌；当特异性抗体产生后，吞噬细胞表面Fc受体与抗体Fc段结合，抗体Fab段再识别并结合致病菌，从而促进吞噬。

（3）吞入：吞噬细胞识别致病菌后，细胞膜内陷，伸出伪足，将致病菌包围并摄入细胞内，形成由部分细胞膜包绕的内体（endosome）或吞噬体（phagosome），此为吞噬（phagocytosis或ingestion）。当吞噬体形成后，溶酶体（lysosome）与之靠近、接触，两者融合成吞噬溶酶体。IgG抗体和补体C3b可促进吞噬。

（4）杀灭：在吞噬过程中，吞噬细胞从有氧呼吸转换为糖酵解作用，产生大量乳酸，使吞噬溶酶体内酸化（pH3.5～4.0），从而抑制致病菌的生长，并增强多种溶酶体酶的活性。溶酶体内的溶菌酶、髓过氧化物酶（myeloperoxidase，MPO）、乳铁蛋白、防御素、反应性氧中介物（ROI）和反应性氮中介物（reactive nitrogen intermediate，RNI）等可杀死致病菌，而蛋白酶、多糖酶、核酸酶、脂酶等能将致病菌降解，绝大部分降解产物以胞吐方式排至吞噬细胞外，但有些被加工处理成抗原肽（表位），形成抗原肽-MHC-Ⅱ类分子复合物，表达于巨噬细胞膜表面，提呈给$CD4^+$T细胞识别，启动获得性免疫。

目前认为，吞噬细胞的杀菌机制分为三大类：

1）氧依赖性杀菌系统：致病菌与吞噬细胞接触进入胞内后，引起呼吸爆发，氧消耗量急剧上升，很多氧依赖性酶活性增强，产生大量ATP以发动吞噬，同时将O_2还原成各种高度反应性氧中介物，如超氧阴离子（O_2^-）、过氧化氢（H_2O_2）、单态氧（$^1O_2$）、游离羟基（OH^-）等。O_2^-和H_2O_2对细菌有直接毒性作用，$^1O_2$和OH^-均属作用短暂的强氧化剂，能严重破坏细菌的DNA、膜脂类和蛋白质。在酸性条件下，髓过氧化物酶利用H_2O_2和氯化物，产生HOCl和NH_2Cl，两者通过卤化作用破坏菌体蛋白。

2）氮依赖性杀菌系统：激活的中性粒细胞、巨噬细胞产生NO合成酶，合成反应性氮中介物NO。NO具有高度抗菌活性，当与O_2^-结合后可卤化成NO_2^-和NO_3^-，主要在厌氧条件下发挥效应，具有更强大的抗细菌和真菌的作用。

3）氧非依赖性杀菌系统：即不需要分子氧参与的杀伤机制。溶酶体内的溶菌酶、阳离子蛋白、弹性蛋白酶、防御素、乳铁蛋白、核酸酶和吞噬溶酶体内的酸性产物等具有一定的杀菌作用。

2. 吞噬作用的后果 吞噬细胞吞噬致病菌后,其后果随细菌种类、毒力和宿主免疫力不同而异,一般有两种结局:

(1) 完全吞噬:正常情况下,大多数细菌会被吞噬杀灭,称为完全吞噬。例如,化脓性球菌被吞噬后,一般5~10分钟死亡,30~60分钟被破坏。

(2) 不完全吞噬:结核分枝杆菌、布氏菌、伤寒沙门菌、嗜肺军团菌等胞内寄生菌在免疫力缺乏或低下的宿主中,虽被吞噬却未被杀死,称为不完全吞噬。不完全吞噬可使致病菌在吞噬细胞内得到保护,免受机体体液中非特异抗菌物质、特异抗体或抗菌药物等作用。有的致病菌甚至能在吞噬细胞内生长繁殖,导致吞噬细胞死亡,或随游走的吞噬细胞经淋巴液或血液扩散到人体其他部位,造成广泛病变。此外,吞噬细胞在吞噬过程中,溶酶体释放出的多种水解酶也能破坏邻近的正常组织细胞,造成组织的免疫病理性损伤。

二、获得性免疫

致病菌一旦突破宿主天然免疫这道防线,就有可能产生感染性疾病,与此同时诱发获得性免疫,以最终清除致病菌。获得性免疫(acquired immunity),又称适应性免疫(adaptive immunity),是个体出生后,在生活过程中与致病菌及其毒性代谢产物等抗原分子接触后产生的,或通过人工免疫而获得的一系列免疫防御功能,担负“第二道防线”作用。其特点是:①特异性:仅对诱发免疫力的相同抗原有作用,对其他抗原无效,故也称特异性免疫(specific immunity);②后天获得性:不能遗传给后代,需个体自身接触抗原后形成,因此产生获得性免疫需一定时间,一般是7~10天;③记忆性:再次接触相同抗原,其免疫强度增加,反应更为迅速(约为3天)。

获得性免疫能识别不同种类的致病菌,而天然免疫只能识别为数不多的具相关分子模式的致病菌。一般情况下,天然免疫能清除入侵的致病菌,如不能则诱发获得性免疫应答,以清除致病菌。获得性免疫可分为黏膜免疫(mucosal immunity)、体液免疫(humoral immunity 或 antibody-mediated immunity)和细胞免疫(cell-mediated immunity)。

1. 获得性免疫

(1) 黏膜免疫:黏膜免疫系统又称为黏膜相关淋巴组织(mucosal associated lymphoid tissue, MALT),主要包括呼吸道、消化道和泌尿生殖道黏膜上皮内和黏膜下固有层中弥散分布的无被膜淋巴组织,以及某些带有生发中心的器官化淋巴组织,如扁桃体、小肠派氏小结(Payer's patches)和阑尾。黏膜免疫的诱导部位主要是派氏小结,效应部位主要是黏膜上皮内或黏膜下固有层。

M细胞(microfold cell)为特化的上皮细胞,散布于黏膜上皮细胞之间,是启动黏膜免疫的关键细胞。当致病菌经黏膜入侵后,M细胞可作为抗原捕获细胞或抗原转运细胞,以吞饮方式将致病菌等抗原吞入胞内,跨上皮转运至黏膜下固有层,再传递给巨噬细胞或树突状细胞。在派氏小结内,抗原递呈细胞、T细胞、B细胞等发生相互作用,B细胞活化、分化为浆细胞,合成和分泌大量特异性抗体。其中主要是分泌型IgA(sIgA),可第一时间阻断致病菌在黏膜上皮细胞表面的黏附与定植。

(2) 体液免疫:是指由B细胞(或特异性抗体)介导的免疫应答,主要作用于胞外菌及其毒素。当机体受到某些致病菌和(或)其产物刺激后,在抗原提呈细胞和 $CD4^+T_H2$ 细胞辅助下,B细胞活化,分化增殖为浆细胞。随抗原性质、进入途径、应答过程等不同,浆细胞可合成和分泌IgG、IgM、IgA、IgD和IgE五类免疫球蛋白(抗体)。大多数宿主血清中约80%免疫球蛋白是IgG。根据它们在抗菌免疫中的作用,可分为抗菌抗体(调理素)和抗外毒素抗体(抗毒素)。

(3) 细胞免疫:细胞免疫是由T细胞介导的免疫应答,在抵御胞内菌感染中起主要作用。当某些胞内菌侵入人体后,经抗原递呈细胞加工处理后,形成抗原肽(表位)-MHC分子复合物,递呈给T细胞识别,在多种细胞间黏附分子和细胞因子协同作用下,T细胞活化,分化为效应T细胞。其中主要是 $CD4^+T_H1$ 细胞和细胞毒性T细胞(cytotoxic T lymphocyte, CTL)。$CD4^+T_H1$ 细胞分泌多种细胞因子,能激活中性粒细胞、巨噬细胞、NK细胞和CTL,诱发慢性炎症反应或迟发型超敏反应,破坏被胞内菌感染的细胞。CTL可直接连续杀死被感染的靶细胞。

2. 抗细菌感染免疫特点

(1) 胞外菌感染的免疫:胞外菌(extracellular bacterium)寄居在宿主细胞外的组织间隙和血液、淋巴液、组织液等体液中。大多数致病菌属胞外菌,主要有葡萄球菌、链球菌、肺炎链球菌、脑膜炎奈瑟菌、淋病奈瑟菌、霍乱弧菌、破伤风梭菌、流感嗜血杆菌等。胞外菌的致病机制主要是:①产生内、外毒素等毒性物质;②引起炎症反应。

中性粒细胞、单核细胞和巨噬细胞是杀灭和清除胞外菌的主要力量,黏膜免疫和体液免疫是抗胞外菌感染的主要获得性免疫机制(图5-6)。特异性抗体的作用有:

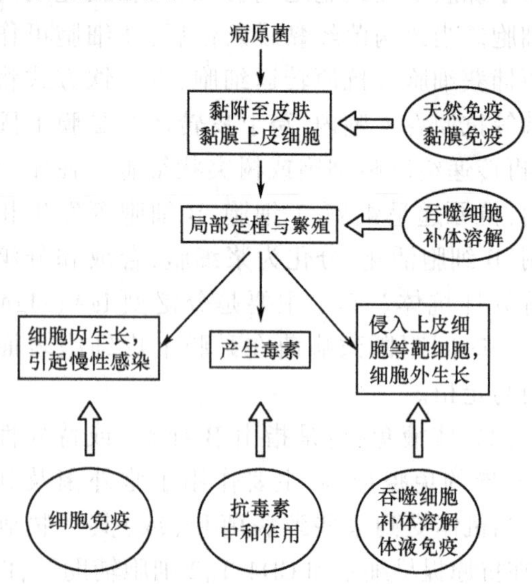

图5-6 致病菌感染过程和宿主免疫防御机制

1) 调理细胞促进吞噬:无荚膜的致病菌易被吞噬杀灭,而有荚膜的致病菌则需要IgG抗体的参与。IgG可作为调理素,Fab段与致病菌或抗原结合,Fc段与中性粒细胞、巨噬细胞表面的Fc受体结合,促进吞噬。

2) 中和外毒素:抗毒素与外毒素结合后,可封闭外毒素的毒性部位或阻止其与敏感细胞表面的受体结合,所形成的免疫复合物最终为吞噬细胞等吞噬清除。

3) 阻挡致病菌黏附与定植:所有黏膜表面与淋巴结密切相关,可产生sIgA,释放到多种黏膜分泌液中。乳汁中的sIgA可将母体有关抗体传递给乳儿等。sIgA与黏膜表面相应的致病菌结合后,可阻断致病菌在黏膜上皮细胞表面黏附与定植,并被M细胞内吞并转运给黏膜下淋巴细胞,使不能被黏膜表面清除的致病菌被黏膜免疫系统所排斥。由于绝大多数细菌感染首先从黏膜侵入或发生在黏膜,因此,黏膜免疫在抗菌免疫中的作用日益受到重视。

4) 激活补体:IgM、IgG抗体与致病菌结合形成免疫复合物,可激活补体经典途径,形成终末攻膜复合体(membrane attack complex,MAC),导致细菌溶解;补体激活过程中的C3a、C5a等产物能介导急性炎症反应;抗体与抗原结合后可活化补体系统,产生的C3b和C4b可覆盖于致病菌表面,它们分别与吞噬细胞上的补体受体CR1和CR3结合,从而增强调理吞噬作用。补体与抗体两者联合,调理作用更强。

5) 抗体依赖性细胞介导的细胞毒效应:感染胞内菌的细胞可在细胞表面表达病原菌特异性抗原,IgG类抗体的Fab段与靶细胞表面的抗原决定簇(特异性)结合后,Fc段与NK细胞等表面的Fc受体结合,增强或触发NK细胞对靶细胞的杀伤作用,称之为抗体依赖性细胞介导的细胞毒效应(antibody dependent cell-mediated cytotoxicity,ADCC),主要是在抗胞内菌感染时起作用。

参与胞外菌免疫应答的T细胞主要是$CD4^+$ T_H2细胞。除了辅助B细胞对胸腺依赖性抗原(TD-Ag)产生抗体外,$CD4^+$ T_H2细胞尚能产生IL-4、IL-5、IL-6、IL-10等细胞因子,促进巨噬细胞的吞噬和杀伤,招引和活化中性粒细胞等,引起局部炎症反应,以阻止致病菌从感染部位扩散。但是,若产生过量的细胞因子,则可造成严重的组织损伤。

有些胞外菌与人体某些细胞组织存在着交叉抗原,这些致病菌诱生的抗体有可能与这些细胞组织发生Ⅱ型和(或)Ⅲ超敏反应,造成组织损伤而致病。最具代表性的疾病是A群链球菌感染后的风湿热和肾小球肾炎。幽门螺杆菌感染后也存在自身抗体,与胃黏膜发生交叉免疫反应,诱发胃炎和胃溃疡。

(2) 胞内菌感染的免疫:胞内菌(intracellular bacterium)可分为兼性(facultative)和专性(obligate)两类。兼性胞内菌在宿主体内,主要寄居在细胞内生长繁殖;在体外,亦可在无活细胞的适宜环境中生存和繁殖。专性胞内菌则不论在宿主体内或体外,都只能在活细胞内生长繁殖。对医学重要的兼性胞内菌有结核分枝杆菌、麻风分枝杆菌、伤寒沙门菌、布氏菌、嗜肺军团菌、产单核细胞李斯特菌等。立克次体、柯克斯体、衣原体等属于专性胞内菌。

胞内菌感染的特点除胞内寄生外,尚有低细胞毒性,潜伏期较长,病程缓慢,主要通过病理性免疫损伤而致病等。持续的抗原刺激可形成胞内菌感染常有的肉芽肿病变特征。肉芽肿既可阻挡致病

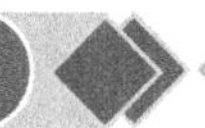

菌的扩散，亦对宿主局部造成一定的病理损伤，最具代表性的疾病是结核分枝杆菌引起的肺结核。

由于特异性抗体不能进入胞内菌寄居的吞噬细胞内并与之作用，故体液免疫对胞内菌感染作用不大，主要靠以T细胞为主的细胞免疫。其特异性细胞免疫应答包括两种类型，一为$CD4^+T_H1$细胞产生的细胞因子；另一为$CD8^+T$淋巴细胞(CTL)。$CD4^+T_H1$细胞可产生IFN-γ、IL-1、TNF-α等细胞因子，其中，IFN-γ是巨噬细胞最强激活剂，可增强其吞噬杀菌能力。活化的巨噬细胞释放的IFN-γ、IL-1和溶酶体酶为重要炎性因子，可促进感染部位的血管内皮细胞黏附分子的表达，募集大量的吞噬细胞移向炎症部位，加重炎症反应（迟发型超敏反应），有利于对胞内菌的清除。CTL能分泌穿孔素(perforin)和颗粒酶(granule enzyme)，破坏受胞内菌感染的细胞，亦可激活半胱天冬氨酸蛋白酶(caspase)，或提供Fas配体与靶细胞上的Fas受体结合，诱导受感染的细胞发生凋亡，释放出致病菌，再由抗体或补体等调理后，由吞噬细胞吞噬消灭。

第四节 感染的发生与发展

一、传染源

在感染性疾病中，根据病原体来源分为外源性感染(exogenous infection)和内源性感染(endogenous infection)；依据感染发生场所，可分为社区感染(community-acquired infection)和医院感染。

（一）外源性感染

外源性感染是指病原体来自宿主体外的感染。

1. 患者 大多数人类感染是通过人与人之间的传播。患者在疾病潜伏期一直到病后一段恢复期内，都有可能将致病菌传播给其他人。与患者密切接触的人如果未经免疫，则可能存在感染的危险。医院感染的致病菌大多可经医护人员的手发生人-人传播。因此，对患者及早作出诊断并采取防治措施，是控制和消灭传染病的根本措施之一。

2. 带菌者(carrier) 有些健康人或传染病潜伏期患者可携带某种致病菌，也有些传染病患者恢复后一段时间内仍继续排菌。健康带菌者和恢复期带菌者是很重要的传染源，因其不出现临床症状，不易被人们察觉，难以控制，故危害性大于患者。脑膜炎奈瑟菌、白喉棒状杆菌常有健康带菌者，伤寒沙门菌、志贺菌等可有恢复期带菌者。

3. 病畜和带菌动物 有些致病菌主要存在于动物体内，偶尔感染人类，称之为人兽共患的致病菌。通过直接接触受感染动物、食用受污染的肉、奶制品或昆虫叮咬等，病畜或带菌动物的致病菌可传播给人类。例如鼠疫耶氏菌、空肠弯曲菌、炭疽芽孢杆菌、布鲁菌、牛分枝杆菌、大肠埃希菌O157:H7、蛎螺旋体、斑疹伤寒立克次体，以及食物中毒的沙门菌等。

此外，外界环境中亦存在许多致病菌或条件致病菌，如土壤中的破伤风梭菌、产气荚膜梭菌，医院供水系统中的嗜肺军团菌等。

（二）内源性感染

内源性感染是指病原体来自患者体内或体表的感染，亦称为自身感染(self infection)。致病菌大多是存在于体表或体内的正常菌群，少数是以潜伏状态存在于体内的致病菌（如结核分枝杆菌）。正常菌群在特定条件下转化为条件致病菌后才致病。目前，内源性感染有逐渐增多的趋势。

二、传播方式与途径

（一）呼吸道感染

致病菌从患者或带菌者的痰液、唾液等散布到周围空气中，经呼吸道途径感染他人。例如，咳嗽、喷嚏、大声说话时喷出的飞沫，含有大量细菌。亦可通过吸入沾有致病菌的尘埃而引起。空调系统形成的气溶胶和雾化器、湿化器等吸入治疗装置内的液体若被致病菌污染，也可发生感染。呼吸道感染的疾病有肺炎、脑脊髓膜炎、肺结核、白喉、百日咳、猩红热、军团病等。

（二）消化道感染

消化道感染又称粪-口途径感染。伤寒、菌痢、霍乱、出血性肠炎、钩体病、食物中毒等胃肠道传染病，大多是摄入粪便污染的饮水、食物所致。水、食物、手指和苍蝇等是消化道传染病传播的重要媒介。

（三）创伤感染

正常皮肤黏膜是宿主抗感染的第一道防线。如果皮肤、黏膜出现细小破损或烧（烫）伤，致病性葡萄球菌、链球菌、大肠埃希菌、铜绿假单胞菌等常可侵入引起化脓性感染。阑尾穿孔或肠道手术后，脆弱类杆菌进入腹腔引起腹膜炎。在泥土、人类和动物粪便中，可能存在破伤风梭菌、产气荚膜梭菌等芽孢。这些芽孢若进入深部伤口，微环境适宜时就会发芽与繁殖，产生外毒素而致病。许多介入性诊治操作也可导致感染。

（四）接触感染

淋病奈瑟菌、麻风分枝杆菌、苍白密螺旋体、钩端螺旋体、沙眼衣原体等，可通过人-人或动物-人的密切接触而感染，如性接触、直接接触，或通过用具等间接受染。引起医院感染的条件致病菌主要经医护人员的手在患者之间传播。

（五）节肢动物叮咬感染

有些传染病是通过吸血昆虫传播的。例如，人类鼠疫和地方性斑疹伤寒由鼠蚤传播，莱姆病由硬蜱传播等。

此外，还有经尿路感染或产道感染等。有些致病菌如结核分枝杆菌、炭疽芽孢杆菌可经呼吸道、消化道、皮肤创伤等多种途径传播。

三、感染的类型

感染的发生、发展和结局，是宿主的免疫力和致病菌的致病能力相互作用的复杂过程。根据双方力量对比，可出现隐性感染（inapparent infection）、潜伏感染（latent infection）、显性感染（apparent infection）和带菌状态（carrier state）等不同临床表现。随着双方力量的消长，这几种类型可以转化或交替。

（一）隐性感染

当宿主的抗感染免疫力较强，或侵入的致病菌数量不多、毒力较弱，感染后对机体损害较轻，不出现或只出现不明显的临床症状，是为隐性感染，又称亚临床感染（subclinical infection）。在大多数传染病流行中，隐性感染者一般约占人群的90%或更多。隐性感染后，机体常可获得足够的特异免疫力，能抵御同种致病菌的再次感染。隐性感染的宿主可向体外排出致病菌而成为传染源。流行性脑脊髓膜炎、结核、白喉、伤寒等常有隐性感染。

（二）潜伏感染

当宿主与致病菌在相互作用过程中暂时处于平衡状态时，致病菌潜伏在病灶内或某些特殊组织中，一般不排出体外。一旦机体免疫力下降，潜伏的致病菌则被激活，大量繁殖后，引起疾病复发。例如，结核分枝杆菌和梅毒螺旋体有潜伏感染。

（三）显性感染

当宿主的抗感染免疫力较弱，或侵入的致病菌数量较多，毒力较强，以致机体的细胞组织受到不同程度的损害，出现一系列临床症状和体征，是为显性感染。显性感染过程结束后，致病菌可被清除。由于每一病例的宿主免疫力和细菌致病能力存在着差异，因此，显性感染又分轻、重、缓、急等不同模式。

临床上按病情缓急不同，可分为：

（1）急性感染（acute infection）：病情发展迅速，病程较短，一般是数日至数周。病愈后，外来的致病菌从宿主体内消失，但内源性急性感染的条件致病菌则不一定消灭。引起急性感染的致病菌有脑膜炎奈瑟菌、霍乱弧菌、痢疾志贺菌、鼠疫耶氏菌等。

（2）慢性感染（chronic infection）：病情较急性感染轻，病程缓慢，常持续数月至数年。胞内菌往往引起慢性感染，如结核分枝杆菌、麻风分枝杆菌等。

临床上按感染的部位及性质不同，可分为：

（1）局部感染（localized infection）：致病菌侵入宿主体后，仅局限在一定部位生长繁殖，引起局部病变。例如化脓性球菌所致的疖、痈等。

（2）全身感染（generalized infection）：感染发生后，致病菌或其毒性代谢产物通过血液向全身播散而引起全身急性症状。临床上常见类型有：

1）毒血症（toxemia）：致病菌侵入宿主体内后，只在机体局部生长繁殖，不进入血循环，但其产生的外毒素入血，并经血液到达并损伤易感的细胞和组织，引起特殊的临床症状。如白喉、破伤风等。

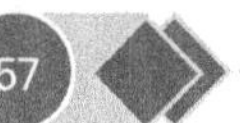

2）内毒素血症（endotoxemia）：革兰阴性菌侵入血液，并在其中大量繁殖，死亡崩解后释放大量内毒素；也可由病灶内大量革兰阴性菌死亡、释放的内毒素入血所致。在严重革兰阴性菌感染时，常发生内毒素血症，严重者可出现内毒素休克、DIC等症状，甚至死亡，如小儿急性中毒性细菌性痢疾。

3）菌血症（bacteremia）：致病菌由局部侵入血液，但未在其中生长繁殖，只是短暂的一时性或间断性侵入血循环，到达体内适宜部位后再进行繁殖而致病。例如伤寒早期有菌血症。

4）败血症（septicemia）：致病菌侵入血液并在其中大量繁殖，产生毒性产物，造成机体严重损害，出现全身性中毒症状，例如高热、皮肤和黏膜瘀血、肝脾肿大等。例如鼠疫耶氏菌、炭疽芽孢杆菌等可引起败血症。

5）脓毒血症（pyemia）：化脓性致病菌从感染部位侵入血液，并在其中大量繁殖，通过血液扩散至宿主的其他组织或器官，产生新的化脓性病灶。例如金黄色葡萄球菌的脓毒血症常导致多发性肝脓肿、皮下脓肿和肾脓肿等。

（四）带菌状态

有时宿主在显性或隐性感染后，致病菌并未立即消失，而在体内继续留存一定时间，与机体免疫力处于相对平衡状态，是为带菌状态，该宿主称为带菌者（carrier）。例如伤寒、白喉患者等病后常可出现带菌状态。在显性感染临床症状出现之前称为潜伏期带菌者；显性感染之后称为恢复期带菌者；隐性感染之后称为健康带菌者。带菌者的共同特征是没有临床症状，但能不断或间歇排出致病菌，成为重要的传染源之一。因此，及早发现和治疗带菌者，对控制和消灭传染病的流行具有重要意义。

第五节 医院感染

医院感染（nosocomial infection），又称医院获得性感染（hospital acquired infection）是指病人或工作人员在医院内获得并产生临床症状的感染。由于感染有一定的潜伏期，因此医院感染也包括在医院内感染而在出院后才发病的病人。随着人类寿命的延长，其免疫水平却相应地呈下降趋势，加之现代医疗手段的应用，使患者免疫功能受损的机会增加，因此，医院感染问题日益突出。

医院感染的判定标准是：①对于有明确潜伏期的疾病，自入院第一天算起，超过平均潜伏期后所发生的感染；对于无明确潜伏期的疾病，发生在入院48小时后的感染；②患者发生与上次住院直接有关的感染；③在原有感染的基础上，出现新的与原有感染无关的不同部位的感染，或者在原感染部位已知病原体的基础上，又培养出新的病原体（包括菌株的新种、属、型）；④新生儿经产道时发生的感染，或发生于分娩48h后的感染。

一、常见病原体及其特点

（一）常见病原体

随着治疗方法、药物种类、诊断技术的发展变化，医院感染的病原体种类亦随之改变。目前，医院感染主要由6种细菌引起（表5-6），分别是大肠埃希菌、铜绿假单胞菌、金黄色葡萄球菌、肠球菌、克雷伯菌属和凝固酶阴性葡萄球菌，其中，革兰阴性杆菌感染发生率超过50%。真菌感染逐年增长，至20世纪90年代中期已占病原体的15%，主要是白假丝酵母菌。医院感染大多由单一病原体引起。

表5-6 医院感染的常见病原体

感染部位	常见病原体
肺部感染	铜绿假单胞菌、肺炎克氏菌、金黄色葡萄球菌、大肠埃希菌、阴沟肠杆菌、产气肠杆菌、沙雷菌属、呼吸道病毒
泌尿道感染	大肠埃希菌、表皮葡萄球菌、变形杆菌属、肠球菌属、铜绿假单胞菌、肺炎克氏菌、白假丝酵母菌
感染性腹泻	
非侵袭型腹泻	霍乱弧菌、产毒素性大肠埃希菌、金黄色葡萄球菌
侵袭型腹泻	志贺菌、沙门菌、空肠弯曲菌
抗菌药物相关性腹泻	艰难梭菌、白假丝酵母菌
手术部位感染	葡萄球菌、大肠埃希菌、甲型链球菌、肠杆菌、铜绿假单胞菌、克雷伯菌、类杆菌和真菌
菌（败）血症	葡萄球菌、肠球菌、大肠埃希菌、肠杆菌、肺炎克氏菌、铜绿假单胞菌、不动杆菌
与输血相关的传染病	人类免疫缺陷病毒、丙型肝炎病毒、乙型肝炎病毒、梅毒螺旋体

（二）特点

医院感染的常见病原体具有以下微生态学特点：

1. 大多为条件致病菌 引起医院感染的病原微生物多种多样，但更多的是患者体内的毒力较低的、甚至是无致病力的条件致病性微生物，如凝固酶阴性葡萄球菌、大肠埃希菌、白假丝酵母菌等，以及来自医院环境中的非致病微生物。

2. 耐药性 由于在医院环境内长期接触大量抗生素，医院内耐药菌的检出率远比社区高，尤其是多重耐药菌株的出现，使许多抗生素失效。对于同一种细菌，在医院内和医院外分离的菌株有不同的耐药性，前者耐药性较强和涉及抗菌药物的种类较广。

3. 具有特殊的适应性 一些细菌在获得耐药性质粒的同时，也可能获得侵袭力及毒素基因，从而增强其毒力，更容易攻击免疫力低下的宿主。例如表皮葡萄球菌具有黏附于塑料表面的能力，如果塑料静脉插管受到该菌污染，可使心脏手术和插静脉导管的患者引起败血症和感染性心内膜炎；铜绿假单胞菌常侵袭用呼吸机治疗的患者，该菌在新鲜蒸馏水中经48小时培养，仍能繁殖，经蒸馏水传代后，对一些常用消毒剂产生抵抗力。

二、医院感染的类型

根据感染来源的不同，可将医院感染分为外源性感染和内源性感染二大类。

（一）外源性感染

1. 交叉感染（cross infection） 由医院内患者、病原携带者或医务人员直接或间接接触引起的感染。感染性疾病患者与病原携带者体内的病原微生物以自然或人为方式排出，一旦侵袭适当宿主（主要是患者）即可引起感染。例如细菌性痢疾患者与痢疾志贺菌携带者通过粪便排出痢疾志贺菌；巨细胞病毒感染者如做供肾者，可使受肾者发生感染。

2. 医源性感染（iatrogenic infection） 在治疗、诊断和预防过程中，由于所用器械消毒不严而造成的感染。医院是病原微生物汇集与扩散的特殊场所。医院干燥环境中常有葡萄球菌、肠球菌和结核分枝杆菌，常存在于紫外线灯的灯架、物品柜顶等灰尘中。非发酵革兰阴性杆菌（如假单胞菌、不动杆菌等）和肠杆菌科细菌（如克雷伯菌、肠杆菌、沙雷菌）等在营养不多的潮湿环境下能够存活与繁殖，常存在于医院的公共设施，如肥皂盒中液体、水池、水龙头、拖把，甚至空调机等处。以上致病菌常常引起医院感染。将被微生物污染的各种插入性诊治器材直接接触体内组织或无菌部位，可造成感染。革兰阴性杆菌（如肠杆菌科菌）还常常污染输液用液体，引起输液反应的流行。

（二）内源性感染

人体体表和与外界相通的腔道中寄居着种类繁多的正常菌群。如果患者非特异性免疫与特异性免疫受损；接受侵（介）入性诊治措施；微生态平衡遭受破坏，患者自身的正常菌群可因菌群失调或定位转移而引起医院感染。例如寄居在肠道或口咽部的条件致病菌引起的医院获得性肺炎；尿道口处细菌经导尿管上行后引起的尿路感染；与抗菌药物相关的假膜性肠炎等菌群失调症等，均与患者自身的原籍微生物密切相关。

三、医院感染的传播途径

医院感染的传播途径与医院这一特殊环境、患者这一特殊群体密切相关，并且医护人员起有特殊作用。

（一）接触传播

1. 直接接触传播 在医院，患者之间、患者与医护人员之间通过直接接触，易发生医院感染，如痢疾志贺菌、甲型肝炎病毒等引起的消化道感染。

2. 间接接触传播 这是目前医院感染的主要传播方式，主要是经医务人员的手、医疗器械（尤其是反复使用的、消毒不易彻底的器械）、患者的生活用具等传播。医务人员手的功能决定了它最易反复被病原微生物污染，既要接触有菌的物体，又要接触无菌的用品。如果手的清洗与消毒稍有疏忽，将为间接接触传播提供条件。在现代医院，侵入性诊治手段甚多，如插（导）管及内镜的使用、穿刺、注射、血液或腹腔透析、外科手术、器官移植、介入性治疗、呼吸机的使用等，均有可能将病原微生物直接带入患者体内，也可使患者自身的微生物转移至非正常寄居部位或无菌部位，引发医院感染，如导尿相关性感染、内镜相关性感染等。

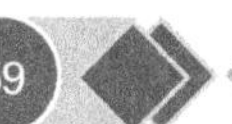

（二）空气-飞沫传播

患者排泄物和分泌物（如飞沫、痰液、脓汁和粪便等）携带大量的微生物，可严重污染医院空气。许多呼吸道传染病，如流行性感冒、严重急性呼吸综合征（SARS）和肺结核等，可经空气飞沫传播。雾化器、湿化器等吸入治疗装置内的液体若被致病菌污染，也可发生感染。空调系统形成的气溶胶，若被嗜肺军团菌污染，可发生军团菌肺炎。

（三）血液-体液传播

输血相关性感染主要包括丙型肝炎、乙型肝炎、获得性免疫缺陷综合征、巨细胞病毒感染、梅毒等。供静脉滴注的液体若被细菌（如葡萄球菌、肠球菌、链球菌、大肠埃希菌、肠杆菌属、奇异变形杆菌、克雷伯菌属）及真菌（假丝酵母菌属）等污染，可引起原发性菌血症。

此外，食用被致病菌污染的饮水、食物以及口服药物亦可引起医院感染。

医院感染在病原学、流行病学、临床和诊断学等方面都与社区感染有显著差别（表5-7）。

表5-7　社区感染与医院感染的区别

	社区感染	医院感染
病原学		
病原体	典型致病菌	条件致病菌为主
病原学诊断	易于判定	不易判定
流行病学		
传染源	外源性感染	内源性感染为主
传播方式	固有途径	常为特殊方式（如插入性诊治操作）
感染对象	健康人群为主	患者，免疫力低下人群
传染性	强	较弱
隔离意义	传染源隔离（防止病原体扩散，保护外界易感人群）	保护性隔离（保护患者，避免暴露于有关病原体的环境中）
临床疾病学		
临床表现	单纯，典型	复杂，不典型
诊断	临床流行病学分析，可确诊	微生物学定性、定量、定位分析
治疗	较易	较难

（何　平　郭晓奎）

第六章　细菌感染的检查方法与防治原则

尽管有预防措施和宿主防御功能,但细菌感染性疾病经常发生。因此,快速、准确地作出病原学诊断,有助于制定正确的防治方案。根据临床症状与体征,采集合适的临床标本,进行细菌学和血清学检验,在确诊病因上极为重要。特异性防治是应用获得性免疫的原理,给机体注射病原微生物的抗原(包括类毒素)、抗原编码基因或特异性抗体血清等,使其获得特异性免疫力,以达到有效防治感染性疾病的目的。细菌感染性疾病的特异治疗主要是采用抗菌药物,但细菌的耐药性问题已日趋严重。

第一节　细菌感染的实验室诊断

实验室诊断主要包括以检测致病菌及其成分(抗原和核酸等)为目的的细菌学诊断,以及检测患者血清中特异性抗体为目的的血清学诊断。

一、细菌学诊断

(一) 标本采集

细菌感染性疾病的实验室检查结果主要取决于临床标本的质量、采集时间及方法、实验人员的技术熟练程度及经验。临床医生应该知道何时和怎样采取标本,需作哪些实验室检查,以及如何解释结果。为提高致病菌检出率,避免诊断错误或漏检,标本采集与送检过程应遵循下列原则:

(1) 严格执行无菌操作,尽量避免患者正常菌群或外界环境中杂菌污染标本。采取局部病变标本处,不可用消毒剂,必要时宜以无菌生理盐水冲洗,拭干后再取材。从呼吸道、消化道、泌尿生殖道、伤口或体表分离可疑致病菌时,应与其特定部位的正常菌群及临床表现一并加以考虑,因为目前内源性感染呈不断上升趋势。

(2) 根据致病菌在患者不同病期的体内分布和排出部位,采集不同的标本(表 6-1)。例如流行性脑膜炎患者取脑脊液、血液或出血瘀斑;伤寒患者在病程第 1~2 周内取血液,第 2~3 周时可取粪便。尽可能采集病变明显部位的材料。

表 6-1　临床标本中常见病原菌

临床标本	常见病原菌
血液	金黄色葡萄球菌、肠球菌、肺炎链球菌、甲型链球菌、脑膜炎奈瑟菌、大肠埃希菌、肺炎克氏菌、铜绿假单胞菌、伤寒沙门菌、流感嗜血杆菌
咽拭子	A 群溶血性链球菌、白喉棒状杆菌、百日咳鲍特菌
痰	结核分枝杆菌、肺炎链球菌、金黄色葡萄球菌、肺炎克氏菌、铜绿假单胞菌、百日咳鲍特菌、嗜肺军团菌、流感嗜血杆菌、肺炎支原体
脑脊液	脑膜炎奈瑟菌、肺炎链球菌、流感嗜血杆菌、大肠埃希菌
粪便	志贺菌、沙门菌、空肠弯曲菌、大肠埃希菌、霍乱弧菌、副溶血弧菌、艰难梭菌、脆弱类杆菌
尿	大肠埃希菌、凝固酶阴性葡萄球菌、变形杆菌、肠杆菌、铜绿假单胞菌、肠球菌
生殖道分泌物	淋病奈瑟菌、沙眼衣原体、梅毒螺旋体、阴道加德纳菌、白假丝酵母菌
伤口及脓肿	金黄色葡萄球菌、A 群溶血性链球菌、铜绿假单胞菌、大肠埃希菌、产气荚膜梭菌、脆弱类杆菌
胃窦和胃体黏膜	幽门螺杆菌

(3) 应在疾病早期和使用抗菌药物之前采集标本,否则可能需停药数天后采集,或者在分离培养时加入药物拮抗剂。

(4) 标本必须新鲜,采集后尽快送检,尤其是检测抵抗力弱的细菌。若不能立即送检,应将标本置于特殊的转运培养基中,低温保存,以减缓致病菌的死亡,阻止杂菌的过度生长。送检过程中,除不耐寒冷的脑膜炎奈瑟菌、淋病奈瑟菌等要保温外,多数菌可冷藏送运。

(二) 致病菌的检验程序

主要有直接涂片染色镜检、分离培养、生化试验、血清学试验等,有的尚需作动物试验等。细菌学快速诊断新技术主要有核酸杂交(nucleic acid

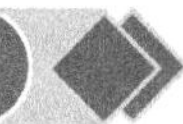

hybridization）和聚合酶链反应（polymerase chain reaction，PCR）等。敏感性、特异性和检测效率是影响临床诊断程序选择的重要因素。

1. 直接涂片染色镜检　直接涂片染色镜检法可在显微镜下直接观察致病菌的形态、大小、排列方式和染色特点。凡在形态和染色性上具有特征的致病菌，直接涂片染色后镜检有助于初步诊断。例如痰中查见抗酸性细长杆菌，脑脊液或淤血点中查到肾形成双排列的革兰阴性球菌，脓液中发现革兰阳性葡萄串状球菌，或咽喉假膜中有异染颗粒的棒状杆菌时，可分别初步诊断为结核分枝杆菌、脑膜炎奈瑟菌、葡萄球菌或白喉棒状杆菌。此外，尿沉渣中发现优势菌类，或长期腹泻患者粪便中发现革兰阳性球菌和真菌等优势菌，均有重要的诊断价值。在某些情况下，也可在直接涂片后，以特异性荧光抗体染色，在荧光显微镜下观察，若出现有发荧光的菌体就是欲检验的细菌。例如粪便中的志贺菌、霍乱弧菌，以及呼吸道标本中的嗜肺军团菌和百日咳鲍特菌等可用此技术快速检出。

染色或不染色标本的形态学检查法较为简便、快速、价廉，为临床检验所常用，特别是有的细菌尚不易进行人工培养，或培养时周期较长，只能通过直接涂片染色并结合临床确诊。但是，直接涂片镜检法的敏感性不及分离培养法。

2. 分离培养　有很多种类的细菌在形态、排列方式和染色性上不能区分，需进行细菌的分离培养，这是确诊细菌感染性疾病最可靠的方法（金标准），并有助于选用抗菌药物及评价疗效。由于各种细菌的生物学特性有所差异，所采用的培养基和培养方法也不尽相同。

从无菌部位采取的血液、脑脊液等标本，可直接接种至营养丰富的液体或固体培养基；从正常菌群存在部位采取的标本，应接种至选择或鉴别培养基。接种后置37℃孵育，一般需氧菌经16～20小时大多可形成菌落（colony），厌氧菌和微需氧菌通常需2～3天才形成菌落。少数菌如布氏菌、结核分枝杆菌生长缓慢，分别需培养3～4周和4～8周才长成可见菌落。根据细菌所需要的营养、生长条件、菌落特征可作初步鉴别，确诊还需对纯培养物进行形态特征、生化试验和血清学试验鉴定。分离培养法的阳性率要比直接涂片镜检高，但需时较久。因此，遇白喉、气性坏疽等急性传染病时，可根据患者临床表现和直接涂片镜检结果作出初步诊断并及时治疗，不必等待分离培养报告，以免贻误治疗时间。

3. 生化试验　细菌的代谢活动依靠一系列酶的催化作用。不同细菌具有不同的酶系，对营养物质的分解能力及其代谢产物不尽相同。检测细菌对各种基质（如糖类和蛋白质）的代谢作用和代谢产物的差异，借以区别和鉴定细菌，称之为细菌的生化试验（biochemical testing）。例如幽门螺杆菌产生极强的尿素酶，可分解尿素产生氨，使培养液呈碱性，pH指示剂则改变颜色。生化试验对菌体形态、革兰染色反应和菌落特征相同或相似的细菌（如肠道杆菌）的鉴定尤为重要。

现代临床细菌学已普遍采用微量、快速、半自动化或自动化的细菌生化鉴定和细菌药敏分析系统，使细菌检出水平明显提高，所需时间大为缩短，推进了相关标本鉴定的准确性与时效性。其中，VITEK-AMS系统可鉴定细菌和真菌200～300多种及近100种不同抗菌药物的敏感性测试。细菌鉴定原理是根据不同细菌的理化性质不同，采用光电比色法，测定细菌分解底物导致pH改变而产生的不同颜色，来判断反应的结果。

4. 血清学试验　在许多情况下，难以从患者的临床标本中分离出致病菌，特别是在发病早期已用抗生素等药物治疗过的患者，因致病菌的生长被抑制或杀死，可明显影响致病菌的检出率。但是，采用血清学试验（serological testing），即用含有已知的特异性抗体的免疫血清，可快速、准确地检出临床标本中极微量的致病菌特异抗原，亦可鉴定分离培养出的未知纯种细菌，并可确定致病菌的种或型，有助于确定病因。常用方法有凝集试验（如玻片凝集试验、协同凝集试验、乳胶凝集试验、反向间接血凝试验）、免疫荧光技术、酶联免疫吸附（ELISA）等。

5. 动物试验　利用动物实验，可进行致病菌的分离与鉴定、细菌毒力的检测等。常用实验动物有小鼠、豚鼠和家兔等。应根据实验目的，选用一定体重或年龄的高度易感性的健康动物。接种途径有注射（皮内、皮下、腹腔、肌肉、静脉、脑内）和灌胃等。接种后应仔细观察动物的食量、精神状态和局部变化等。若动物出现特有的症状或死亡，应立即解剖，检查病变，或作细菌分离培养，证实由何种致病菌所致。动物实验一般不作为常规细菌学诊断。

6. 基因诊断技术　核酸杂交和PCR技术不需分离培养，只需检测标本中致病菌的特异性核酸片段，即可鉴定出致病菌，具有特异性强、敏感度高、快速等特点，尤其适用于检测难以或不能培养的致病菌（如梅毒螺旋体），以及培养时间较长或培养条件苛刻的致病菌（如立克次体、衣原体、结核分枝杆菌、幽门螺杆菌、空肠弯曲菌、嗜肺军团菌和无芽孢厌氧菌等）。

（1）核酸杂交技术：原理是应用放射性核素或生物素、地高辛、辣根过氧化物酶、荧光素等非放射性物质标记的已知序列单链核酸（如16SrRNA编码基因中的保守序列）作为探针（probe），在一定条件下，根据碱基配对原则，与待测标本的同源或部分同源核酸单链退火，形成双链杂交体。然后，通过杂交信号的检测，鉴定临床标本（如血清、尿、粪便或活检组织）中有无相应的病原体特异基因。

核酸杂交过程可在溶液中进行（液相杂交），也可使探针DNA结合到固相载体（如硝酸纤维膜）上，或使组织中DNA双链打开，然后进行杂交（固相杂交）。固相核酸杂交较为常用，有原位杂交（*in situ* hybridization）、斑点杂交（dot blot）、Southern印迹、Northern印迹等。核酸杂交可直接检出标本中的致病菌，不受标本中的杂质干扰，对尚不能或难分离培养的致病菌尤为适用，亦可同时检出多种致病菌。

（2）PCR技术：是一种体外扩增特异性DNA片段的技术，具有快速、灵敏度高和特异性强等特点。其基本步骤是，从标本中提取DNA作为扩增模板，选用一对人工合成的特异寡核苷酸作为引物，在热稳定DNA聚合酶作用下，经不同温度的变性、退火、延伸，多次循环后，即可在数小时内获得数百万个特异性DNA序列的拷贝。扩增产物作琼脂糖凝胶电泳和溴乙啶染色后，即可确定要扩增的目的DNA存在与否。若需进一步鉴定，可从凝胶中分离和回收PCR产物，再用标记的特异探针确定，或直接测序分析。目前，PCR技术和由此发展而来的逆转录PCR（reverse transcriptase PCR，RT-PCR）、定量实时荧光PCR（real-time PCR）等技术已广泛用于感染性疾病的基因诊断。

（3）DNA芯片（DNA Chip）技术：又称基因芯片（gene chip）技术，由核酸杂交技术衍生而来。其基本原理是：首先，将大量的特异寡核苷酸探针有序地、高密度地点布并固定在硅片、玻片等固相支持物上，组成DNA微点阵（microarray），即DNA芯片；然后，抽提待检样本中的DNA或mRNA，用荧光染料标记后，与DNA芯片上的探针杂交，应用激光共聚焦显微扫描技术，记录杂交结果；最后，应用分析软件，对杂交位点及其信号强弱进行分析，找出相应的基因，判别标本中的特异性致病菌。应用致病菌基因组、耐药基因、毒力基因等重要基因的芯片，通过单一杂交即可完成致病菌的基因分型与菌种鉴定、耐药性快速诊断、致病菌与非致病菌鉴定等，为临床治疗提供可靠的理论依据。该技术可将许多不同类型的探针同时固定于一张芯片上，一次可对样品中可能存在的多种致病菌进行系统检测分析。

二、血清学诊断

人体受到致病菌感染后，免疫系统可发生免疫应答而产生特异性抗体。抗体的量常随感染过程而增多，表现为效价（titer）或称滴度的升高。因此，采用已知的细菌或其特异性抗原，检测患者血清或其他体液中有无相应特异性抗体及其效价的动态变化，可作为某些传染病的辅助诊断。一般采取患者的血清进行试验，故这类方法通常称为血清学诊断（serological testing）。血清学诊断主要适用于抗原性较强、生化试验不易区别、难以培养或不能培养的致病菌，以及病程较长的感染性疾病。

在血清学诊断中，最好采集患者急性期和恢复期双份血清标本。因为在传染病流行区内，患者血清中出现某种抗体，除患有与该抗体相应的疾病外，亦可因受过该菌隐性感染或近期预防接种所致。因此，必须有抗体效价明显高于健康人群的水平或随病程递增才有诊断价值。当恢复期的抗体效价比急性期升高≥4倍时，即可区别既往感染或现症感染。若患者在疾病早期应用抗菌药物，致病菌在体内繁殖不多，抗体效价可以无明显升高。可见，细菌学诊断和血清学诊断在细菌感染的确立上是互为辅助的。

常用于细菌性感染的血清学诊断方法列于表6-2。其中，酶联免疫吸附试验（ELISA）比细菌分离培养快速，而且灵敏度高、特异性较强，已有各种商品化试剂盒可自动化检测大量标本，有逐渐替代其他血清学诊断方法之势。已广泛应用于流行病学调查和多种病原体的抗原、相应抗体、可溶性毒素等检测，尤其是对病毒感染的诊断更为适合。

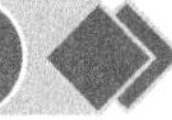

表 6-2 细菌感染性疾病的血清学诊断

血清学试验	应用举例
直接凝集试验	伤寒、副伤寒(肥达试验)、立克次体病(外斐试验)、波浪热、钩端螺旋体病(显微凝集试验)
乳胶凝集试验	流感嗜血杆菌和脑膜炎奈瑟菌感染引起的脑膜炎、梅毒、新生隐球菌感染
冷凝集试验	支原体性原发性非典型肺炎
沉淀试验	梅毒(VDRL、RPR 试验)、白喉毒素(Elek 平板毒力试验)
对流免疫电泳	流行性脑脊髓膜炎
补体结合试验	Q 热
中和试验	风湿热(抗 O 试验)
免疫印迹试验	莱姆病
免疫荧光试验	梅毒(FTA-ABS 试验)
ELISA	多种病原体及其毒素、特异性抗体的检测

第二节 细菌感染的免疫预防

人工免疫包括人工主动免疫(artificial active immunization)和人工被动免疫(artificial passive immunization)(表 6-3),是预防细菌感染的有效措施。人工主动免疫方法通常称为预防接种(prophylactic inoculation)或疫苗接种(vaccination)。人工被动免疫主要用于急性传染病的治疗或紧急预防。

表 6-3 人工主动免疫与人工被动免疫的比较

区别要点	人工主动免疫	人工被动免疫
免疫物质	抗原	抗体或细胞因子等
免疫出现时间	慢(数天至 4 周)	快(立即)
免疫维持时间	长(数月至数年)	短(2~3 周)
主要用途	预防	治疗或紧急预防

一、人工主动免疫

人工主动免疫是将疫苗(vaccine)接种于人体,使之产生获得性免疫力的一种防治微生物感染的措施。疫苗接种可有效地降低感染性疾病的发生率和死亡率。传统的疫苗主要有灭活疫苗、减毒活疫苗和类毒素,但对于某些抗原性弱且易于发生免疫逃避的病原体,传统疫苗往往难以获得有效的免疫应答及保护性。对于一些免疫保护机制不清、可能诱导免疫病理反应和不易培养的病原体,则难以用传统方法生产疫苗。

现代疫苗学的发展策略主要有:①将病原微生物保护性抗原基因克隆到合适的载体,再导入适宜的表达系统中表达,制成亚单位疫苗;②选择缺失基因的减毒病原体(如卡介苗)、非致病性病毒(如腺病毒、金丝雀痘病毒)或人体生理性细菌(如乳杆菌)等作为载体,插入致病菌抗原基因或导入携带致病菌抗原基因的重组质粒,构建成活载体疫苗,高效表达目的抗原以刺激宿主免疫系统;③预防多种疾病、接种次数少的多价抗原联合疫苗;④利用质粒 DNA 诱导免疫应答的核酸疫苗;⑤疫苗的免疫增强物及对免疫系统的调节;⑥特定免疫原或免疫调节剂投递的新型微粒载体系统。因此,疫苗的形式从过去较单一的灭活疫苗、减毒活疫苗,发展到现代的基因工程重组蛋白质疫苗、化学合成多肽疫苗(包括表位疫苗)及核酸疫苗等新型疫苗;疫苗的功能从预防发展到预防与治疗。疫苗总的发展趋势是增强免疫效果,简化接种程序。

(一) 灭活疫苗

选用免疫原性强的病原体,经人工大量培养后,用理化方法杀死,但仍保留抗原性而制成的生物制品,称之为灭活疫苗(inactivated vaccine)。常用的灭活疫苗有百日咳、伤寒、霍乱、钩端螺旋体、斑疹伤寒、Q 热、鼠疫等疫苗。灭活疫苗制造工艺相对简单,免疫原性稳定性高,易于制备多价疫苗,疫苗安全性高,易于保存,一般 4℃ 可保存 1 年左右。缺点主要是:①接种剂量大;②注射局部和全身的不良反应较大;③免疫维持时间短,需接种多次。为减少接种手续,可将不同种类的死疫苗适当混合组成联合疫苗,例如伤寒和副伤寒甲、乙混合的三联疫苗,多个型别钩端螺旋体组成的多价钩端螺旋体疫苗等;④灭活疫苗不能模拟病原体在宿主中的自然感染过程,主要刺激宿主产生体液免疫,黏膜免疫和细胞免疫应答不强。

(二) 减毒活疫苗

从自然界发掘,或通过人工培育筛选,或通过基因突变或重组,将病原体的毒力降低到足以产生模拟自然发生隐性感染,诱发理想的免疫应答而又不产生临床症状的疫苗,称之为减毒活疫苗(live-attenuated vaccine)。例如,牛结核分枝杆菌在人工培养基上经 13 年 230 次传代后获得的卡介苗(BCG)。

与灭活疫苗相比,减毒活疫苗的最大优点是:能模拟自然感染过程,诱发全面、稳定、持久的体液免疫、细胞免疫和黏膜免疫应答,不需要佐剂;剂量较小,免疫力持久,一般只需接种1次,即可达到预防目的;可采用口服、喷鼻或气雾途径免疫,避免一些因注射免疫而引起的局部反应或并发症。活疫苗的缺点是:存在毒力回复突变危险;需冷藏保存,且保存期短,但此不足可用冻干法改进剂型来克服。免疫缺陷者和孕妇一般不宜接受活疫苗接种。

(三) 亚单位疫苗

亚单位疫苗(subunit vaccine)是指不含病原体核酸,仅含能诱发宿主产生中和抗体的微生物蛋白或表面抗原的疫苗。其突出优点是已除去病原体中不能激发机体保护性免疫和对宿主有害的部分,只保留有效的免疫原成分,因而免疫作用明显增强而稳定,可消除减毒活疫苗的回复突变和灭活疫苗的感染性复活作用,对机体引起的不良反应越来越小。亚单位疫苗可分为:

1. 非重组的亚单位疫苗 是由单个蛋白或寡糖组成的疫苗,采用化学方法将这些免疫原物质予以抽取、纯化。例如肺炎链球菌、脑膜炎奈瑟菌、流感嗜血杆菌的主要保护性免疫原是荚膜多糖,白喉棒状杆菌和破伤风梭菌是外毒素;钩端螺旋体和疏螺旋体是外膜蛋白等。荚膜多糖疫苗的免疫原性较弱,需与佐剂或免疫原性强的抗原(如破伤风类毒素、白喉类毒素)等结合成偶联疫苗(conjugate vaccine),以增强多糖免疫原的应答反应。细菌外毒素经0.3%~0.4%甲醛溶液处理后,失去毒性但仍保持免疫原性,成为类毒素(toxoid)。加入适量磷酸铝或氢氧化铝等吸附型佐剂则成为精制的类毒素。它们在机体内吸收缓慢、能较长时间刺激机体,可以增强免疫效果,诱导机体产生抗毒素。常用的白百破三联疫苗是将灭活的百日咳鲍特菌与白喉、破伤风两种类毒素混合而成。优点是不仅可减少接种次数,且百日咳鲍特菌是有效的佐剂,能增强白喉和破伤风类毒素的免疫效果。

2. 基因重组亚单位疫苗 是将病原体保护性抗原基因克隆至载体质粒,在合适的表达系统(如大肠埃希菌、毕氏酵母菌)中获得高效表达,将免疫原分离纯化而制成的疫苗。最成功的是乙型肝炎基因工程疫苗。近年来,以微生物基因组学为平台,应用生物信息学、蛋白组学和体内表达技术(*in vivo* expression technology)等,预测和寻找致病菌毒力或毒力相关抗原、分泌蛋白抗原和外膜蛋白抗原等,对上述抗原的编码基因进行高通量表达,再对纯化重组蛋白进行体外和体内免疫学分析,筛选出有效的保护性抗原,可大大加快疫苗的研究进程。此外,采用细菌表面展示技术(surface display in bacteria),将外源性抗原肽或蛋白与细菌表面的细胞壁蛋白或外膜蛋白融合,以正确的构象和方向插入并锚定在细胞壁或外膜表面,可构建成重组亚单位疫苗。

(四) 核酸疫苗

核酸疫苗(nucleic acid vaccine),又称DNA疫苗(DNA vaccine)或基因疫苗(gene vaccine),是指将病原体保护性抗原基因片段克隆到真核表达质粒上,然后直接导入宿主体内,以持续表达目的免疫原,进而诱发保护性体液免疫和细胞免疫的新型疫苗。核酸疫苗与传统疫苗的最大差异在于所使用抗原类型的不同。传统疫苗一般是灭活或减毒活病原体,或病原体的亚单位蛋白。核酸疫苗仅仅是病原体某种抗原的基因片段,直接在宿主体细胞内完成表达和后加工,可提供与天然构象极为接近的目的蛋白,提呈给宿主免疫系统,与自然感染过程相似。因此,核酸疫苗兼有重组亚单位疫苗的安全性和减毒活疫苗诱导全方位免疫应答的高效力。核酸疫苗可在机体内不断翻译表达,较长时间维持较高的蛋白水平,免疫具有连续性,一次接种可获得长期或终身免疫力。目前,对核酸疫苗的确切作用机制,以及接种人体的安全性等问题正在继续深入研究之中。

(五) 转基因植物疫苗

转基因植物疫苗(plant vaccine),又称植物疫苗,是指将有效免疫原编码基因导入植物细胞并在其中表达和积累,人食用已表达目的抗原的转基因植物后,可诱发宿主产生特异性免疫应答的新型疫苗。已尝试用于多种重组疫苗的研制,有一定的应用前景。转基因植物生产疫苗有两种方法:一是建立稳定的整合抗原基因的表达植株,并可通过无性或有性繁殖生产大量的转基因植物;二是建立瞬时表达植株,如用烟草花叶病毒作为表达载体转染植物细胞,目的抗原随病毒在植物细胞内复制增殖而得以高效表达。

(六) 治疗性疫苗

早在20世纪初期,Wright等尝试采用灭活疫苗治疗慢性细菌性疾病,如葡萄球菌性皮肤病和慢性淋病,取得较好的效果。但是,随着抗生素的问

世和迅速发展，治疗性疫苗（therapeutic vaccine）用于传染病治疗的研究进入低潮。近年来，由于对病原微生物的致病机制和机体抗感染免疫应答的认识不断加深，以及耐药菌感染日益严重，治疗性疫苗重新受到关注。

预防性疫苗的接种对象是健康人群，一般为微生物的保护性抗原，成分较单纯，主要用于免疫预防作用，对机体无明显的病理损伤，使用安全可靠，已在世界范围内广泛用于传染病的预防接种。治疗性疫苗的接种对象是持续性感染患者或带菌者，其组分不像预防性疫苗那样单纯，可根据需要进行组合和调整，如用微生物抗原基因与不同细胞因子基因组成并表达的嵌合性疫苗。治疗性疫苗旨在打破机体的免疫耐受，提高对病原体特异性免疫应答水平，故特别强调佐剂的选用。治疗性疫苗可用于慢性感染性疾病、肿瘤和过敏性疾病的治疗。由于治疗性疫苗属于免疫治疗，可能伴有免疫损伤而有一定的不良反应。

二、人工被动免疫

当宿主已受感染，采用人工主动免疫已为时过晚，此时宜行人工被动免疫。人工被动免疫是注射含有特异性抗体的免疫血清、纯化免疫球蛋白、细胞因子或致敏的免疫细胞等，使机体立即获得特异性免疫，因而作用及时。但这些免疫物质不是患者自己产生的，故维持时间不长（表6-3）。

（一）抗毒素

一般用细菌类毒素或外毒素多次免疫马，待马产生高效价抗毒素后采血，分离出血清并提取其免疫球蛋白，精制成抗毒素制剂。抗毒素（antitoxin）能中和相应的外毒素，阻断其毒性作用。目前，我国的白喉、破伤风和肉毒中毒的抗毒素均用马来制造，因而使用这种异种抗毒素时，应避免Ⅰ型超敏反应的发生。注射前务必先做皮肤试验，必要时可采用脱敏疗法。应用人源性免疫球蛋白可避免发生超敏反应。此外，外毒素毒性强，与靶细胞的结合为不可逆的，故抗毒素只能中和游离的外毒素，用抗毒素作人工被动免疫时，应尽可能早期、足量注射。

（二）抗菌免疫血清

抗菌免疫血清（antibacterial immune serum）是指用细菌免疫动物而制成的含有特异性抗体的血清。曾用于治疗肺炎链球菌、鼠疫耶氏菌、炭疽芽孢杆菌、百日咳鲍特菌等细菌感染性疾病。自磺胺类和抗生素等抗菌药物问世后，因抗菌免疫血清制备较繁、菌型又复杂，以及异种血清可能引发超敏反应等，目前已基本淘汰。只是某些多重耐药菌（如铜绿假单胞菌）感染时，仍可考虑抗菌血清治疗。

（三）免疫球蛋白

免疫球蛋白（immunoglobulin）包括胎盘丙种球蛋白（placetal gamma globulin）和血清丙种球蛋白（serum gamma globulin），前者是从健康产妇的胎盘和婴儿脐带血中提取而制成，后者是从正常成人血清中提取的。因大多数成人经历过多种常见致病菌的隐性感染及疫苗接种，有的曾患过某些传染病，故其血清中含有抗多种病原体的特异性抗体。这种制剂源自人血清球蛋白，对患者虽有同种抗原问题存在，但由于免疫原性较弱，一般不会发生超敏反应。免疫球蛋白主要用于麻疹、甲型肝炎、脊髓灰质炎等病毒性疾病的紧急预防，也可治疗丙种球蛋白缺乏症患者，以及经长期化疗或放疗的肿瘤患者，以预防常见致病菌的感染。因这类制剂不是专门针对某一特定病原体的特异性抗体，故其免疫效果不如高效价的特异性免疫球蛋白。

（四）细胞因子制剂

参与细胞免疫的有关细胞和细胞因子（cytokine）较多，相互间的调控关系复杂。因此，细胞因子制剂是近年来研制的新型免疫治疗剂，但在抗细菌感染免疫中的应用不多，主要是用于一些病毒感染性疾病。常用的有转移因子（transfer factor，TF）、干扰素、IL-2等。

第三节　细菌感染的治疗

1941年青霉素投入临床使用，细菌感染性疾病的治疗从此进入抗生素时代。到了20世纪80年代，越来越多的细菌对抗生素产生耐药性，抗菌治疗面临严重问题。了解抗菌药物的杀菌机制和细菌耐药性的产生机制，有助于正确地使用抗菌药物和指导开发新型抗菌药物，控制细菌耐药性的产生和扩散。

一、抗菌药物杀菌机制

临床应用的抗菌药物包括抗生素

(antibiotic)和化学合成抗菌药物。抗生素是某些微生物在代谢过程中产生的一类抗菌物质,极微量即能选择性地抑制或杀死某些病原微生物。抗生素大多由放线菌和丝状真菌产生。在抗生素母核中加入不同侧链或通过母核结构改造而获得的为半合成抗生素,完全化学合成的为化学合成抗菌药物。抗菌药物的杀菌机制主要包括(图 6-1):

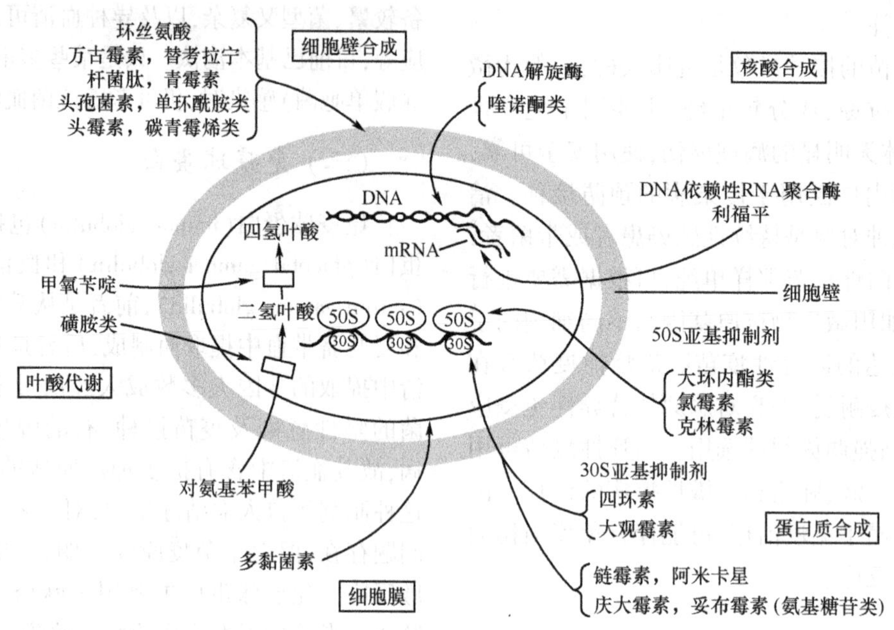

图 6-1 抗菌药物作用靶位

(一) 阻碍细胞壁的形成

肽聚糖是细菌细胞壁的主要组分。许多抗菌药物能干扰肽聚糖的合成,使细菌不能合成完整的细胞壁,可导致细菌死亡。其中糖肽类抗生素,如万古霉素(vancomycin)和替考拉宁(teicoplanin),可与UDP-胞壁酰五肽末端的D-Ala-D-Ala结合,形成复合物,可能抑制肽聚糖链延伸或肽链交联;β-内酰胺类抗生素能与细菌竞争性抑制参与肽聚糖合成所需的转肽酶和羧肽酶等,抑制四肽侧链上D-Ala与五肽交联桥之间的联结或侧链直接相连。被β-内酰胺类抑制的酶具有与青霉素结合的能力,故称之为青霉素结合蛋白。

β-内酰胺类抗生素含有一个β-内酰胺环,主要种类有:①青霉素类:如青霉素G(penicillin G)、甲氧西林(methicillin)、氨苄西林(ampicillin)、阿莫西林(amoxicillin)、哌拉西林(piperacillin)等;②头孢菌素类:包括第一代如头孢拉定(cefradine)、第二代如头孢克洛(cefaclor)、第三代如头孢他啶(ceftazidime)、头孢曲松(ceftriaxone)和第四代如头孢匹罗(cefpirome)头孢菌素;③单环β-内酰胺类:如氨曲南(aztreonam);④碳青霉烯类:如亚胺培南(imipenem)、比阿培南(biapenem);⑤头霉素:如头孢西丁(cefoxitin)、头孢美唑(cefmetazol)。

(二) 抑制蛋白质的合成

细菌核糖体由50S和30S亚基组成,许多抗菌药物能干扰细菌核糖体的功能,抑制蛋白质合成,使细菌丧失生长繁殖的物质基础,导致细菌死亡。主要种类有:①氨基糖苷类:如链霉素(streptomycin)、庆大霉素(gentamicin)、妥布霉素(tobramycin)、阿米卡星(amikacin)、地贝卡星(dibekacin)等,其杀菌机制主要是与核糖体30S亚基不可逆地结合,将已接上的甲酰蛋氨酰-tRNA解离,抑制蛋白质合成起始过程;亦可阻止核糖体与释放因子结合,阻断蛋白质的释放;②四环素类:如四环素(tetracycline)、多西环素(doxycycline)、替加环素(tigecycline),可特异性地与核糖体30S亚基A位结合,影响蛋白质合成初始阶段和释放;③大环内酯类:如红霉素(erythromycin)、螺旋霉素(spiramycin)、克拉霉素(clarithromycin)、阿奇霉素(azithromycin),可与核糖体50S亚基结合,阻断转肽作用和mRNA位移,故而抑制蛋白质合成;④林可霉素(lincomycin)和克林霉素(clindamycin):抗菌机制与大环内酯类相似;⑤氯霉素(chloramphenicol):可与核糖体50S亚基结合,使肽链延伸受阻。

(三) 抑制核酸的合成

主要药物有:①喹诺酮类:如诺氟沙星(nor-

floxacin)、环丙沙星(ciprofloxacin)、氧氟沙星(ofloxacin)、吉米沙星(gemifloxacin)等,通过与DNA解旋酶-DNA复合体相结合,抑制DNA的断裂-重接循环,干扰DNA双螺旋形成,阻碍遗传信息的复制,发挥杀菌作用;②利福霉素类:如利福平(rifampicin)、利福布汀(rifabutin)等,可与细菌的DNA依赖性RNA多聚酶β亚单位结合,抑制mRNA的合成;③磺胺类药物:如磺胺甲噁唑(sulfamethoxazole,SMZ),通过阻断核苷酸前体物质四氢叶酸的合成,抑制核酸的合成;④硝基咪唑类:如甲硝唑(metronidazole),产生中介化合物,引起DNA链断裂,干扰DNA复制。

(四)影响细胞膜的功能

细菌细胞膜具有选择性屏障作用,并具有多种酶系统,参与生化代谢过程。多黏菌素(ploymycin)作用于革兰阴性杆菌的磷脂,使细胞膜受损,细胞质内容物漏出,引起细菌死亡。

二、细菌耐药性

细菌耐药性(bacterial resistance)可分为:①固有耐药(intrinsic resistance):代代相传的天然耐药性;②获得性耐药(acquired resistance):是指致病菌因各种不同原因对抗菌药物产生了抵抗力,即由原来敏感变为不敏感,致使疗效降低或治疗失败。获得性耐药产生的分子机制有基因突变和耐药基因转移,后者可通过质粒(plasmid)、转座子(transposon)和整合子(integron)所介导。多重耐药性(multiple-drug resistance,MDR)是指细菌同时对多种作用机制不同(或结构完全各异)的抗菌药物具有耐性。

(一)临床常见的耐药菌

1. 金黄色葡萄球菌 20世纪50年代最早出现耐青霉素金黄色葡萄球菌。随着青霉素和头孢菌素的广泛应用,20世纪60年代出现耐甲氧西林金黄色葡萄球菌(methicillin resistant *S. aureus*,MRSA)。目前MRSA检出率占全部金黄色葡萄球菌分离株的20%~50%。有些MRSA菌株对几乎所有常用β-内酰胺类耐药,仅万古霉素有效。2002年,在美国发现万古霉素耐药金黄色葡萄球菌(vancomycin resistant *S. aureus*,VRSA)。

2. 革兰阴性杆菌 主要包括大肠埃希菌、肺炎克雷伯菌、铜绿假单胞菌、阴沟肠杆菌、黏质沙雷菌、不动杆菌、嗜麦芽黄单胞菌等,其中最为重要的是产超广谱β-内酰胺酶(extended-spectrum β-lactamase,ESBL)、AmpC酶(ampicillin cephamycinase,AmpC)、金属β-内酰胺酶(metallo-β-lactamase,MBL)和多重耐药的菌株。ESBL能灭活青霉素类、第一至第三代头孢菌素和单环β-内酰胺类,仅对头霉素和碳青霉烯类敏感。在重症监护病房(ICU),革兰阴性杆菌的耐药性问题尤为突出。

3. 肠球菌 1987年,在英国最先发现耐万古霉素肠球菌(vancomycin resistant enterococcus,VRE)。VRE常呈多重耐药性,已在全球蔓延,暴发流行多发生在ICU,患者病死率高。

4. 结核分枝杆菌 多重耐药结核分枝杆菌(MDR-TB,通常指至少耐异烟肼和利福平)检出率高。随着艾滋病的蔓延和流动人口的增加,多重耐药结核分枝杆菌的发生及传播将更为严重。

5. 肺炎链球菌 20世纪40年代,肺炎链球菌对最常用的青霉素高度敏感。20世纪70年代末发现高水平青霉素耐药株(penicillin resistant *S. pneumoniae*,PRSP)。近年来,PRSP(包括中度敏感菌株)检出率呈明显上升趋势,在多个国家已超过10%。

6. 流感嗜血杆菌 20世纪70年代初,氨苄西林取代氯霉素和四环素成为治疗流感嗜血杆菌感染的首选药物。近20多年来,氨苄西林耐药流感嗜血杆菌检出率逐年增加,遍布全球。

7. 淋病奈瑟菌 青霉素一直是治疗淋病的首选药物,但到20世纪70年代中期,发现产青霉素酶的淋病奈瑟菌(penicillinase-producing *N. gonorrhoeae*,PPNG)。20世纪80年代又出现不产青霉素酶的染色体介导的青霉素和四环素耐药菌株。PPNG流行率最高的是东南亚。由于淋病奈瑟菌对青霉素和四环素出现耐药性,使得在治疗不复杂的淋病时不得不选用广谱头孢菌素和诺氟沙星等。

8. 志贺菌属 1959年在日本发现多重耐药痢疾志贺菌感染暴发。1990年,布隆迪暴发流行的痢疾志贺菌对该国所有口服抗生素均呈耐药。志贺菌对以前常用的呋喃唑酮、庆大霉素、氨苄西林、氯霉素、磺胺甲噁唑/甲氧苄啶的耐药率呈逐年上升趋势。

(二)耐药的生化机制

细菌对某一抗菌药物可能存在多种耐药机制。

1. 灭活作用 这是细菌产生耐药性的最重要

方式。细菌被诱导产生灭活酶，通过修饰或水解作用破坏抗生素，使之转化为无活性的衍生物。常见的灭活酶有β-内酰胺酶、超广谱β-内酰胺酶、氨基糖苷类修饰酶（乙酰转移酶、磷酸转移酶、核苷酸转移酶）、红霉素酯酶和氯霉素乙酰转移酶等。β-内酰胺酶可破坏β-内酰胺环而使β-内酰胺类的活性失去或减低，这是大多数致病菌耐β-内酰胺类的主要机制。氨基糖苷类修饰酶能将氨基糖苷类抗生素的游离氨基乙酰化，将游离羟基磷酸化、核苷化，使药物不易进入菌体内，也不易与细菌内靶位-核糖体30S亚基结合，从而失去抑制蛋白质合成的能力。

2. 靶位改变 细菌通过产生诱导酶对抗生素的作用靶位进行化学修饰，或通过基因突变造成靶位改变，使抗菌药物不能与靶位结合或亲和力下降，失去杀菌作用。例如耐甲氧西林金黄色葡萄球菌（MRSA）能产生一种新的青霉素结合蛋白PBP-2′（或PBP2a），对所有β-内酰胺类具有低亲和性。在β-内酰胺类抗生素存在的条件下，虽然该菌正常的5种PBP被抑制，不能发挥正常生理功能，但PBB-2′不被抑制，可作为转肽酶等完成细胞壁的合成，故该菌对β-内酰胺类从敏感转呈耐药。又如核糖体30S亚基S12蛋白发生构象变化，链霉素失去结合受体而不能发挥抑菌作用。

3. 减少药物吸收 由于细胞壁的有效屏障或细胞膜通透性的改变，阻止药物吸收，使抗生素难以或无法进入菌体内发挥作用。例如分枝杆菌的细胞壁存在异常紧密的结构，通透性极低；铜绿假单胞菌外膜上由孔蛋白构成的蛋白通道较特殊，通透能力比大肠埃希菌低100多倍，加之生物膜的形成而使抗菌药物不易进入菌体内，故分枝杆菌和铜绿假单胞菌对众多的抗菌药物呈现明显的多重耐药性。此外，在接触抗生素后，细菌可改变外膜孔蛋白的组成、关闭孔蛋白或减少其数量（如OmpF和OmpC的表达减少），降低外膜通透性，产生耐药性。例如，鼠伤寒沙门菌因缺乏蛋白通道而产生多重耐药性。

4. 增加药物排出 细菌具有能量依赖性的主动外排系统，可将不同种类的抗生素同时泵出体外，使菌体内的抗生素浓度明显降低，不足以杀死细菌。这是细菌产生多重耐药性的主要原因。主动外排系统通常由外排转运蛋白、外膜通道蛋白和连接蛋白（或辅助蛋白）组成。

（三）抗菌药物应用与耐药性的产生

细菌可通过基因突变或“耐药基因”转移而成为耐药菌株，但耐药菌株在菌群中仅占极少部分，在自然环境下难以与占有压倒优势的敏感菌竞争，其生长规模必然受到正常菌群的拮抗。然而，抗生素的广泛应用提供了对耐药突变株的选择环境。例如当给患者长期使用抗生素，尤其是广谱抗生素时，正常菌群中敏感菌株将迅速被抑制或“淘汰”，使得患者对医院流行的耐药菌株变得更加易感，耐药菌株乘机侵入并大量繁殖成为新的优势菌，最终取代敏感菌株的地位。可见，抗生素在耐药菌产生过程中起到筛选作用。

细菌耐药性的产生与变迁与临床上抗生素广泛或过度应用有绝对关系。医院是抗生素使用集中的地方，医院内的细菌耐药检出率明显高于社区。对于同一种细菌，医院内分离株耐药性较强和较广谱。对某一特定药物耐药率的波动与医院抗生素使用规定的变化密切相关。在绝大多数病历，在致病菌及其药敏结果出来前已开始凭经验选择用药，待药敏报告再作调整，而有的可能始终无药敏结果。从某种意义上讲，这是细菌产生耐药性的主要原因。此外，一些医生不顾抗菌药物使用限制的有关规定，继续开出过量或不适当的抗菌药物。在很多发展中国家，许多抗生素不需处方随便可以买到，无指征滥用现象严重。

耐药菌株产生和扩散速度还与兽医学、畜牧业、农业和水产养殖泛用抗生素有密切关系。畜牧业长期大量应用亚治疗量抗生素作为生长促进剂，必然导致动物体内耐药菌的出现。动物耐药菌可将耐药基因传递给人类致病菌，导致耐药性不断扩散。

（四）控制细菌耐药性的策略

1. 科学合理用药 为了防止耐药菌株的产生，近年来，根据耐药性变迁特点，通过限制某些抗生素的应用或改变抗生素的应用种类，有计划定期或划区停用某种抗生素，或循环使用抗生素，对遏制细菌耐药性已显示出良好的前景。合理用药包括以下几个方面：

（1）严格掌握抗菌药物应用的适应证：病毒性感染和发热原因不明者，除并发细菌感染外，不宜轻易采用抗菌药物。但对病情危重者，抗生素的使用可适当放宽。

（2）正确选择抗菌药物和配伍：在使用抗生素前，除危重患者外，原则上应先从患者体内分离培养出致病菌，并作细菌药敏试验，选择敏感的抗生

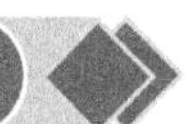

素治疗。对于严重感染患者，可考虑采用“降阶梯治疗”，即第一阶段使用广谱的抗菌药物，以尽量覆盖可能导致感染的致病菌；第二阶段：根据细菌药敏结果，降级换用相对窄谱的抗菌药物，以减少耐药菌发生的可能，并优化治疗的成本效益。联合用药可降低耐药性突变频率，从不同环节控制产生耐药性，但必须有明确的指征。

（3）正确掌握剂量、疗程和给药方法：用药量应保证血液或感染组织达到有效抑菌或杀菌浓度，及时杀灭致病菌。避免剂量过大或疗程过长而造成微生态失调；又要注意由于剂量不足而致病情迁延，转为慢性、复发，诱发细菌耐药性。疗程应尽量缩短。

2. 严格执行消毒隔离制度，防止耐药菌的交叉感染　加强医院感染控制措施，预防耐药菌的暴发流行。医务人员检查患者时必须正确、及时洗手，对与患者接触较多的医生、护士和护工，应定期检查带菌情况。发现携带耐药性致病菌时应暂时调离病房，以免传播耐药菌感染。

3. 寻找新型抗菌药物和新的抗感染方法　主要策略有：

（1）改良现有抗生素：①发展耐酶抗生素，如碳青霉烯类和青霉烯类；②寻找灭活酶抑制剂，如β-内酰胺酶抑制剂克拉维酸（clavulanate）、舒巴坦（sulbactam）、他唑巴坦（tazobactam），与抗生素联用，如由阿莫西林和克拉维酸组成奥格门汀（angmentin）、哌拉西林和他唑巴坦组成他唑西林（tazocillin）；③抑制耐药菌外排系统，如经化学改造的新一类四环素-甘氨环素类（glycylcycline）不易被排出菌体外；④增加与靶位亲和力，如研制与PBP2a有高度亲和力的β-内酰胺类抗生素，如新型碳青霉烯类。

（2）寻找细菌内抗菌作用的新靶点：要以致病菌（或耐药菌）为目标，利用细菌基因组学、生物信息学和体内基因表达技术，寻找对致病菌生存必不可少，感染过程又常常优先表达的因子（如涉及细胞分裂、蛋白质合成、代谢物转运、毒力，以及宿主细胞凋亡等），作为药物筛选的新靶标，采用超高通量药物筛选系统，发展新型抗菌药物。

（3）开发抗菌中药复方、天然抗微生物肽和微生态制剂：中药复方成分复杂，杀菌机制和环节多，不易产生耐药性，并能调节机体免疫功能。来源于动物的抗微生物肽，如杀菌肽（cecropin）、爪蟾抗菌肽（magainin）、防御素（defensin）、鲨胺（qualamine）等，具有广谱的抗菌活性，不易诱导耐药菌株的产生。微生态制剂如益生菌能通过生物拮抗等多种机制抑制某些致病菌。

（4）发展疫苗：这是解决较难治疗的耐药菌的最好办法。疫苗接种可降低细菌感染发生率，从而减少抗生素用量，延缓耐药性的出现。

（唐　立）

第七章 消毒灭菌与生物安全

微生物易受外界条件的影响，如果环境适宜，可促进微生物的生长繁殖；剧烈的环境变化则可使微生物生长受到抑制甚至死亡。由于微生物广泛存在于自然界，其中有些又是病原微生物，因此，从预防感染和避免实验室微生物污染的角度出发，医务工作者及相关科研人员必须牢固树立无菌观念和严格执行无菌操作。例如医疗器械、手术室和无菌室等均需用适宜的方法进行消毒或灭菌。为防止疾病传播，对于传染病患者的排泄物以及实验室废弃的培养物也要进行消毒或灭菌处理。消毒与灭菌是临床医学和微生物学中十分重要的基本操作技术，采用的方法不同，达到的效果也有差异。以下是有关消毒灭菌的常用术语。

1. 消毒（disinfection） 指杀灭物体上或环境中病原微生物的方法，但不一定能杀死细菌芽孢或非病原微生物，如饮用水的消毒。用于消毒的化学药品称为消毒剂（disinfectant）。

2. 灭菌（sterilization） 指杀灭或清除物体上所有微生物的方法，包括全部病原微生物和非病原微生物以及细菌芽孢。如注射用生理盐水、外科用敷料和培养基均需要灭菌后使用。一般首选物理方法进行灭菌。

3. 防腐（antisepsis） 是指在体外防止或抑制细菌生长繁殖的方法。细菌一般不死亡，如生物制剂中加入0.01%硫柳汞可防止杂菌生长。同一种化学药品在高浓度时为消毒剂，低浓度时可作为防腐剂。

抗生素可抑制细菌的生长繁殖称之为抑菌（bacteriostasis），这些抗生素被称作抑菌剂（bacteriostat）。在体内抑制细菌的繁殖，在体外可用于抑菌试验以检测细菌对抗生素的敏感性。

4. 无菌（asepsis）**及无菌操作**（aseptic technique） 无菌指不存在活的微生物，为灭菌的结果。防止微生物进入人体或污染物品的操作技术，称为无菌操作。如在进行外科手术时需要防止细菌进入创口，微生物学实验操作中要注意防止微生物的污染和感染。

第一节 物理消毒灭菌法

消毒与灭菌方法一般分为物理方法与化学方法两大类。用于消毒灭菌的物理因素主要有热力、辐射、滤过除菌、超声波、低温和干燥等方法。

一、热力灭菌法

高温对微生物有明显的致死作用，其主要是通过蛋白变性、破坏细胞膜和降解核酸达到杀菌作用，因而常用于消毒和灭菌。热力灭菌法分为干热灭菌和湿热灭菌两大类，在同一温度下，湿热灭菌的效力优于干热灭菌，这是因为：①湿热中微生物的蛋白较易凝固；②湿热的穿透力比干热大；③水由气态变为液态可释放潜热，能迅速提高被灭菌物体的温度。多数无芽孢细菌对湿热敏感，55～60℃作用30～60分钟后死亡，80℃作用5～10分钟可杀死所有细菌的繁殖体和真菌。细菌的芽孢对高温抵抗力强，例如炭疽芽孢杆菌的芽孢，可耐受煮沸5～10分钟，肉毒梭菌芽孢则需煮沸3～5小时才死亡。

（一）干热灭菌法

干热（dry heat）的杀菌作用是利用火焰、热空气及电磁波产热等方法，使微生物脱水、干燥，细胞内化学成分氧化和大分子变性而达到灭菌目的。

1. 焚烧和烧灼（incineration and flaming） 是一种彻底的灭菌方法。废弃的物品或有感染性的动物尸体等可以直接点燃或在焚烧炉内焚烧。微生物学实验室用的接种环、试管口、瓶口等的灭菌用烧灼方法。

2. 干烤（hot air sterilization） 利用干烤箱灭菌，一般加热至160～170℃经2小时。适用于高温下不变质、不损坏、不蒸发的物品，例如玻璃器皿、瓷器、玻璃注射器等的灭菌。

3. 红外线（infrared） 红外线是一种波长为

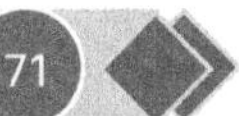

0.77～1000μm 的电磁波，波长在 1～10μm 时的热效应最强。红外线的杀菌作用与干热相似，利用红外线烤箱灭菌所需的温度和时间亦同于干烤。由于热效应只能在照射到的表面产生，因此不能使物体均匀加热。此法多用于医疗器械的灭菌。

（二）湿热灭菌法

1. 巴氏消毒法（pasteurization） 用较低温度杀灭液体中的病原菌，如结核分枝杆菌、布氏菌，而仍保持物品中所需的不耐热成分不被破坏的消毒方法。此法由巴斯德创立。方法是加热至 61.1～62.8℃ 30 分钟或 71.7℃加热 15～30s，目前多采用后者。主要用于牛乳的消毒。

2. 煮沸法（boiling water） 在 1 个大气压下，水的煮沸温度为 100℃，5 分钟可杀死一切细菌繁殖体，而细菌的芽孢则需 1～2 小时，对个别细菌的芽孢则需 5 小时才能杀死。若在水中加 2% 的碳酸钠溶液，可提高沸点温度达 105℃，不仅可缩短煮沸时间，还可防止金属器皿生锈。煮沸法可用于餐具、金属器皿的消毒，时间至少应在 10 分钟以上。煮沸法不适合在高海拔地区使用。

3. 流动蒸汽法（free-flowing steam） 又称常压蒸汽消毒法，在一个大气压下，利用水煮沸时产生的水蒸气进行消毒。细菌繁殖体经 100℃ 15～30 分钟被杀死，但不易杀死芽孢。该法常用的器具是 Arnold 消毒器，我国的蒸笼具有相同的原理。可用于一般外科器械、注射器、食具和一些不耐高热物品的消毒。

4. 间歇蒸汽灭菌法（fractional sterilization） 利用反复多次的流动蒸汽间歇加热，以达到灭菌的目的。方法是将需要灭菌的物品放入 Arnold 灭菌器或蒸笼中，经 100℃ 15～30 分钟，杀死其中的繁殖体，取出后放 37℃孵箱过夜，使残存的芽孢发育成繁殖体，次日再蒸一次，如此连续三次以上，可达到灭菌的效果。此法适用于一些不耐高热的含糖、牛奶等培养基。

5. 高压蒸汽灭菌法（autoclaving steralization） 是一种最有效、最常用的灭菌方法。其原理是用密闭灭菌器使压力上升至 103.4kPa 或 1.05kg/cm^2，水的沸点达到 121.3℃，保持 15～20 分钟，即可杀死包括细菌芽孢在内所有微生物。常用于细菌培养基、玻璃器皿、生理盐水、手术敷料等耐高温、耐湿物品的灭菌。

二、辐射杀菌法

（一）紫外线

紫外线（ultraviolet radiation，UV）的波长为 10～400nm，波长在 240～280nm 的紫外线（包括日光中的紫外线）均具有杀菌作用，其中以 265～266nm 杀菌作用最强，这与 DNA 的吸收光谱范围一致。紫外线的杀菌机制是作用于 DNA，使一条 DNA 链上相邻两个胸腺嘧啶共价结合而形成二聚体，干扰 DNA 的转录复制，进而影响蛋白质合成而引起微生物死亡。紫外线穿透力较弱，普通玻璃、纸张、尘埃、水蒸气等均能阻挡紫外线。因此仅适用于空气、物体表面的消毒灭菌，如无菌室、手术室、烧伤病房、传染病房、细胞培养室的空气消毒及不耐热物品的表面消毒。

杀菌波长的紫外线对人体皮肤、眼睛有损伤作用，并可诱发皮肤癌，应注意防护。

（二）电离辐射

电离辐射（ionizing radiation）具有较高的能量和较强的穿透力，包括 X 射线、γ 射线和高速电子等。在足够剂量时，对各种细菌均有致死作用。其机制在于电离辐射可在瞬间产生大量的自由基，能破坏 DNA，损伤细胞膜。电离辐射常用于大量一次性医用塑料制品、生物制品的消毒，亦可用于食品的消毒，而不破坏其营养成分。

（三）微波

微波（microwave）是一种波长为 1mm 至 1m 的超高频电磁波，其机理是利用高频电场产生高频电磁场造成分子剧烈运动而产生热量，使微生物蛋白质变性凝固。微波可穿透玻璃、塑料薄膜与陶瓷等物质，但不能穿透金属表面，多用于检验室用品、食品食具、药杯等用品的消毒。常用微波炉有 2450MHz和 915MHz 两种。微波对人体有害，应减少接近工作中微波炉的次数。

三、滤过除菌法

滤过除菌法（filtration）是用物理阻留的方法去除液体或空气中的细菌，以达到无菌目的。所用的器具是滤菌器(filter),滤菌器有许多微细的小孔,只允许液体或气体通过,而大于孔径的细菌等颗粒则被阻隔在筛板或滤膜的上面。该方法主要用于不耐热的血清、毒素、抗生素、细胞培养液的除菌以及超净工作台中空气的滤过除菌。目前常用的有以下四种滤菌器。

1. 玻璃滤菌器(glass filter) 在玻璃漏斗嵌入玻璃砂筛板制成,分 G_1—G_6 6 个型,G_1—G_4 孔径大,用于滤清液体,G_5 和 G_6 用于除菌。G_6 除菌较 G_5 彻底,但支原体和 L 型细菌仍有通过的可能,使用时应予注意。

2. 石棉滤菌器(asbestos filter) 亦称 Seitz 滤菌器。由三部分组成,上部为金属圆筒,下部为金属托盘及漏斗,上部的金属圆筒用以盛装需要过滤除菌的液体,下部的金属托盘及漏斗用以接受滤出的液体,上下两部分中间放石棉滤板,按石棉滤板孔径大小分为 K、EK 和 EK-S 3 种。K 型滤孔最大,供澄清液体用;EK 滤孔较小,供滤过除菌;EK-S 滤孔更小,可阻止一部分较大的病毒通过。

3. 薄膜滤菌器(membrane filter) 是将不同孔径的硝化纤维素薄膜固定在相应滤器的下部。薄膜滤器有不同容量及不同孔径规格,其中以微量针头滤器在实验室较常用,主要用于小剂量液体的除菌。

4. 高效空气颗粒滤菌器(high efficiency particulate air filter, HEPA filter) 为大型滤器,是应用空气压缩机产生一定压力的空气气流,通过一定孔径的滤板以除去空气中小于 0.3μm 的颗粒。如医院的手术室、烧伤病房、无菌制剂室及超净工作台等的除菌。

四、超声波杀菌法

超声波(ultrasonic vibration)20~100kHz 的高频声波对病原微生物具有一定的杀灭作用。其机制主要是高频声波通过液体时,在应力薄弱区产生许多直径在 10μm 的小空腔,小空腔逐渐增大,最后爆裂而产生巨大压力,爆裂时的压力可达到 1 000个大气压,能破坏病原微生物的结构而引起微生物死亡。超声波杀灭病原微生物不彻底,但能明显减少病原微生物的数量,可用于餐具消毒。目前主要应用超声波粉碎细胞,以提取细胞组分或制备抗原等。

五、其他物理抑菌或杀菌方法

低温、高渗和干燥也具有一定的抑菌或杀菌作用。

(一)低温

低温(low temperature)可减低病原微生物的新陈代谢,抑制其生长繁殖。不但不能杀死病原微生物,还有利于病原微生物的长期存活,故常利用低温保存病原微生物。利用低温储藏食物和药品不容易发生变质。

利用低温反复多次的冻融可明显减少细菌的数量,因而有一定的消毒灭菌作用。因为冷冻时细菌内部水分形成结晶,能损伤细胞结构,破坏细胞内胶质状态,并可产生膨胀,导致细菌崩解。实验室常用此原理制备细菌的可溶性抗原。

(二)干燥

干燥(desiccation)可使病原微生物脱水、浓缩,新陈代谢减慢,甚至引起死亡。不同病原体对干燥环境的耐受性不同,如脑膜炎奈瑟菌、淋病奈瑟菌、苍白密螺旋体和流感病毒等对干燥敏感,而结核分枝杆菌、溶血性链球菌、炭疽芽孢杆菌以及真菌、乙型肝炎病毒等对干燥有一定抵抗力。干燥法主要用于保存食物,防止食物变质。

(三)冷冻真空干燥法

冷冻真空干燥法(lyophilization)是在低温状态下真空抽去菌体内的水分,既可以使病原微生物脱水、新陈代谢减缓,又可避免冷冻时菌体内水分结晶对细菌的损伤。是目前保存菌种的最好方法,一般可保存微生物数年至数十年。

第二节 化学消毒灭菌法

许多化学药物具有杀灭病原微生物或抑制其生长繁殖的功能,这类化学药物主要有消毒剂和防腐剂。消毒防腐剂对病原微生物和人体组织细胞都有毒害作用,故只能外用或用于物品环境的消毒。

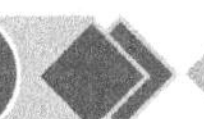

一、消　毒　剂

（一）消毒剂的分类

1. 根据消毒剂的杀菌机制分类

（1）促使微生物蛋白质变性或凝固：如高浓度的重金属盐类、酚类，醇类、醛类及酸碱类等。

（2）干扰微生物的酶系统和代谢环节：如低浓度的重金属盐类及氧化剂。这类消毒剂能与微生物某些酶分子上的—SH 基结合而使其丧失酶活性。

（3）损伤微生物膜结构：某些阳离子表面活性剂如苯扎溴铵、脂溶剂及低浓度的酚类等能降低微生物表面的张力，使细菌细胞膜或病毒包膜通透性增强，胞外液体内渗，导致细菌细胞或病毒的裂解。

2. 按消毒剂的化学结构和性质分类

（1）醇类：杀菌机制主要是能使菌体蛋白质变性并能溶解细菌细胞膜中的脂类。乙醇是临床最常用的消毒剂，70%~75% 乙醇溶液杀菌力最强，因更高浓度的醇类能使菌体表面蛋白迅速凝固而降低杀菌效力。异丙醇杀菌作用较乙醇强，且挥发性低，但毒性较高。两者主要用于皮肤消毒和浸泡体温计等。

（2）酚类：低浓度时破坏菌细胞膜，改变膜的通透性；高浓度时使菌体蛋白凝固变性；也有抑制细菌脱氢酶、氧化酶等作用。常用的有苯酚、来苏、氯己定等酚类化合物。

（3）表面活性剂：又称去污剂，能降低液体的表面张力，使物品表面油脂乳化易于清除。表面活性剂通过疏水性基团与细菌细胞膜的疏水区结合而破坏细胞膜。表面活性剂分为阳离子、阴离子和非离子三种类型。阳离子表面活性剂常用消毒剂有苯扎溴铵和度米芬。因细菌多带负电荷，易与阳离子表面活性剂结合，因而杀菌效果最好；阴离子表面活性剂有烷苯磺酸盐和十二烷基硫酸钠，抑菌作用较差，洗净功能较强。肥皂主要成分为脂肪酸，解离后带负电，亦属于阴离子表面活性剂。阳离子和阴离子表面活性剂不能同时使用，否则易相互降低效果。非离子型表面活性剂对细菌无毒性，有些反而有利于细菌的生长，如吐温 80 对结核分枝杆菌有刺激生长作用。

（4）氧化剂：氧化剂主要依靠其氧化能力杀菌，其可与酶蛋白中的—SH 基结合，使其转变为—SS—二硫键而导致酶活性的丧失。常用的有过氧化氢、过氧乙酸和卤素等。过氧乙酸氧化性强，对细菌繁殖体、芽孢、真菌、病毒等都有杀灭作用，应用广泛，但易分解，并有刺激性与腐蚀性，不适用于金属器具等的消毒。

用于消毒的卤素有碘和氯两种，氯易与蛋白质结合，使菌体蛋白变性。氯溶于水后形成次氯酸和盐酸，而次氯酸具有很强的杀菌作用。氯多用于水的消毒。碘对细菌繁殖体和芽孢都有强大的杀伤作用，杀菌作用主要依靠使蛋白变性和强大的氧化能力。常用消毒剂有碘酊和碘伏，碘酊为碘的乙醇溶液，常用于肌肉静脉注射及外科手术部位的皮肤消毒。碘伏是碘与聚乙烯吡咯酮的不定型结合物，可用于皮肤、黏膜的消毒，器械浸泡消毒。

（5）烷化剂：主要是通过对微生物蛋白质及核酸的烷化作用而杀菌，其杀菌谱广，杀菌力强。常用的烷化剂有甲醛、环氧乙烷和戊二醛等。环氧乙烷对分枝杆菌、病毒、真菌和细菌芽孢均有较强的杀伤作用。缺点是对人体有一定毒性。有些烷化剂，如 β-丙脂对动物有致癌作用，因此人应该尽量减少对它的接触。

（6）重金属盐类：大多数重金属单独或以化合物的形式存在，通过使微生物蛋白质变性与沉淀，或灭活微生物酶类发挥杀菌作用。常用的消毒剂有红汞、硝酸银等。

3. 按消毒剂杀菌的效力分类

（1）高效消毒剂（high-level disinfection）：可以杀灭包括细菌芽孢在内的一切微生物。这类消毒剂有甲醛、戊二醛、环氧乙烷、过氧乙酸等。

（2）中效消毒剂（intermediate-level disinfection）：能够杀灭除细菌芽孢以外的微生物，包括细菌的繁殖体、多数病毒和真菌。这类消毒剂有乙醇、酚类、含氯消毒剂及碘伏等。

（3）低效消毒剂（low-level disinfection）：能杀死细菌的繁殖体及包膜病毒，对真菌有一定作用，不能杀灭细菌芽孢和无包膜病毒。苯扎溴铵及氯己定等属于这类消毒剂。

（二）常用消毒剂的种类与应用

消毒剂种类很多，其性质、杀菌效力和作用机制各异，因此用途也就不同。使用时要根据不同的消毒对象来选择消毒剂。常用消毒剂的种类与应用见表 7-1。

表 7-1 常用消毒剂的种类、作用机制与用途

类别	作用机制	常用消毒剂与剂量	用途
醇类	蛋白质凝固与变性，溶解细胞膜	70%~75%乙醇溶液	皮肤、体温计消毒
酚类	损伤细胞膜，灭活酶类，高浓度导致蛋白质凝固	3%~5%苯酚溶液	地面、器具表面的消毒
		2%来苏	皮肤消毒
		0.01%~0.05%氯己定溶液	术前洗手、阴道冲洗等
表面活性剂	损伤细胞膜，灭活氧化酶活性，蛋白质变性	0.05%~0.1%苯扎溴铵溶液	黏膜和皮肤消毒；术前洗手；浸泡器械
		0.05%~0.1%度米芬	
氧化剂	氧化作用，蛋白质沉淀	0.1%高锰酸钾溶液	皮肤、尿道、蔬菜、水果消毒
		3%过氧化氢溶液	深部创伤及外耳道消毒
		0.2%~0.3%过氧乙酸溶液	塑料、玻璃和人造纤维
		2.0%~2.5%碘酒	皮肤消毒
		0.2~0.5ppm 氯	饮水及游泳池消毒
		10%~20%漂白粉	地面、厕所与排泄物消毒
		0.2%~0.5%氯胺	室内空气及物体表面消毒，0.1%~1.2%浸泡衣服
		0.5%~1.5%漂粉精	饮水消毒
		1%碘伏	皮肤、黏膜消毒
重金属盐类	氧化作用，蛋白质变性与沉淀，灭活酶类	0.05%~0.1%升汞溶液	非金属器皿的消毒
		2%红汞溶液	皮肤、黏膜、小创伤消毒
		0.1%硫柳汞溶液	皮肤消毒、手术部位消毒
		1%硝酸银溶液	新生儿滴眼、预防淋病奈瑟菌感染
		1%~5%蛋白银溶液	
烷化剂	菌体蛋白质及核酸烷基化	10%甲醛溶液	物品表面消毒，空气消毒
		50mg/L 环氧乙烷溶液	手术器械、敷料等消毒
		2%戊二醛溶液	精密仪器、内窥镜等消毒
染料	抑制细菌繁殖，干扰氧化过程	2%~4%甲紫溶液	浅表创伤消毒
酸碱类	破坏细胞膜和细胞壁，蛋白质凝固	5~10ml/m^3 乙酸加等量水蒸发	空气消毒
		生石灰（按 1:4~1:8 比例加水配成糊状）	地面、排泄物消毒

二、防 腐 剂

防腐剂主要用于生物制剂、制药、食品、饮品等的防腐。医药上所使用的防腐剂多采用低浓度的消毒剂，以抑制细菌的生长，延长保存时限。常用的防腐剂有叠氮钠、氯仿、硫柳汞、甲醛、苯酚、尼泊金、山梨醇和苯甲酸钠等，后两种多用于食品与饮品的防腐。

三、影响消毒灭菌效果的因素

一般而言，消毒灭菌的效果与消毒剂自身的性质、浓度、环境以及微生物的种类、数量等多种因素有关，在使用消毒剂时应予以注意。

（一）消毒剂的化学性质、浓度与作用时间

各种消毒剂的理化性质不同，对微生物的作用效果也有差异。例如阳离子表面活性剂对革兰阳性菌的杀灭效果比对革兰阴性菌好，甲紫对葡萄球菌作用较强。同一种消毒剂浓度增加，则杀菌作用增强，但乙醇例外。降低消毒剂的浓度，只能起到抑菌防腐作用。一定浓度的消毒剂，作用时间越长，杀菌效果越好。

（二）微生物的种类与数量

微生物的种类和结构特点不同对消毒剂的敏感性不同，例如细菌的芽孢及结核分枝杆菌对消毒剂的抵抗力较一般细菌的繁殖体强，有包膜的病毒对脂溶性消毒剂比无包膜病毒敏感。因此，要根据

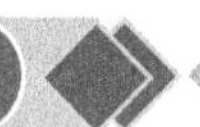

消毒对象选择合适的消毒剂。此外,被消毒的物品中微生物含量多时,应增加消毒剂浓度和延长消毒时间。

(三) 环境温度与酸碱度

消毒剂的灭菌效果可随温度提高而增强,如使用2%戊二醛溶液杀灭10^4/ml的炭疽芽孢杆菌,20℃时需15分钟,而56℃时仅需1分钟。

酸碱度也直接影响消毒剂的杀菌效果,如苯扎溴铵和戊二醛在碱性条件下杀菌效果好,而酚类、碘则在酸性条件下杀菌作用好。

(四) 有机物

环境中有机物的存在,如痰、脓汁和排泄物中的蛋白质等,与消毒剂结合,不仅消耗药品,还可阻碍消毒剂与病原菌的接触而降低杀菌效果。因此医疗器具在消毒灭菌前应先清除其表面的污物,再进行消毒灭菌处理。

第三节　生物安全

生物安全(biosafety)指防范、处理危险生物因子对人体危害的综合性措施。能引起生物危害的生物因子主要包括病原微生物及其代谢产物。生物危害是指由于人为操作或人类活动,导致生物体或其产物对人类健康和生态环境引起现实损害或存在潜在风险。生物危害主要来自生物实验室及生物恐怖活动。

一、实验室生物安全

实验室的生物安全不仅指保护实验室工作人员,而且还涉及要保护整个单位的员工及社会群体的安全。实验室人员对生物安全的正确认识、严格遵守实验室行为准则和实验操作规范的科学作风,是提高实验室生物安全的最重要基础和保证。此外,微生物的危害性以及实验室的防护设施也是影响实验室生物安全的重要因素。

(一) 病原微生物危害程度的分级

国务院2004年11月颁布的《病原微生物实验室生物安全管理条例》中,根据病原微生物传染性、感染后对个体或群体的危害,将病原微生物分为四类:

第一类是指能够引起人类或动物非常严重疾病的微生物,以及我国尚未发现或已经宣布消灭的微生物。

第二类是指能够引起人类或动物严重疾病,比较容易直接或间接在人与人、动物与人、动物与动物间传播的微生物。

第三类是指能够引起人类或动物疾病,但一般情况下对人、动物或环境不构成严重危害,传播风险有限,实验室感染后很少引起严重疾病,且具备有效治疗和预防措施的微生物。

第四类是指在通常情况下不会引起人类或动物疾病的微生物。

其中第一类和第二类病原微生物属高致病性病原微生物。具体每种微生物属于哪一类及应具备何种实验室生物安全防护水平,可参照2006年1月11日卫生部颁布并实施的《人间传染的病原微生物名录》。

(二) 实验室的生物安全防护设施

根据实验室对病原微生物的生物安全防护水平(biosafety level,BSL)及实验室生物安全标准的规定,实验室分为BSL-1、BSL-2、BSL-3和BSL-4四个级别。其中,BSL-4的防护级别最高。

BSL-1、BSL-2实验室为普通建筑结构实验室,一般要求墙面、地面应可以清洗、消毒,有室内洗手池;BSL-2应配备高压灭菌设备及生物安全柜等设施。BSL-3实验室应在建筑物内自成隔离区,实验室内分清洁区、半污染区和污染区,各区之间设缓冲间,半污染区设有可自动关闭的安全门,有独立的负压保护通风系统。要求实验室内保持负压,排出空气经高效滤材过滤且不得循环使用。BSL-4实验室设施与BSL-3实验室基本相同,但选址应远离人口密集地区,周围有封闭的安全隔离带,有单独的供气和排气系统,污染区和半污染区之间有化学消毒喷淋装置,排风装置必须双重过滤等。

通常情况下不会引起人类或动物疾病的微生物,采用BSL-1;如果病原体致病性不强,不形成气溶胶,可采用BSL-2;如果病原体致病性强,且能通过气溶胶传播,或在操作时可能发生大量接触的,均应采用BSL-3。对于致病性极强并可通过气溶胶传播的病原体,采用BSL-4。

实验室工作人员应牢固掌握实验室技术规范、生物安全防护知识,能熟练进行实际操作,严格遵守操作规程。实验室应有科学、严格的管理制度,定期对实验室设备、材料等进行检查、维护和更新。

二、对生物恐怖活动的防范

生物恐怖活动是利用强致病力的细菌、病毒等微生物攻击人群，对社会公众及环境造成严重危害的一种活动。

（一）生物恐怖威胁的分级

对此尚无统一的标准。目前各国参照较多的是美国疾病预防控制中心（CDC）的三级分类，即A级（最大危害），B级（中等危害）和C级（最低危害）。

（二）可用做生物战剂的病原微生物

属于生物恐怖A级的病原微生物主要有炭疽芽孢杆菌、鼠疫耶氏菌、土拉弗朗西斯菌、出血热病毒（埃博拉出血热病毒、马尔堡出血热病毒和流行性出血热病毒等）、天花病毒。

（三）生物战剂的传播方式及特点

生物恐怖活动中所使用的病原体制剂常为分散的细小颗粒状，易以气溶胶形式在空气中传播，人可经呼吸道、眼部及皮肤感染。另一种方式是利用媒介生物携带细菌、病毒、立克次体及生物毒素，通过媒介生物叮咬人或污染环境，经皮肤、消化道、呼吸道侵入人体，引起传播。常利用的媒介生物有蚊子、苍蝇、蜚蠊、臭虫、虱子、跳蚤等昆虫以及鼠类。这些生物战剂具有传染性强，毒力强，传染面积广，危害时间长，施放手段隐蔽不容易被发现等特点。

（四）防范措施

生物恐怖活动发生具有隐蔽性、突发性、致病性强、传播速度快等与经典的传染病不同的独特特点。为防范及处理生物恐怖活动发生，应采取以下措施。

1. 特异性预防 加强生物恐怖病原的相关基础和医学防治研究，研制有效疫苗和治疗药物。

2. 对生物恐怖袭击做好应急准备 卫生部门应储备所需的疫苗、抗毒素和抗生素，以便及时正确救治患者，减少继发性传播，有效控制和消灭疫情。

3. 开展早期诊断技术和诊断试剂 对突发生物恐怖活动事件，应根据现场信息的判定分析及病原检测结果，快速而准确的做出诊断。

4. 加强防范有害媒介生物传播疾病的措施 开展群众性的卫生运动，消灭有害媒介生物，建立科学、高效的监控系统网，及时掌握各种媒介生物及其传染病的动态。

5. 应急措施 一旦生物恐怖发生，根据病原的不同采取不同措施。主要是要注意个人及集体防护，如戴防护口罩、手套；保护食物及水源；对被污染环境、物品进行消毒灭菌处理；对患者及时应用抗生素或抗病毒药物，并根据病情进行对症治疗。

（卢　颖）

第八章 球 菌

对人类有致病性的球菌主要引起化脓性炎症，故病原性球菌又称为化脓性球菌（pyogenic coccus），根据革兰染色可将其分成革兰阳性和革兰阴性两类。前者主要包括葡萄球菌、链球菌和肠球菌等，后者包括脑膜炎奈瑟菌和淋病奈瑟菌等。

第一节 葡萄球菌属

葡萄球菌属（*Staphylococcus*）细菌常聚集成葡萄串状因而得名，在自然界中分布广泛，于空气、土壤、物品、人和动物体表及与外界相通的腔道中均可检出。属于芽孢杆菌纲芽孢杆菌目葡萄球菌科。因其常堆积成葡萄串状，故名。葡萄球菌中大部分是不致病的腐生或寄生菌。有些人的皮肤和鼻咽部可带有致病菌株，一般鼻咽部带菌率为20%～50%，医务人员的带菌率可高达70%以上，是医院感染的重要病原体。葡萄球菌能引起皮肤黏膜、多种组织器官的化脓性炎症，是最常见的化脓性球菌。此外，金黄色葡萄球菌耐药菌株高达90%以上，由该菌所致的败血症或脓毒血症仍居首位。有的葡萄球菌菌株还可引起食物中毒、烫伤样皮肤综合征及毒性休克综合征等疾病。

一、生物学性状

（一）形态与染色

该菌球形，直径（0.5～1.5）μm，平均1.0μm。典型的排列呈不规则的簇状，似葡萄串状（图8-1A）。在脓汁或液体培养基中还可见到单个、成双、四联体或短链状排列的现象。葡萄球菌无鞭毛，无芽孢，体外培养时一般不形成荚膜。革兰染色阳性（图8-1B），当衰老、死亡、被中性粒细胞吞噬或在青霉素等药物影响下，菌体可转为革兰阴性。

（二）基因组特征

葡萄球菌基因组大小在（2.6～2.8）Mb之间，G+C占32%～33%。部分菌株含有质粒和前噬菌体。

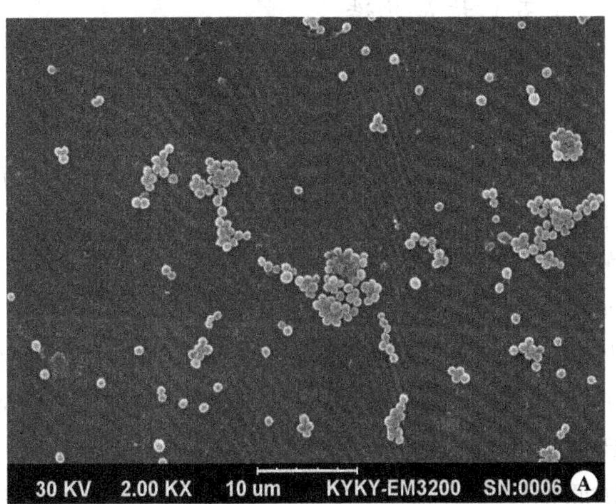

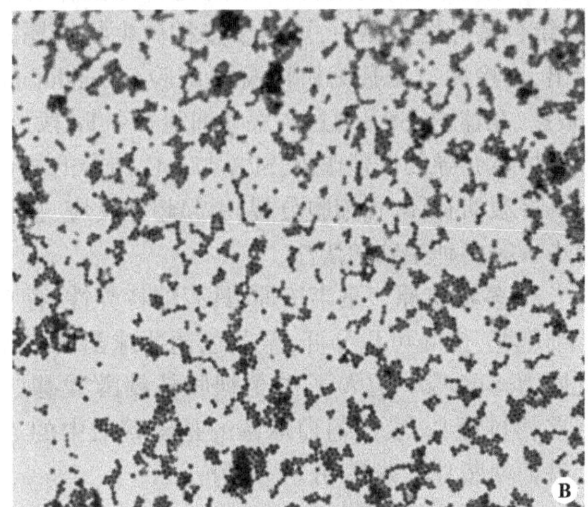

图8-1 葡萄球菌

A. 葡萄球菌（扫描电镜）；B. 葡萄球菌（光学显微镜 革兰染色）

（三）培养特性

需氧或兼性厌氧。营养要求不高，在大多数细菌培养基上均能快速生长，在普通琼脂平板上培养24小时后，形成直径约（1～2）mm的圆形、隆起、表面光滑、有光泽、边缘整齐的菌落。属内不同菌种可产生不同颜色的色素，如金黄色、白色或柠檬色等色素，该色素为脂溶性，故仅菌落可呈色，培养基并不着色。色素通常是在延长培养时间时出现，产生色素的最佳培养温度是室温（20～25）℃，在厌氧或肉汤培养中细菌不产生色素。致病性葡萄球菌菌落呈金黄色，在血琼脂平板上，因其产生葡萄球菌溶素使菌落周围出现完全透明溶血环（β溶血）。

（四）生化反应

该属细菌不同于链球菌,可产生过氧化氢酶而使触酶试验阳性。多数菌株能分解葡萄糖、麦芽糖和蔗糖,产酸不产气。致病株能分解甘露醇。

（五）抗原构造

葡萄球菌抗原结构复杂,包括多糖抗原和蛋白质抗原等,较重要的有以下两种:

1. 蛋白抗原 为单链多肽,有种特异性,所有来自人类的菌株均有此抗原,动物源株则少见,称葡萄球菌A蛋白(staphylococcal protein A, SPA),90%以上的金黄色葡萄球菌菌株有此抗原。SPA与胞壁肽聚糖呈共价结合。SPA具有与人或动物如豚鼠、猪、小鼠、猴等IgG_1、IgG_2和IgG_4分子Fc段非特异性结合,结合后的IgG分子Fab段仍可与抗原特异性结合,利用含SPA的葡萄球菌作为载体,结合特异性抗体后,可用于多种微生物抗原的检出,该检测方法称为协同凝集试验(coagglutination)。在体内,SPA通过与吞噬细胞争夺Fc段,能降低抗体介导的调理作用,SPA与IgG结合的复合物具有激活补体、促细胞分裂、引起超敏反应、损伤血小板等多种生物学活性。

2. 多糖抗原 是半抗原,具有群特异性,存在于细胞壁,借此可以分群,金黄色葡萄球菌的多糖抗原为磷壁酸中的*N*-乙酰葡糖胺核糖醇残基(A群多糖抗原),表皮葡萄球菌的是磷壁酸中的*N*-乙酰葡糖胺甘油残基(B群多糖抗原)。

此外,金黄色葡萄球菌细胞壁上结合的凝固酶及宿主体内大多数金黄色葡萄球菌表面存在的荚膜多糖,亦具有抗原性。几乎所有金黄色葡萄球菌菌株的表面有荚膜多糖抗原的存在。表皮葡萄球菌仅个别菌株有此抗原。

（六）分类

葡萄球菌属可根据DNA的同源性、色素与生化特性及是否产生血浆凝固酶等不同的方法进行分类。该属细菌至少有38个基因种。临床上常根据色素、生化反应等不同表型将葡萄球菌分为金黄色葡萄球菌(*S. aureus*)、表皮葡萄球菌(*S. epidermidis*)和腐生葡萄球菌(*S. saprophyticus*)3种。根据有无血浆凝固酶,也可将葡萄球菌分为凝固酶阳性菌株和凝固酶阴性菌株两大类。CNS常包括表皮葡萄球菌、腐生葡萄球菌。凝固酶阳性葡萄球菌包括金黄色葡萄球菌、中间型葡萄球菌和家畜葡萄球菌。过去认为凝固酶阳性株有致病性,阴性株不致病;但近年来发现后者亦可致病。三种葡萄球菌的主要生物学性状比较见表8-1。

表8-1 三种葡萄球菌主要性状比较

主要性状	金黄色葡萄球菌	表皮葡萄球菌	腐生葡萄球菌
色素	金黄色	白色	白色或柠檬色
血浆凝固酶	+	-	-
甘露醇发酵	+	-	-
α溶素	+	-	-
耐热核酸酶	+	-	-
A蛋白(SPA)	+	-	-
致病性	强	弱(偶致病)	无

金黄色葡萄球菌可用噬菌体进行分群和分型,目前已知有4个噬菌体群和23个噬菌体型。噬菌体分型可用于流行病学调查。

（七）抵抗力

在无芽孢细菌中,葡萄球菌对外界因素的抵抗力最强。在干燥脓汁、痰液中可存活2~3个月;加热60℃ 1小时或80℃ 30分钟才被杀死;耐盐,在含10%~15% NaCl溶液的培养基中仍能生长繁殖;1:200万~1:20万的甲紫溶液可抑制其生长。近年来由于抗生素的广泛应用,耐药菌株逐年增多,尤其是耐甲氧西林金黄色葡萄球菌(methicillin-resistant *S. aureus*, MRSA)已经成为医院内感染最常见的致病菌。

二、致病性

（一）致病物质

金黄色葡萄球菌产生的毒素及酶最多,因此毒力最强。表皮葡萄球菌则较少,一般不致病,在特殊情况下可成为条件致病菌。

葡萄球菌的毒力因子包括:①酶:凝固酶、纤维蛋白溶酶、耐热核酸酶、透明质酸酶及脂酶等;②外毒素:葡萄球菌溶素、杀白细胞素、表皮剥脱毒素、毒性休克综合征毒素-1和肠毒素等;③表面结构:黏附素、荚膜和肽聚糖等。宿主体内的大多数金黄色葡萄球菌表面存在着荚膜多糖,有利于细菌黏附到细胞或生物合成材料表面(如生物性瓣膜、导管、人工关节等)。

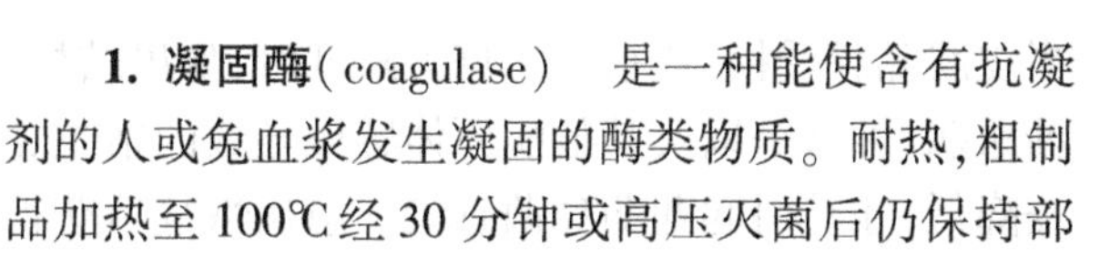

1. 凝固酶(coagulase) 是一种能使含有抗凝剂的人或兔血浆发生凝固的酶类物质。耐热,粗制品加热至100℃经30分钟或高压灭菌后仍保持部分活性;但易被蛋白酶分解。凝固酶常作为鉴别葡萄球菌有无致病性的重要标志。

凝固酶存在游离和结合两种类型。游离凝固酶(free coagulase)是分泌至菌体外的蛋白质,作用类似凝血酶原物质,遇人或兔血浆中的协同因子(cofactor)可被激活为凝血酶样物质,使液态的纤维蛋白原变成固态的纤维蛋白,导致血浆凝固,可用试管法测出。结合凝固酶(bound coagulase)存在于菌体表面,可使血浆中的纤维蛋白原变成纤维蛋白而沉积于细菌表面,发生凝集,可用玻片法测出。

凝固酶是葡萄球菌的重要致病物质。凝固酶使血液或血浆中的纤维蛋白等沉积于菌体表面,阻碍吞噬细胞的吞噬或防止吞噬后被消化。同时,凝固酶亦能保护病菌不受血清中杀菌物质的破坏。葡萄球菌引起的感染易于局限化和形成血栓,也与凝固酶的生成有关。

2. 葡萄球菌溶素(staphylolysin) 金黄色葡萄球菌可以产生生物活性不同的α、β、γ和δ 4种溶素,其中α溶素为蛋白质,是重要致病因子,亦称其为攻击因子(attacking factor)。具有溶血,损伤破坏白细胞、血小板、肝细胞和皮肤细胞等作用。

3. 杀白细胞素(leukocidin) 大多致病性葡萄球菌能产生杀白细胞素(Panton-Valentine, PV)是一种破坏白细胞的蛋白质。杀白细胞素可攻击中性粒细胞和巨噬细胞,与中性粒细胞和巨噬细胞表面具有的特异性受体(神经节苷脂和卵磷脂)有关。毒素作用于细胞膜,白细胞死亡的残存成分可以形成脓栓,导致中毒性炎症反应和组织坏死等病变。

4. 肠毒素(enterotoxin) 约1/3临床分离的金黄色葡萄球菌可产生肠毒素,主要由噬菌体Ⅲ群金黄色葡萄球菌产生。葡萄球菌肠毒素是一组热稳定的蛋白质,分子量26~30kD。耐100℃ 30分钟;抵抗胃肠液中蛋白酶的水解作用。葡萄球菌肠毒素是一种超抗原,能非特异性激活T细胞,释放过量的细胞因子(如TNF, IL-1, IFN-γ)而致病。葡萄球菌肠毒素对人的致病剂量报道不一,一般认为约1μg/kg。其作用机制可能是到达中枢神经系统后刺激呕吐中枢而导致以呕吐为主要症状的食物中毒。

5. 表皮剥脱毒素(exfoliative toxin, exfoliatin) 也称表皮溶解毒素(epidemolytic toxin),是蛋白质,主要由噬菌体Ⅱ群金黄色葡萄球菌产生。具有抗原性,可用甲醛脱毒制成类毒素。表皮剥脱毒素引起的烫伤样皮肤综合征(staphylococcal scalded skin syndrome, SSSS),又称剥脱性皮炎。

6. 毒性休克综合征毒素-1(toxic shock syndrome toxin 1, TSST-1) 大约20%的金黄色葡萄球菌(主要为噬菌体Ⅰ群)产生此毒素。TSST-1是一种超抗原,通过激活T淋巴细胞,导致机体发热、对内毒素的敏感性增加、多个器官系统功能紊乱等中毒休克综合征(toxic shock syndrome, TSS)表现。革兰阴性菌内毒素、葡萄球菌肠毒素和溶血素等与TSS的发病也有密切的关系。

7. 纤维蛋白溶酶及其他 纤维蛋白溶酶(fibrinolysin)可激活血浆中的纤维蛋白酶原,使之成为纤维蛋白酶,导致血浆纤维蛋白的溶解,利于病菌的扩散。耐热核酸酶(heat-stable nuclease)能降解DNA和RNA,细菌是否产生此酶,常被作为鉴定葡萄球菌有无致病性的依据之一。透明质酸酶(hyaluronidase),亦称扩散因子(spreading factor),能溶解细胞间质中的透明质酸,也有利于细菌的扩散。脂酶(lipase)能分解血浆和机体各部位表面的脂肪和油类,脂酶有利于细菌入侵皮肤和皮下组织。

(二) 所致疾病

人对葡萄球菌的感染有一定天然免疫力,只有当皮肤黏膜受伤或机体屏障作用减弱时,才易引起感染。葡萄球菌所致疾病有化脓性和毒素性两种类型。

1. 金黄色葡萄球菌

(1)化脓性炎症:葡萄球菌可通过多种途径侵入机体,导致皮肤或器官的化脓性感染,甚至全身性感染,如败血症、脓毒血症。

1)局部感染:主要引起的皮肤软组织和内脏器官感染,常见的疾病有:毛囊炎、疖、痈、伤口化脓;气管炎、肺炎、脓胸、中耳炎、骨髓炎、脑膜炎等。皮肤化脓感染的特点是脓汁黏稠、病灶局限、界限清楚。

2)全身感染:引起败血症、脓毒血症等,多由金黄色葡萄球菌引起,新生儿或少数免疫功能低下者的感染可由表皮葡萄球菌引起。

(2)毒素性疾病:由葡萄球菌产生的外毒素引起。

1）食物中毒：进食被葡萄球菌肠毒素污染的食物后1~6小时，出现恶心、呕吐、上腹痛，继以腹泻等急性胃肠炎症状，呕吐最为突出。大多数病人于1~2天恢复正常。

2）烫伤样皮肤综合征：由表皮剥脱毒素引起。开始皮肤有弥漫性红斑，1~2天表皮起皱继而出现大疱，最后表皮上层大片脱落。多见于新生儿、幼儿和免疫功能低下的成人。

3）毒性休克综合征：主要由TSST-1引起。主要表现为急性高热、呕吐、腹泻、低血压、猩红热样皮疹伴脱屑，严重时出现休克。

2. 凝固酶阴性葡萄球菌 是人体表和体腔的正常菌群，包括表皮葡萄球菌（*S. epidermidis*）、腐生葡萄球菌（*S. saprophyticus*）、人葡萄球菌（*S. huminis*）、溶血葡萄球菌（*S. hemolyticus*）和头葡萄球菌（*S. capitis*）等十余种。毒力弱，不产生凝固酶等致病物质，过去认为CNS不致病，临床常把检出的CNS视为污染菌。然而近年来CNS已经成为医源性感染的常见病原菌，而且CNS对多种抗生素的耐药率逐年升高，成为临床治疗的难题。

CNS在机体免疫功能低下或进入非正常寄居部位时，可引起多种感染。以表皮葡萄球菌的感染最为常见。CNS的致病机制主要与细菌细胞壁外的黏质和溶血素有关，前者使细菌黏附在细胞表面，黏质包绕菌体起到保护细菌，抵抗宿主的免疫防御和减弱抗生素的渗透。CNS引起的常见感染有：

泌尿系统感染：是引起年轻女性急性膀胱炎的主要致病菌，CNS引起的尿道感染仅次于大肠埃希菌，占42%。通常由表皮葡萄球菌、人葡萄球菌和溶血葡萄球菌引起。腐生葡萄球菌是原发性泌尿道感染的常见菌。

败血症：CNS引起的败血症，仅次于大肠埃希菌和金黄色葡萄球菌位居第三位，常见的是溶血葡萄球菌和人葡萄球菌，也可为表皮葡萄球菌。

手术后感染：心脏起搏器安装、人工心瓣膜置换或修复术、器官移植等外科手术，以及长期腹膜透析、静脉滴注等亦可造成CNS的感染，尤其是表皮葡萄球菌形成生物膜感染已成为心胸外科手术后的严重问题。

三、免疫性

人体对葡萄球菌有一定的天然免疫力。只有当皮肤黏膜受损，或宿主免疫力降低时，如患结核、糖尿病、肿瘤等以及其他病原体感染导致的宿主免疫降低，才易引起葡萄球菌感染。患病恢复后获得一定的免疫力，但难以防止葡萄球菌再次感染。

四、微生物学检查法

（一）标本

不同病例采集不同标本。化脓性病灶采取脓汁、渗出液；疑为败血症采取血液；脑膜炎采取脑脊液；食物中毒则收取剩余食物和呕吐物等。

（二）直接涂片镜检

取标本涂片，革兰染色后镜检。根据细菌形态、排列特征和染色性可作出初步诊断。

（三）分离培养和鉴定

分离培养采用血琼脂平板，根据菌落特征，挑选可疑菌落行涂片染色镜检。血液标本需先经肉汤培养基增菌后再接种血琼脂平板。

致病菌株的鉴定主要根据血浆凝固酶、耐热核酸酶和发酵甘露醇。由于凝固酶阴性株有时亦能致病，在最后判定时应结合临床病症。

（四）肠毒素检查

取食物中毒患者的标本，用ELISA法检测葡萄球菌肠毒素，方法简便敏感快速。此外，还可用特异的DNA探针检测肠毒素基因。

五、防治原则

注意个人卫生，及时处理皮肤创伤，防止创伤性感染。由于正常人鼻咽部带菌率为20%~50%，医务人员高达70%，是医院内交叉感染的重要传染源，故医院内应做好消毒隔离，以防医源性感染。加强卫生监督管理，防止食物中毒。治疗时应根据药物敏感试验结果，选用敏感性抗生素，防止耐药菌株扩散。反复发作的顽固性疖疮，宜采用自身疫苗或类毒素进行人工主动免疫，有一定疗效。

第二节 链球菌属

链球菌属（*Streptococcus*）细菌是引起化脓性感

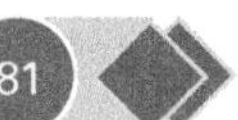

染的另一大类主要细菌，排列呈双或链状。属于芽孢杆菌纲乳杆菌目链球菌科。广泛分布于自然界、人及动物粪便和健康人鼻咽部，大多数不致病。医学上重要的链球菌主要有化脓性链球菌、草绿色链球菌、肺炎链球菌、无乳链球菌等。引起人类的疾病主要有：化脓性炎症、毒素性疾病和超敏反应性疾病。

一、生物学性状

（一）形态与染色

该菌球形或卵圆形，直径 0.6～1.0μm，多数呈链状排列（图 8-2A），有的可呈短链或双球状，链的长短与菌种及生长环境有关。在液体培养基中形成链状排列比在固体培养基中形成的链长。无芽孢和鞭毛，有菌毛样结构，含 M 蛋白。幼龄菌（培养 2～4 小时）有荚膜，其成分是透明质酸，如延长培养时间，荚膜可被细菌自身产生的透明质酸酶分解而消失。革兰染色阳性（图 8-2B），若培养日久的老龄菌或被中性粒细胞吞噬后，可转成革兰阴性。

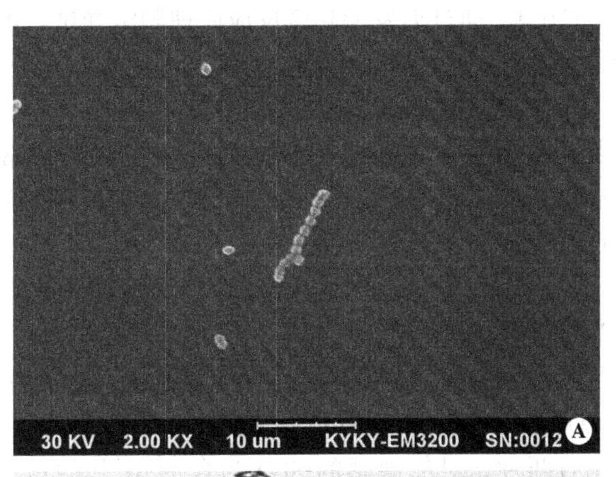

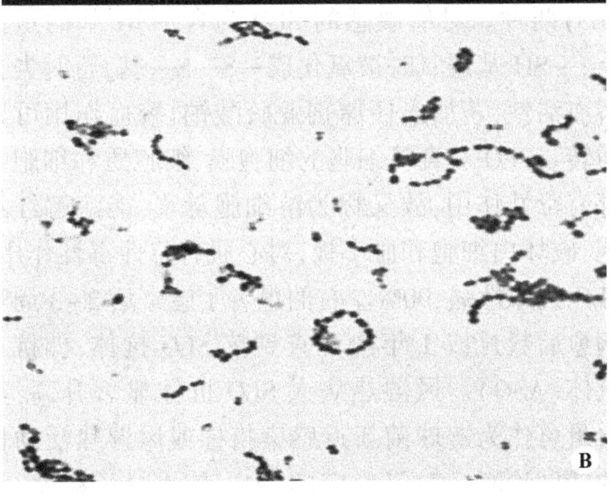

图 8-2 链球菌

A. 扫描电镜；B. 光学显微镜（革兰染色）

（二）基因组特征

化脓性链球菌 M1 株基因组 1.85Mb，编码 1752 个 ORF，G+C 含量占 38.5%。编码毒力因子基因超过 50 个。

（三）培养特性

多数为兼性厌氧，少数厌氧。营养要求高，培养时须加血液或血清等成分。在血琼脂平板上形成灰白色、表面光滑、边缘整齐、直径 0.5～0.75mm 的细小菌落，不同种类细菌可产生不同的溶血现象。肺炎链球菌可产生自溶酶，因此平板培养 48 小时后，菌体自溶，菌落中央下陷呈脐状；若是在液体培养基中培养，液体初期呈混浊状态，继而逐渐变澄清。自溶酶在细菌生长的稳定期可被激活，也可被胆汁或胆盐激活。

（四）生化反应

分解葡萄糖，产酸不产气。除肺炎链球菌外，链球菌一般不分解菊糖，不被胆汁溶解，因此这两特性可用来鉴别甲型溶血性链球菌和肺炎链球菌。链球菌与葡萄球菌不同，不产生过氧化氢酶，触酶试验阴性。

（五）抗原构造

链球菌的抗原构造复杂，主要有：

1. 多糖抗原（C 抗原） 存在于链球菌细胞壁中，具群特异性，是链球菌分群的依据。在 Ca^{2+} 存在时，肺炎链球菌 C 多糖可与血清中 C 反应蛋白（C reactive protein，CRP）发生作用引起沉淀。CRP 非抗体，正常人血清中仅含微量，急性炎症患者含量剧增，利用 C 多糖来测定 CRP，对活动性风湿热等诊断有一定意义。

2. 表面蛋白抗原 位于 C 抗原的外层，具有型特异性，A 群链球菌有 M、T、R、S 四种成分。M 蛋白是化脓性链球菌的重要毒力因子，具有抗中性粒细胞吞噬的作用。此外，M 蛋白与心肌和肾小球基底膜有交叉抗原，可致风湿性心内膜炎和肾小球肾炎。肺炎链球菌的 M 蛋白与毒力无关。

3. 核蛋白抗原 称“P”抗原，无特异性，各种链球菌的 P 抗原均相同。

4. 荚膜多糖抗原 存在于肺炎链球菌荚膜中，根据此抗原可对肺炎链球菌进行分型。

(六) 分类

链球菌的分类,常用下列几种方法:

1. 根据溶血现象分类 除肺炎链球菌外,根据血平板上溶血程度可将链球菌分为三类。

(1) 甲型溶血性链球菌(α-hemolytic *Streptococcus*):菌落周围有较窄的草绿色溶血环,称甲型(或α)溶血,α溶血环中的红细胞并未完全溶解,故这类菌亦称草绿色链球菌。多为条件致病菌。

(2) 乙型溶血性链球菌(β-hemolytic *Streptococcus*):菌落周围形成完全透明、界限清楚的溶血环,称乙型(或β)溶血,β溶血环中的红细胞完全溶解,因而这类菌亦称溶血性链球菌。这类链球菌致病力强,常引起人和动物的多种疾病。

(3) 丙型链球菌(γ-*Streptococcus*):不产生溶血素,菌落周围无溶血环,因而亦称不溶血性链球菌。一般不致病。

2. 根据特异性抗原分类(不包括肺炎链球菌) 依据链球菌细胞壁多糖(C)抗原不同将链球菌分为A—H、K—T和U、V共20个群,对人有致病性的仅A—D、F、G群,但90%左右由A群引起。因表面抗原不同,又分若干型。链球菌的群别与溶血性间无平行关系,但对人类致病的A群链球菌多数呈现乙型溶血。

3. 根据对氧的需要分类 分需氧、厌氧和兼性厌氧三种链球菌。

(七) 抵抗力

本菌抵抗力不强,加热60℃ 30分钟即被杀死。对一般消毒剂、抗生素如青霉素、红霉素、氯霉素、磺胺等均较敏感,但肺炎链球菌耐药性近年有增强趋势。

二、致 病 性

(一) 化脓性链球菌

化脓性链球菌(*Streptoccus pyogenes*)也称A群链球菌(group A *streptococcus*),是人类链球菌感染最常见的病原菌,也是链球菌中致病力最强的细菌。

1. 致病物质 包括与细菌黏附性有关的细胞壁成分、与细菌侵袭扩散有关的侵袭性酶类及外毒素。

(1) 细胞壁成分:介导细菌黏附于上皮细胞,主要有:①脂磷壁酸(Lipoteichoic acid,LTA)是化脓性链球菌的黏附因子,能使细菌黏附于人口腔黏膜上皮细胞,红细胞和白细胞等细胞上。②M蛋白(M protein),参与介导细菌黏附,并具有抗吞噬和抵抗细胞内的杀菌作用。③F蛋白(F protein),能与上皮细胞表面的纤维粘连蛋白结合,有利于细菌黏附于宿主细胞,F蛋白与纤维蛋白原结合具有增加链球菌抗吞噬的能力。

(2) 侵袭性酶类:种类多,以不同的作用方式促进细菌扩散,主要有:①透明质酸酶(hyaluronidase)又称扩散因子(spreading factor),能分解细胞间质的透明质酸,使细菌易在组织中扩散。②链激酶(streptokinase, SK)又称链球菌溶纤维蛋白酶(streptococcal fibrinolysin),能使血液中溶纤维蛋白酶原转变成溶纤维蛋白酶,溶解血块或阻止血浆凝固,有利于细菌在组织中扩散。国内研制的重组链激酶(r-sk),用于治疗急性心肌梗死患者十分有效。③链道酶(streptodornase, SD)亦称链球菌DNA酶(streptococcal deoxyribonuclease),能降解脓汁中高度黏稠的DNA,使脓汁稀薄,促进细菌扩散。由于SD和SK能致敏T细胞,故常用来进行皮肤试验,通过迟发型超敏反应原理测定受试者的细胞免疫功能,这项试验称为SK-SD皮试。此外,现已将SK、SD制成酶制剂,临床上用以液化脓性渗出液,使脓液变稀,以利抗菌药物的治疗。④胶原酶(collagenase)能溶解胶原纤维,亦有利于细菌的扩散。

(3) 毒素:包括链球菌溶素和致热外毒素 ①链球菌溶素(streptolysin),按其对氧的稳定性不同可分为对氧敏感链球菌溶素O(streptolysin O, SLO)和对氧稳定的链球菌溶素S(streptolysin S, SLS)两种。对氧敏感的SLO为含—SH基的蛋白质,—SH基遇氧时被氧化成—S—S—基,暂时失去溶血活性,若加入还原剂亚硫酸钠,溶血作用可以逆转。SLO对真核细胞的细胞膜、细胞质和细胞器都有毒性作用,故又称为溶细胞毒素,能溶解红细胞、破坏白细胞和血小板,对心肌有急性毒性作用。SLO抗原性强,90%左右的患者于感染后2~3周至病愈后数月或1年内可查到抗SLO抗体,即抗O抗体(ASO)。风湿热病人SLO抗体显著升高,其含量可作为链球菌新近感染指标或风湿热活动性的辅助诊断。对氧稳定的SLS,是小分子糖肽,无免疫原性。对多种组织和白细胞也有破坏作用。链球菌在血琼脂平板上菌落周围的溶血环是该溶素的作用。②链球菌致热外毒素(streptococcal pyrogenic exotoxin,SPE)又称红疹毒素(erythrogenic toxin)或猩红热毒素(scarlet fever toxin),是溶原性菌株产生的一种蛋白质,由温和噬菌体基因编码产生,有A、B、C三个血清型。该毒素是人类猩红热的主要致病物质,具有致热性、丝裂原性和增加对内毒素的敏感性等作用。

A群链球菌产生的SPE A和SPE C是一组分子量为(22~66)kD的蛋白质。具有超抗原活性,还有免疫抑制和引起自身免疫疾病等生物学作用。

2. 所致疾病 化脓性链球菌感染引起的疾病约占人类链球菌感染的90%,传染源为病人和带菌者,通过空气飞沫、皮肤伤口感染等途径传播。引起的疾病可分为化脓性、毒素性和超敏反应性三类。

(1)化脓性炎症:化脓性链球菌能引起局部皮肤和皮下组织及其他系统感染。如痈、脓肿、蜂窝组织炎、淋巴管炎、淋巴结炎、扁桃体炎、咽炎、咽峡炎、鼻窦炎、产褥热、中耳炎等,严重的可引起败血症。

(2)超敏反应性疾病:化脓性链球菌感染后1~4周,机体产生通过产生Ⅱ型或Ⅲ型超敏反应引起风湿热和急性肾小球肾炎。Ⅱ型超敏反应是由于菌细胞表面的抗原与肾小球基底膜或心瓣膜有共同抗原所致。Ⅲ型超敏反应是由于M蛋白与相应抗体结合形成的免疫复合物沉集于肾小球基底膜或心瓣膜和关节滑膜所致。急性肾小球肾炎在扁桃体炎或咽炎后发生,多见于儿童和青少年。风湿热主要在咽炎后发生,主要表现为关节炎和心肌炎。

(3)毒素性疾病:即猩红热(scarlet fever),由产生致热外毒素的化脓性链球菌所致。细菌经咽喉黏膜侵入机体,增殖并产生毒素引起高热、全身红疹等症状。

(二)肺炎链球菌

肺炎链球菌(*S. pneumoniae*)俗称肺炎球菌,是细菌性肺炎的主要病原菌。正常人呼吸道带菌率可达40%~70%,但仅少数菌株对人致病。正常呼吸道具有天然抗肺炎链球菌感染的能力,机体仅在抵抗力下降的情况下易受细菌感染。尤其在呼吸道病毒感染后或婴幼儿、老年及体弱者易发生肺炎链球菌性肺炎。

肺炎链球菌的致病物质包括荚膜、链球菌溶素、磷壁酸和神经氨酸酶。

1. 荚膜 是肺炎链球菌的主要致病物质,有抗吞噬作用。当有荚膜的光滑(S)型菌失去荚膜成为粗糙(R)型时,其毒力减低或消失,细菌便失去致病力。

2. 肺炎链球菌溶素O(pneumolysin O) 对O_2敏感,性质类似A群链球菌的SLO。能溶解羊、豚鼠、兔、马和人的红细胞;抑制中性粒细胞的杀菌作用;抑制淋巴细胞的增殖。

3. 磷壁酸 具有黏附作用,使肺炎链球菌黏附到肺上皮细胞或血管内皮细胞表面,并可刺激机体产生炎症反应。

4. 神经氨酸酶 在新分离株中发现有该酶,能水解红细胞膜上的*N*-乙酰神经氨酸,使细胞表面的受体暴露,有助于肺炎链球菌在鼻咽部和支气管黏膜上定植、繁殖和扩散。

肺炎链球菌主要引起人类大叶性肺炎。成人多由1、2、3型肺炎链球菌引起,儿童的大叶性肺炎大多是14型所致。肺炎后可继发胸膜炎、脓胸,也可引起中耳炎、乳突炎、副鼻窦炎、脑膜炎和败血症等。

(三)草绿色链球菌

草绿色链球菌(*streptococcus viridans*)也称甲型溶血性链球菌,是人类口腔、上呼吸道的正常菌群,具有机会致病性,对人致病的有:变异链球菌、唾液链球菌、血链球菌、米勒链球菌、轻型链球菌等,常引起下列两种疾病。

1. 龋齿(dental caries) 常由厌氧的变异链球菌引起。变异链球菌在血平板上表现α溶血,细菌分解各种糖产酸,导致局部牙釉质脱钙形成龋齿。

2. 亚急性细菌性心内膜炎(subacute bacterial endocarditis) 当拔牙或摘除扁桃体时,寄居于口腔的甲型链球菌可乘机侵入血流,引起菌血症。在一般情况下,血中细菌短时间内即被清除,不会引起疾病。但若心瓣膜已有损伤或先天性缺陷,以及用人工心瓣膜者,细菌可停留繁殖,引起亚急性心内膜炎。

(四)无乳链球菌

无乳链球菌(*S. agalactiae*)也称B群链球菌(group B streptococcus,GBS),最早是在患乳腺炎的牛中分离出来,后来发现该菌也能感染人类。

GBS 正常寄居于上呼吸道、阴道和直肠，人群带菌率达 30% 左右。是新生儿严重感染的主要病原菌，新生儿感染同母体带菌有密切关系，当分娩时胎儿经过带菌产道时受染；也可由医护人员呼吸道所带病菌而引起。主要引起新生儿肺炎、败血症和脑膜炎，死亡率极高，且可留下神经系统后遗症。

新生儿 GBS 感染，根据发病时间、临床表现等分为两种类型：①早发型，常见于 1 周内的婴儿，表现为肺炎、败血症和脑膜炎，死亡率高达 50% ~ 70%。此类感染主要来自带菌的产妇。②晚发型，发病年龄 1 周至 3 月，以脑膜炎为主，常伴发败血症。病死率约 15%，存活者 30% ~ 50% 有神经系统后遗症。

三、免 疫 性

化脓性链球菌感染后，机体产生具有保护作用的抗体是：抗 M 蛋白抗体和抗红疹毒素抗体。但抗 M 蛋白抗体（IgG）只能保护机体免受同型菌的再感染，因链球菌型别多，故机体可反复感染。抗红疹毒素抗体能防止猩红热的再发，对防止链球菌再感染无效。肺炎链球菌感染后机体出现抗肺炎链球菌荚膜多糖的特异性抗体，从而建立较牢固的型特异性免疫，故同型病菌的二次感染少见。抗体具有调理吞噬功能。1、4 和 25 型荚膜多糖尚能直接激活补体旁路途径，这在特异性抗体未产生前，对入侵病菌的杀灭更具重要意义。

四、微生物学检查法

（一）细菌学诊断

1. 标本 不同疾病采取不同标本，如脓汁、血液、鼻咽拭子、痰液等。

2. 直接涂片镜检 取标本涂片，革兰染色后镜检。发现有典型链球菌时可做初步诊断。发现典型的革兰阳性具有荚膜的双球菌存在，即可作肺炎链球菌感染初步诊断。

3. 分离培养和鉴定 脓汁等标本直接在血平板上分离培养；血液标本须先增菌后再分离培养。鉴定主要依据细菌形态、染色性、菌落特征、溶血情况等进行。血清学分群和分型主要用于流行病学调查。血平板上肺炎链球菌菌落周围有草绿色溶血环，应与草绿色链球菌鉴别，常用的有胆汁溶菌实验、菊糖实验和奥普托辛实验，这些试验肺炎链球菌均为阳性，甲型溶血性链球菌均为阴性。

奥普托辛（Optochin）试验：方法类似药敏试验，先将待试菌涂布于血平板上，再取直径 6mm 无菌滤纸片在 1∶2000 的 Optochin 溶液中浸湿，置于平板涂菌处，37℃ 48 小时后，观察抑菌圈的大小。肺炎链球菌的抑菌圈直径大于 20mm，甲型溶血性链球菌小于 12mm。

（二）血清学诊断

抗链球菌溶素 O 试验（antistreptolysin O test，ASO test），简称抗 O 试验，常用于风湿热或肾小球肾炎的辅助诊断。风湿热患者血清中抗 O 抗体比正常人显著增高，大多在 250 单位左右；活动性风湿热患者一般超过 400 单位。

五、防 治 原 则

注意个人卫生，及时处理皮肤创伤，防止化脓性感染。对急性咽炎和扁桃体炎患者，尤其是儿童要彻底治疗，以防止急性肾小球肾炎和风湿热的发生。治疗时青霉素 G 为首选药物。对猩红热病人应隔离治疗。近年来，国外研制多价肺炎链球菌荚膜多糖疫苗以预防儿童、老人和慢性病患者等的肺炎链球菌性肺炎、败血症、脑膜炎等，有较好效果。

第三节 肠 球 菌

肠球菌（enterococcus）是人类和动物肠道中正常菌群之一，属于芽孢杆菌纲乳杆菌目肠球菌科。既往认为肠球菌是对人类无害的共栖菌，但近年研究已证实了肠球菌的致病力。在需氧革兰阳性球菌中，它是仅次于葡萄球菌的重要医院内感染致病菌。肠球菌在抗生素的影响下，已逐渐形成多重高水平耐药菌，自 1988 年美国首次报道了耐万古霉素肠球菌引起医院感染暴发流行以来，该耐药菌医院感染的发病率急剧上升，给临床感染性疾病的治疗带来很大的威胁。

一、生物学特性

（一）形态与染色

该菌圆形或椭圆形，直径 0.5 ~ 1.0μm，成对或短链状排列，无芽孢，多数无鞭毛，革兰染色阳性。

（二）培养特性

该菌为兼性厌氧菌，对营养要求较高，在含有血清的培养基上生长良好。在血平板上经37℃培养18小时后，可形成灰白色、不透明、表面光滑、直径0.5～1mm大小的圆形菌落，不同的菌株表现为不同的溶血现象。

（三）生化反应

根据肠球菌分解糖类及对氨基酸脱酰胺的能力，可对不同种的肠球菌进行鉴别，与同科链球菌的显著不同在于本菌在生化反应上能耐受高盐和胆汁培养基。

（四）分类

根据利用糖类的特征可将肠球菌分为3组：第一组以鸟肠球菌（*E. avium*）为代表；第二组以粪肠球菌（*E. faecalis*）和屎肠球菌（*E. faecium*）等为代表；第三组以坚忍肠球菌（*E. durans*）为代表。对人类致病者主要为粪肠球菌和屎肠球菌。在临床分离菌中粪肠球菌占85%～95%、屎肠球菌占5%～10%，其余少数为坚忍肠球菌和其他肠球菌。

二、致 病 性

（一）致病物质

对于肠球菌致病作用的研究目前主要集中在粪肠球菌。粪肠球菌可通过细菌表面的脂磷壁酸和黏附素定植在肠道和肾小管等处的黏膜上皮细胞上，LTA还可刺激宿主免疫细胞产生TNF-α、IL-6及IL-1β等炎症性细胞因子，引起局部炎症反应。粪肠球菌能抵抗吞噬细胞的杀伤作用。

60%的粪肠球菌能分泌一种特殊的细胞溶素，它可使真核细胞溶解，有细胞毒作用，引起局部组织损伤，又有细菌素功能，可以杀死其他革兰阳性菌，从而获得竞争生存的优势。细胞溶素还具有溶血作用。

粪肠球菌染色体中有一组epa基因，其编码的蛋白质与粪肠球菌多糖类合成有关，此多糖有免疫原性，在粪肠球菌引起人体心内膜炎时，几乎都能从人体检测到相应的抗体。

（二）所致疾病

肠球菌主要引起院内感染，耐药肠球菌可通过带菌病人、医院工作人员以及被其污染的肉类、蔬菜、水源污染医院环境，成为医院感染的来源，引起医院感染甚至医院内暴发流行。

肠球菌所致感染中常见的为心血管系统感染和尿路感染，前者包括菌血症、心内膜炎、败血性血栓性静脉炎，后者表现为膀胱炎、肾盂肾炎、少数表现为肾周围脓肿等，其发生多与导管和器械使用有关。此外，肠球菌还可引起皮肤软组织感染、败血症、腹腔感染、肺炎、脑膜炎、关节炎、子宫内膜炎等。

三、微生物学检查法

待检标本可直接接种在含胆汁、七叶苷、叠氮钠的肠球菌专用琼脂平板上，或先在液体培养基中做增菌培养后，再接种于平板，可提高分离的阳性率。根据黑褐色菌落特征和革兰染色特点可基本判定肠球菌，进一步用生化反应、色素产生、溶血及动力等可对肠球菌进行种的鉴定。

临床分离的肠球菌常是多重耐药菌株，因此应对细菌的耐药种类进行初筛，然后对临床拟选用的较敏感的抗生素进一步用微量肉汤稀释法定量求出MIC，供临床用药参考。

医院肠球菌感染检查时，还应特别注意混合感染的情况，有时需进行混合感染菌的分离鉴定和药敏实验。

四、防 治 原 则

加强医院对肠球菌的检测能力，及早诊断。对病人用过的物品及排泄物应严格进行消毒，有条件的医院可设肠球菌感染者隔离病房。对医院公共场所要进行定期消毒，消除可能的传染源。在手术、输液、插管等的医疗操作过程中应严格进行无菌操作。治疗应根据药敏试验结果选择抗生素，多以联合用药为主。治疗中要注意保护与加强患者的免疫功能，以及肠球菌合并其他微生物感染的治疗。

第四节 奈瑟菌属

奈瑟菌属（*Neisseria*）是一群革兰阴性双球菌，多数无鞭毛和芽孢，有荚膜和菌毛，专性需氧，能产生细胞色素氧化酶和过氧化氢酶。

奈瑟菌属包含22个种，如脑膜炎奈瑟菌、淋病奈瑟菌、干燥奈瑟菌(*N. sicca*)、浅黄奈瑟菌(*N. subflava*)等,其中对人致病的只有脑膜炎奈瑟菌和淋病奈瑟菌,除淋病奈瑟菌寄居于泌尿道黏膜外,其他奈瑟菌均存在于鼻咽腔黏膜。

一、脑膜炎奈瑟菌

脑膜炎奈瑟菌(*N. meningitidis*)俗称脑膜炎球菌(meningococcus),是流行性脑脊髓膜炎(简称流脑)的病原菌。

(一)生物学性状

1. 形态与染色 革兰阴性双球菌,在患者脑脊液中,多位于中性粒细胞内,形态典型(图8-3),呈肾形或豆形,成双排列的两菌接触面平坦或略向内陷,直径0.6~0.8μm。人工培养4~6小时,细菌形态、排列和染色特征典型,随着培养时间的延长,可成卵圆形或球状,排列较不规则,单个、成双或4个相连等,培养24小时后菌体呈现衰退形态,大小不一,着色深浅不匀。新分离菌株大多有荚膜和菌毛。

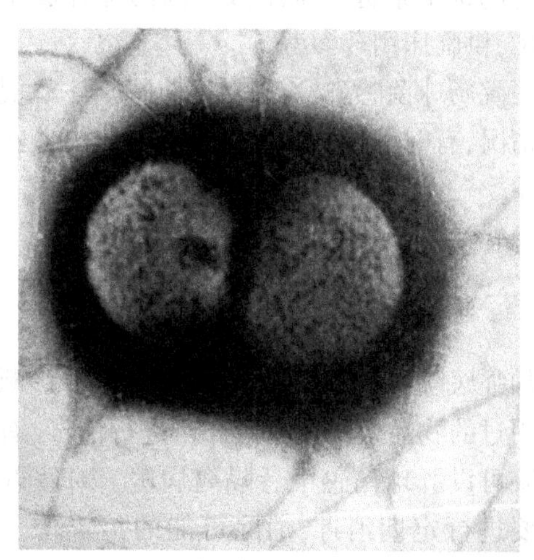

图8-3 脑膜炎奈瑟菌电镜图(Wistreich, 1998)

2. 培养特性 对营养要求较高,在普通培养基上不能生长,需在含有血清、血液等培养基中才能生长。最常用的是巧克力(色)培养基,即经80℃以上加温的血琼脂平板,由于血液受热红细胞破坏变色似巧克力,故名。专性需氧,最适生长温度为37℃,低于30℃不生长。最适pH为7.4~7.6。培养环境中需5%~8% CO_2,50%的湿度能促进脑膜炎奈瑟菌生长。37℃孵育24小时后,形成直径约1.0mm的圆形、无色透明、光滑,似露滴状的菌落,不溶血,无色素。该菌能产生自溶酶,故培养物超过48小时细菌常自溶死亡。自溶酶不耐热,经60~65℃ 30分钟即可被破坏。

3. 生化反应 大多数脑膜炎奈瑟菌能发酵葡萄糖和麦芽糖产酸不产气,不发酵乳糖、甘露糖,氧化酶和触酶试验阳性。

4. 抗原构造与分类 脑膜炎奈瑟菌主要有四种抗原。

(1) 荚膜多糖抗原:具有群特异性,据此抗原的不同,目前脑膜炎奈瑟菌已分成A、B、C等13个血清群,对人类致病的多属A、B、C群,其中以C群致病力最强但病例极少,B群呈散发流行,我国95%以上病例由A群引起。

(2) 外膜蛋白抗原:根据外膜蛋白分子量大小和是否受热变性等特点,利用肽图谱将其分为1、2、3、4、5类。

(3) 脂寡糖(lipooligosaccharide, LOS)抗原:是由外膜上的糖脂组成,属型特异性抗原,据此脑膜炎奈瑟菌可分为L1~L12型。我国流行优势株是A群L10型。

(4) 核蛋白抗原:无特异性,与肺炎链球菌者相同。

5. 抵抗力 对理化因素的抵抗力很弱。对寒冷、干燥、热、阳光和化学消毒剂等均很敏感。在室温中3小时即死亡;55℃ 5分钟即被破坏。1%苯酚溶液、75%乙醇溶液或0.1%苯扎溴铵溶液均可迅速使之死亡。

(二)致病性

1. 致病物质 主要致病物质是荚膜、菌毛和LOS。菌毛介导细菌黏附至咽部黏膜上皮细胞表面,利于对人体的侵入,荚膜能抵抗吞噬细胞的吞噬作用,增加菌体对机体的侵袭力。LOS是脑膜炎奈瑟菌最主要的致病物质。病菌侵入机体繁殖后,因自溶或死亡而释放出LOS(作用似内毒素),引起发热、小血管和毛细血管内皮细胞损伤、局部血管栓塞,引起坏死、出血,皮肤瘀斑和微循环障碍。严重败血症时,因大量内毒素释放,可导致DIC及中毒性休克。

2. 所致疾病 脑膜炎奈瑟菌主要通过飞沫经空气传播。带菌者和病人均可作为传染源,6个月至2岁的婴幼儿免疫力低,是该菌的主要易感人群,因而6个月至2岁的婴幼儿病菌发病率最高。潜伏期1~10天,一般为2~3天。大部分感染者

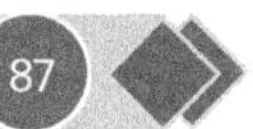

仅表现为上呼吸道感染,成为带菌者。按感染细菌的毒力、数量和机体免疫力高低,可出现普通型、暴发型和慢性败血症型 3 种临床表现。

普通型先有上呼吸道炎症,继而病菌进入血流,引起菌血症或败血症,出现恶寒、发热、皮肤出血性皮疹及肝脾肿大等全身中毒症状,最后细菌到达脑脊髓膜,引起化脓性脑脊髓膜炎,出现头痛、喷射状呕吐、颈项强直等症状和体征。暴发型只发生在少数病人,起病急剧凶险,若不及时抢救,常于 24 小时内危及生命,死亡率高达 40% ~ 60% 。慢性败血症不多见,成人患者较多,病程可迁延数日。普通型和暴发型以儿童罹患为主。

(三) 免疫性

机体对脑膜炎奈瑟菌的免疫主要是体液免疫。群特异性的荚膜多糖抗体和型特异性的外膜蛋白抗体具有保护性作用,抗体通过调理吞噬和激活补体杀伤脑膜炎奈瑟菌。sIgA 可以阻止该菌对呼吸道侵袭。

(四) 微生物学检查法

1. 标本 采取脑脊液、血液或刺破出血瘀斑取其渗出物。带菌者检查可取鼻咽拭。因本菌对低温和干燥极敏感,又可产生自溶酶,故标本采取后应注意保暖、保湿,并立即送检。接种于预温培养基内,最好是床边接种。

2. 直接涂片镜检

(1) 脑脊液检查:标本经离心沉淀后,取沉淀物涂片,革兰染色或亚甲蓝染色后镜检,如在中性粒细胞内、外有革兰阴性双球菌,可作出初步诊断。

(2) 出血瘀斑检查:病变皮肤消毒后,挑破出血瘀斑,挤出少量血液或组织液,制成印片后革兰染色镜检。阳性率在 80% 左右。

3. 分离培养与鉴定 血液或脑脊液先接种至血清肉汤培养基增菌后,再在巧克力(色)平板上行划线分离。平板置于含 5% CO_2 的环境中孵育,挑取可疑菌落涂片染色检查,并作生化反应和玻片凝集试验鉴定。

4. 快速诊断法 脑膜炎奈瑟菌易自溶,可用已知群抗体检测病人脑脊液和血清中可溶性抗原进行快速诊断。常用对流免疫电泳、SPA 协同凝集试验和 ELISA 等方法。

(五) 防治原则

及时隔离和治疗病人,控制传染源。对儿童注射流脑荚膜多糖疫苗进行特异性预防,常用 A 和 C 群二价或 A、C、Y 和 W135 四价混合多糖疫苗,保护率达 90% 以上,流行期间儿童可口服磺胺药物等预防。

二、淋病奈瑟菌

淋病奈瑟菌(*N. gonorrhoeae*)俗称淋球菌(gonococcus),是人类淋病的病原菌,主要引起人类泌尿生殖系统急慢性化脓性感染。淋病是我国目前发病率最高的性传播疾病(sexual transmitted disease,STD)。

(一) 生物学性状

1. 形态与染色 革兰阴性双球菌,似脑膜炎奈瑟菌。脓汁标本中,大多数淋病奈瑟菌位于中性粒细胞内(图 8-4),成双排列,两菌接触面平坦或稍凹,直径 0.6~0.8μm。体外培养后,菌的大小不一,染色不匀,排列也不一致,25% 为双球菌,75% 为单球菌,四联或八叠球菌。无芽孢和鞭毛,有荚膜和菌毛。

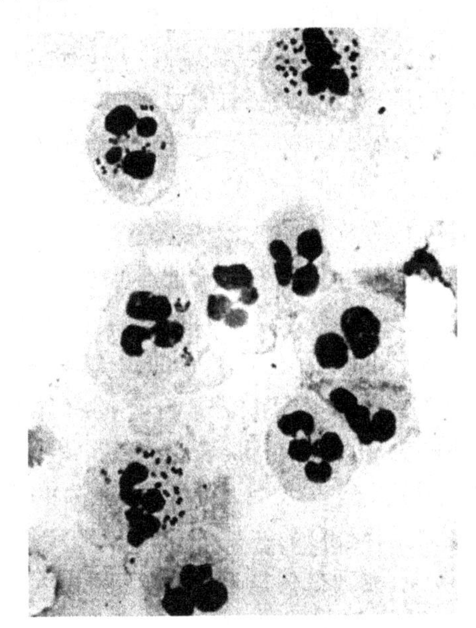

图 8-4 淋病奈瑟菌(患者脓性分泌物涂片)

2. 培养特性 营养要求高,适宜在巧克力(色)血琼脂平板上生长,采用卵黄平板和血平板也可获得较好的培养效果。专性需氧,初次分离培养时须供给 5% ~ 10% CO_2。最适生长温度为 35 ~ 36 ℃,低于 30℃或高于 38.5℃停止生长。最适 pH 为 7.5。孵育 48 小时后,形成凸起、圆形、灰白色、光滑、直径 0.5 ~ 1.0mm 的菌落。为提高检出率,可加入万古霉素、多黏菌素等选择性培养基来抑制其他杂菌生长。

3. 生化反应 只分解葡萄糖产酸不产气，不分解其他糖类。因此，可根据对麦芽糖的发酵与否来与脑膜炎奈瑟菌相区别。氧化酶试验阳性。

4. 抗原构造与分类 淋病奈瑟菌的抗原结构易发生变异，表层抗原至少有以下三类。

（1）菌毛蛋白抗原：菌毛存在于有毒菌株，直径约6nm，由不同菌株提取的菌毛，其抗原性不同。

（2）脂寡糖抗原（LOS）：由脂质A和核心寡糖组成，类似LPS，具有内毒素活性。

（3）外膜蛋白抗原：有Por蛋白（porin protein，PⅠ）、Opa蛋白（opacity protein，PⅡ）和Rmp（reduction-modifiable protein，PⅢ）。PⅠ为主要外膜蛋白，是淋病奈瑟菌分型的主要依据，可分成ProA和ProB。ProA有18个亚型，ProB有28个亚型。

5. 抵抗力 淋病奈瑟菌与脑膜炎奈瑟菌相似，对热、冷、干燥和消毒剂极度敏感。

（二）致病性

1. 致病物质 致病物质包括菌毛、外膜蛋白、LOS和IgA1蛋白酶等。菌毛在淋病发病中起重要作用，菌毛能使淋病奈瑟菌黏附到人泌尿道柱状上皮细胞、精子、红细胞等表面，有菌毛细菌有毒力，无菌毛的细菌则无毒力，菌毛还具有抗中性粒细胞的杀菌作用。外膜蛋白PⅠ介导细菌与敏感细胞的黏附，阻止吞噬溶酶体形成，有利于细菌在细胞内生存；PⅡ参与黏附作用；PⅢ则可阻抑杀菌抗体的活性。淋病奈瑟菌LOS具有内毒素活性，与补体、IgM等共同作用下，在局部形成炎症反应。IgA1蛋白酶，能破坏黏膜表面存在的特异性IgA1抗体，使菌仍能黏附至黏膜表面。

2. 所致疾病 人类是淋病奈瑟菌的唯一宿主。感染后引起淋病，主要通过性接触传播，也可通过毛巾、浴池间接传播，淋病奈瑟菌侵入尿道和生殖道而感染，潜伏期2~5天。

一般来说，感染初期仅引起男性前尿道炎、女性尿道炎与子宫颈炎，出现尿痛、尿频、尿道流脓、宫颈可见脓性分泌物等。如不及时治疗感染可扩散到整个生殖系统，引起慢性感染，引起男性尿道周围蜂窝织炎、前列腺炎、精囊精索炎和附睾炎等；女性出现前庭大腺炎和盆腔炎等，是导致不育原因之一。淋病奈瑟菌还可经血流造成败血症。患有淋菌性阴道炎或子宫颈炎的产妇，婴儿出生时可患淋菌性结膜炎。

（三）免疫性

人类对淋病奈瑟菌的感染无天然免疫力。多数患者可以自愈，并出现特异性IgM、IgG和分泌型IgA抗体，但免疫不持久，再感染和慢性患者较普遍存在。

（四）微生物学检查法

1. 标本 用无菌棉拭沾取泌尿生殖道脓性分泌物或宫颈口表面分泌物。标本采集后，由于淋病奈瑟菌抵抗力弱，应保暖保湿，立即送检。

2. 直接涂片镜检 将脓性分泌物涂片，革兰染色后镜检。如在中性粒细胞内发现有革兰阴性双球菌时，结合临床表现可作初步诊断。

3. 分离培养与鉴定 标本接种在预温的巧克力（色）培养基，在培养基中加入抗生素如多黏菌素B和万古霉素，可提高直肠部位或宫颈标本的淋病奈瑟菌检出率。菌落涂片染色镜检呈现革兰阴性双球菌即可诊断。还可挑取可疑菌落进一步作氧化酶试验、糖发酵试验或直接免疫荧光试验等确证。

此外，亦可采用核酸杂交技术或核酸扩增技术检测淋病奈瑟菌。

（五）防治原则

淋病是一种性传播疾病，开展防治性病的知识教育以及防止不正当的两性关系是重要的环节。对病人要早发现、早治疗，治疗应彻底。淋病奈瑟菌对青霉素和磺胺敏感，但近年来耐药菌株不断增加，特别是多重耐药的淋病奈瑟菌给防治性病带来困难。为此，还应作药物敏感试验以指导合理选择药物，除了对淋病患者及时彻底治疗外，还应治疗与淋病患者的性接触者。婴儿出生时，不论母亲有无淋病，都应以氯霉素和链霉素合剂滴眼，以预防新生儿淋菌性结膜炎的发生。目前尚无有效的疫苗供特异性预防。

（刘 新 方 芳）

第九章 肠道杆菌

肠道杆菌(enteric bacillus)属于肠杆菌科(Enterobacteriaceae),是一大群生物学特性相似的革兰阴性杆菌,常寄居在人和动物的肠道内,随人与动物的粪便排出,广泛分布于水、土壤或腐物中。肠道杆菌种类繁多,根据生化反应、抗原结构、核酸杂交和序列分析进行分类,目前肠杆菌科有 44 个属,170 多个种。与医学有关的肠道杆菌分布在其中 25 个种(表 9-1)。

肠道杆菌中大多数是肠道的正常菌群,但当宿主免疫力降低或细菌移位至肠外部位时,可成为条件致病菌而引起疾病;仅少数为病原菌,例如志贺菌属、伤寒沙门菌及少数大肠埃希菌等。

肠道杆菌具有下列共同生物学特性:

1. 形态结构相似 均为(0.3~1.0)μm×(1~6)μm 中等大小、两端钝圆的革兰阴性杆菌,无芽孢,多数有鞭毛和菌毛,少数有荚膜。

2. 培养要求不高 为需氧或兼性厌氧菌,营养要求不高,在普通琼脂平板上生长良好,形成光滑、湿润的中等大小菌落;有些细菌在血琼脂平板上可出现溶血环,在液体培养中呈均匀混浊生长。

3. 生化反应活泼 能分解多种糖类和蛋白质,常用来做菌属和菌种的鉴别。乳糖发酵试验在初步鉴别肠道致病菌和非致病菌时有重要意义,致病菌一般不分解乳糖,而非致病菌多数能分解乳糖。

4. 抗原结构复杂 主要有菌体(O)抗原、鞭毛(H)抗原和荚膜(K)抗原或包膜抗原。其他尚有菌毛抗原。

(1) O 抗原:存在于细胞壁脂多糖(lipopolysaccharide, LPS)层,其核心多糖具有属特异性,其特异性多糖具有种特异性。O 抗原耐热,100℃不被破坏。从病人新分离菌株的菌落大多呈光滑(S)型,在人工培养基上多次传代、保存日久后,LPS 失去外层 O 特异性侧链,此时菌落变成粗糙(R)型,称为 S-R 型变异。R 型菌株的毒力显著低于 S 菌株。

(2) H 抗原:存在于鞭毛蛋白。不耐热,60℃ 30 分钟即被破坏。H 抗原的特异性决定于多肽链上氨基酸的排列序列和空间结构。细菌失去鞭毛后,运动随之消失;同时 O 抗原外露,称为 H-O 变异。

(3) 荚膜抗原:位于 O 抗原外围,能阻止 O 凝集现象。成分为多糖,但 60℃ 30 分钟可破坏。重要的有伤寒沙门菌的 Vi 抗原,大肠埃希菌的 K 抗原等。

表 9-1 肠道杆菌中与医学有关的细菌

菌属	代表种	引起疾病
埃希菌(*Escherichia*)	大肠埃希菌(*E. coli*)	肠道外感染,急性腹泻
志贺菌属(*Shigella*)	痢疾志贺菌 (*S. dysenteriae*)	细菌性痢疾
沙门菌属(*Salmonella*)	伤寒沙门菌(*S. enterica*)	肠热症、急性肠炎、败血症
克雷伯菌属(*Klebsiella*)	肺炎克雷伯菌(*K. pneumoniae*)	肺炎,泌尿系、创伤感染败血症等
变形杆菌属(*Proteus*)	普通变形杆菌(*P. vulgaris*)	食物中毒,泌尿系、呼吸道感染
摩根菌属(*Morganella*)	摩根菌(*M.morganiia*)	泌尿道感染和伤口感染,有时可引起腹泻
枸橼酸菌属(*Citrobacter*)	弗劳地枸橼酸杆菌(*C. freundii*)	条件致病菌,引起继发性感染
肠杆菌属(*Enterobacter*)	产气肠杆菌 (*E.aerogenes*)	条件致病菌,引起泌尿道、呼吸道和伤口感染
沙雷菌属(*Serrati*)	黏质沙雷菌(*S. marcescens*)	条件致病菌,引起泌尿系,呼吸道及创伤感染
耶尔森菌属(*Yersinia*)	鼠疫耶氏菌(*Y. pestis*)	鼠疫

5. 抵抗力不强 对理化因素的抵抗力不强。一般加热60℃ 30分钟即死亡，易被一般消毒剂杀灭，常用氯进行饮水消毒。胆盐、煌绿等对大肠埃希菌等非致病菌有选择性抑制作用，可制备肠道杆菌选择性培养基以分离肠道致病菌。

6. 易发生变异 肠杆菌科细菌易出现变异菌株。除自发突变外，更因相互处于同一密切接触的肠道微环境，可以通过转导、接合或溶原性转换等转移遗传物质，使受体菌获得新的性状而导致变异。最常见的是耐药性转移、毒素产生和生化反应特性等的改变。在致病力、细菌学诊断、治疗与预防中均有重要意义。

第一节 埃希菌属

埃希菌属（*Escherichia*）有6个种，其中大肠埃希菌（*E. coli*），俗称大肠杆菌，是临床最常见和最重要的菌种，主要表现在三方面：首先，大肠埃希菌是肠道中重要的正常菌群，并能为宿主提供一些具有营养作用的合成代谢产物。其次，当宿主免疫力下降或细菌侵入肠道外组织器官后，即可成为条件致病菌，引起肠道外感染，以化脓性感染和泌尿道感染最为常见。最后，某些血清型大肠埃希菌具有致病性，导致人类胃肠炎。此外，大肠埃希菌在环境卫生和食品卫生学中，常被用作粪便污染的卫生检测指标。在分子生物学和基因工程研究中，大肠埃希菌是重要的实验材料。

一、生物学性状

（一）形态与染色

中等大小革兰阴性杆菌，宽0.4～1μm，长0.7～3μm（图9-1）。多数菌株有周身鞭毛，能运动。有菌毛，包括普通菌毛与性菌毛，肠外感染菌株有多糖类包膜（微荚膜）。

（二）基因组特征

大肠埃希菌不同菌株基因组大小差异较大，如O157:H7 EDL933 株染色体大小为5.4Mb，且含有2个质粒。而O157:H7 Sakai 株染色体大小为5.59Mb，并含有92.7kb 的质粒。O157:H7 Sakai 株中有1 632 个 ORF 在 K12 株不存在，编码的1 632种蛋白质中至少有131种与毒力有关。已测序菌株基因组中只有约20%的基因是相同的，其余约80%在不同菌株间存在差异。单个菌株基因组上只含有4000～5500个基因，然而所有已测序菌株基因组上基因数量的总和却已经达到16 000。

（三）生化反应与培养特性

兼性厌氧，营养要求不高，在普通琼脂平板培养37℃ 24小时后，形成直径2～3mm 的圆形、凸起、灰白色S菌落。但在人和动物肠道中繁殖速度要慢很多。在血琼脂平板上，有些菌株产生β型溶血。

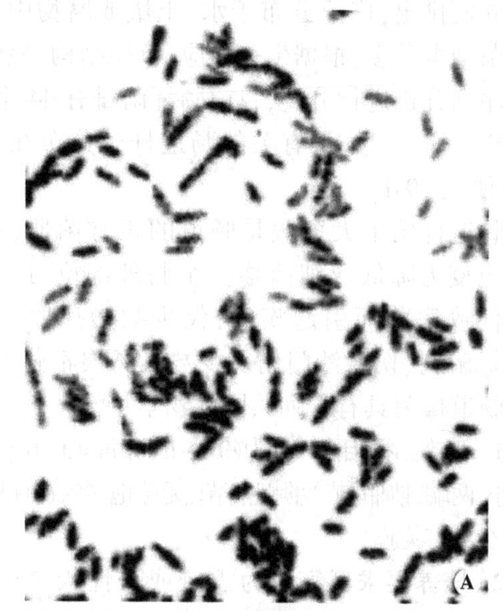

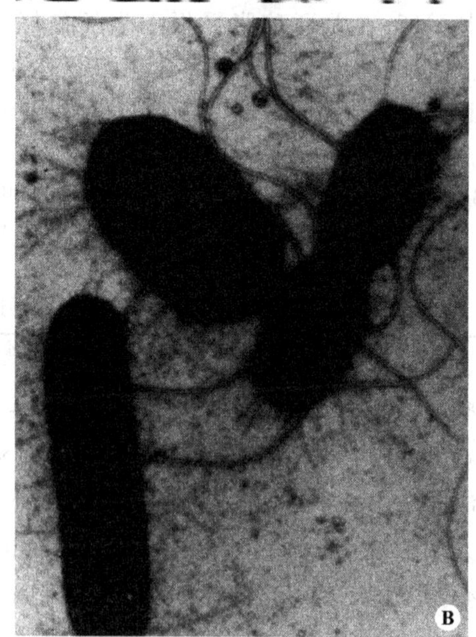

图9-1 大肠埃希菌

A. 光镜图；B. 电镜图

生化反应活泼，能发酵葡萄糖等多种糖类，产酸产气。发酵乳糖，可同沙门菌、志贺菌等相区别。在克氏双糖管中，斜面和底层均为产酸产气，H_2S阴性，动力阳性。IMViC 试验（即吲哚、甲基红、

VP、枸橼酸盐试验)结果为"++--",即为典型大肠埃希菌。

(四) 抗原结构

大肠埃希菌有O、H和K三种抗原,是血清学分型的基础。O抗原有170多种,刺激机体主要产生IgM抗体。用凝集试验检测O抗原时必须用加热煮沸过的菌体,以避免因K抗原的干扰而造成不凝集。某些型别的O抗原与腹泻及泌尿道感染密切相关。H抗原有60多种,可刺激机体产生IgG抗体。K抗原有100多种,多糖性质,与细菌的侵袭力有关。K抗原过去分为L、A、B三型。现在,K抗原指酸性的荚膜多糖抗原,分为两组(组1和组2)。大肠埃希菌血清型的表示方式是按O:K:H排列,例如O111:K58(B4):H2。

(五) 抵抗力

一般不强。有些大肠埃希菌对热的抵抗力较强,经55℃ 60分钟或60℃ 15分钟仍有部分细菌存活。在自然界的水中,可存活数周至数月。胆盐、煌绿等对大肠埃希菌有抑制作用。对磺胺类、链霉素、氯霉素等敏感,但易耐药。

二、致 病 性

(一) 致病物质

大肠埃希菌具有肠杆菌科成员一般的毒力因子,包括内毒素、荚膜、Ⅲ型分泌系统等。所谓Ⅲ型分泌系统是指能向真核靶细胞内输送毒性基因产物的细菌效应系统,约由20余种蛋白组成。此外,大肠埃希菌自身还具有一些特殊的毒力因子,主要是黏附素和外毒素,特别在引起胃肠炎等疾病中起重要作用。

1. 黏附素(adhesin) 能使细菌紧密黏着在泌尿道和肠道的细胞上,避免因排尿时尿液的冲刷和肠道的蠕动作用而被排除。大肠埃希菌黏附素的特点是具有高特异性。包括:定植因子抗原Ⅰ、Ⅱ和Ⅲ(colonization factor antigen, CFA/Ⅰ, CFA/Ⅱ, CFA/Ⅲ);集聚黏附菌毛Ⅰ和Ⅲ(aggregative adherence fimbriae, AAF/Ⅰ, AAF/Ⅲ);束形成菌毛(bundle forming pili, Bfp);紧密黏附素(intimin);P菌毛(因能与P血型抗原结合而得名);侵袭质粒抗原(invasive plasmid antigen, Ipa)蛋白和Dr菌毛(能与Dr血型抗原结合)等。

2. 外毒素 大肠埃希菌能产多种外毒素,包括:志贺样毒素Ⅰ和Ⅱ(shiga-like toxin, SLT-1, SLT-2);耐热肠毒素a和b(heat stable enterotoxin, STa, STb);不耐热肠毒素Ⅰ和Ⅱ(heat labile enterotoxin, LT-Ⅰ, LT-Ⅱ);溶血素A(hemolysin A, HlyA)等。溶血素A在尿路致病性大肠埃希菌所致疾病中有重要作用。

3. 其他 胞壁脂多糖的类脂A具有毒性;O特异多糖具有抵抗宿主防御屏障的作用;K抗原具有抗吞噬作用。

(二) 所致疾病

1. 肠道外感染 多数大肠埃希菌在肠道内不致病,但如移位至肠道外的组织或器官则可引起肠道外感染。此种感染多为内源性感染,以泌尿系感染和化脓性感染最为常见。

(1) 泌尿系感染:引起泌尿系感染的大肠埃希菌大多数来源于结肠,污染尿道,上行至膀胱,甚至肾脏和前列腺,为上行性尿道感染,可表现为尿道炎、膀胱炎、肾盂肾炎。女性尿道短,较宽,故泌尿道感染的发生率比男性高。年轻女性首次尿道感染的90%以上由本菌引起。性交、怀孕、男性前列腺肥大为危险因素。插管和膀胱镜也有可能带进细菌,造成感染的危险。泌尿系感染的临床症状主要有尿频、排尿困难、血尿和脓尿等。虽然大多数大肠埃希菌菌株都能引起泌尿系感染,但由某些特殊血清型引起的感染最为常见。这些特殊血清型统称为尿路致病性大肠埃希菌(uropathogenic *E. coli*, UPEC),常见的有O1、O2、O4、O6、O7、O16、O18、O75等。UPEC能产生特别的毒力物质,如P菌毛,AAF/Ⅰ,AAF/Ⅱ和Dr菌毛等黏附素,以及溶血素A。溶血素A能溶解红细胞和其他一些类型细胞,导致细胞因子的释放和炎症反应。

(2) 肠道外的化脓性感染:大肠埃希菌也可引起腹膜炎、胆囊炎、阑尾炎、手术创口感染。婴儿、年老体弱、慢性消耗性疾病、大面积烧伤患者或免疫力低下者,大肠埃希菌可侵入血流,引起败血症。大肠埃希菌是从败血症病人中分离到的最常见的革兰阴性菌(占45%)。早产儿,尤其是出生后30天内的新生儿,易患新生儿大肠埃希菌性脑膜炎。

2. 肠道感染 某些血清型大肠埃希菌能引起人类胃肠炎,与食入污染的食物和饮水有关,为外源性感染。根据其致病机制不同,主要有五种类型(表9-2)。

表 9-2 引起胃肠炎的大肠埃希菌

菌株	作用部位	疾病与症状	致病机制	常见 O 血清型
ETEC	小肠	旅行者腹泻;婴幼儿腹泻;水样便,恶心,呕吐,腹痛,低热	质粒介导 LT 和(或)ST 肠毒素,大量分泌液体和电解质	6、8、15、25、27、78、148、159
EIEC	大肠	水样便,继以少量血便,腹痛,发热	质粒介导侵袭和破坏结肠黏膜上皮细胞	28ac、29、112ac、124、136、143、144、152、164、167
EPEC	小肠	婴儿腹泻;水样便,恶心,呕吐,发热	质粒介导黏附和破坏上皮细胞绒毛结构导致吸收受损和腹泻	2、55、86、111、114、119、125、126、127、128、142、158
EHEC	大肠	水样便,继以大量出血,剧烈腹痛,低热或无,可并发 HUS、血小板减少性紫癜	溶原性噬菌体编码 Stx-Ⅰ或 Stx-Ⅱ,中断蛋白质合成	157、26、111
EAEC	小肠	婴儿腹泻;持续性水样便,呕吐,脱水,低热	质粒介导集聚性黏附上皮细胞,阻止液体吸收	42、44、3、86 等

(1) 肠产毒型大肠埃希菌(enterotoxigenic *E. coli*, ETEC):常引起 5 岁以下婴幼儿和旅游者腹泻。主要通过污染的水源和食物传播。人-人间不传播。临床上常出现轻度腹泻,也可呈严重的霍乱样症状。腹泻常为自限性,一般 2~3 天即愈,但营养不良者可达数周,也可反复发作。致病物质主要是毒素和定植因子。

ETEC 产生不耐热和耐热肠毒素,均由质粒编码。不耐热肠毒素 LT 对热不稳定,65℃ 30 分钟即失活。LT-Ⅱ与人类疾病无关,LT-Ⅰ是引起人类胃肠炎的致病物质。LT-Ⅰ是一个 A 亚单位和 5 个 B 亚单位组成的蛋白质,A 亚单位是毒素的活性部分。B 亚单位与小肠黏膜上皮细胞膜表面的 GM1 神经节苷脂受体结合后,A 亚单位穿过细胞膜与腺苷酸环化酶作用,使胞内 ATP 转化 cAMP。当 cAMP 增加后,导致小肠液体过度分泌,超过肠道的吸收能力而出现腹泻。LT 的分子量较大,免疫原性较强,可刺激机体产生中和抗体,有保护作用。LT 与霍乱弧菌肠毒素相似,氨基酸组成的同源性达 75%左右,且两者 B 亚单位与肠黏膜结合的受体是同一个 GM1 神经节苷脂。因此,LT 与霍乱弧菌肠毒素的抗血清有交叉中和作用。

耐热肠毒素 ST 对热稳定,100℃ 20 分钟不被破坏,分子量小,免疫原性弱。STb 与人类疾病无关。STa 的致病机制与 LT-Ⅰ不同,其激活小肠上皮细胞的鸟苷酸环化酶,使胞内 cGMP 增加,在空肠部分改变液体的运转,使肠腔积液而引起腹泻。ST 与霍乱毒素无共同的抗原关系。

ETEC 的有些菌株只产生一种肠毒素,有的则两种肠毒素均可产生。

(2) 肠侵袭型大肠埃希菌(enteroinvasive *E. coli*, EIEC):EIEC 在表型和致病性方面与志贺菌密切相关,容易误诊为志贺菌。主要侵犯较大儿童和成人,所致疾病很像菌痢,有发热、腹痛、腹泻、脓血便及里急后重等症状。EIEC 不产生肠毒素,能侵袭结肠黏膜上皮细胞并在其中生长繁殖。细菌黏附到结肠上皮细胞上,引起细胞内吞,被带入细胞内空泡中。细菌破坏空泡而进入胞质中增殖,最后杀死感染细胞,再扩散到邻近正常细胞,导致组织破坏和炎症发生。EIEC 的侵袭结肠黏膜上皮细胞的能力与质粒上携带的一系列侵袭性基因有关。

(3) 肠致病型大肠埃希菌(enteropathogenic *E. coli*, EPEC):是婴儿腹泻的主要病原菌,有高度传染性,严重者可致死,成人少见。细菌侵入肠道后,主要在十二指肠、空肠和回肠上段黏膜表面大量繁殖。切片标本中可见细菌黏附于绒毛,导致刷状缘被破坏、微绒毛萎缩、上皮细胞排列紊乱和功能受损,造成严重腹泻。EPEC 不产生 LT 或 ST。病菌在十二指肠、空肠和回肠上段黏膜表面大量繁殖,黏附于微绒毛,导致刷状缘被破坏、微绒毛萎缩、上皮细胞排列紊乱和功能受损,造成严重水样腹泻,常为自限性,但可转变成慢性。

EPEC 黏附和破坏肠黏膜结构的过程是 Bfp (bundle forming pili)首先介导细菌与细胞的疏松黏附,Bfp 由 EAF(EPEC adherence factor)质粒上的 bfpA 基因编码,其活化受 dsbA 基因的调控;随后细菌的Ⅲ型分泌系统主动分泌某些蛋白质进入宿主上皮细胞,其中一种称为转位紧密素受体(translocated intimin receptor, Tir)的蛋白被插入到上皮细胞膜上,作为细菌紧密黏附素(intimin)的受体,介导细菌与细胞的紧密结合。细胞内肌动蛋白重排,导致微绒毛的破坏。严重干扰对肠道中液体等的吸收功能。

(4) 肠出血型大肠埃希菌(enterohemorrhagic *E. coli*, EHEC):亦称为vero毒素大肠埃希菌(verotoxigenic *E. coli*,VTEC),引起散发性或暴发性出血性结肠炎和溶血性尿毒综合征(hemolytic uremic syndrome,HUS),1982年首先在美国发现,血清型为O157:H7。以后在世界各地有散发或地方小流行。污染食品是EHEC感染的重要传染源,牛可能是O157:H7的主要储存宿主。EHEC的致病因子主要有黏附素和毒素。病菌进入消化道后,由紧密黏附素介导与宿主末端回肠、盲肠和结肠上皮细胞结合,然后释放毒素,引起血性腹泻。EHEC毒素能使vero细胞(非洲绿猴肾细胞系)产生病变,故称vero毒素;又因同志贺菌的毒素在生物学特性、物理特性和抗原性等方面相似,亦称志贺样毒素(shiga-like toxin,SLT);VT-Ⅱ能选择性地破坏肾内皮细胞。这种破坏引起肾小球滤过减少和急性肾衰竭。

(5) 肠集聚型大肠埃希菌(enteroaggregative *E. coli*, EAEC):引起婴儿持续性腹泻,脱水,偶有血便。不侵袭细胞。这类细菌的特点是能在细胞表面自动聚集,形成砖状排列。感染导致微绒毛变短,单核细胞浸润和出血。介导这种排列的是质粒编码的Bfp和AAF/Ⅰ和AAF/Ⅱ。EAEC还能刺激黏液分泌,促使细菌形成生物膜覆盖在小肠的上皮上。此外,致病物质可能还包括产生的毒素。

三、微生物学检查法

(一) 临床标本的检查

1. 标本 肠道外感染取中段尿、血液、脓液、脑脊液等;腹泻者取粪便。

2. 分离培养与鉴定

(1) 肠道外感染

1) 涂片染色检查:除血液标本外,均可作涂片染色检查。脓、痰、分泌物可直接涂片,革兰染色后镜检。尿液和其他液体先低速离心,再取沉淀物作涂片。

2) 分离培养:血液需先经肉汤增菌,再转种血琼脂平板。体液标本的离心沉淀物和其他标本可同时接种血琼脂平板和肠道杆菌选择性培养基。37℃孵育18~24小时后,观察菌落并涂片染色镜检,并采用一系列生化反应进行鉴定。

3) 鉴定:初步鉴定根据IMViC(++--)试验,最后鉴定靠系列生化反应。尿路感染尚需计数菌落量,每毫升尿含菌量≥$1×10^5$时,才有诊断价值。对引起腹泻的致病性大肠埃希菌的鉴定还要做血清学定型,必要时测定肠毒素等毒力因子。

(2) 肠道内感染:将粪便标本接种于鉴别培养基,挑选可疑菌落并鉴定为大肠埃希菌后,再分别用ELISA、核酸杂交,PCR等方法检测不同类型致胃肠炎大肠埃希菌的肠毒素、致病因子和血清型特征。

1) ETEC:可用ELISA法、RIA法或基因探针检测LT或ST等肠毒素。

2) EIEC:与志贺菌相似,多数EIEC无动力,乳糖不发酵或迟缓发酵。毒力试验可将被检菌液接种于豚鼠眼结膜囊内,可产生典型的角膜结膜炎症状,并在角膜上皮细胞内有大量细菌,是为Sereny试验阳性。毒力试验亦可在组织培养中进行。

3) EPEC:用特异性多价和单价O、H抗血清与分离菌作凝集试验,测定特异血清型,亦可以ELISA、细胞培养法和DNA探针来检测黏附因子。

4) EHEC:O157:H7血清型多数对山梨醇不发酵或缓慢发酵。VT毒素可用ELISA法测定,灵敏度达60pg/ml,亦可用PCR法结合基因探针检测VT基因。

5) EAggEC:用液体培养-集聚试验(liquid-culture clump aggregation)检测受检菌的黏附性,或用探针技术测定EAST基因。

(二) 卫生细菌学检查

寄居于肠道中的大肠埃希菌可不断随粪便排出体外,污染周围环境和水源、食品等。取样检查时,样品中大肠埃希菌越多,表示样品被粪便污染越严重,也表明样品中存在肠道致病菌的可能性越大。因此,卫生细菌学以"大肠菌群指数"作为饮用水、食品等粪便污染的指标。

大肠菌群指数指每1000ml(g)样品中的大肠菌群数。大肠菌群系指在37℃24小时内发酵乳糖产酸产气,需氧或兼性厌氧的肠道杆菌,包括埃希菌属、枸橼酸杆菌属、克雷伯菌属及肠杆菌属。我国的卫生标准规定,大肠菌群数在每1000ml饮用水中不得超过3个;每100ml瓶装汽水、果汁中不得超过5个。

四、防治原则

疫苗免疫预防已在畜牧业领域中开展了广泛

研究。研究发现大肠埃希菌菌毛抗原在自然感染和人工自动免疫中是关键性抗原之一。在家畜中，用菌毛疫苗防治新生畜崽腹泻已获得成功。例如在孕牛产前6个月接种大肠埃希菌K99株的菌毛抗原，则新生牛犊吮乳后可被动获得特异菌毛抗体，而受到同型菌毛型大肠埃希菌感染的免疫保护。

一种使用ST与LT B亚单位交联的人用疫苗正在研究中。运用O157 LPS抗原作为主要的疫苗成分预防O157感染的疫苗也在考虑中。

污染的水和食品是ETEC最重要的传染媒介，EHEC则常由污染的肉类和未消毒的牛奶引起。因此，保持高度卫生标准，充分的食品烹饪，避免食用污染的水源和食品，可减少ETEC和EHEC感染的危险。

进行尿道插管和膀胱镜检查时应严格无菌操作，对腹泻病人要及时纠正水和电解质紊乱，采取相应措施减少医院内感染发生。

大肠埃希菌的很多菌株都已获得一种或几种抗生素耐药，因此抗生素治疗应在药物敏感试验的指导下进行。

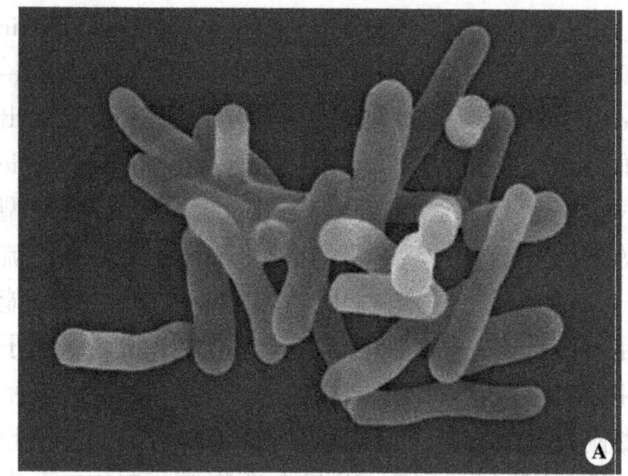

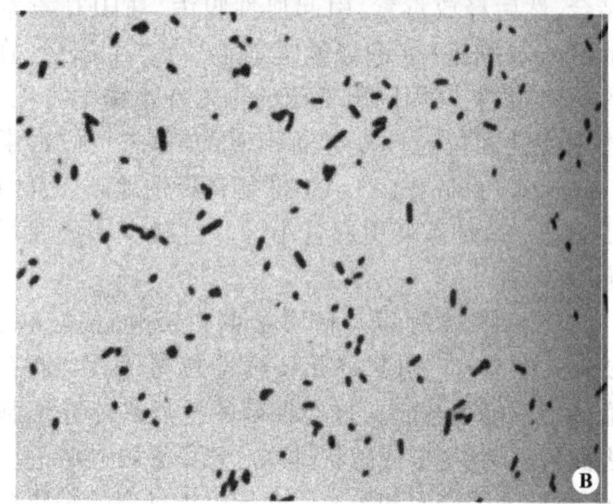

图9-2 志贺菌

A. 扫描电镜图；B. 光镜图

第二节 志贺菌属

志贺菌属(*Shigella*)是人类细菌性痢疾的病原菌，通称痢疾杆菌(dysentery bacilli)。细菌性痢疾是一种常见病，主要流行于发展中国家，全世界年病例数超过2亿，其中500万例需住院治疗，年死亡数达65万。

一、生物学性状

(一) 形态与染色

大小为(0.5~0.7)μm×(2~3)μm的革兰阴性短小杆菌。无芽孢，无荚膜，无鞭毛，多数有菌毛(图9-2)。

(二) 基因组特征

志贺菌属细菌染色体DNA大小介于4.6~5.0 Mb，并含有0~5个质粒。我国细菌性痢疾的优势流行株福氏志贺菌2a型301株基因组包括一条由4.6Mb的环状染色体，一个含221kb的侵袭性大质粒DCP301，以及另外两个小质粒。其染色体上有572 Kb特异性序列，形成了320个长度大于50 bp的“痢疾岛”(*Shigella* island, Sis)，其中大于1kb的共计131个。这些岛共包含519 ORFs，多数痢疾岛的一侧或两侧均伴有插入序列元件、转座子或者tRNAs。G+C含量及密码子使用频率等分析显示出部分痢疾岛的外源性。

(三) 生化反应与培养特性

营养要求不高，在普通琼脂培养平板经24小时生长，形成直径达2mm大小、半透明的光滑型菌落。志贺菌属中的宋内菌常出现扁平的粗糙型菌落。

分解葡萄糖，产酸不产气，多数发酵甘露醇。除宋内志贺菌个别菌株迟缓发酵乳糖(一般需3~4天)外，均不分解乳糖，故在SS等肠道选择鉴别培养基上，呈无色半透明菌落。动力试验阴性。可同沙门菌、大肠埃希菌等区别。

(四) 抗原结构与分类

志贺菌属细菌有K和O抗原，无H抗原。O抗原是分类的依据，分为群特异性抗原和型特异性抗原，前者常在几种近似的菌种间出现；型特异性

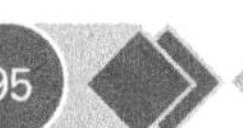

表 9-3 志贺菌属的抗原分类

菌种	群	型	亚型	甘露醇	鸟氨酸脱羧酶
痢疾志贺菌	A	1~10	8a,8b,8c	-	-
福氏志贺菌	B	1~6x,y 变种	1a,1b,2a,2b,3a,3b,3c,4a,4b	+	-
鲍氏志贺菌	C	1~18		+	-
宋内志贺菌	D	1		+	+

抗原的特异性高,用于区别菌型。根据志贺菌 O 抗原构造的不同,可分为 4 种(群)、48 个血清型(包括亚型)(表 9-3)。K 抗原在分类上无意义,但可阻止 O 抗原与 O 抗体的结合。

A 群:又称痢疾志贺菌(*S. dysenteriae*)。俗称志贺痢疾杆菌。唯一不发酵甘露醇。有 10 个血清型,其中 8 型又分为三个亚型。

B 群:又称福氏志贺菌(*S. flexneri*),俗称福氏痢疾杆菌。有 13 个血清型(含亚型及变种),抗原构造复杂,有群抗原和型抗原。根据型抗原的不同,分为 6 型,又根据群抗原的不同将型分为亚型;X、Y 变种没有特异性抗原,仅有不同的群抗原。

C 群:又称鲍氏志贺菌(*S. boydii*),俗称鲍氏痢疾杆菌。有 18 个血清型,各型间无交叉反应。

D 群:又称宋内志贺菌(*S. sonnei*),俗称宋内痢疾杆菌。只有一个血清型。有两个变异相,即Ⅰ相和Ⅱ相;Ⅰ相为 S 型,Ⅱ相为 R 型。

根据志贺菌的菌型分布调查,我国一些主要城市在过去二三十年中均以福氏菌为主,其中又以 2a 亚型、3 型多见;其次为宋内志贺菌;志贺菌与鲍氏菌则较少见。但近年来,志贺菌Ⅰ型的细菌性痢疾已发展为世界性流行趋势,我国至少在 10 个省、区发生了不同规模流行。了解菌群分布与菌型变迁情况,对制备疫苗,预防菌痢具有重大意义。

(五) 抵抗力

志贺菌对理化因素的抵抗力较其他肠道杆菌为弱。加热 60℃ 10 分钟可被杀死;对酸敏感;在 37℃水中可存活 10~20 天,蝇肠内可存活 9~10 天;对化学消毒剂敏感,1% 苯酚溶液 15~30 分钟死亡。

(六) 变异

志贺菌属常出现的变异现象有:

1. S-R 型变异 宋内志贺菌易为 R 型。当菌落变异时,常伴有生化反应、抗原构造和致病性的改变。

2. 耐药性变异 由于广泛使抗生素,志贺菌的耐药菌株不断增加,给防治工作带来很多困难。

3. 营养缺陷型变异 南斯拉夫 Mel(1963 年)首创的依赖链霉素的志贺菌株(依链株,Sd),作为口服疫苗有一定预防效果。

二、致病性与免疫性

志贺菌感染几乎只局限于肠道,一般不侵入血液。

(一) 致病物质

包括侵袭力和内毒素,有的菌株尚能产生外毒素。

1. 侵袭力 志贺菌的菌毛能黏附于回肠末端和结肠黏膜的上皮细菌(特别是 M 细胞)表面,通过Ⅲ型分泌系统向上皮细胞和巨噬细胞分泌 4 种蛋白(IpaA、IpaB、IpaC、IpaD),这些蛋白可诱导细胞膜凹陷,导致细菌的内吞。志贺菌能溶解吞噬小泡,进入细胞质内生长繁殖。继而向两侧扩散到毗邻细胞和向深部扩散到黏膜固有层。在黏膜固有层内繁殖形成小的化脓灶,造成上皮细胞死亡,毛细血管血栓形成,引起炎症反应。导致坏死上皮斑块状脱落,溃疡形成,多形核白细胞侵润等。

2. 内毒素 各型志贺菌都具有强烈的内毒素。内毒素作用于肠黏膜,使其通透性增高,促进内毒素吸收,引起发热,神志障碍,甚至中毒性休克等。内毒素能破坏肠黏膜,形成炎症、溃疡,出现典型的脓血黏液便。内毒素还作用于肠壁植物神经系统,致肠功能紊乱、肠蠕动失调和痉挛,尤其直肠括约肌痉挛最为明显,出现腹痛、里急后重等症状。

3. 外毒素 A 群志贺菌Ⅰ型及部分Ⅱ型菌株还能产生一种外毒素,称为志贺毒素(shiga toxin, Stx)。本质为蛋白质,不耐热,75~80℃1 小时被破坏。该毒素具有三种生物活性:①神经毒性,将毒素注射家兔或小鼠,作用于中枢神经系统,引起四肢麻痹、死亡;②细胞毒性,对人肝细胞、猴肾细胞

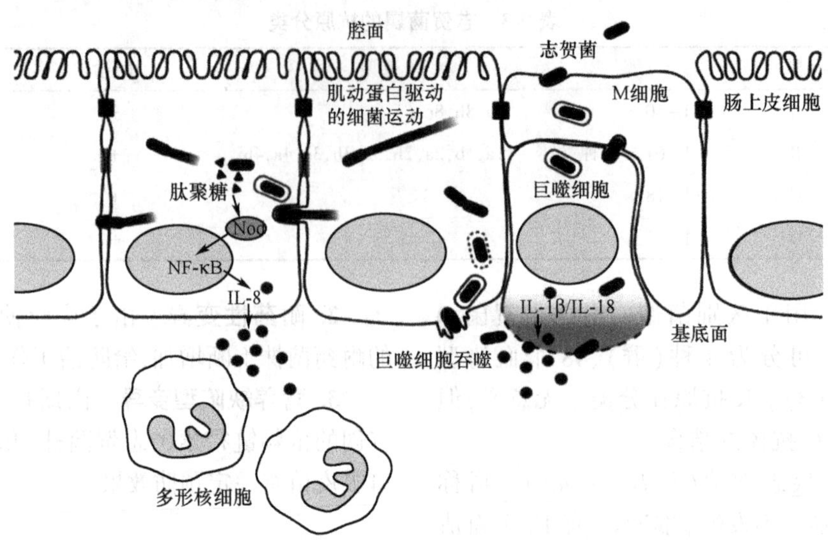

图 9-3 志贺菌侵入肠黏膜上皮细胞及引起的炎症反应

和 HeLa 细胞均有毒性；③肠毒性，具有类似大肠埃希菌、霍乱弧菌肠毒素的活性，可以解释疾病早期出现的水样腹泻(图 9-3)。

Stx 由位于染色体上的 *stx*A 和 *stx*B 基因编码。与 EHEC 产生的毒素相同，Stx 亦由 1 个 A 亚单位和 5 个 B 亚单位组成。B 亚单位与宿主细胞糖脂(Gb3)结合，导入细胞内的 A 亚单位作用于 60S 核糖体亚单位的 28SrRNA，阻止与氨酰 tRNA 的结合，致使蛋白质合成中断(图 9-4)。

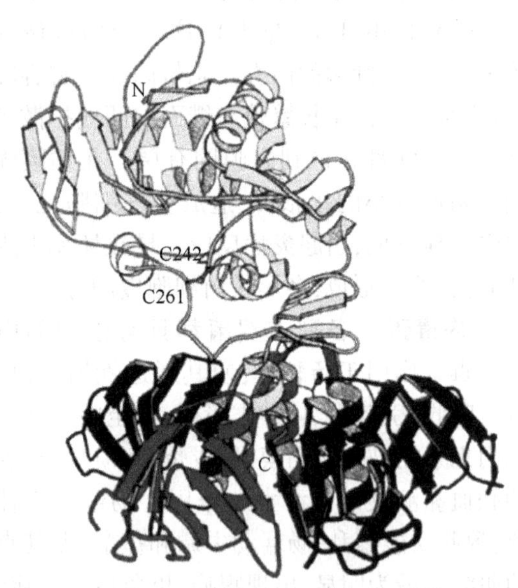

图 9-4 志贺毒素结构示意图

志贺菌侵入宿主后，机体内的 IL-1、IL6、TNF-α 和 INF-γ 等细胞因子将增多。IL-1 和 TNF-α 可提高 Stx 受体在内皮细胞表面的表达，因而内皮细胞成为 Stx 攻击的主要靶细胞。Stx 和内毒素有协同作用，两者在体外可加重对人血管内皮细胞的损伤。在志贺菌感染的溶血性尿毒综合征(HUS)等并发症中，Stx 和内毒素的持续存在联合作用可能与之有关。

(二) 所致疾病

志贺菌引起细菌性痢疾，细菌性痢疾是最常见的肠道传染病，夏秋两季患者最多。我国常见的流行型别主要为福氏志贺菌和宋内志贺菌。

传染源为病人和带菌者，无动物宿主。通过污染了志贺菌的食物、饮水等经口感染。人类对志贺菌普遍易感，10～150 个志贺菌可引起典型的细菌性痢疾。常见的感染剂量为 10^3 个细菌，比沙门菌和霍乱弧菌的感染剂量低 2～5 个数量级。一般说来，痢疾志贺菌所致细菌性痢疾的病情较重；宋内菌起的症状较轻；福氏菌介于二者之间，但排菌时间长，易转为慢性。

志贺菌感染有急性和慢性两种类型：

1. 急性细菌性痢疾 分为典型菌痢、非典型菌痢和中毒性菌痢三型。发病急，潜伏期 1～3 天，常有发热、腹痛和水样腹泻，一天左右，腹泻次数增多(10 多次至数十次)，并由水样泻转为脓血黏液便，伴有里急后重、下腹部疼痛等症状。若及时治疗预后良好。但是在体弱老人和儿童，水分和电解质丧失可导致脱水、酸中毒，有些可引起溶血性尿毒综合征，甚至死亡。

急性中毒性菌痢多见于儿童，各类型志贺菌都有可能引起。常无明显的消化道症状而表现为全身中毒症状。临床主要表现为高热、休克、中毒性脑病，可迅速发生呼吸和循环衰竭，若抢救不及时，往往造成病人死亡。

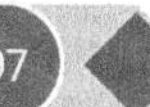

2. 慢性细菌性痢疾 急性菌痢治疗不彻底,或机体抵抗力低、营养不良或伴有其他慢性病时,易转为慢性。病程多在二个月以上,迁延不愈或时愈时发。有10%~20%的急性病人可转为慢性。

部分患者可成为带菌者,带菌者不能从事饮食业、炊事及保育工作。

(三) 免疫性

病后免疫力不牢固,不能防止再感染。但同一流行期中再感染者较少,即具有型特异性免疫。志贺菌菌型多,各型间无交叉免疫。机体对菌痢的免疫主要依靠肠道的局部免疫,即肠道黏膜细胞吞噬能力的增强和分泌型IgA(sIgA)的作用。sIgA可阻止志贺菌黏附到肠黏膜上皮细胞表面,病后三天左右即出现,但维持时间短,由于志贺菌不侵入血液,故血清型抗体(lgM、lgG)不能发挥作用。

三、微生物学检查法

(一) 标本

在用药前,取粪便的脓血或黏液部分,标本不能混有尿液。应在使用抗生素前采样,标本应新鲜,若不能及时送检,应将标本保存于30%甘油缓冲盐水或增菌培养液中。中毒性菌痢可取肛门拭子检查。

(二) 分离培养与鉴定

接种肠道杆菌选择性培养基,37℃孵育18~24小时,挑取无色半透明的可疑菌落,作生化反应和血清学凝集试验,确定菌群和菌型。如遇非典型菌株,须作系统生化反应以确定菌属。

(三) 毒力试验

测定志贺菌的侵袭力可用Sereny试验。系将受试菌18~24小时的固体培养物,以生理盐水制成9×10^9/ml细菌悬液,接种于豚鼠眼结膜囊内。若发生角膜结膜炎,则Sereny试验阳性,表明受试菌有侵袭力。志贺菌ST的测定,可用HeLa细胞或Vero细胞,也可用PCR技术直接检测其产毒基因stx A、stx B。

(四) 快速诊断法

1. 免疫荧光菌球法 将标本接种于含有荧光素标记的志贺菌免疫血清液体培养基中,37℃孵育4~8小时。若标本中含有相应型别的志贺菌存在,则生长繁殖后与荧光抗体凝聚成小球,在荧光显微镜下易被检出。此方法适于检查急性菌痢的粪便标本。方法简便、快速,有一定的特异性。

2. 协同凝集试验 用志贺菌的IgG抗体与富含A蛋白的葡萄球菌结合,测定患者粪便滤液中志贺菌的可溶性抗原。

3. 胶乳凝集试验 用志贺菌抗血清致敏胶乳,使与粪便中的志贺菌抗原起凝集反应,来诊断粪便中有无志贺菌抗体。

4. 分子生物学方法 PCR技术、基因探针检测220kb的大质粒等。

四、防治原则

(一) 非特异性免疫预防

因为人类是志贺菌的主要宿主,所以应以人为中心进行非特异性免疫,努力防止人的感染和传播,其措施包括水、食物和牛奶的卫生学监测,垃圾处理和灭蝇;隔离病人和消毒排泄物;检测发现亚临床病例和带菌者,特别是从事饮食行业人员;抗生素治疗感染个体。

(二) 特异性免疫预防

鉴于志贺菌的免疫防御机制主要是分泌至肠黏膜表面的sIgA,而sIgA需由活菌作用于黏膜局部才能诱发。因此,特异性预防现致力于口服减毒活疫苗研究。近年试用者有链霉素依赖株(streptomycin dependent strain, Sd)。Sd株是一种减毒突变株,环境中存在链霉素时才能生长。将其制成活疫苗给志愿者服用后,因正常人体内不存在链霉素,该菌株不能生长繁殖,但也不会立即死亡,尚可有一定程度的侵袭志愿者肠黏膜而激发局部免疫应答,产生sIgA。同时血清中IgM、IgG特异抗体也增多,因此Sd活疫苗具有特异性免疫保护作用。目前已能生产多价志贺菌Sd活疫苗。

(三) 治疗

治疗志贺菌感染的药物颇多,但此菌很易出现多重耐药菌株。同一菌株可对5~6种甚至更多药物耐药,给防治工作带来很大困难。治疗可用磺胺类药、氨苄西林、氯霉素、黄连素等。中药黄连、黄柏、白头翁、马齿苋等均有疗效。

第三节 沙门菌属

沙门菌属(*Salmonella*)是一群寄生于人类和动物肠道中,生化反应和抗原构造相似的革兰阴性杆菌,含两个种,即肠道沙门菌(*S. enterica*)和邦戈沙门菌(*S. bongori*),其中肠道沙门菌又分为6个亚种。目前沙门菌属细菌的血清型在2400种以上,绝大多数血清型宿主范围广泛,如鼠伤寒沙门菌。但少数血清型有严格的宿主特异性,即所谓“宿主适应株”,如引起肠热症的伤寒沙门菌、甲型副伤寒沙门菌、肖氏沙门菌和希氏沙门菌主要是人的病原菌,极少能从动物中分离到。主要以家畜家禽为宿主的沙门菌偶可传染给人,引起人类食物中毒或败血症,常见的有鼠伤寒沙门菌、猪霍乱沙门菌、肠炎沙门菌、鸭沙门菌等十余种。

一、生物学性状

(一) 形态与染色

大小(0.6~1.0)μm×(2~4)μm 革兰阴性杆菌。除个别外,多数有周鞭毛。一般无荚膜(图9-5)。

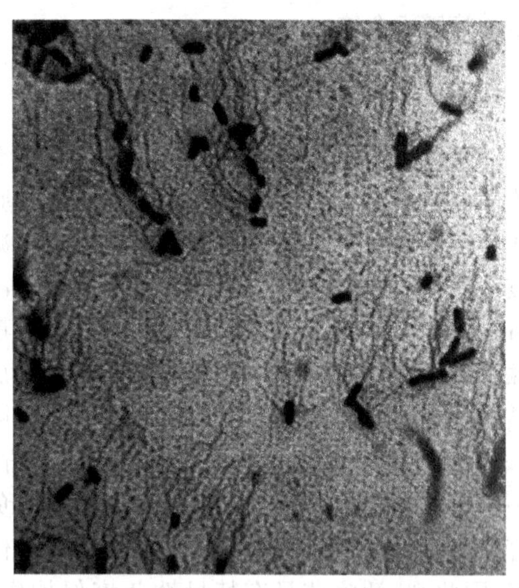

图9-5 伤寒沙门菌A(扫描电镜)

(二) 基因组特征

沙门菌基因组大小与大肠埃希菌相近,至少包含7个致病岛(*Salmonella* pathogenicity island, SPI)以及大量前噬菌体。其中SPI-1和SPI-2与Ⅲ型分泌系统有关。

(三) 生化反应与培养特性

营养要求不高,在普通琼脂平板上形成中等大小、半透明的S型菌落。兼性厌氧菌,在肠道杆菌选择性培养基上因不发酵乳糖而形成无色半透明菌落。

发酵葡萄糖、麦芽糖和甘露醇,除伤寒沙门菌产酸不产气外,其他沙门菌均产酸产气。生化反应对沙门菌的种和亚种鉴定有重要意义。

(四) 抗原结构

沙门菌抗原构造主要有O和H两种抗原。少数菌具有表面抗原,功能与大肠埃希菌的K抗原相似,一般认为与毒力(virulence)有关,故称Vi抗原。

1. O抗原 为脂多糖,性质稳定。能耐100℃达数小时,不被乙醇或0.1%苯酚溶液破坏。沙门菌O抗原至少有58种,以阿拉伯数字顺序排列,现已排至67(其中有9种被删除)。每个沙门菌的血清型含一种或多种O抗原。凡含有相同抗原组分的归为一个组,则可将沙门菌属分成A-Z、O51-O63、O65-O67共42个组。引起人类疾病的沙门菌大多数在A-E组。O抗原刺激机体主要产生IgM抗体。

2. H抗原 为蛋白质,对热不稳定,60℃经15分钟或乙醇处理被破坏。具有鞭毛的细菌经甲醛液固定后,其O抗原全部被H抗原遮盖,而不能与相应抗O抗体反应。

沙门菌的H抗原有两种,称为第1相和第2相。第1相特异性高,又称特异相,用a、b、c等表示,第2相特异性低,为数种沙门菌所共有,也称非特异相,用1、2、3等表示。具有第1相和第2相H抗原的细菌称为双相菌,仅有一相者称单相菌。每一组沙门菌根据H抗原不同,可进一步分种或型。H抗原刺激机体主要产生IgG抗体。

3. Vi抗原 新从患者标本中分离出的伤寒沙门菌、丙型副伤寒沙门菌等有此抗原。由聚-*N*-乙酰-*D*-半乳糖胺糖醛酸组成。性质不稳定,经60℃加热、苯酚处理或人工传代培养易破坏或丢失。Vi抗原存在于细菌表面,可阻止O抗原与其相应抗体的反应。Vi抗原的抗原性弱。当体内病菌存在时可产生一定量抗体;细菌被清除后,抗体也随之消失。故测定Vi抗体有助于对伤寒带菌者的检出。

(五) 抵抗力

沙门菌对热抵抗力不强,60℃1 小时或 65℃经 15~20 分钟可被杀死。在水中能存活 2~3 周,粪便中可活 1~2 个月,可在冰冻土壤中过冬。胆盐、煌绿等对本属细菌的抑制作用较对其他肠道杆菌为小。因此,可用其制备肠道杆菌选择性培养基,利于分离粪便中的沙门菌。

(六) 变异

1. H-O 变异 指有动力的 H 型菌株失去鞭毛成为无动力的 O 型菌体。

2. S-R 变异 S 型菌落在培养基上多次移种后,逐渐失去 O 抗原变为 R 型菌落,细菌的毒力也随之消失。

3. V-W 变异 指有 Vi 抗原的菌株(V 型)失去 Vi 抗原(W 型),即细菌与抗 O 血清凝集而不再与抗 Vi 血清凝集,称为 V-W 变异。

4. 位相变异 将具有第 1 相和第 2 相 H 抗原的沙门菌接种于琼脂平板上,所得单个菌落,有些是第 1 相,有些是第 2 相。如任意挑选一个菌落(第 1 相或第 2 相),在培养基上多次移种后,其后代又出现部分是第 1 相、部分是第 2 相的不同菌落。

二、致病性与免疫性

(一) 致病物质

沙门菌有较强的内毒素,并有一定的侵袭力。个别菌尚能产生肠毒素。

1. 侵袭力 细菌先侵入小肠末端的派伊尔淋巴结的 M(microfold,微皱褶)细胞。步骤是沙门菌通过特异性菌毛先与 M 细胞结合,接着通过 SP-Ⅰ分泌系统向 M 细胞中输入沙门菌分泌侵袭蛋白(salmonella-secreted invasion proteins, Sips),引发宿主细胞内肌动纤维的重排,诱导细胞膜凹陷,导致细菌内吞。沙门菌在吞噬小泡内生长繁殖,导致宿主细胞死亡,细菌扩散并进入毗邻细胞淋巴组织。

伤寒沙门菌和希氏沙门菌在宿主体内可以形成 Vi 抗原。该抗原具有微荚膜功能,能抵抗吞噬细胞的吞噬和杀伤功能,并阻挡抗体、补体等破坏菌体作用。

2. 内毒素 可引起发热、白细胞数下降。大剂量时可发生中毒性休克。这些与内毒素可激活补体替代途径,产生 C3a、C5a 等,以及与诱发免疫细胞分泌 TNF-α、IL-1、IFN-γ 等细胞因子有关。

3. 肠毒素 有些沙门菌,如鼠伤寒沙门菌可产生肠毒素,性质类似肠产毒性大肠埃希菌的肠毒素。

(二) 所致疾病

多数沙门菌是人畜共患病的病原菌。动物宿主范围很广。家畜有猪、牛、马、羊、猫、狗等,家禽有鸡、鸭等;野生动物如狮、熊、鼠类,以及冷血动物、软体动物、节肢动物等均可带菌。只对人类致病的仅有引起伤寒和副伤寒的沙门菌。人类因食用患病或带菌动物的肉、乳、蛋或被含菌粪便污染的水源等而患病。

人类沙门菌感染有 4 种类型:

1. 肠热症 包括由伤寒沙门菌引起的伤寒和甲型副伤寒沙门菌、肖氏沙门菌、希氏沙门菌引起的副伤寒。伤寒和副伤寒的致病机制和临床症状基本相似,只是副伤寒的病情较轻,病程较短。沙门菌是胞内寄生菌,细菌经口到达小肠后,穿过肠黏膜上皮细胞侵入肠壁淋巴组织,经淋巴管至肠系膜淋巴结及其他淋巴组织并在其中繁殖,经胸导管进入血流,引起第一次菌血症。此时相当于病程的第 1 周,称前驱期。病人有发热、全身不适、乏力等症状。细菌随血流至骨髓、肝、脾、肾、胆囊、皮肤等并在其中繁殖,被脏器中吞噬细胞吞噬的细菌再次进入血流,引起第二次菌血症。此期症状明显,相当于病程的第 2~3 周,病人持续高热,相对缓脉,肝脾肿大及全身中毒症状,部分病例皮肤出现玫瑰疹。存于胆囊中的细菌随胆汁排至肠道,一部分随粪便排出体外。部分菌可再次侵入肠壁淋巴组织,出现超敏反应,引起局部坏死和溃疡,严重者发生肠出血和肠穿孔。肾脏中的细菌可随尿排出。第 4 周进入恢复期,患者逐渐康复。

典型伤寒的病程 3~4 周。病愈后部分患者可自粪便或尿液继续排菌 3 周至 3 个月,称恢复期带菌者。约有 3% 的伤寒患者成为慢性带菌者。

2. 急性肠炎(食物中毒) 是最常见的沙门菌感染,约占 70%。多由摄入大量($>10^8$)鼠伤寒沙门菌、猪霍乱沙门菌、肠炎沙门菌等污染的食品引起,或者因食入未煮熟的病畜病禽的肉类、蛋类而发病。细菌对肠黏膜的侵袭以及细菌释放的内毒素可能是主要的致病机制。该病潜伏期短,一般

4~24 小时，主要症状为发热、恶心、呕吐、腹痛、水样腹泻，偶有黏液或脓性腹泻，严重者可伴有迅速脱水，导致休克、肾衰竭而死亡。死亡率可达 2%，多见于老人、婴儿和体弱者。一般沙门菌胃肠炎多在 2~3 天内自愈。

3. 败血症 常由猪霍乱沙门菌、丙型副伤寒沙门菌、鼠伤寒沙门菌、肠炎沙门菌等引起。患者多为儿童和免疫力低下的成人。经口感染后，病菌进入肠道后，迅速侵入血流，导致组织器官感染，如脑膜炎、骨髓炎、胆囊炎、肾盂肾炎、心内膜炎等。败血症症状严重，有高热、寒战、厌食、贫血等，但常常缺少胃肠道症状。在发热期，血培养阳性率高。

4. 无症状带菌者 有 1%~5% 伤寒或副伤寒患者，在症状消失后 1 年或更长时间内仍可在其粪便中检出有相应沙门菌，称为无症状带菌者。这些细菌留在胆囊中，有时也可在尿道中，成为人类伤寒和副伤寒病原菌的储存场所和重要传染源。其他沙门菌带菌者很少，不到 1%，故在人类的感染中不是主要的传染源。

（三）免疫性

伤寒或副伤寒病后可获得一定程度的免疫性。主要依靠细胞免疫，表现为单核吞噬细胞系统在淋巴因子的作用下，胞内酶数量增多，活性增强，从而杀死寄生在细胞内的细菌。致病过程中，沙门菌也有存在于血液和细胞外的阶段，故特异性抗体也有辅助杀菌作用。sIgA 具有特异性防止伤寒沙门菌黏附于肠黏膜表面的能力，与胃肠炎的恢复有关。

三、微生物学检查法

（一）标本

肠热症因病程不同采取不同标本，通常第 1 周取外周血液，第 1~3 周取骨髓液，第 2~3 周取粪便或尿液。副伤寒病程较短，采样时间可相对提前。急性肠炎取患者吐泻物和可疑食物。败血症取血液，胆道带菌者可取十二指肠引流液。

（二）分离培养与鉴定

血液和骨髓液应先接种胆汁肉汤增菌；粪便和经离心的尿沉渣可直接接种肠道鉴别培养基或 SS（Salmonella-Shigella）选择性培养基。37℃经 18~24 小时培养后，挑选无色半透明的不发酵乳糖的菌落涂片、染色、镜检，并接种双糖含铁或三糖含铁培养基。疑为沙门菌时，作生化反应和玻片凝集试验鉴定。

近年来应用葡萄球菌 A 蛋白协同凝集试验、酶联免疫吸附试验、放射免疫测定等方法，检测患者血清或尿液中沙门菌的可溶性抗原，协助临床早期诊断肠热症。分子生物学技术也可用于沙门菌感染的快速诊断。

在流行病学调查和传染源追踪中，Vi 噬菌体分型是一种常用方法。标准 Vi 噬菌体有 33 个型，其特异性比血清学分型更为专一。

（三）血清学诊断

主要适用于肠热症可疑患者。肠热症病程较长，而目前使用抗生素普遍，肠热症的症状不典型，临床标本阳性分离率低，故血清学试验仍有其协助诊断意义。血清学试验有肥达（Widal）试验、间接血凝试验、ELISA 法等，其中肥达试验是一种经典的方法，现仍普遍使用。

肥达试验是用已知的伤寒沙门菌 O 抗原与 H 抗原和甲型副伤寒沙门菌、肖氏沙门菌及希氏沙门菌 H 抗原与受检血清作定量试管凝集试验，以测定受检血清中有无相应抗体及其效价高低。可根据抗体效价及其消长情况，辅助临床诊断肠热症。

肥达试验结果的解释必须结合临床表现、病程、病史，以及地区流行病学情况。

1. 正常值 正常人因隐性感染或预防接种，血清中可含有一定量抗体，其效价随各地区情况而不同。一般是伤寒沙门菌 O 凝集效价≥1∶80，H 凝集效价≥1∶160，引起副伤寒沙门菌 H 凝集效价≥1∶80 时，才有诊断价值。

2. 动态观察 判断肥达反应结果须结合临床症状、病期等。单次凝集效价增高，有时不能定论。若效价逐次递增或恢复期效价比初次效价≥4 倍以上，有诊断意义。

3. O 与 H 抗体在诊断上的意义 患肠热症后，O 与 H 抗体在体内的消长情况不同。IgM 型 O 抗体出现较早，持续时间仅半年左右，消失后不易受伤寒、副伤寒沙门菌以外细菌的非特异性抗原刺激而重新出现。IgG 型 H 抗体出现较晚，维持时间可长达数年，消失后易受非特异性抗原刺激而短暂地重新出现。因此，①若 H、O 凝集效价均超过正常值，则感染伤寒、副伤寒的可能性大；②H 与 O 效价均低，则患肠热症的可能性甚小；③若 H 效价高而 O 不高，可能系预防接种或非特异性回忆反应；④如 O 效价高而 H 不高，可能是感染早期或其他沙门菌感染（肠炎沙门菌与伤寒沙门菌有共同 O 抗原）引起的交叉反应。

4. 其他 有少数病例，在整个病程中，肥达试验结果始终在正常范围内。其原因可能是①发病早期曾用大量或多种抗生素治疗；②患者免疫功能低下。因此本试验阴性时，不宜匆忙地否定诊断。

伤寒不同病期血、粪便、尿液中病原菌与特异性 O 凝集素的阳性检出率见图 9-6。

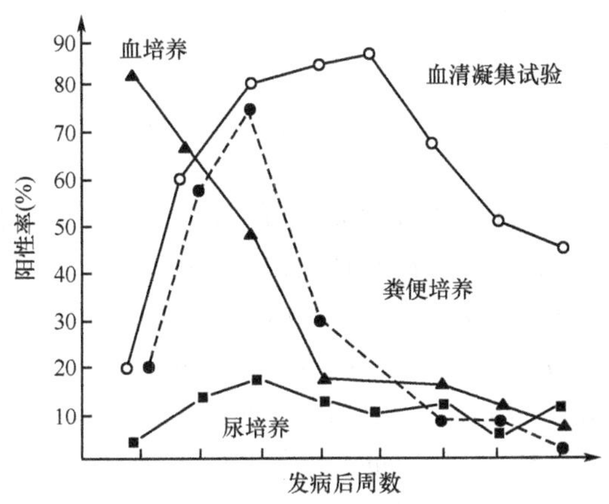

图 9-6 伤寒病人不同病期血、粪、尿中病原菌和特异凝集素检出阳性率

（四）伤寒带菌者的检出

最可靠的方法是分离培养病原菌，标本为可疑者的粪便、胆汁或尿液，但检出率不高。因此，一般可先检测可疑血清中有无 Vi 抗体，当效价≥1∶10 时，再取粪便或尿液多次分离培养，才能确定是否为伤寒带菌者。

四、防治原则

做好水源和食品的卫生管理，防止被沙门菌感染的人和动物污染。感染动物的肉类、蛋等制品要彻底烹饪。发现，鉴定和治疗带菌者。带菌期间不能从事饮食行业的工作，并严格遵循卫生注意事项。

伤寒、副伤寒的免疫预防，过去一直沿用皮下多次接种死疫苗。虽有一定的保护作用，但效果低、副反应大，不够理想。口服伤寒沙门菌 Ty21a 活菌苗是缺少尿苷二磷酸半乳糖-4-差向异构酶的伤寒沙门菌突变株。该菌株失去合成脂多糖的能力，故无发热反应，无返祖现象，服用安全，但效果不稳定。伤寒 Vi 荚膜多糖疫苗注射一针即可具有一定的免疫力，有效期至少 3 年。

肠热症治疗早期采用氯霉素、氨苄西林、阿莫西林等，但耐药菌株相继出现。目前使用的有效药物主要是环丙沙星。中药白花蛇舌草，穿心莲等有效。

第四节 其他菌属

一、克雷伯菌属

克雷伯菌属（*Klebsiella*）含有 7 个种，对人类致病的主要是肺炎克雷伯菌（*K. pneumoniae*），该菌又分三个亚种，即肺炎亚种、臭鼻亚种和鼻硬结亚种。肺炎克雷伯菌是重要的条件致病菌和医源性感染菌之一。

肺炎克雷伯菌为较短粗的杆菌，单独、成双或短链状排列。无鞭毛，有较厚的荚膜，多数有菌毛。

在普通琼脂培养基上形成较大的灰白色黏液菌落，以接种环挑之，易拉成丝，有助鉴别。在肠道杆菌选择性培养基上能发酵乳糖，呈现有色菌落。具有 O 抗原与 K 抗原，后者用以分型。利用荚膜肿胀试验，肺炎克雷伯菌 K 抗原可分为 82 型。

肺炎亚种于 1882 年 Friedlander 首先从大叶性肺炎患者痰液中分离出，俗称肺炎杆菌。本菌存在于人体肠道、呼吸道。一般不致病，当宿主免疫力降低时，能引起多种感染，常见有肺炎、支气管炎、泌尿道和创伤感染，有时引起严重的败血症、脑膜炎、腹膜炎等。

臭鼻亚种俗称臭鼻杆菌，引起慢性萎缩性鼻炎，有恶臭，以及败血症、泌尿系感染等。

鼻硬结亚种俗称鼻硬结杆菌，引起慢性肉芽肿性病变，侵犯鼻咽部，使组织发生坏死。

克雷伯菌一般对先锋霉素、氨基糖苷类（链霉素、庆大霉素、卡那霉素等）、氯霉素、多黏菌素等敏感。易产生耐药。

二、变形杆菌属

变形杆菌属（*Proteus*）包括普通变形杆菌、奇异变形杆菌、莫根变形杆菌、雷极变形杆菌和无恒变形杆菌。

革兰阴性，小杆菌，宽 0.4～1.0μm，长 0.6～3.0μm。呈明显的多形性，有球形和丝状形。无荚膜。有周身鞭毛，运动活泼。有菌毛。营养要求不高，在固体培养基上呈扩散生长，形成迁徙生长现象（swarming growth phenomenon）。若在培养基中加入 0.1% 苯酚溶液或 0.4% 硼酸溶液可以抑制其扩散生长，形成一般的单个菌落。在 SS 平板上可以形成圆形、扁薄、半透明的菌落，易与其他肠道致病菌混淆。培养物有特殊臭味，在血琼脂平板上有溶血现象。具有尿素酶，能迅速分解尿素。不发酵乳糖。根据菌体抗原分群，再以鞭毛抗原分型。此属细菌 X19、XK、X2 的 O 抗原与某些立克次体的部分抗原有交叉，可替代立克次体抗原与患者血清作凝集反应，此反应称为外斐试验（Weil-Felix test），用于某些立克次体病的辅助诊断。

分布很广，广泛存在于水、土壤腐败的有机物以及人和动物的肠道中。为条件致病菌，多引起继发感染，如慢性中耳炎、创伤感染等，也可引起膀胱炎、婴儿腹泻、食物中毒等。普通变形杆菌和奇异变形杆菌与临床关系较密切，是仅次于大肠埃希菌的泌尿道感染的主要病原菌。其尿素酶可分解尿素产氨，使尿液 pH 增高，以利于变形杆菌生长。碱性环境亦可促进肾结石和膀胱结石的形成。同时高碱性尿液对尿道上皮也有毒性作用。此外，有的变形杆菌菌株也可引起脑膜炎、腹膜炎、败血症和食物中毒等疾病。

三、摩根菌属

摩根菌属（*Morganella*）只有摩氏摩根菌（*M . morganii*）一个种。

形态、染色和生化反应特征与变形杆菌相似，但无迁徙现象。枸橼酸盐阴性、硫化氢阴性和鸟氨酸脱羧酶阳性为其特征。可致泌尿道感染及伤口感染，有时引起腹泻。

四、枸橼酸杆菌属

枸橼酸杆菌属（*Citrobacter*）有 3 个种：弗劳地枸橼酸杆菌（*C. freundii*）、异型枸橼酸杆菌（*C. diversus*）和无丙二酸盐枸橼酸杆菌（*C . amalonaticus*）。后又增加了无丙二酸盐枸橼酸杆菌生物 1 群（*C. amalonaticus biogroup* 1）。

革兰阴性，周身鞭毛，无荚膜。营养要求不高。菌落呈灰白色、湿润、隆起、边缘整齐，直径 2～4mm。发酵乳糖，产生硫化氢。

广泛存在于自然界，是人和动物肠道的正常菌群，也是条件致病菌。弗劳地枸橼酸杆菌引起胃肠道感染，德国报道有的菌株产生 vero 毒素，曾暴发出血性肠炎流行，并有 HUS 并发。异型枸橼酸杆菌可引起新生儿脑膜炎和败血症。无丙二酸盐枸橼酸杆菌偶可自粪便标本中分离到。有时枸橼酸杆菌与产黑色素类杆菌及革兰阴性无芽孢厌氧菌等合并感染。

五、肠杆菌属

肠杆菌属（*Enterobacter*）有 11 个种：产气肠杆菌（*E. aerogenes*）、阴沟肠杆菌（*E. cloacae*）、杰高维肠杆菌（*E. gergoviae*）、坂崎肠杆菌（*E. sakazakii*）、泰洛肠杆菌（*E. taylorae*）、河生肠杆菌（*E. aminigenus*）、中间肠杆菌（*E. intermedius*）、阿氏肠杆菌（*E. asburiae*）、致癌肠杆菌（*E. cancerogenus*）、溶解肠杆菌（*E. dissolvens*）和超压肠杆菌（*E. nimipressualis*）。

革兰阴性粗短杆菌。周身鞭毛，有的菌株有荚膜。营养要求不高，在普通琼脂平板上形成湿润、灰白或黄色的黏液状大菌落。发酵乳糖，不产生硫化氢。

肠杆菌属是肠杆菌科中最常见的环境菌群，但不是肠道的常居菌群。产气肠杆菌和阴沟肠杆菌常可从临床标本中分离到，与泌尿道、呼吸道和伤口感染有关，偶引起败血症和脑膜炎，一般不引起腹泻。杰高维肠杆菌可引起泌尿道感染，从呼吸道和血液中亦曾分离出。坂崎肠杆菌引起的新生儿脑膜炎和败血症，死亡率可高达 75% 左右。泰洛肠杆菌可从血液和脑脊液分离出。阿氏肠杆菌亦可从血液、粪便、尿液、呼吸道分泌液和伤口渗出液等标本中分离到。

六、沙雷菌属

沙雷菌属（*Serratia*）有 6 个种和 1 个群：黏质沙雷菌（*S. marcescens*）、深红沙雷菌（*S. rubidace*）、臭味沙雷菌（*S. oderifera*）、普城沙雷菌（*S. plymuthica*）、无花果沙雷菌（*S. ficaria*）和虫媒沙雷菌（*S. etomophila*），以及沙雷菌液化群（*S. liquefaciens group*）。

革兰阴性小杆菌。周身鞭毛。臭味沙雷菌有

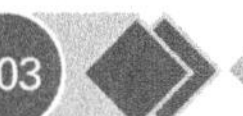

微荚膜。黏质沙雷菌是细菌中较小的，常用于检查除菌滤器的除菌效果。营养要求不高。菌落不透明，白色、红色或粉红色。

沙雷菌可自土壤、水、人和动物的粪便中分离到。长期来认为对人体无害。近发现黏质沙雷菌可引起肺炎、泌尿道感染、败血症，以及外科术后感染；臭味沙雷菌与医院感染引起败血症有关；普城沙雷菌亦可致败血症。

（李国才）

第十章 弧菌与气单胞菌

弧菌属(*Vibrio*)是一大群氧化酶试验阳性,菌体短小,弯曲成弧形动力活泼的革兰阴性菌。在自然界中分布广泛,以水中最多。目前已知本菌属有56个种,至少有12个种与人类疾病有关,其中以霍乱弧菌、副溶血性弧菌最为重要。

气单胞菌属(*Aeromonas*)广泛分布于自然界中的淡水、海水、污水、淤泥、土壤和人类粪便中。原隶属于弧菌属,后发现其与弧菌的基因并不紧密相关,1956年Collweil等将气单胞菌属从弧菌科分出,隶属于新建的气单胞菌。分为四个种,即亲水气单胞菌、豚鼠气单胞菌、温和气单胞菌及杀鲑气单胞菌。有致病性菌株和非致病性菌株之分,致病性菌株可引起人类腹泻等多种感染。

第一节 霍乱弧菌

霍乱弧菌(*Vibrio cholerae*)是烈性传染病霍乱的病原菌,霍乱已在全球发生七次世界性大流行,死亡率甚高,为国际检疫的重要传染病之一,为我国甲类法定传染病。

一、生物学性状

(一)形态与染色

革兰染色阴性,长0.8~3μm、宽0.5~1.5μm,弯曲呈弧形或逗点状菌,从病人新分离的细菌形态典型(图10-1),人工培养后常呈杆状而不易与其他肠道菌区别。取病人米泔水样粪便直接涂片染色镜检,可见其相互排列如"鱼群"状。无芽孢和荚膜,有菌毛,菌体一端有一根单鞭毛,运动非常活泼。悬滴观察,可见其呈穿梭或流星样运动。有的有荚膜(O139)。

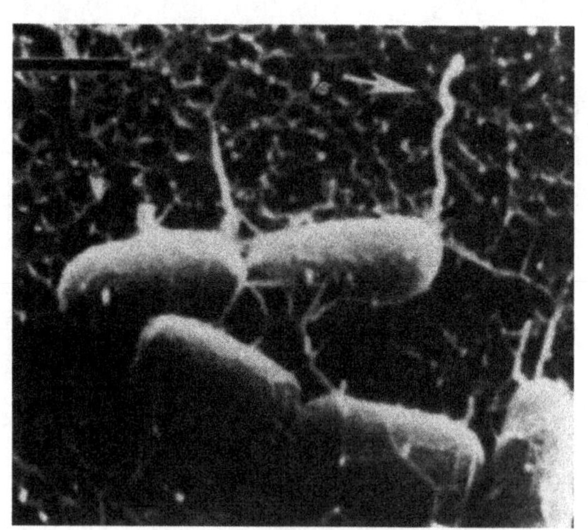

图10-1 霍乱弧菌(扫描电镜,单位长度=1μm)
(箭头所指可见霍乱弧菌极端单鞭毛)

(二)基因组特征

霍乱弧菌基因组由2条环状染色体组成。大染色体约2.91 Mb,G+C占46.9%;小染色体约1.072 Mb,G+C占47.7%。总共有3 885个ORF。霍乱毒素基因位于大染色体上整合的温和丝状噬菌体CTXΦ基因组内。

(三)培养及生化反应

兼性厌氧,生长繁殖温度范围广(18~37℃),营养要求不高,在普通蛋白胨水中即可生长,于pH8.0~9.0的碱性环境中生长更佳,因其他细菌在此环境中不易生长,故常用pH8.8~9.2的碱性蛋白胨作为选择培养基。培养24小时后,形成圆形、透明或半透明S型、无色、扁平菌落。霍乱弧菌在TCBS(thiosulfate-citrate-bile-sucrose)培养基上生长良好,菌落呈黄色,培养基呈暗绿色。该菌在无盐的环境中能生长。霍乱弧菌能发酵葡萄糖、甘露醇及蔗糖,产酸不产气;不发酵阿拉伯胶糖;还原硝酸盐,吲哚试验阳性。

(四)抗原构造

霍乱弧菌有耐热O抗原和不耐热H抗原。H抗原特异性低,为弧菌属所共有;O抗原特异性高,根据O抗原不同,现已发现155个血清群。O1群和O139群引起霍乱,其他血清群可引起人胃肠炎等疾病。O1群和O139群之间无抗原性交叉。O1群据表型差异分为古典生物型(classical biotype)与ElTor生物型(ElTor biotype)(表10-1)。根据O抗原的成分不同,O1群又进一步分为3个血清型

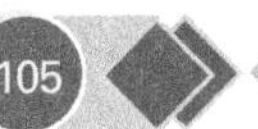

(表 10-2)。血清分型可用于流行病学研究。1817 年霍乱开始第一次大流行,起源于印度,并很快向其他国家传播。前 6 次大流行由霍乱弧菌古典生物型引起。1961 年发生第七次霍乱流行,起源于印度尼西亚,流行株为霍乱弧菌 ElTor 生物型。1992 年前,引起霍乱流行的病原体均为霍乱弧菌 O1 血清群,1992 年一个新的流行株 O139(Bengal)在沿孟加拉湾的印度和孟加拉一些城市出现,并很快传遍亚洲,提示第 8 次流行的开始。

表 10-1　霍乱弧菌两种生物型的鉴别

鉴别试验	古典生物型	El Tor 生物型
第Ⅳ组霍乱噬菌体裂解试验	+	-(+)
多黏菌素 B 敏感试验	+	-(+)
鸡红细胞凝集试验	-(+)	+
VP 试验	-	+(-)
溶血试验	-	+(-)

注:括号内为少数菌株

表 10-2　霍乱弧菌 O1 群的分型

型别	别名	O 抗原成分
原型	稻叶型(Inaba)	AC
异型	小川型(Ogawa)	AB
中间型	彦岛型(Hikojima)	ABC

(五)抵抗力

本菌对热和一般消毒剂敏感,100℃煮沸 1~2 分钟或 55℃作用 10 分钟即死亡,不耐酸,在正常胃酸中仅能存活 4 分钟。ElTor 生物型于外界环境中生存能力较古典生物型强,在水中能存活 1~3 周,有时还可过冬。对氯敏感,用漂白粉处理患者排泄物可达到消毒目的。

二、致病性和免疫性

(一)致病物质

1. 鞭毛、菌毛　鞭毛运动有助于霍乱弧菌穿过肠黏膜表面的黏液层,借菌毛黏附于肠黏膜。此外,O139 群细菌还存在多糖荚膜和特殊的 LPS 毒性决定因子,协助细菌抵抗吞噬。

2. 肠毒素　也称霍乱毒素(Cholera toxin, CT),是目前已知的致泻毒素中毒性最强的毒素。CT 为聚合蛋白,由 1 个 A 亚单位和 5 个 B 亚单位以共价键组成,A 亚单位由多肽 A_1 和 A_2 组成,是 CT 的毒性活性成分。B 亚单位作为配体可与小肠黏膜上皮细胞膜受体即神经节苷脂(GM1)结合后,引起肠毒素的变构,协助 A_1 多肽解离、活化并穿过细胞,刺激细胞内的腺苷酸环化酶活化,使 ATP 转化为 cAMP,致细胞内 cAMP 浓度升高,导致内皮细胞 Na^+ 和 Cl^- 的吸收被抑制,并大量分泌 Cl^- 和 HCO_3^-,由于大量电解质分泌至肠腔,使肠腔内渗透压升高,大量水分由细胞进入肠腔,进而产生严重腹泻、呕吐,导致电解质大量丧失以致脱水。

(二)所致疾病

人类是霍乱弧菌的唯一易感者,传染源为患者及带菌者,细菌通过污染的水或食物经口摄入,因该菌对胃酸敏感,故经水摄入的细菌量需大于 10^8~10^{10} 个;经食物摄入的细菌需大于 10^2~10^4 个方能造成感染,若胃内酸度降低,机体对霍乱弧菌感染的敏感性增加,细菌的感染量可相应减少。细菌通过胃到达小肠后,利用单鞭毛的运动穿过黏液层,依靠菌毛等黏附因子黏附定植在肠黏膜表面,在此迅速繁殖并产生肠毒素。潜伏期一般为 1 天左右,病人突然出现严重腹泻和呕吐,严重时失水量可高达 1 升/小时,腹泻物如米泔水样。大量的水和电解质丧失将导致外周循环衰竭、电解质紊乱和代谢性酸中毒,也可因肾衰竭、休克死亡。不经治疗死亡率为 60%,经治疗死亡率可降至 1% 以下。ElTor 生物型引起的霍乱一般病情轻,死亡率低。病后一些患者可带菌,带菌时间一般不超过 3~4周,有的可达数月。

(三)免疫性

感染后以产生特异性体液免疫为主,机体可获得牢固性免疫,再感染者少见。已经获得的抗 O1 群霍乱弧菌的免疫力对 O139 群细菌无交叉保护作用。

三、微生物学检查法

霍乱是一种烈性传染病,快速准确作出病原学诊断,并及时上报疫情十分重要。

(一)标本

取病人"米泔水"样粪便、肛拭或呕吐物,及时接种培养或置保存液运输,以免粪便发酵产酸而使细菌死亡。

(二) 直接镜检

涂片染色和活菌悬滴检查,涂片染色见革兰阴性弧菌,悬滴见细菌呈“穿梭”样运动,即可作出初步诊断。

(三) 分离培养鉴定

标本先接种于碱性蛋白胨增菌培养后,再用TCBS选择培养基分离培养,对可疑菌落进行生化测定,常用O1群和O139群抗血清作玻片凝集实验进行血清学鉴定。必要时还需进行肠毒素检查以获得准确诊断。

(四) 快速诊断

可用免疫荧光菌球法或SPA协同凝集试验。

四、防治原则

加强水源管理,注意个人卫生,加强检疫,及时发现病人,尽早隔离治疗。对患者及带菌者的粪便及呕吐物要进行彻底消毒处理,防止污染水源及食品。预防可接种O1群霍乱弧菌死疫苗,但保护力不强(50%左右),且持续时间短。目前基因工程减毒活疫苗及B亚单位-全菌灭活口服疫苗正在试用,初步观察效果良好。治疗主要是针对大量失水及时补充液体和电解质,同时使用抗生素治疗以及抗分泌药。

第二节 副溶血性弧菌

副溶血性弧菌(*V. parahemolyticus*)于1950年从日本一次暴发性食物中毒中分离发现,存在于近海的海水、海底沉积物和鱼类、贝壳等海产品中,主要引起食物中毒,是我国大陆沿海地区食物中毒中最常见的病原菌。

本菌革兰阴性,呈弧状、杆状、丝状等多形性,有鞭毛。嗜盐,在培养基中加3.5% NaCl生长最为适宜,无盐则不能生长,但当NaCl浓度高于8%时也不能生长。不耐热,90℃ 1分钟即被杀死;不耐酸,1%乙酸溶液或50%食醋溶液作用1分钟死亡。

副溶血性弧菌引起食物中毒的确切致病机制尚不完全清楚。绝大多数致病性副溶血性弧菌能产溶血素,该毒素具有肠道毒性,细菌的致病力与其溶血能力呈平行关系。其他致病物质可能还包括黏附素和黏液素酶。该菌引起的食物中毒多发生于夏秋季节,系经烹饪不当的海产品或盐腌制品引起。常见的为海蜇、蟹类、鱼、虾及各种贝类。因食物容器或砧板生熟不分污染本菌后,也可发生食物中毒。潜伏期5~72小时,平均24小时,可从自限性腹泻至中度霍乱样病症,腹痛、腹泻、呕吐和低热,粪便多为水样,少数为血水样。病程较短,恢复较快,病后免疫力不强,可重复感染。治疗可用抗菌药物,如庆大霉素或复方SMZ-TMP,严重的病例补充液体和电解质。

第三节 气单胞菌

气单胞菌(*Aeromonas*)可引起人、鱼、蛙以及家畜等的感染,通过污染的食物饮水引起人肠道感染,亦可引起肺部感染和创伤感染等。以温和气单胞菌(*A. sobria*)所致感染最多见,其次是嗜水气单胞菌(*A. hydrophila*)。

一、生物学特性

(一) 形态与染色

革兰阴性,大小为(1~4)μm×(0.1~1)μm,呈两端钝圆的短杆菌,单端鞭毛,运动极为活泼[除杀鲑气单胞菌(*A. salmonicidu*)外],呈穿梭状运动。有薄的荚膜,不形成芽孢。

(二) 培养特性

需氧或兼性厌氧。对温度和酸碱度生长要求范围宽,最适生长温度30℃,但在10~45℃皆可生长;生长pH5.5~9.0。营养要求不高,在普通培养基上35℃经24~48小时形成1~3mm大小、微白色、半透明的菌落;在血琼脂培养基上形成灰白、光滑、湿润、凸起直径约2mm的菌落,多数菌株有β溶血环;在肠道选择培养基上,大多数菌株形成乳糖不发酵菌落;在TCBS琼脂培养基上生长不良;氨苄血琼脂培养基可作为该菌的选择培养基。

(三) 生化反应

发酵葡萄糖、蔗糖产酸,不分解木糖及肌醇。氧化酶和触酶试验阳性。无盐蛋白胨水中可生长,在7.5% NaCl蛋白水中不能生长。

二、致病性与免疫性

温和气单胞菌可引起人肠道感染和肠道外感

染。引起人霍乱样的急性腹泻、胃肠炎；可致免疫力低下者原发性或继发性败血症、严重的伤口感染、肺炎等，少见的感染有腹膜炎、脑膜炎、眼部感染、骨关节感染等。临床上以急性出血性败血症为主要特征。

嗜水气单胞菌为水中常居菌，是一种典型的人畜共患病原菌，人类可因其感染而发生腹泻、食物中毒、继发感染等。

三、微生物学检查法

（一）标本采集

根据不同疾病采集粪便或肛拭子、血液、脓汁、伤口分泌液、脑脊液、尿液等标本。

（二）检验方法及鉴定

1. 直接涂片　标本涂片革兰染色镜检，呈革兰阴性短杆菌。悬滴标本观察动力，运动活泼。

2. 分离培养　血液标本经碱性蛋白胨增菌后转种血琼脂平板或含氨苄西林血平板；脓汁、分泌物、尿液等直接接种血琼脂平板；粪便标本接种肠道选择培养基。经 37℃ 培养 24～48 小时，观察菌落。

3. 鉴定

（1）初步鉴定：挑可疑菌落移种克氏双糖培养基（KIA）、动力-吲哚-尿素酶培养基（MIU）做初步生化反应，KIA：K/A；产气：+/－；H_2S：－；MIU：++－；氧化酶：+。

（2）最后鉴定：氧化酶试验阳性可与肠杆菌科细菌鉴别，发酵葡萄糖可与非发酵菌鉴别。

四、防治原则

无特异性预防，主要加强饮食卫生，尤其是饮水的消毒处理。多数气单胞菌对青霉素、氨苄西林、羧苄西林等耐药，严重气单胞菌感染并发败血症者按药敏试验结果选用氨基糖苷类抗生素、红霉素、四环素、氯霉素等治疗。

（赵英会）

第十一章 螺杆菌和弯曲菌

第一节 螺杆菌属

螺杆菌属(*Helicobacter*)原归于弯曲菌属,但根据其细胞壁成分、生长条件、形态、抗生素敏感性等特点,现列为一新菌属。这是一类微需氧、在37℃生长而在25℃不能生长的革兰阴性螺形杆菌。对人类致病的有3种,其中最主要的是幽门螺杆菌(*Helicobacter pylori*),1983年由Marshall和Warren发现并分离培养成功,它与胃炎、胃及十二指肠溃疡、胃癌和胃黏膜相关性淋巴瘤等的发生有密切关系。

一、生物学性状

(一)形态与染色

革兰阴性,大小0.5~1.0μm,菌体弯曲呈螺形、S形及海鸥状,传代培养后可形成杆状或圆球形。一端或两端有2~6根带鞘鞭毛,运动活泼,常呈鱼群样排列或聚集成团(图11-1)。

(二)基因组特征

幽门螺杆菌Hp26695株的全基因组大小约1.67Mb。G+C含量为39%,在整个基因组中有5个区段的G+C百分含量明显不同。编码1 590个CDS,其中35%(499个)的基因是幽门螺杆菌所特有的。基因组编码CagA致病岛和VacA基因座。

(三)培养特性

微需氧,营养要求高,在含蛋黄或血清的培养基上生长,最适生长pH为6.0~7.2,最适生长温度37℃,25℃不生长,42~45℃仅少数菌生长。另外需要一定湿度(相对湿度98%),在固体培养基上培养3~4天后可见针尖状、光滑、无色透明小菌落。

(四)生化反应

生化反应不活泼,糖代谢阴性,但氧化酶及过氧化氢酶试验阳性,尤其是尿素酶丰富,快速尿素酶试验成为本菌检验的主要指标。另外,碱性磷酸酶、DNA酶、亮氨酰肽酶等也能与其他弯曲菌相区别。

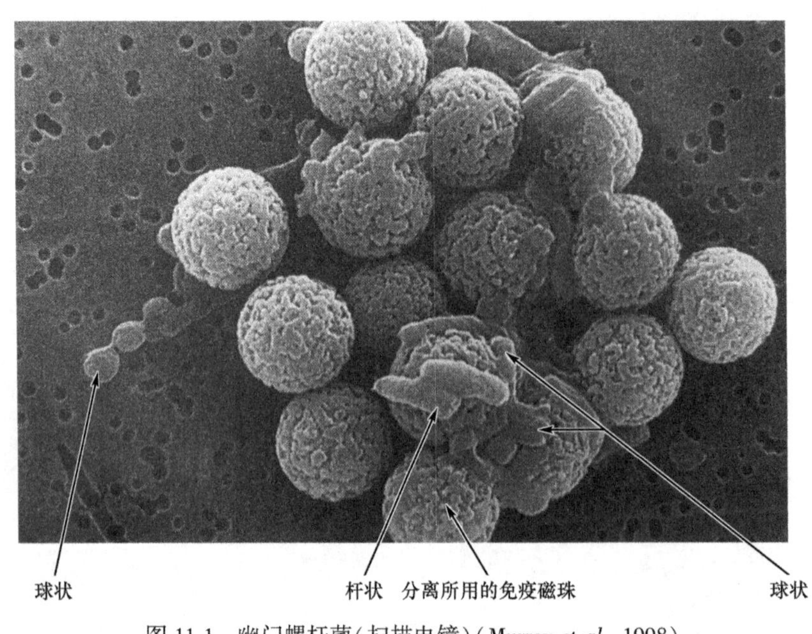

图11-1 幽门螺杆菌(扫描电镜)(Murray *et al*, 1998)

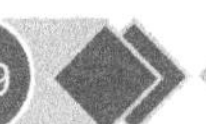

二、致病性与免疫性

幽门螺杆菌在人群中感染非常普遍。在发展中国家,10岁以上儿童的感染率已达70%~90%。在发达国家,幽门螺杆菌在胃中的定植相对较晚,成年人感染率为45%。但在胃炎、胃及十二指肠溃疡患者的胃黏膜中,本菌的检出率可高达80%~100%。幽门螺杆菌的传染源主要是人,传播途径主要是粪-口途径。

由于该菌主要定居于胃黏膜部位,因此与人类B型胃炎、胃和十二指肠溃疡以及胃癌等的关系密切。

一部分病人感染后可引起急性胃炎,但绝大多数感染者引起慢性活动性胃炎,幽门螺杆菌在胃黏膜定居能引起持续感染,其致病物质和致病机制目前尚不完全清楚。其疾病特征包括胃部的炎症和溃疡,胃酸产生改变,这些病理变化可能是多种因素,包括细菌的鞭毛、黏附素、尿素酶、细胞毒素、蛋白酶等协同作用的结果。幽门螺杆菌活泼的鞭毛运动,有助于细菌穿过胃黏膜表面黏液层而吸附到上皮细胞上。细菌表面的黏附素和胃黏膜细胞表面的黏附素受体结合,使细菌黏附于细胞表面,进而在细胞表面生长繁殖并产生毒素损伤细胞。产生的尿素酶分解尿素产氨,中和胃酸,形成碱性环境,具有一定的抗胃酸作用;细菌繁殖中产生的毒素除直接引起黏膜细胞损伤外,还可通过Ⅳ、Ⅱ型超敏反应造成组织损伤。病菌还产生超氧化物歧化酶,过氧化氢酶等,保护自己免受吞噬及胞内因子的杀伤作用。幽门螺杆菌感染后刺激机体产生促炎症因子如白细胞介素-8,IFN-γ等,使胃黏膜细胞长久处于炎症环境,是引起胃癌的一个重要因素。此外,感染者胃内亚硝胺及亚硝基化合物增多,可致胃黏膜上皮细胞DNA亚硝化脱氨作用,引起细胞突变,诱发胃癌。

感染幽门螺杆菌后,患者体内产生特异性IgG、IgM、IgA抗体,可维持多年,但保护作用不明显,与胃炎的严重程度也无直接关系。

三、微生物学检查法

用胃镜取胃、十二指肠黏膜组织活检标本涂片镜检,同时做分离培养。找到典型形态或培养出典型菌落后做进一步鉴定、确诊。

1. 直接涂片镜检　活检标本,采用Warthin-Starry银染法观察,检出革兰阴性菌,细长弯曲呈海鸥状,其特异性和敏感性可达100%。

2. 分离培养　可将活体组织研磨后接种于鉴别培养基,经过2~7天培养后再进行鉴定。其敏感性取决于标本数目等多种因素。

3. 分子生物学技术　用核酸探针、PCR方法或荧光定量PCR法检查幽门螺杆菌的DNA。

4. 尿素酶依赖性检测　现临床上推广使用的尿素呼气试验,不需要内镜取标本,常用^{13}C或^{14}C尿素,呼气试验敏感性和特异性达99.2%和97.8%。

5. 免疫学　ELISA检测血清中特异性抗体IgG、IgM,适用于流行病学调查。亦可用组织切片免疫组化染色检测细菌的抗原。

四、防治原则

目前尚无有效的预防措施,幽门螺杆菌抗原疫苗正在研制中。现已有基因重组幽门螺杆菌疫苗试用,有一定的预防及治疗作用。治疗可用抗菌疗法,多采用以铋剂或抑酸剂为基础,再加两种抗生素的三联疗法。

第二节　弯曲菌属

弯曲菌属(*Campylobacter*)是一类革兰染色阴性、呈逗点状或S形的弯曲短杆菌,是污染食物和水源的主要病原性细菌之一。有18个种和亚种,广泛分布于动物界,常定居于家禽和野鸟的肠道内。主要引起动物和人类的腹泻、胃肠炎和肠道外感染。对人致病的有空肠弯曲菌、大肠弯曲菌、胎儿弯曲菌,上突弯曲菌等13个种,其中以空肠弯曲菌(*C. jejuni*)最多见。世界卫生组织已将其列为最常见的食源性传染病之一。

一、生物学性状

(一)形态与染色

空肠弯曲菌(*C. jejuni*)革兰阴性,长1.5~5 μm,宽0.2~0.8 μm,菌体细长,呈弧形、螺旋形、S形或海鸥状等(图11-2)。菌体一端或两端有鞭毛,运动活泼,在暗视野镜下观察能快速直线或螺旋状运动,似飞蝇。无荚膜,不形成芽孢。单个排列或3~5个呈串状排列。

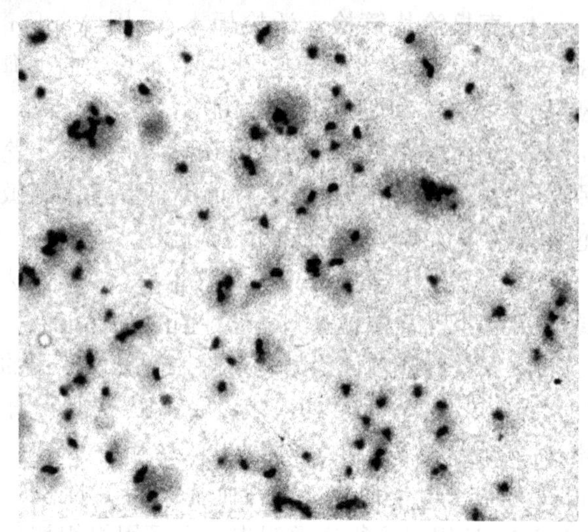

图 11-2 空肠弯曲菌(光镜)(Brooks *et al*, 2004)

(二) 培养特性

为微需氧菌,在含 5% O_2、10% CO_2和 85% N_2 环境中生长最好。嗜热菌,最适温度为 37~42℃,在 42℃比 37℃生长好。在正常大气或无氧环境中均不能生长。本菌营养要求高,在普通培养基上难以生长,在凝固血清和血琼脂培养基上培养 36 小时可见无色半透明毛玻璃样小菌落,单个菌落呈中心凸起,周边不规则,无溶血现象。

(三) 生化反应

空肠弯曲菌生化反应不活泼,不发酵糖类,不分解尿素,吲哚阴性。可还原硝酸盐,氧化酶和过氧化氢酶为阳性。能产生微量或不产生硫化氢,甲基红和 VP 试验阴性,枸橼酸盐培养基中不生长。

(四) 抵抗力

抵抗力不强,易被干燥、直射日光及弱消毒剂所杀灭,56℃5 分钟可被杀死。对红霉素、新霉素、庆大霉素、四环素、氯霉素、卡那霉素等抗生素敏感。近年发现了不少耐药菌株。

(五) 抗原构造

本菌抗原构造与肠道杆菌一样具有 O、H 和 K 抗原。根据 O 抗原,可将空肠弯曲菌分成 42 个血清型,第 11、12 和 18 血清型最为常见。

二、致病性与免疫性

空肠弯曲菌是多种动物如牛、羊、狗及禽类的正常寄居菌。在它们的生殖道或肠道有大量细菌,故可通过分娩或排泄物污染食物肉、乳、禽蛋以及饮水等。人群普遍易感,通过食入污染空肠弯曲菌的食物感染。5 岁以下儿童的发病率最高,夏秋季多见。苍蝇亦起重要的媒介作用。亦可经接触感染。感染的产妇可在分娩时传染给胎儿。

空肠弯曲菌是引起人类急性腹泻常见的病原体之一。致病物质主要有黏附素、细胞毒性酶类和肠毒素。细菌能侵袭小肠和大肠黏膜引起急性肠炎,常引起腹泻的散发,偶见暴发流行或集体食物中毒。潜伏期一般为 3~5 天,对人的致病部位是空肠、回肠及结肠。主要症状为腹泻和腹痛,有时发热,偶有呕吐和脱水等。细菌有时可通过肠黏膜入血流引起败血症和其他脏器感染,如脑膜炎、关节炎、肾盂肾炎等。孕妇感染本菌可导致流产、早产,而且可使新生儿受染。此外,与人的格林-巴利综合征等自身免疫性疾病有关。

感染后能产生特异性血清抗体,可增强吞噬细胞功能。目前尚未检测到肠道局部 sIgA 抗体。

三、微生物学检查法

(一) 分离培养

取服用抗生素前的腹泻粪便或宫颈黏液等,3 小时之内接种于具有高度选择性的平板培养(以布氏菌分离琼脂培养基为基础再加 10% 羊血,另外每升加入万古霉素 10mg,多黏菌素 B 2500IU, Amphoterin 13mg, Cephalocin 15mg),然后放玻璃缸内(内含 85% N_2, 10% CO_2, 5% O_2),置 42℃孵箱内培养 48~72 小时,挑选可疑菌落,再用生化反应和血清凝集试验作出最后鉴定。

(二) 血清学检查

发病一周后,血清内可出现抗体,主要为 lgM,可用间接血凝试验及间接免疫荧光试验等检测特异性抗体效价,正常人或带菌者血清效价可达 1:2~1:8,急性期病人抗体效价可达 1:8~1:32,恢复期可达 1:80~1:320 以上。由于血清抗体效价不高,须采取双份血清检测,以效价增高 4 倍作为诊断依据。

(三) 分子生物学

PCR 方法和荧光定量 PCR 法扩增特定的片段可直接检出粪便中的弯曲菌。

四、防治原则

加强卫生防疫及人畜粪便管理,注意饮食和饮水卫生。目前尚无特异性疫苗,预防主要在于及时诊断和治疗病人,以免传播。

本菌对多种抗生素敏感,常用红霉素、氯霉素、四环素等治疗。

(赵英会)

第十二章 厌氧性细菌

厌氧性细菌(anaerobic bacteria)是生长和代谢不需要氧气,利用发酵获取能量的一群细菌。根据能否形成芽孢,可将厌氧性细菌分为两大类:有芽孢的厌氧梭菌属和无芽孢厌氧菌。前者主要引起外源性创伤感染,后者可引起内源性感染。

第一节 厌氧芽孢梭菌

厌氧芽孢梭菌(*Clostridium*)是一群革兰染色阳性,能形成芽孢的大杆菌,芽孢直径比菌体宽,使菌体膨大呈梭状,故名。主要分布于土壤、人和动物肠道。多数为腐生菌,少数为致病菌,如破伤风梭菌、产气荚膜梭菌、肉毒梭菌等。大多为严格厌氧菌。对热、干燥和消毒剂均有强大的抵抗力。在适宜条件下,芽孢发芽形成繁殖体,产生强烈的外毒素和酶,引起人类和动物疾病。对人主要引起破伤风、气性坏疽和肉毒中毒等严重疾病。

一、破伤风梭菌

破伤风梭菌(*C. tetani*)是破伤风的病原菌。当机体受到外伤感染或分娩时使用不洁器械剪断脐带等,本菌可侵入局部创面而引起外源性感染。发病后机体呈强直性痉挛、抽搐、可因窒息或呼吸衰竭死亡。在发展中国家,新生儿破伤风死亡率可高达90%。

(一)生物学性状

菌体细长呈杆状,长2~18μm,宽0.5~1.7μm。革兰染色阳性。经特殊染色后可见芽孢呈圆形,比菌体粗,位于菌体顶端,使细菌呈鼓槌状,为本菌典型特征。有周鞭毛、无荚膜。严格厌氧。在血平板上,37℃培养48小时后,可见菌落呈薄膜状生长,伴β溶血。不发酵糖类,不分解蛋白质。在干燥的土壤和尘埃中可存活数十年。芽孢在100℃ 1小时才被杀死。

(二)致病性与免疫性

1. 致病条件 破伤风梭菌由伤口侵入人体,潜伏期可从几天至几周。一般浅表伤口病菌不易生长,局部伤口需具备厌氧条件:即伤口窄而深,有泥土或异物污染;大面积创伤、烧伤,坏死组织多,局部组织缺血;同时有需氧菌或兼性厌氧菌混合感染的伤口,均易造成厌氧微环境,有利于破伤风梭菌在局部繁殖产生毒素致病。

2. 致病机制 该菌无侵袭力,其致病作用主要有赖于所产生的破伤风痉挛毒素(tetanospasmin)。痉挛毒素属神经毒素(neurotoxin),是引起破伤风的主要致病物质,由质粒编码。对脊髓前角细胞和脑干神经细胞有高度的亲和力。病菌感染机体后在局部释放毒素被局部神经细胞吸收或经淋巴、血液到达中枢神经系统。破伤风毒素毒性极强,仅次于肉毒毒素。经腹腔注入小鼠的半数致死量(LD_{50})为0.015ng。其化学性质为蛋白质,不耐热,65℃ 30分钟即被破坏;亦可被肠道中蛋白酶所破坏。破伤风梭菌还可以产生一种外毒素:破伤风溶血毒素(tetanolysin),它对氧敏感,但在致破伤风中的作用仍不清楚。

破伤风痉挛毒素为一条分子量约150kD的多肽,当释出菌体时,即被细菌蛋白酶裂解为一条分子量约50kD的轻链(A链)和一条100kD的重链(B链),轻链和重链间有二硫键联结,才有毒性功能。其中轻链为毒性部分,重链具有结合神经细胞和转运毒素分子的作用。重链通过其羧基端识别神经肌肉结点处运动神经元外胞质膜上的受体并与之结合,促使毒素进入细胞,在细胞膜形成的小泡中。小泡从外周神经末梢沿神经轴突逆行向上,到达运动神经元细胞体,通过跨突触运动(trans-synaptic movement),小泡从运动神经元进入传入神经末梢,从而进入中枢神经系统。然后通过重链N端的介导产生膜的转位使轻链进入胞质。轻链为一种锌内肽酶(zinc endopeptidase),可裂解储存有抑制性神经介质(γ-氨基丁酸)小泡上膜蛋白特异性肽键,使小泡膜蛋白发生改变,从而阻止抑制性神经介质的释放。机体在正常生理情况下,当一侧机体屈肌的运动神经元受到刺激而兴奋时,同时还有冲动传递给抑制性神经元,使其释放出γ-氨基丁酸抑制性介质，以抑制同侧伸肌的运动神经元，因此，当屈肌收缩时而伸肌自然松弛，肢体屈伸动作十分协调。此外，屈肌运动神经元还受到抑制性神经元的反馈调节，使屈肌运动神经元的兴奋性强弱受到控制，反应强度不致过高。而破伤风痉挛毒素能阻止抑制性神经介质的释放，干扰了抑制性神经元的协调作用。使肌肉活动的兴奋与抑制失调，导致屈肌、伸肌同时发生强烈收缩，骨骼肌出现强烈痉挛，表现出特殊症状和体征，如咀嚼肌痉挛所造成的苦笑面容、牙关紧闭以及由持续性背部肌肉痉挛引起的角弓反张等。

3. 免疫性 由于破伤风痉挛毒素的毒性很强，极少量即可致人死亡，而如此少量又不足以引起免疫应答，因此获得有效保护的途径是人工主动免疫，即通过人工注射破伤风类毒素使机体产生抗毒素而发挥免疫保护作用。破伤风痉挛毒素经0.4%甲醛液处理4周后，失去毒性成为破伤风类毒素是预防破伤风的有效生物制剂。由体内产生的抗毒素或人工注射的抗毒素能结合游离的破伤风毒素，阻断毒素与易感细胞受体的结合。

（三）微生物学检查法

根据典型的症状和病史即可作出诊断。由于病菌分离培养阳性率很低，阳性培养又不提示检出菌含有产毒质粒，对曾进行过人工主动免疫的疑似病人，培养阳性亦未必发病，故一般不采集标本培养。

（四）防治原则

1. 一般预防 迅速对伤口清创扩创，防止形成厌氧微环境，是十分重要的防治措施。

2. 特异性预防

（1）对3～6个月的儿童，目前我国常规采用百白破三联疫苗（含百日咳疫苗、白喉类毒素和破伤风类毒素）进行免疫接种，可同时获得对这三种疾病的免疫力。对军人、易受创伤的人群必要时可加强注射一次，其血清中抗毒素滴度可迅速升高。

对伤口污染严重而又未经过基础免疫者，可立即注射精制破伤风抗毒素（tetanus antitoxin，TAT）进行被动免疫作为紧急预防，剂量为1500～3000U。注射TAT的同时，还可注射破伤风类毒素作主动免疫。

（2）特异性治疗：对已发病者，应早期、足量使用TAT，一旦毒素与细胞受体结合，抗毒素就不能中和其毒性作用。TAT剂量为10万～20万U，途径包括静脉滴注、肌肉注射和伤口局部注射。目前国内外已采用破伤风类毒素免疫健康人群，制备人抗破伤风免疫球蛋白制剂，效果良好、安全。如果应用的是经免疫马所获得的马血清纯化TAT，无论用于紧急预防还是治疗，在注射前都必须先作皮肤试验，测试有无超敏反应。抗菌治疗可采用四环素，红霉素等。

二、产气荚膜梭菌

产气荚膜梭菌（*C. perfringens*）广泛存在于土壤、人和动物肠道中，能引起人和动物多种疾病。

（一）生物学性状

1. 形态与染色 产气荚膜梭菌为革兰阳性粗大杆菌，长3.0～19.0μm，宽0.6～2.4μm（图12-1）。芽孢位于次极端，呈椭圆形，直径小于菌体。无鞭毛。在机体内可形成明显的荚膜。

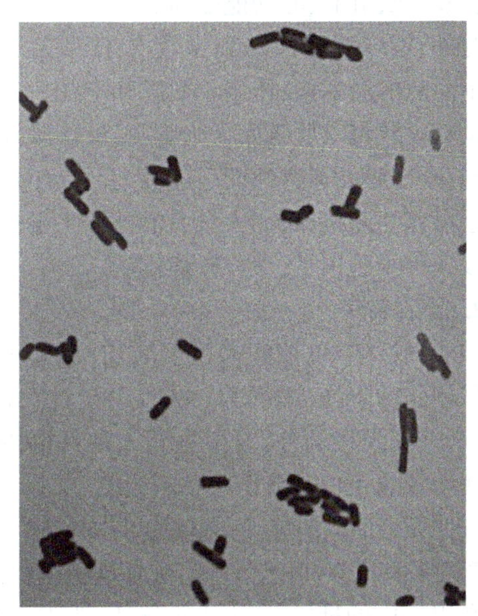

图12-1 产气荚膜梭菌（光镜）（Brooks *et al*, 2004）

2. 培养特性 厌氧不严格，可在20～50℃时生长，最适的生长温度为45℃，繁殖周期仅为8分钟，有助于分离培养。在血琼脂平板上，多数菌株有双层溶血环，内环是由θ毒素引起的完全溶血，外环是由α毒素引起的不完全溶血。在卵黄琼脂平板上，菌落周围出现乳白色浑浊圈，是由细菌产生的卵磷脂酶（α毒素）分解卵黄中卵磷脂所致，称Nagler反应。

本菌可分解多种糖类，产酸产气。在庖肉培养基内可分解肉渣中糖类产生大量气体；在牛奶培养基内能分解乳糖产酸，使其中酪蛋白凝固，同时产生大量气体（H_2和CO_2），可将凝固的酪蛋白冲成蜂窝状，甚至将覆盖在培养基上的凡士林层冲到试管顶部，气势凶猛，称作“汹涌发酵”（stormy fermentation）。

Nagler反应和汹涌发酵现象为本菌的特点。

3. 分型 根据产气荚膜梭菌的4种主要毒素（α、β、ε、ι）不同，可将产气荚膜梭菌分为A、B、C、D、E 5个血清型。对人致病的主要为A型。A型很容易从外环境中分离到，属人和动物肠道的正常菌群。B-E群在土壤中不能存活，主要寄生于动物肠道内。

（二）致病性

1. 致病物质 产气荚膜梭菌能产生10余种外毒素，有些外毒素即为胞外酶。主要的毒素中，α毒素毒性强，各菌型均能产生，以A型的产量最大，能造成血细胞和内皮细胞溶解，血管通透性增加，组织坏死，肝脏、心功能受损。

此外，很多A型菌株和少数C、D型菌株还能产生不耐热的肠毒素，作用于回肠和空肠。其作用机制是整段肠毒素肽链嵌入细胞膜，破坏膜离子运输功能，改变膜的通透性而引起腹泻。近年还发现肠毒素可作为超抗原，能大量激活外周T淋巴细胞并释放各种细胞因子，参与致病作用。

2. 所致疾病

（1）气性坏疽：该病多见于战伤，也见于平时大面积创伤的工伤、车祸等。60%～80%由A型引起，除产气荚膜梭菌外，至少还有5种其他梭菌也能引起。致病条件与破伤风梭菌相似。

气性坏疽潜伏期短，一般仅为8～48小时，病菌通过产生多种毒素和侵袭性酶，破坏组织细胞，发酵肌肉和组织中的糖类，产生大量气体，造成气肿，促使病菌进一步侵入周围组织；同时由于血管通透性增加，水分渗出，局部水肿，进而挤压软组织和血管，影响血液供应，造成组织坏死。严重病例表现为组织胀痛剧烈，水气夹杂，触摸有捻发感，最后产生大块组织坏死，并有恶臭。毒素和组织坏死的毒性产物被吸收入血，引起毒血症、休克，死亡率高。

（2）食物中毒：由某些A型产气荚膜梭菌污染食物引起。在欧洲以肉类食品污染所致较为多见，发病率仅次于沙门菌食物中毒，但我国报道较少。食入大量细菌（10^8～10^9的繁殖体）后，潜伏期约10小时，可出现腹痛、腹胀、水样腹泻，无恶心呕吐及发热。1～2天后自愈。如不进行细菌学检查常难确诊。

（3）坏死性肠炎：由C型菌株污染食品产生β毒素所致。表现为肠麻痹坏死，死亡率较高。

（三）微生物学检查法

尽早诊断极为重要，可避免病人截肢或死亡。

1. 直接涂片镜检 从深部创口取材涂片染色，镜检有荚膜的革兰阳性大杆菌，白细胞少且形态不典型（因毒素作用，白细胞无趋化反应），并伴有其他杂菌是气性坏疽标本图片的三个特征。

2. 分离培养 取坏死组织制成悬液，接种血平板、牛奶培养基或庖肉培养基，厌氧培养，观察生长情况，取培养物涂片镜检。

疑为产气荚膜梭菌引起的食物中毒，在发病的第1天内，可取剩余食物或粪便作细菌学检查，如食物中细菌大于10^5 cfu/g（colony forming units，菌落形成单位）、粪便大于10^6cfu/g，可辅助诊断。

3. 动物试验 必要时可取细菌培养液0.5～1ml静脉注射小鼠，10分钟后处死，置37℃经5～8小时，如动物躯体膨胀，取肝或腹腔渗出液涂片镜检并分离培养。

（四）防治原则

对局部感染应尽早施行扩创手术，切除感染的坏死组织，消除局部厌氧环境。必要时截肢以防止病变扩散。大剂量使用青霉素等抗生素以杀灭病原菌和其他细菌。有条件可使用气性坏疽多价抗毒素和高压氧舱法治疗气性坏疽，后者可使血液和组织中的氧含量提高15倍，不利厌氧菌生长。在医院内要注意避免交叉感染。

三、肉毒梭菌

肉毒梭菌（*C. botulinum*）主要存在于土壤中，在厌氧环境下能产生肉毒毒素而引起疾病，最常见的为肉毒中毒和婴儿肉毒病。

（一）生物学特性

革兰阳性粗短杆菌，长4～6μm，宽0.9μm。芽孢呈椭圆形，粗于菌体，位于次极端，使菌体呈网球拍状，有周鞭毛，无荚膜。严格厌氧，在普通琼脂平板上生长并形成直径5～10mm不规则菌落（图12-2）。

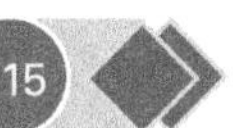

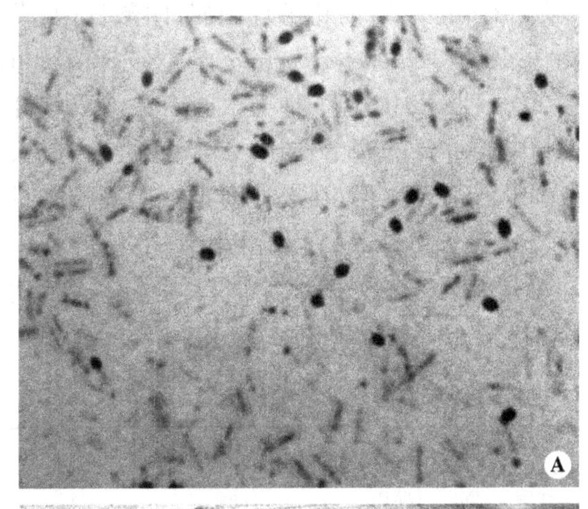

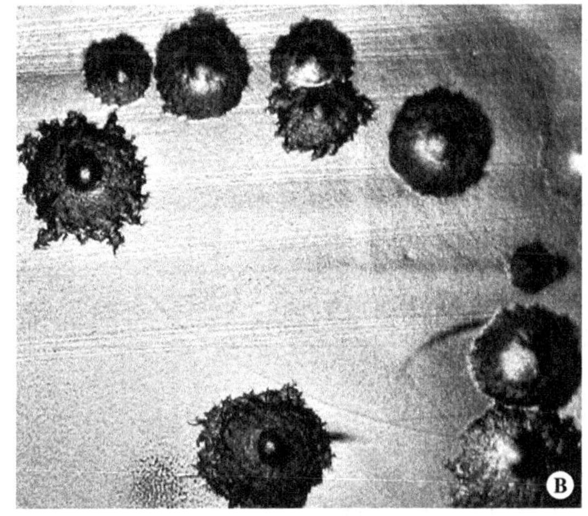

图 12-2 肉毒梭菌(Wistreich, 1998)
A. 肉毒梭菌芽孢(芽孢染色);B. 肉毒梭菌菌落

根据遗传特性分为Ⅳ组;根据神经毒素的抗原性分为 A、B、C_1、C_2、D、E、F 和 G 8 个型,大多数菌株只能产生一种型别毒素。Ⅰ、Ⅱ组可引起人类疾病,以Ⅰ组多见;常见的对人致病型别为 A、B 和 E 型,F 型偶见。我国报告大多为 A 型。Ⅱ组包括 E、B、F 型毒素的一些产生菌株,分解糖类能力强,不分解蛋白质,芽孢对热的抵抗力不及Ⅰ组。Ⅲ组产 C、D 型毒素,主要引起鸟类肉毒病。Ⅳ组为产生 G 型毒素的菌株。C 型菌株产生的毒素是目前已知的所有毒素中毒性最强的。肉毒毒素不耐热,煮沸 2 分钟即可被破坏。对酸和蛋白酶有较强的抵抗力,在胃液 24 小时内不被破坏。芽孢耐热,在 100℃时至少需要 3~5 小时才能被杀死。

(二) 致病性

1. 致病物质 肉毒毒素是已知最剧烈的神经外毒素,毒性比氰化钾强 1 万倍,纯结晶的肉毒毒素 1mg 能杀死 2 亿只小鼠,对人的致死量约为 0. 1μg。肉毒毒素的结构、功能和致病机制与破伤风外毒素非常相似。前体和裂解后片段的大小也相当。主要不同点是:①口服后不易被胃肠消化液破坏。肉毒毒素经胃肠道吸收入血后,作用于中枢神经系统的脑神经核和外周神经-肌肉神经接头处以及自主神经末梢,阻碍乙酰胆碱的释放,引起运动神经末梢功能失调,导致肌肉麻痹。②毒素经内化作用进入细胞内由细胞膜形成的小泡中,不像破伤风毒素从外周神经末梢沿神经轴突上行,而是留在神经肌肉接头处。③只有 C 型和 D 型毒素是由噬菌体编码,其他型毒素均由染色体决定。

2. 所致疾病

(1) 食物中毒:肉毒梭菌芽孢污染食品,未经彻底消毒,在厌氧条件下繁殖产生毒素,食前又未加热烹调而发生食物中毒。临床表现与其他食物中毒不同,胃肠道症状较少,在整个病程中病人神智清楚并不发热。潜伏期短至数小时,先有乏力、头痛等症状,接着出现复视、斜视、眼睑下垂等眼肌麻痹症状;再是吞咽、咀嚼困难、口齿不清等咽部肌肉麻痹症状,进而膈肌麻痹、呼吸困难、直至呼吸停止而导致死亡。我国多发地区为新疆、青海、西藏和宁夏等,主要由食入发酵豆制品(臭豆腐、豆瓣酱等)和发酵面制品(甜面酱)引起。国外引起肉毒中毒的食物以肉罐头、腊肉和火腿等肉制品为主。

(2) 创伤感染中毒:若伤口被肉毒梭菌芽孢污染后,芽孢在局部的厌氧环境中能发芽并释放出肉毒毒素,吸收后导致机体致病。

(3) 婴儿肉毒中毒:一般为 2~8 个月的婴儿,因食入被肉毒梭菌芽孢污染的食品(如蜂蜜)后发生中毒,症状与肉毒毒素食物中毒类似,早期症状为便闭,吸吮啼哭无力、眼睑下垂等。婴儿肉毒病死亡率不高(1%~2%)。

(三) 微生物学检查法

1. 检测肉毒毒素 取可疑食物用生理盐水制成悬液,经沉淀后取上清或培养物滤液分成两份:一份直接注射小鼠腹腔,另一份与抗毒素混合后再注射小鼠腹腔。如有毒素,则小鼠一般在 2 天内死亡。如果经抗毒素处理的小鼠得到了保护,也表明有相应毒素存在。

2. 厌氧培养细菌 取食物、粪便等标本 80℃加热 10 分钟,杀死标本中所有的细菌繁殖体,再用标本进行厌氧培养分离细菌。

（四）防治原则

预防主要是加强食品管理和监督，定期抽样检查。食品低温保存防止污染的芽孢发芽；进食前必须充分加热可破坏毒素。

对病人应尽早迅速注射 A、B、E 三型多价抗毒素，同时加强护理并对症治疗，预防呼吸肌麻痹和窒息是重要措施。

四、艰难梭菌

艰难梭菌（*C. difficile*）是人类肠道中的正常菌群之一。革兰阳性粗大杆菌，长 3.0～16.9 μm，宽 0.5～1.9μm。部分菌株有周鞭毛。卵圆形芽孢位于菌体次极端。专性厌氧，厌氧培养对培养基的要求较高，目前多以卵黄-果糖琼脂为基础培养基并加入环丝氨酸和头孢西叮作为选择剂。

某些艰难梭菌菌株的毒素基因（tox 基因）位于染色体上。产生的外毒素有 A、B 毒素、动力影响因子和热敏毒素四种，前两者研究较深入。毒素 A 为肠毒素，具有细胞毒活性，除导致肠液大量分泌外还可使肠壁出血性坏死；毒素 B 为细胞毒素，能使细胞的肌动蛋白解聚，破坏细胞骨架，致局部肠壁细胞坏死，直接损伤肠壁细胞。

艰难梭菌在肠道的数量不多，当长期使用或不正规应用某些抗生素（氨苄西林、头孢菌素、红霉素、克林霉素等）以后，可引起肠道内的菌群失调，耐药的艰难梭菌能导致抗生素相关性腹泻（antibiotic-associated diarrhea）和假膜性结肠炎（pseudomembranous colitis）等疾病。治疗时应立即停用与耐药有关的抗生素，改用本菌敏感的万古霉素、甲硝唑等，并口服调整正常菌群的制剂。

第二节 无芽孢厌氧菌

无芽孢厌氧菌广泛存在于人和动物体内，是正常菌群中的优势菌群，包括有革兰阳性和革兰阴性的球菌和杆菌，数量是其他非厌氧性细菌（需氧菌和兼性厌氧菌）10～1000 倍。分布在人体的皮肤及与外界相通的各种腔道中。作为条件致病菌常可引起临床各科的感染，感染多为内源性。在临床厌氧菌感染中，无芽孢厌氧菌感染率占 90%，并以混合感染多见。

临床最为常见的厌氧无芽孢病原菌依次为脆弱类杆菌（*B. fragilis*）、消化链球菌属、丙酸杆菌、真杆菌、小韦荣菌（*Veillonella parvula*）。双歧杆菌属目前共有 29 个种，其中 10 个种与人类有关。双歧杆菌在大肠中起重要的调节作用。该菌在婴儿、成人肠道菌群中占很高比例，在婴儿时期尤为突出。只有齿双歧杆菌（*B. dentium*）与龋齿和牙周炎有关。

无芽孢厌氧菌共有 23 个属，其中与人类疾病相关的主要有 10 个属（表 12-1）。

表 12-1 与人类疾病相关的主要无芽孢厌氧菌

革兰阴性		革兰阳性	
杆菌	球菌	杆菌	球菌
类杆菌属（*Bacteriodes*）	韦荣菌属（*Veillonella*）	丙酸杆菌属（*Propionibacterium*）	消化链球菌属（*Peptostreptococcus*）
普雷沃菌属（*Prevotella*）		双歧杆菌属（*Bifidobacterium*）	
紫单胞菌属（*Porphyromonas*）		真杆菌属（*Eubacteriurn*）	
梭杆菌属（*Fusobacterium*）		放线菌属（*Actinomyces*）	

一、致病性

（一）致病条件

无芽孢厌氧菌广泛分布于人体皮肤及与外界相通的腔道中，可以为机体提供营养和发挥生理防护功能。但当出现下列条件时，可以成为机会致病菌。致病条件有：①寄居部位改变，如外科手术、拔牙、插管、腔镜检查等；②菌群失调，如长期使用抗生素等；③机体免疫力降低，如长期使用激素、化疗、患肿瘤、糖尿病等；④局部形成厌氧微环境，如局部供血障碍，异物存在，与需氧菌混合感染等。

（二）致病物质

①细菌的表面结构，如菌毛、荚膜等；②多种毒素和胞外酶，如脆弱类杆菌某些菌株产生的肠毒素，产黑色素类杆菌能产生胶原酶、蛋白酶、纤溶酶、DNA 酶、透明质酸等；③改变其对氧的耐受性，如类杆菌属中很多菌种能产生 SOD，有利于适应新的致病环境。

（三）感染特征

①无特定病型，大多为化脓性感染，形成局部脓肿或组织坏死，也可侵入血流形成败血症；②内源性感染，多呈慢性过程，感染部位接近黏膜表面，

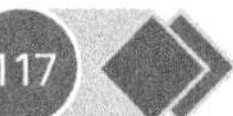

如口腔、鼻窦、鼻咽部、胸腔、腹腔、肛门和会阴周围的炎症及重要器官脓肿；③分泌物或脓液黏稠，乳白色、粉红色、血色或棕黑色，有恶臭，有时有气体；④使用氨基糖苷类抗生素（链霉素、卡那霉素、庆大霉素等）治疗无效；⑤脓液、血液等标本直接涂片可见细菌，但普通培养法无菌生长。

（四）所致疾病

1. 败血症　由于抗厌氧菌抗生素的广泛运用，败血症中厌氧菌培养阳性率较低，5%左右。多为脆弱类杆菌引起，其次为消化链球菌。原发病灶多见肠道和女性生殖道。病死率高达15%～35%。

2. 女性生殖道和盆腔感染　由于手术或其他并发症引起女性生殖道的一系列严重感染中，如盆腔脓肿、输卵管卵巢脓肿、子宫内膜炎等，厌氧菌是主要病原体。分离最常见的厌氧菌为消化链球菌属、普雷沃菌属和紫单胞菌等。

3. 腹部感染　阑尾、大肠相关的感染中主要由类杆菌，特别是脆弱类杆菌引起，占厌氧菌的60%以上。

4. 口腔感染　大多数源于牙齿及牙龈感染，如齿槽脓肿、急性坏死性溃疡性牙龈炎（奋森咽峡炎）、下颌骨髓炎。主要由厌氧革兰阴性杆菌，如消化链球菌、产黑色素杆菌、核梭杆菌（*F. nucleatum*）等引起。约占口腔感染的50%以上。

5. 呼吸道感染　厌氧菌可感染上下呼吸道的任何部位，如扁桃体周围蜂窝织炎、吸入性肺炎、坏死性肺炎、肺脓肿和脓胸等。厌氧菌的肺部感染发生率仅次于肺炎链球菌性肺炎。最常见为普雷沃菌属、坏死梭杆菌（*F. necrophorum*）、核梭杆菌、消化链球菌和脆弱类杆菌等。

6. 中枢神经系统感染　最常见的为脑脓肿，主要继发于中耳炎、乳突炎、鼻窦炎等邻近感染，亦可经直接扩散和转移而形成，以革兰阴性厌氧杆菌为常见。

7. 其他　无芽孢厌氧菌还可引起皮肤、软组织、心内膜等感染。

二、微生物学检查法

诊断厌氧菌感染主要依靠厌氧菌分离培养及鉴定。

（一）标本采集

由于无芽孢厌氧菌大多数为正常菌群，因此，为避免污染，应从感染中心处采集标本，可吸取感染深部的渗出物或浓汁，最好是切取或活检的组织标本。因厌氧菌对氧敏感，故标本应立即放入厌氧标本收集瓶中，迅速送检。

（二）直接涂片镜检

将脓液或穿刺液标本直接涂片染色，观察细菌形态特征、染色性、菌量，供初步判断结果时参考。

（三）分离培养与鉴定

证实是否由无芽孢厌氧菌引起的感染，关键是分离培养及鉴定。标本取到后，应立即接种到营养丰富、新鲜、含有还原剂的培养基或特殊培养基、选择培养基中，最常用的培养基是牛心脑浸液为基础的血平板。接种过程最好在厌氧手套培养箱中进行。置37℃厌氧培养2～3天，如无菌生长，继续培养至1周。挑取生长菌落接种两个血平板，分别置于有氧和无氧环境中培养，在两种环境中都能生长的是兼性厌氧菌，只能在厌氧环境中生长的才是专性厌氧菌。获得纯培养后，再经生化反应进行鉴定。

此外，利用气液相色谱检测细菌代谢终末产物能迅速作出鉴定，需氧菌和兼性厌氧菌只能产生乙酸，而检测出其他短链脂肪酸，如丁酸、丙酸则提示为厌氧菌。亦可用核酸杂交，PCR等分子生物学方法作特异性诊断。

三、防治原则

清洗创面，去除坏死组织和异物、引流、保持局部良好的血液循环，预防局部出现厌氧微环境。正确选用抗生素。95%以上临床厌氧菌对甲硝唑、氯霉素、亚胺培南、哌拉西林、羧塞吩青霉素、克林霉素等敏感。革兰阳性厌氧菌对万古霉素敏感。由于临床耐药菌株的大量出现，如厌氧菌感染中最常见的脆弱类杆菌能产生β-内酰胺酶，可破坏青霉素和头孢菌素。因此，在对一些重要感染，如脑脓肿、骨髓炎、心内膜炎等临床治疗前，最好对临床分离株进行抗生素敏感性测定，以指导正确地选用药物和治疗。

（杨志伟）

第十三章 放线菌

放线菌目由链霉菌科(Sterptomycetaceae)、放线菌科(Actinomycetaceae)、棒杆菌科(Corynebacteriaceae)、分枝杆菌科(Mycobacteriaceae)和诺卡菌科(Nocardiaceae)组成。本章主要叙述对人致病的不含分枝菌酸的放线菌属和含分枝菌酸的诺卡菌属,它们的共同特点是菌丝细长无横隔,主要通过菌丝横向断裂形成分生孢子而进行繁殖。

第一节 放线菌属

放线菌属(*Actinomyces*)正常寄居在人和动物口腔、上呼吸道、胃肠道和泌尿生殖道。致病的有衣氏放线菌(*A. israelii*)、牛放线菌(*A. bovis*)、内氏放线菌(*A. naeslundii*)、黏液放线菌(*A. viscous*)和龋齿放线菌(*A. odontolyticus*)等。其中对人致病性较强的主要为衣氏放线菌。放线菌主要是内源性感染,一般不在人与人之间及人与动物之间传播。

一、生物学性状

(一) 形态与染色

革兰阳性、非抗酸性丝状菌,菌丝细长,无分隔、有分枝,直径0.5~0.8μm(图13-1)。菌丝24小时后断裂成链球或链杆状,有的很像类白喉杆菌。无动力,无荚膜。在患者病灶组织和窦道流出的脓样物质中,可找到肉眼可见的黄色硫磺状小颗粒,称为硫磺样颗粒(sulfur granule),是放线菌在病变部位形成的菌落。将硫磺样颗粒制成压片或病理组织切片,在显微镜下可见颗粒呈菊花状,核心部分由分枝的菌丝交织组成,革兰染色阳性,周围部分菌丝细长、放射状排列,末端膨大呈棒状,革兰染色阴性(图13-2);苏木素伊红(HE)染色,中央呈紫色,末端膨大处为红色。

(二) 培养特性

放线菌培养比较困难,厌氧或微需氧。初次分离加5% CO_2能促进生长。在血琼脂平板上37℃培养4~6天后,可长出灰白或淡黄色的粗糙型微小

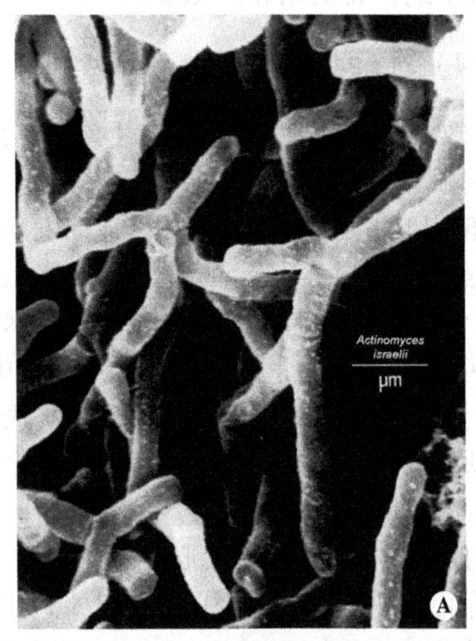

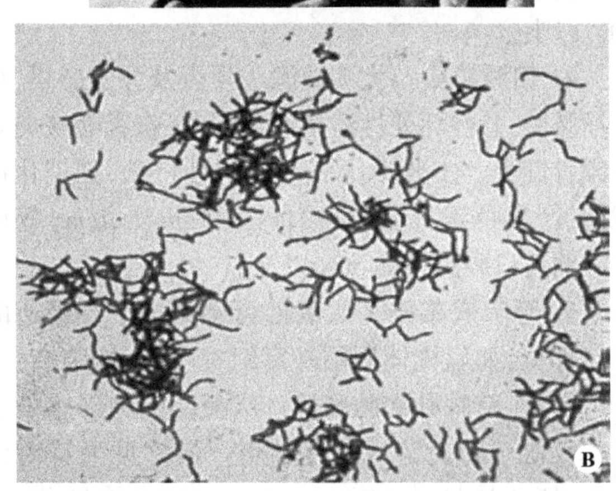

图13-1 放线菌

A. 电镜,http://www.zuova.cz/nrl/pic/nrlpab23_acis1.jpg;B. 革兰染色,维基百科

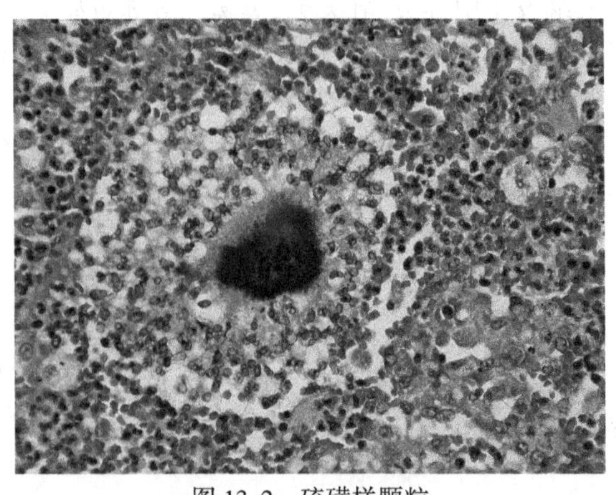

图13-2 硫磺样颗粒

革兰染色,Pulmonary Pathology

圆形菌落(<1mm)。在含糖肉汤中形成球形小团。

(三)生化反应

能分解葡萄糖,产酸不产气,不溶血,不形成吲哚,触酶试验阴性。衣氏放线菌能还原硝酸盐和分解木糖,以此可与牛放线菌区别。

二、致 病 性

放线菌大多存在于正常人口腔、齿垢、齿龈、扁桃体、咽部及与外界相通的腔道,在机体抵抗力减弱、口腔卫生不良、拔牙或外伤时容易引起内源性感染,导致软组织的慢性或亚急性肉芽肿性炎症,病灶中央常坏死形成脓肿,并常伴有多发性窦道形成,排出脓液可见硫磺样颗粒为其特征,称为放线菌病(atinomycosis)。

根据感染途径和涉及的器官临床分为面颈部、胸部、腹部、盆腔和中枢神经系统等感染。若放线菌直接由口腔黏膜创伤侵入,感染多发生于面颈部;若通过吞咽进入胃肠或吸入进入肺部,感染多发生于腹部或胸部。腹部感染也可因为腹壁外伤或阑尾穿孔引起,并可继发盆腔感染。外伤或昆虫叮咬可引起原发性皮肤放线菌病。中枢神经系统感染常继发于其他病灶。

放线菌与龋齿和牙周炎有关。将从人口腔分离出的内氏和黏液放线菌接种于无菌大鼠口腔内,可导致龋齿的发生。因为这两种放线菌能产生一种黏性很强的多糖物质6-去氧太洛糖(6-deoxytalose),与乳酸杆菌等一起黏附在牙釉质上,形成菌斑。黏附的细菌分解食物中的糖类产酸腐蚀釉质,形成龋齿。

三、免 疫 性

放线菌病患者血清中可测到多种抗体,但抗体对机体无保护作用,亦无诊断价值。机体对放线菌的免疫主要靠细胞免疫。

四、微生物学检查法

最主要和最简单的诊断方法是从脓或痰中寻找硫磺样颗粒。将可疑颗粒制成压片,在显微镜下检查是否有呈放线状排列的菌丝,必要时取标本作厌氧培养。放线菌生长缓慢,常需观察1~2周以上,再观察菌落和作涂片检查,亦可取活组织切片染色检查。

五、防 治 原 则

放线菌感染尚无特异的预防方法。注意口腔卫生,牙病及口腔破损应及时治疗。患者的脓肿和窦道应进行外科清创处理,同时应用大剂量青霉素较长时间治疗,也可以用甲氧苄节啶-磺胺甲基异恶唑(TMP-SMZ)、克林达霉素、红霉素或林可霉素等治疗。

第二节 诺卡菌属

诺卡菌属(*Nocardia*)是一群需氧放线菌,其细胞壁含分枝菌酸,广泛分布于土壤中,不属于人体正常菌群。对人致病的主要有3种:星形诺卡菌(*N. asteroids*)、豚鼠诺卡菌(*N. caviae*)和巴西诺卡菌(*N. brasiliensis*)。在我国最常见的为星形诺卡菌,其发病率近年有上升趋势。

一、生物学性状

(一)形态与染色

形态与放线菌属相似,但菌丝末端不膨大。革兰染色阳性(图13-3)。部分诺卡菌抗酸阳性,但仅可用1%盐酸乙醇,如延长脱色时间就变为阴性,以此能与结核分枝杆菌相区别。

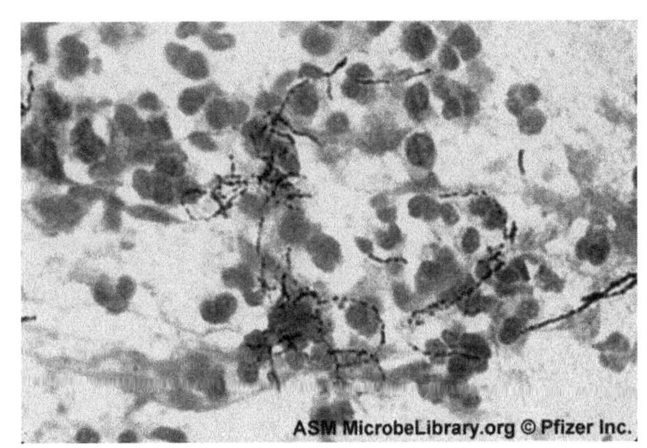

图13-3 诺卡菌属(革兰染色)

(二)培养特性

营养要求不高,为严格需氧菌,能形成气生菌丝。在普通培养基上于室温或37℃均可生长。但繁殖速度慢,一般需1周以上始见菌落。菌落可呈干燥或蜡样,有红、粉红、黄、白或紫等不同颜色。在液体培养基中形成菌膜,浮于液面,液体澄清。

二、致病性与免疫性

星形诺卡菌为外源性感染,特别是在T细胞缺陷(如白血病或艾滋病患者)及器官移植使用免疫抑制剂治疗的患者。常侵入肺部,主要引起化脓性炎症和坏死,症状与结核相似。易通过血行播散,约1/3患者引起脑膜炎与脑脓肿。巴西诺卡菌可因外伤侵入皮下组织,形成结节、脓肿或慢性窦道。从窦道中可流出许多小颗粒,即诺卡菌的菌落。好发于脚和腿部,称为足菌肿(mycetoma)。诺卡菌属免疫性同放线菌属。

三、微生物学检查法

取脓、痰涂片和压片检查,可见有革兰阳性和部分抗酸性分枝菌丝。若见散在的抗酸性杆菌,应与结核分枝杆菌相区别。必要时可用沙保培养基或脑心浸液琼脂平板分离,作生化反应鉴定。

四、防 治 原 则

局部治疗主要为手术清创,切除坏死组织。同时应用磺胺、氨苄西林、红霉素治疗,有时还可加用环丝氨酸。一般治疗时间不少于6周。

(陈雪玲)

第十四章 棒状杆菌属

棒状杆菌属(*Corynebacterium*)是一群革兰染色阳性杆菌。本属细菌的特点是菌体一端或两端膨大呈棒状,菌体染色不均匀,可出现异染颗粒。该菌属无荚膜、无鞭毛,不产生芽孢。种类较多,广泛分布于动、植物。可在人体皮肤、上呼吸道和泌尿生殖道黏膜等处定居。大多为非致病菌或条件致病菌,其中白喉棒状杆菌是唯一能引起人类致病且具较强传染性的菌种。

第一节 白喉棒状杆菌

白喉棒状杆菌(*C. diphtheriae*),俗称白喉杆菌,是白喉的病原菌。白喉是一种急性呼吸道传染病,患者咽喉部黏膜可出现灰白色的假膜。该菌能产生强烈外毒素,进入血液可引起全身中毒症状。

一、生物学性状

(一) 形态与染色

菌体细长微弯,一端或两端膨大呈棒状。细菌排列不规则,常排列呈 V、L 等形状。革兰染色阳性。用亚甲蓝短时间染色菌体着色不均匀,出现有深染的颗粒。用 Neisser 或 Albert 等法染色,这些颗粒与菌体着染颜色不同,称为异染颗粒(图 14-1)。颗粒的主要成分是核糖核酸和多偏磷酸盐,在鉴定时有重要意义。但当细菌衰老时异染颗粒被消耗而不明显,且细胞壁变薄易被脱色,常造成革兰染色不定,有时可表现为在革兰阴性的菌体中见有阳性颗粒或节段。

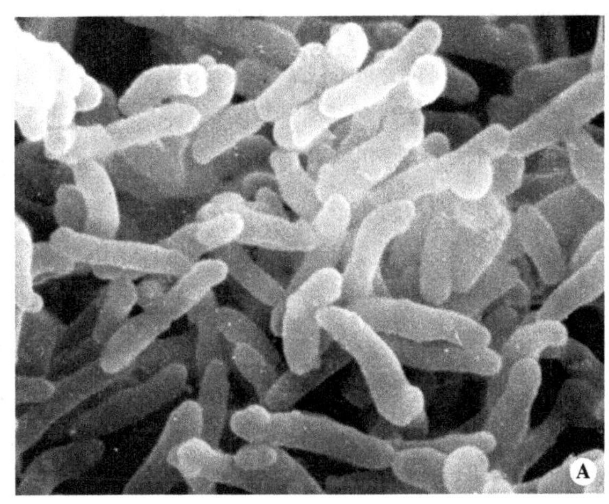

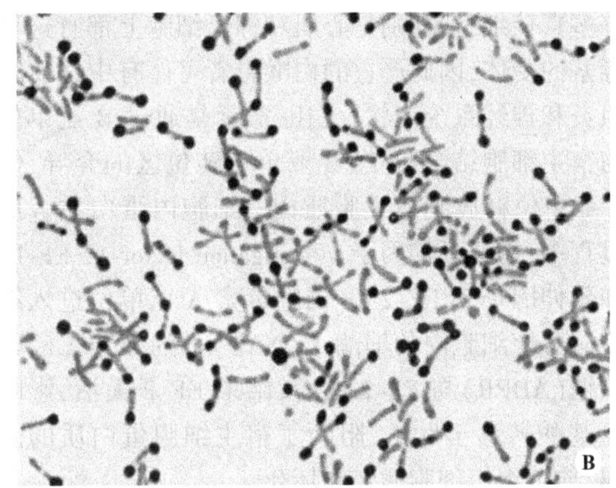

图 14-1 白喉棒状杆菌

A. 电镜,2011,Kenneth Todar,PhD;B. 异染颗粒,Albert 染色

(二) 培养特性

需氧或兼性厌氧。在血平板上可生长,菌落大小 1~3mm。在含有凝固血清的吕氏血清斜面上生长迅速,涂片染色异染颗粒明显。分离培养时常用亚碲酸钾血平板作为鉴别选择培养基。因亚碲酸钾能抑制杂菌,而白喉棒状杆菌不受影响,并能吸收亚碲酸盐使其还原为黑色的金属碲,菌落呈黑色。白喉棒状杆菌在亚碲酸钾血平板上可形成三种不同形态特征的菌落,分别称为重型、轻型和中间型。三型的产毒株与疾病的轻重程度无明显的对应关系,但对流行病学分析具有一定意义。在我国以轻型多见。

(三) 抵抗力

白喉棒状杆菌对湿热抵抗力不强,58℃ 10 分钟或煮沸 1 分钟死亡。但对寒冷、干燥和日光的抵抗力较其他无芽孢菌强。在衣服、床单、玩具上可存活数天至数周。对常用消毒剂抵抗力较弱,5%苯酚溶液 1 分钟、3%来苏尔溶液 10 分钟处理可杀灭。对青霉素、氯霉素、红霉素等敏感。

二、致　病　性

（一）致病物质

白喉棒状杆菌的主要致病物质是白喉毒素。该毒素由β-噬菌体的毒素（*tox*）基因编码，因此只有携带这种噬菌体DNA的白喉棒状杆菌才能产生。当β-噬菌体侵入白喉棒状杆菌，在溶原阶段tox基因即可整合到宿主染色体上，使之产生毒素，原来无毒的菌株则可转换为产毒的菌株。白喉毒素是一种外毒素，毒性强，其化学本质是一条分子量为62kD的多肽链，由有A和B两个亚单位经二硫键连接组成。A亚单位分子量为24kD，具有抑制易感细胞蛋白质合成的活性，是白喉毒素的毒性功能区。B亚单位分子量为38kD，有两个功能区，位于C端的是细胞受体结合区，位于N端的是嵌入细胞膜、促使A亚单位进入细胞质的转位区。许多真核细胞，特别是心肌和神经细胞上都有这种毒素的受体，因此严重的白喉患者可伴有中毒性心肌炎和神经系统症状。白喉毒素是通过B亚单位与宿主细胞结合，并经B亚单位转位区的介导，使A亚单位释放到宿主胞质内。细胞内蛋白质合成过程中，需要延伸因子1（elongation factor-1, EF-1）和延伸因子2（EF-2）。白喉毒素A亚单位进入细胞后可使细胞内的辅酶Ⅰ（NAD）上的腺苷二磷酸核糖（ADPR）与EF-2结合，结果EF-2失活，影响氨基酸转移至肽链，阻断了宿主细胞蛋白质的合成，导致组织细胞病变和坏死。

（二）所致疾病

白喉棒状杆菌存在于患者及带菌者的鼻咽腔中，因此白喉患者和带菌者是主要的传染源。主要经呼吸道飞沫传播，也可经污染的物品接触传播。白喉棒状杆菌的易感人群包括各年龄组，但儿童更为易感。白喉棒状杆菌最常见的感染部位是咽、喉、气管和鼻腔黏膜，因此临床上有咽白喉、喉白喉、鼻白喉和气管白喉之分。感染后细菌在鼻咽喉部黏膜上繁殖并分泌外毒素，引起局部炎症及全身中毒症状。在细菌和外毒素的作用下，局部黏膜上皮细胞产生炎性渗出与坏死。渗出物中含有纤维蛋白，能将白细胞、黏膜坏死组织等凝聚在一起，形成灰白色点状或片状假膜。此假膜在咽部与黏膜下组织紧密粘连不易拭去。若假膜扩展至气管、支气管黏膜，由于其上具有纤毛，假膜容易脱落而引起呼吸道阻塞，甚至窒息死亡。白喉棒状杆菌一般不侵入血流，但被吸收的外毒素则可通过血液与易感的组织如心肌、外周神经及肾上腺组织细胞结合，引起各种临床表现，如心肌炎、软腭麻痹、声嘶、肾上腺功能障碍等症状。约2/3患者的心肌受损，多发生在病后2～3周，成为白喉晚期致死的主要原因。此外，该菌偶可侵害眼结膜、外耳道、阴道和皮肤创口等处，亦能形成假膜。

三、免　疫　性

白喉的免疫主要靠抗毒素的中和作用。抗毒素可阻止毒素B亚单位与易感细胞结合，使A亚单位不能进入细胞。白喉病后、隐性感染和预防接种后均可获得特异免疫力。新生儿从母体被动获得抗毒素而有免疫力，出生后免疫逐渐消失。3个月时仅60%有免疫力，1岁时几乎全部易感。以往白喉患者约50%在5岁以内。近年来由于婴幼儿及学龄前儿童普遍进行预防接种，儿童与少年发病率有所降低，白喉在人群中的传播日益减少，隐性感染的机会也随之减少，故发病年龄出现推迟现象。

调查人群对白喉的免疫力可用白喉毒素作皮内试验，称为锡克试验（Schick test）。该试验是根据毒素抗毒素中和原理，以少量毒素测定机体内有无抗毒素免疫的一种方法。在一侧前臂皮内注射少量白喉毒素后，如体内有白喉抗毒素，则可将毒素中和，注射局部无任何反应，表明机体对白喉有免疫力；如体内无白喉抗毒素，则毒素在注射局部引起红肿等阳性反应，表明机体对白喉无免疫力。由于锡克试验观察时间较长，现已很少使用。目前有人采用间接血凝试验来检测血清中和抗毒素，该方法比较简便。

四、微生物学检查法

（一）标本

用无菌棉拭子从患者咽喉病变部位刮拭取材检查。

（二）直接涂片镜检

将棉拭子标本直接作涂片，用亚甲蓝或Albert法染色后镜检。若找到典型形态的白喉棒状杆菌，结合临床即可作初步诊断。若将棉拭子取材标本

接种于吕氏血清斜面培养基，经37℃ 6～12小时增菌培养后作涂片镜检，检出率要比直接涂片高。白喉的治疗是否及时与死亡率密切相关，故早期快速诊断至关重要。

（三）分离培养

将标本接种于吕氏血清斜面培养基作常规培养24～48小时，可长出灰白色小菌落。由于吕氏血清斜面常有其他杂菌生长以致白喉棒状杆菌不易察看，因此，可接种亚碲酸钾血平板作分离培养。选择可疑白喉棒状杆菌菌落作进一步的生化鉴定和毒力试验。

（四）毒力鉴定

毒力鉴定是鉴别产毒白喉棒状杆菌的重要试验，可分体外与体内两种检测法。

体外法可用Elek琼脂平板毒力试验。该法是将一张浸有白喉抗毒素的滤纸条贴在Elek琼脂平板（含蛋白胨肉汤或牛肉消化液）中央，然后沿滤纸条垂直方向接种待检菌株和阳性对照的产毒菌株。经常规培养24～48小时，若待检菌株产生白喉外毒素，则类同阳性对照的产毒菌株，在滤纸条与菌苔交界处观察到毒素和抗毒素相结合而产生的白色沉淀线。无毒株不产生沉淀线。此外，还可用对流免疫电泳和SPA协同凝集试验。

体内法可用豚鼠作体内中和试验。选体重250g的豚鼠2只，其中1只于试验前12小时由腹腔注射白喉抗毒素250～500单位作为对照。然后2只豚鼠均于皮下注射待检菌的培养液2ml。若于2～4天内试验豚鼠死亡而对照活存，表明待检菌能产生白喉毒素。

五、防治原则

对白喉的特异性预防可用人工主动免疫和人工被动免疫。人工主动免疫制剂是白喉类毒素。目前我国应用白喉类毒素、百日咳疫苗和破伤风类毒素混合制剂（简称白百破三联疫苗）进行人工主动免疫，效果良好。初次接种一般在出生3个月后的婴儿进行，3～4岁和6～7岁时各加强注射一次。对密切接触过白喉病人的易感儿童，应肌肉注射白喉抗毒素1000～3000单位作紧急预防。为避免用马血清制备的白喉抗毒素引起速发型超敏反应，在注射前应做皮肤试验。自从应用白喉类毒素后，我国白喉的发病率显著降低，白喉在人群中的流行传播已较为罕见。

对白喉患者的治疗，除选用青霉素、红霉素等抗生素外，还应注射白喉抗毒素。由于白喉毒素一旦与宿主易感细胞结合，就不能被抗毒素中和，因此抗毒素的治疗应当尽早、足量。根据病情通常用2万～10万单位肌肉或静脉注射。对白喉抗毒素皮肤试验阳性者可采取少量多次脱敏注射法。

第二节　其他棒状杆菌

除白喉棒状杆菌外，其他棒状杆菌种类较多。这类细菌菌体一般较白喉棒状杆菌粗短，用亚甲蓝或Albert等法染色菌体着色较均匀，异染颗粒不典型。大多寄生在人或动物的鼻腔、咽喉、外耳道、外阴、泌尿道黏膜和皮肤等处。不产生外毒素。其中包括溃疡棒状杆菌（*C. ulcerans*），可从类似白喉的溃疡性咽喉病灶中分离出；痤疮棒状杆菌（*C. acnes*），可引起痤疮或粉刺；阴道棒状杆菌（*C. vaginale*），可引起非特异性阴道炎或尿道炎；溶脲棒状杆菌（*C. urelyticum*），可引起泌尿道感染，此菌还能产生大量尿素酶使尿液变碱，易导致结石形成。此外，假白喉棒状杆菌（*C. pseudodiphtheriticum*），常存在于正常人鼻咽腔、咽喉部；结膜干燥棒状杆菌（*C. xerosis*），常寄居于眼结膜；另有一种短小棒状杆菌（*C. pavum*）具有佐剂作用，可作为免疫增强剂。

（陈雪玲）

第十五章 分枝杆菌

分枝杆菌属(*Mycobacterium*)的细菌呈杆状、需氧且不形成芽孢。一般不易着色,但加温或延长染色时间着色后能抵抗盐酸乙醇的脱色,故又称抗酸杆菌(acid-fast bacillus)。本属细菌种类较多,其中结核分枝杆菌(*Mycobacterium tuberculosis*)是重要人类病原体,引起结核病;麻风分枝杆菌(*Mycobacterium leprae*)引起麻风病;鸟-胞内分枝杆菌(*Mycobacterium avium-intracellulare*),或鸟分枝杆菌复合菌群(*Mycobacterium avium* complex, MAC)和其他非典型分枝杆菌经常感染艾滋病人,是免疫抑制病人的机会致病菌(表 15-1)。

表 15-1 分枝杆菌的分类

分类	生长速度	菌落和色素产生	代表菌种	致病性
结核分枝杆菌复合群	生长缓慢		结核分枝杆菌、牛分枝杆菌	结核病
非结核分枝杆菌				
Runyon Ⅰ组	生长缓慢	菌落不见光时为淡黄色,光照后则变为黄色或橙色	堪萨斯分枝杆菌(*M. kansasii*)、海分枝杆菌(*M. marinum*)	肺结核样病变;皮肤丘疹、结节与溃疡
Runyon Ⅱ组	在37℃生长缓慢	在暗处培养时菌落呈橘红色	瘰疬分枝杆菌(*M. scrofulaceum*)	儿童淋巴结炎
Runyon Ⅲ组	40~42℃下生长慢	通常不产生色素	鸟分枝杆菌(*M. avium*)、胞内分枝杆菌(*M. intracellulare*)、土分枝杆菌(*M. terrae*)	结核样病变,多见于肺与肾
Runyon Ⅳ组	在25~45℃快速生长。培养5~7天即可见到菌落	个别种产生色素	偶发分枝杆菌(*M. fortuitum*)	极少致病
麻风分枝杆菌	人工培养基上不生长			麻风

第一节 结核分枝杆菌

结核分枝杆菌(*M. tuberculosis*)俗称结核杆菌,是结核病的病原菌。该菌可侵犯全身各器官,但以肺部感染所致的肺结核最多见。肺结核是一种古老的传染病,也被称为痨病和"白色瘟疫",曾经是危害人类的主要杀手,夺去了数亿人的生命。历史上,中外医学家都曾推测结核病属于传染性疾病,但直到1865年,法国军医吉恩·维勒曼(Jean Villemin)首先证实结核病可能由人传染给牛、由牛传染给兔,并提出结核病源于某种特定微生物。1882年,罗伯特·科赫(Robert Koch)通过抗酸染色法发现了这种"特定微生物"——结核分枝杆菌,从而为以后结核病研究和控制工作提供了重要的科学基础。作为结核分枝杆菌的发现者及其以后在结核病领域所做出的卓越贡献,科赫荣获1905年诺贝尔医学生理学奖。

近年来,由于不少国家对结核病防治的忽视,财政投入减少、再加上人口的增长、流动人口的增加,特别是世界范围内艾滋病的流行及其抗生素耐药的日益严重,结核病有所回升。作为最多见的一种机会性感染,结核病成为HIV阳性者死亡的主要原因。此外,结核病还是一种人畜共患传染病。因此,结核病已成为全球重大公共卫生问题。

一、生物学性状

(一) 形态与染色

在感染的组织中,结核分枝杆菌细长且直,大小约0.4μm×3μm(图 15-1);在人工培养基上,不同种呈现丝状、球状、串珠状等多形性。由于结核分枝杆菌细胞壁中含有大量的脂质,不易着色,一旦被碱性染料着色后能够抵抗盐酸乙醇(含95%的乙醇和3%的盐酸)的脱色作用,被定性为抗酸菌(acid-fast bacteria),一般不用革兰染色法分类为革兰阳性或革兰阴性。常用齐尼抗酸染色法(Ziehl-Neelsen acid-fast stain),以5%苯酚溶液复红加温染色后再经3%盐酸乙醇溶液脱色,结核分枝杆菌被染成红色,而其他非抗酸菌及背景则被亚甲蓝复染呈蓝色。此外,结核分枝杆菌在药物如异烟肼的影响下,亦可变为抗酸染色阴性(图15-1)。

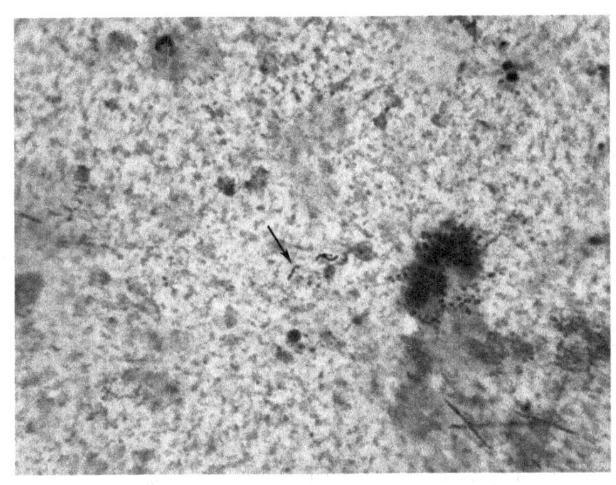

图15-1　痰标本中的结核分枝杆菌(箭头所指)
(Brooks *et al*, 2004)

(二) 培养和生长特性

结核分枝杆菌的初代分离培养应使用选择和非选择培养基。选择培养基加入了抗生素以抑制污染的细菌和真菌。固体培养基、半合成琼脂培养基和肉汤培养基加入抗生素后可作为选择培养基。其中罗氏(Lowenstein)固体培养基,内含马铃薯、卵黄、甘油、天门冬素、无机盐及抑制杂菌生长的孔雀绿等物质。接种少量结核病人的样本后,培养3~6周可出现肉眼可见的菌落。菌落为乳白色或米黄色,不透明,表面粗糙呈颗粒、结节或菜花状。

液体培养时,因结核分枝杆菌胞壁中含大量类脂,疏水性较强,细菌易聚在一起,加之专性需氧,故呈菌膜生长。若加入吐温-80(Tween-80),可降低细菌表面的疏水性,使细菌分散均匀生长,有利于结核分枝杆菌的初次分离培养和药物敏感试验等。

结核分枝杆菌为专性需氧菌,最适生长温度为37℃,最适酸碱度为pH6.5~6.8。由于细胞壁中脂质含量较高,不利于营养的吸收,故生长缓慢且营养要求高,繁殖一代时间约为18小时。腐生型与致病的分枝杆菌相比,生长快速,适应于22~33℃,产生更多的色素,可能呈弱抗酸性。

(三) 生化反应

结核分枝杆菌不发酵糖类。与牛分枝杆菌的区别在于结核分枝杆菌可合成烟酸和还原硝酸盐,而牛分枝杆菌不能。热触酶试验对区别结核分枝杆菌和非结核分枝杆菌有重要意义。结核分枝杆菌大多数触酶试验阳性,而热触酶试验阴性;非结核分枝杆菌则大多数两种试验均阳性。

(四) 抵抗力

结核分枝杆菌因细胞壁中含大量脂质,表面呈强疏水性和聚集生长,因而更易抵抗化学物质的破坏,故抵抗力较强。对干燥抵抗力强,在干燥的痰中可长期存活。对酸和碱抵抗力强,因而,常用酸碱处理标本以杀死杂菌和消化标本中的黏稠物质。抗染料,对1∶13 000孔雀绿或1∶75 000结晶紫有抵抗力,故在培养基中加入上述染料以抑制杂菌生长。

但结核分枝杆菌对乙醇、湿热及紫外线抵抗力较弱,如用75%乙醇溶液作用数分钟,液体中加热62~63℃15分钟,或直接日光照射2~7小时均可杀死细菌。后者常用于结核病人的衣物,物品的表面及空气等的消毒。

结核分枝杆菌对异烟肼、利福平、链霉素、乙胺丁醇、卡那霉素、对氨基水杨酸和环丝氨酸等抗结核药物敏感,但长期用药易出现耐药性。

(五) 变异性

结核分枝杆菌的形态、菌落、毒力及耐药性等均可发生变异。

毒力变异的典型例子是卡介苗(Bacilli Calmette-Guèrin, BCG)的诞生。1908年,Calmette和Guerin两人将有毒的牛分枝杆菌培养于含甘油、胆汁、马铃薯的培养基中,经230次移种传代,历时13年而获得了减毒活菌株,目前广泛用于人类结核病的预防。

结核分枝杆菌对异烟肼、链霉素、利福平等抗结核药物较易产生耐药性,耐药菌株的毒力亦有所减弱,可能为药物诱导结核分枝杆菌形成L型之故。耐药的靶点主要由染色体上的耐药相关基因决定,但对不同药物的耐药相关基因不相连接,因此结核分枝杆菌耐药菌株通常可能只对某一药物耐药,对其他药物仍敏感,因此联合用药能减少耐药菌株的形成。迄今的研究表明染色体上耐药相关基因突变介导的耐药性是结核菌耐药的主要方式,如对异烟肼耐药与kat G基因突变或丢失有关;利福平主要作用于RNA多聚酶,编码该酶的基因(rpoB)突变则引起对利福平耐药。但近年由于药物应用不规范，导致该菌的多重耐药菌株呈增多趋势，甚至爆发流行。耐多药是由于多种药物靶基因突变所致。2006年9月世界卫生组织在网站上发出警示，较耐多药结核更为严重的超级耐药，又称广泛耐药结核分枝杆菌已出现，它不仅对抗结核一线药物异烟肼、利福平具有耐药性，而且对抗结核二线药物也具有耐药性，因此，如何控制耐药结核的不断扩散，已经成为新的重要课题。

二、致　病　性

不同的分枝杆菌引起不同种类宿主的病损的能力明显不同。人类和豚鼠对其结核分枝杆菌高度易感，而禽类和家畜则相反。结核分枝杆菌和牛分枝杆菌对人致病性相同。在发达国家牛分枝杆菌感染很少见；而非典型分枝杆菌(如堪萨斯分枝杆菌)引起的人类疾病难以与结核病区分。其他一些分枝杆菌只引起表面感染或机会感染。

(一) 致病物质

1. 脂质　该细菌的毒力可能与其所含复杂的脂质成分有关，脂质含量越高，毒力越强。

(1) 索状因子(cord factor)：是分枝菌酸(mycolic acid)和海藻糖结合的一种糖脂。能使细菌在液体培养基中相互粘连，呈蜿蜒索状排列。此因子与结核分枝杆菌毒力密切相关。它能破坏细胞线粒体膜、影响细胞呼吸、抑制白细胞游走和引起慢性肉芽肿。若将其从细菌中提出，则细菌丧失毒力。

(2) 磷脂(phosphatide)：能促使单核细胞增生，并使炎症灶中的巨噬细胞转变为类上皮细胞，从而形成结核结节。

(3) 硫酸脑苷脂(sulfatide)：可抑制吞噬细胞中吞噬体与溶酶体的结合，使结核分枝杆菌能在吞噬细胞中长期存活。

(4) 蜡质D(wax D)：是一种肽糖脂和分枝菌酸的复合物，可从有毒株或卡介苗中用甲醇提出，具有佐剂作用，可激发机体产生迟发型超敏反应。

2. 蛋白质　包括菌体蛋白和生长周期中分泌于胞外的分泌蛋白。很多蛋白质有良好的抗原性，和蜡质D结合后能使机体发生超敏反应，引起组织坏死和全身中毒症状，并在形成结核结节中发挥一定作用。

3. 多糖　分枝杆菌细胞中重要组成物质，由阿拉伯半乳聚糖和阿拉伯甘露聚糖等组成，在菌细胞中多通过与蛋白、脂类和核酸类物质结合以复合形式存在。多糖也是重要的抗原性物质，引发免疫学反应。还有研究发现该菌细胞壁表面的多糖物质类似荚膜，能够抵抗吞噬细胞的吞噬作用。

(二) 所致疾病

1. 传播与扩散　结核分枝杆菌可经呼吸道、消化道、破损的皮肤黏膜等多种途径进入机体，侵犯多种组织器官，引起相应的结核病，但易通过吸入含菌的飞沫微粒或尘埃进入肺泡，故结核病以肺部感染最多见。结核分枝杆菌在体内主要通过淋巴管道、血流、支气管和消化道扩散。初次感染时，细菌通过淋巴管进入局部淋巴结，如进一步扩散至血流，则导致多器官感染；细菌亦可从支气管内坏死组织直接扩散至静脉血流，或可直接侵袭其他部分肺组织。该菌不产生内、外毒素，但寄生于单核细胞、网状内皮细胞和巨噬细胞内。其致病作用可能与细菌在组织细胞内大量增殖引起的炎症反应、菌体成分的毒性作用以及机体对某些菌体成分产生的超敏反应有关。

2. 疾病类型、病理改变及致病机制

(1) 肺部感染

1) 原发感染：结核分枝杆菌初次感染而在肺内发生的病变，称为原发性肺结核，多发生于儿童，现也常发生于先前无结核分枝杆菌感染结核菌素阴性的成人。原发感染的主要特点为发生急性渗出性炎症并快速向相邻组织和区域淋巴结扩散以及干酪坏死，结核菌素试验阳性。

当结核分枝杆菌侵入肺泡后被巨噬细胞吞噬，由于菌体含有丰富的脂质，能抵抗巨噬细胞的吞噬杀菌作用而大量繁殖，导致巨噬细胞裂解破坏，释出的结核分枝杆菌再次被吞噬而重复上述过程，引起肺泡渗出性炎症，称为原发灶。原发灶好发于肺上叶下部和下叶上部。此时，人体缺乏对结核分枝杆菌的特异性免疫力，故病灶局部反应轻微。原发灶内的结核分枝杆菌常沿淋巴管扩散到肺门淋巴结，引起肺门淋巴结肿大。原发灶、淋巴管炎和肿大的肺门淋巴结合称为原发综合征。

感染后3~6周，机体产生特异性细胞免疫，同时也出现超敏反应。病灶中结核分枝杆菌细胞壁磷脂一方面刺激巨噬细胞转化为上皮样细胞，后者可相互融合或经核分裂形成多核巨细胞(即朗汉

斯巨细胞)，另一方面抑制蛋白酶对组织的溶解，使病灶组织溶解不完全，产生干酪样坏死。坏死灶周围包着上皮样细胞、淋巴细胞、巨噬细胞和成纤维细胞形成结核结节(即结核肉芽肿)。结核结节是结核的典型病理特征。

原发感染90%以上可经纤维化和钙化自愈。但原发灶内常仍有一定量的结核分枝杆菌长期潜伏，机体处于带菌状态，能刺激机体产生免疫反应，成为潜伏感染。一旦免疫力下降，潜伏的结核分枝杆菌大量繁殖，结核复发，成为日后内源性感染的来源。感染后少数患者因免疫低下，可经血和淋巴系统播散至骨、关节、肾、脑膜及其他部位，引起相应的结核病。

2) 原发后感染：多为原发感染的再活化(reactivation)，也可由外界的结核分枝杆菌再次侵入引起外源性再感染(re-infection)，或在原发感染基础上再感染新结核分枝杆菌发生重叠感染(super-infection)。原发后感染多发生于成年人，病灶以肺部为多见，也发生于肺外组织。再活化由原发病灶中潜伏的结核分枝杆菌引起。在人体抵抗力下降时，残存的结核分枝杆菌再度大量繁殖而发病。最多发生于肺内通气最好的顶部。由于原发感染后机体已建立了对结核分枝杆菌的特异性免疫应答的能力，因此病灶多局限，一般不累及邻近淋巴结。呈慢性组织损害，易发生结核结节、干酪样坏死和纤维化。被纤维素包围的干酪样坏死灶可钙化而痊愈。若干酪样结节破溃，排入邻近支气管，则可形成空洞并释放大量结核分枝杆菌至痰中，称为开放性肺结核。部分患者结核分枝杆菌可进入血液循环引起肺内播散，形成血行播散型肺结核。

近年来常发现病灶中见有形态不典型的抗酸菌却未见典型结核结节，称之为“无反应性结核”。用结核分枝杆菌L型感染实验动物，也见有同样情况。这是由于结核分枝杆菌L型缺少细胞壁脂质成分，不能刺激结节形成，而仅有淋巴结肿大和干酪样坏死。单从病理变化判断，常被误认为慢性淋巴结炎。

(2) 肺外感染：当结核分枝杆菌进入血液循环引起肺外播散时，可致肺外结核病，如脑、肾、骨、关节、生殖系统等结核。在极少数原发感染患儿或免疫力极度低下的个体(如艾滋病人)中，严重时可形成全身粟粒性结核。痰菌被咽入消化道也可引起肠结核、结核性腹膜炎等。

近年来有研究结果显示，在血中播散的结核分枝杆菌可能部分为L型菌。有不少肺外结核的新报道，结核分枝杆菌L型的检出率多于细菌型。

三、免疫性与超敏反应

(一) 免疫性

在人群中结核分枝杆菌的感染率较高，但发病率较低，这表明人体对结核分枝杆菌有较强的抵抗力。感染结核分枝杆菌或接种卡介苗后，机体可产生对该菌的特异性免疫力，因结核分枝杆菌是胞内感染菌，因此主要以细胞免疫为主，此种免疫力的维持，依赖于结核分枝杆菌在体内的存在，这种免疫称感染免疫(infection immunity)，或称有菌免疫，一旦体内结核分枝杆菌或其组分全部消失，免疫力也随之消失。被结核分枝杆菌致敏的T淋巴细胞再次接触该菌的相应抗原时，可释放多种细胞因子，如IL-2、TNF-α和IFN-γ等，吸引NK细胞、T细胞、巨噬细胞等聚集炎症部位，并增强这类细胞直接或间接的杀菌活性。

机体对结核分枝杆菌可产生抗体，如结核病人血清中抗结核分枝杆菌蛋白的特异性IgG水平明显升高，但其对机体的免疫保护作用尚不明确。

(二) 免疫与超敏反应

在结核分枝杆菌感染时，细胞免疫与迟发型超敏反应同时存在。此种情况可用郭霍现象(Koch's phenomenon)说明。将一定量的结核分枝杆菌初次注入健康豚鼠皮下，10~14天后局部发生坏死溃疡，不易愈合，附近淋巴结肿大，结核分枝杆菌扩散至全身；若以同种等量的结核分枝杆菌再次对已感染过的豚鼠进行感染，则于1~2天内局部迅速产生浅溃烂，易愈合，附近淋巴结不肿大，细菌亦很少扩散。可见再感染时溃疡浅、易愈合、不扩散，表明机体已有一定免疫力。但再感染时溃疡发生快，说明在产生免疫的同时有超敏反应的参与。近年来研究表明结核分枝杆菌诱导机体产生免疫和超敏反应的物质不同。超敏反应主要由结核菌素蛋白和蜡质D共同引起，而免疫则由结核分枝杆菌核糖体RNA(rRNA)引起。通过测定机体对结核分枝杆菌有无超敏反应即可判断有无特异性免疫力。

(三) 结核菌素试验

结核菌素试验(tuberculin test)是应用结核菌素进行皮肤试验来测定机体对结核分枝杆菌是否

能引起超敏反应的一种试验,以判断机体对结核分枝杆菌有无免疫力。

1. 材料 以往用旧结核菌素(old tuberculin,OT),系将结核分枝杆菌接种于甘油肉汤培养基,培养4~8周后加热浓缩过滤制成。目前采用纯蛋白衍化物(purified protein derivative, PPD)。PPD有两种:结核分枝杆菌制成的PPD-C和卡介苗制成的BCG-PPD。每0.1ml含5单位。

2. 方法 取2种PPD各5单位分别注射于两前臂皮内,48~72小时后观察结果。红肿硬结小于5mm者为阴性,超过5mm者为阳性,超过15mm为强阳性。若PPD-C侧红肿大于BCG-PPD侧为感染。反之,BCG-PPD侧大于PPD-C侧,可能系卡介苗接种所致。

3. 结果分析 阳性反应表明机体已感染过结核分枝杆菌或卡介苗接种成功,对结核分枝杆菌有迟发型超敏反应及一定的特异性免疫力。强阳性反应则表明可能有活动性结核病。阴性反应表明未感染过结核分枝杆菌,但应考虑以下情况:①感染初期,因结核分枝杆菌感染后需4周以上才能出现超敏反应;②老年人;③严重结核患者或正患有其他传染病,如麻疹导致的细胞免疫低下;④获得性细胞免疫低下,如艾滋病或肿瘤患者用过免疫抑制剂。

4. 应用 结核菌素试验用于:①选择卡介苗接种对象及接种效果测定;②作为婴幼儿结核病诊断的参考;③借用其测定肿瘤患者细胞免疫功能;④在未接种过BCG的人群中作结核杆菌感染的流行病学调查。

四、微生物学检查法

结核病的症状和体征往往不典型,虽可借助X线摄片诊断,但确诊仍有赖于细菌学检查。

(一) 标本

标本的选择根据感染部位可取新鲜痰、胃洗液、支气管灌洗液、尿、粪便、脑脊液、胸水、腹水、关节液、血液、相应感染部位分泌液或组织等。

(二) 直接涂片镜检

标本直接涂片或集菌后涂片,进行Ziehl-Neelsen抗酸染色。若找到抗酸阳性菌即可初步诊断。但胃洗液和尿液用该法时因标本中可能混有腐生分枝杆菌而呈假阳性故不推荐。为提高镜检敏感性,也可用金胺荧光素染色法,在荧光显微镜下抗酸性细菌呈现金黄色荧光。直接涂片镜检的敏感性较低,涂片阴性不能排除肺结核,连续检查3次,可提高检出率。

(三) 浓缩集菌

先集菌后检查,可提高检出率。培养与动物试验也必须经集菌过程以除去杂菌。痰、支气管灌洗液、尿、粪等污染标本需经*N*-乙酰半胱氨酸处理液化并经4% NaOH溶液处理15分钟以除去杂菌,处理后的材料经酸中和后再离心沉淀。沉淀物用作涂片染色镜检或进一步进行培养或动物接种。脑脊液和胸、腹水等为无菌部位取材,可直接离心沉淀集菌。近些年,一些基于结核分枝杆菌适配子和纳米磁珠吸附等新技术应用于浓缩集菌,显示了潜在的应用前景。

(四) 分离培养和鉴定

培养法仍是世界范围内结核病诊断的“金标准”。经集菌的材料可直接接种于选择和非选择培养基进行分离培养。选择肉汤培养基培养是最敏感和最快速的方法。应同时接种罗氏固体培养基进行分离培养。接种物置于37℃,5%~10% CO_2条件下培养,每周观察1次。结核分枝杆菌生长缓慢,一般需2~4周长成肉眼可见的菌落。取培养物作涂片和抗酸染色进行初步鉴定,并可进一步作生化鉴定及药敏试验。BACTEC快速检出及自动化分析系统目前应用较广,该系统基于液体培养和细菌气体消耗能力,能大大提高检出率和缩短检出时间。当采样为血液而进行分离培养时,须将血液细胞进行有效裂解。

区分结核分枝杆菌与非结核分枝杆菌非常重要,传统方法包括生长速度、菌落形态、产生色素能力和生化反应特点(表15-1)。然而,传统方法仅能鉴定出少部分的分枝杆菌临床分离株,因此,目前多采用快速、敏感和特异的分子探针法进行鉴别,检出率约达95%。根据不同种分枝杆菌分枝菌酸种类和含量不同,高效液相色谱(high-performance liquid chromatography, HPLC)或气相色谱法在一些参比实验室应用于鉴定。

(五) 耐药性检测和监测

药敏试验是选择有效治疗药物的重要辅助手段。标准放射性和荧光检测技术结合肉汤培养基

常用于检测一线药物的敏感性。复杂而严格的传统琼脂培养技术通常在一些参比实验室用于一线和二线药物检测。随着结核分枝杆菌耐药机制的深入研究，新型结核病快速药敏检测技术可望通过耐药基因分析来实现。

（六）动物试验

豚鼠为敏感动物。可将集菌后的材料或结核菌培养物注射于豚鼠腹股沟皮下，3～4周后若局部淋巴结肿大，结核菌素试验阳转，即可进行解剖。一般不用于临床诊断。

（七）快速诊断

一般涂片检查菌数需 $5\times10^{3\sim4}$/ml，培养需 1×10^{2}/ml，标本中菌数少于此数时不易获得阳性结果，且培养需时较长。PCR技术应用于结核分枝杆菌DNA鉴定，每ml中只需含几个细菌，在1～2天即可获得结果。操作中需注意实验器材的污染问题，以免出现假阳性。

五、防治原则

（一）积极发现和治愈传染性肺结核病人（痰涂片阳性）

积极发现和治疗传染性肺结核病人，特别是早期诊断和及时地化疗，是当今结核病控制最有效、最符合成本/效益的疾病控制干预措施。WHO确立的全球结核病控制策略，即DOTS策略（Directly Observed Treatment, Short-course，即直接观察督导下的免费标准短程化疗）包括5项要素：①政府对国家控制结核规划的政治承诺；②通过痰涂片检查发现传染性肺结核是发现病人的主要手段；③在直接观察督导下，给予病人免费、标准短程化疗方案的治疗；④定期不间断的供应抗结核药品；⑤建立和维持一个结核病规划的监测系统。我国参加了DOTS计划，并在2001年制定了《全国结核病防治规划（2001—2010年）》；在2006～2010年实施计划中设立的主要工作指标是：①全国以县（市）为单位，保持DOTS覆盖率100%；②新涂阳肺结核病人发现率至少在70%及以上；③新涂阳肺结核病人治愈率保持在85%及以上；④到2010年，医疗机构参与结核病防治工作达100%；⑤到2010年，项目地区发现的耐多药结核病人接受治疗率达90%；⑥到2010年，项目地区符合抗逆转录病毒治疗的结核/获得性免疫缺陷病毒双重感染病人，其治疗率达80%以上；⑦到2010年，项目地区流动人口肺结核病人的接受治疗率达90%以上；⑧到2010年，乡村医生结核病防治技术培训率达90%；⑨到2010年，全民结核病防治知识的知晓率达80%。

（二）治疗

利福平（rifampin, R）、异烟肼（isoniazid, H）、乙胺丁醇（ethambutol, E）、链霉素（streptomycin, S）、吡嗪酰胺（pyrazinamide, Z）为第一线抗结核药物。治疗原则为：早期、联用、适量、规律和全程。利福平与异烟肼合用可以减少耐药性的产生。对严重感染，可以吡嗪酰胺与利福平及异烟肼合用。二线药物是耐多药肺结核治疗的主药，包括：氨基糖苷类阿米卡星（amikacin, Am）和多肽类卷曲霉素（capreomicin, Cm），硫胺类乙硫异烟胺（ethionamide, Et）、丙硫异烟胺（protionamide, Pt），氟喹诺酮类氧氟沙星（ofloxacin, O）和左氟沙星（levofloxacin, LVFX），环丝氨酸（cycloserine, Cs），对氨基水杨酸钠（sodium Para-aminosalicylic, PAS），利福布汀（rifabutin, RBT）、卡那霉素（kanamycin, Km），异烟肼对氨基水杨酸盐（帕星肼, PSNZ）。

（三）耐药性问题

由染色体的自发突变而导致对某一种抗结核药耐药的发生频率为 $10^{-8}\sim10^{-6}$。由于不同药物耐药的突变位点不同，对同时使用的三种抗结核药同时耐药的频率为 $10^{-20}\sim10^{-18}$。因此，联用三种有效的抗结核药物时，发生抗结核药物耐药的几率极少。但不合理用药、治疗管理不善、药物供应不足和质量不佳以及间断用药等，刺激结核分枝杆菌发生耐药性，称为获得性耐药。耐多药结核病（MDR-TB）是指至少同时对异烟肼和利福平耐药的结核病。据WHO 2004年发布的全球耐药结核病监测第三次报告，包括1999～2002年77个国家和地区的耐药性资料的结果显示，74个国家和地区的新病例平均耐药率是10.2%，其中13个国家和地区的新病例耐药率高于25%，4个国家和地区的耐药率超过30%；9个国家和地区的获得性耐多药率高于30%。根据WHO与国际防痨和肺部疾病联合会确定中国为新结核病例耐多药率大于3%的地区。我国结核分枝杆菌耐药总的特点是耐药率高、新病人耐药率高、耐药种类多、耐多药率高。

WHO 2006 年发出警告,较 MDR-TB 更为严重的超级耐药结核病(XDR-TB)已出现,它不仅对抗结核一线药物异烟肼、利福平具有耐药性,而且对抗结核二线药物也具有耐药性。美国 CDC 与世界卫生组织合作进行的一项对全球结核病实验室网络菌株调查发现,在 2000~2004 年 17 690 例菌株中,有 20% 为耐多药结核,其中 2% 为超级耐药结核。

(四) 免疫预防

新生儿接种卡介苗在很多国家采用。据统计,新生儿时接种卡介苗可使儿童发病率减少。

第二节 非结核分枝杆菌

非结核分枝杆菌(nontuberculous mycobacterium)是指结核分枝杆菌、牛分枝杆菌与麻风分枝杆菌以外的分枝杆菌。又被称为非典型分枝杆菌(atypical mycobacteria),其特性有别于结核分枝杆菌。对酸、碱比较敏感;对常用的抗结核菌药物较耐受;生长温度不如结核分枝杆菌严格;多存在于环境中。其中部分是条件致病菌,可引起结核样病变而受到关注。抗原与结核分枝杆菌有交叉。

迄今为止已发现有 150 余种非结核分枝杆菌,其中 37 种已有病例报告。根据细菌菌落形态、颜色、光照对其影响、培养温度及生长速度而将非结核分枝杆菌分群,目前采用最多的是 Runyon 分类法(表 15-1)。

一、致　病　性

非结核分枝杆菌病临床表现与结核病相似。以全身中毒症状和局部损害为主要表现,在无菌种鉴定结果的情况下,经常被误诊为结核病。在 AIDS 和免疫抑制患者中,非结核分枝杆菌病通常表现为播散性。非结核分枝杆菌病因感染菌和受累器官与组织的不同,其临床表现也不尽相同。

(一) 所致疾病

1. 非结核分枝杆菌肺病　是非结核分枝杆菌感染引起的最常见的病变。非结核分枝杆菌引起的肺部病变多呈慢性病程,最常见的引起非结核分枝杆菌肺病的菌群有主要包括鸟分枝杆菌和胞内分枝杆菌的鸟分枝杆菌复合菌群(*M. avium* complex, MAC)、堪萨斯分枝杆菌及龟-脓肿分枝杆菌复合菌群(*M. chelonae-abscessus* complex)。非结核分枝杆菌肺病类似于肺结核的临床表现,常有咳嗽、咳痰、呼吸困难和发热等慢性病程。轻症患者可无任何临床症状或仅有咯血。病变部位以上叶多见,也可位于中叶。

2. 非结核分枝杆菌淋巴结炎　颈部淋巴结炎多见,耳部、腹股沟、腋下淋巴结、肠系膜淋巴结也可受累。其表现为单侧无痛性淋巴结肿大,并常有窦道形成。多见于儿童。

3. 非结核分枝杆菌皮肤病　非结核分枝杆菌可引起皮肤组织感染。Runyon Ⅳ群的偶发分枝杆菌和龟-脓肿分枝杆菌复合菌群多引起局部脓肿,溃疡分枝杆菌(*M. ulcerans*)可感染损伤局部细胞、小血管和皮下脂肪,导致溃疡。Runyon Ⅰ群的海分枝杆菌可引起游泳池肉芽肿和类孢子丝菌病。堪萨斯分枝杆菌、嗜血分枝杆菌(*M. haemophilum*)则可引起皮肤播散性和多中心结节病灶。

4. 非结核分枝杆菌骨病　堪萨斯分枝杆菌和 MAC 可引起滑膜、滑囊、腱鞘、关节、腰椎感染和骨髓感染。

5. 播散性非结核分枝杆菌病　可表现为播散性骨病、肝病、心内膜炎、心包炎及脑膜炎等。

(二) 艾滋病与非结核分枝杆菌所致疾病

在艾滋病流行前,引起人类非结核分枝杆菌感染的病原体主要来源于环境。非结核分枝杆菌主要引起肺部、局部淋巴结和皮肤的感染,极少引起全身播散性感染。引起肺部感染的非结核分枝杆菌主要为堪萨斯分枝杆菌、MAC,且各种菌的感染具有一定的地域性;瘰疬分枝杆菌主要引起儿童颈部淋巴结的感染;而海分枝杆菌主要引起皮肤感染,且与外伤及长期暴露于水有关。艾滋病在全球流行后,非结核分枝杆菌感染的流行情况发生了根本性的改变:①发病率迅速上升,在欧美有高达 25%~50% 的艾滋病患者并发非结核分枝杆菌感染;②非结核分枝杆菌感染的临床表现也发生了改变,在艾滋病流行前,免疫力正常的非结核分枝杆菌感染者,感染灶常呈局限性;而艾滋病患者或其他免疫力低下的患者,非结核分枝杆菌感染常呈全身播散性;免疫力正常的非结核分枝杆菌感染者,其皮肤或关节的感染常由于外伤或局部注射糖皮质激素引起,而对于艾滋病患者或其他免疫力低下

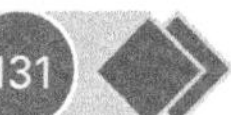

的患者，皮肤或关节的感染与外伤或局部注射糖皮质激素无明显相关性；③改变了分枝杆菌感染的种间构成比，因为艾滋病患者中非结核分枝杆菌感染主要由鸟分枝杆菌和胞内分枝杆菌所致，故其他分枝杆菌感染的构成比相应下降，但并不代表由其他分枝杆菌所致感染的发病率下降，而事实上，由这些分枝杆菌引起的感染仍在上升；④改变了分枝杆菌感染传播途径，在艾滋病流行前，很少出现人与人之间相互传染，然而艾滋病患者中分枝杆菌感染可通过呼吸道及胃肠道传播。

1. 鸟-胞内分枝杆菌复合菌群　不仅能引起艾滋病患者肺部感染，还能导致全身播散感染、淋巴结炎及皮肤感染。

2. 堪萨斯分枝杆菌　在艾滋病全球流行前，人类堪萨斯分枝杆菌感染远高于 MAC 感染，在艾滋病全球流行后，有些地区 MAC 感染的发病率甚至高于堪萨斯分枝杆菌感染的 10 倍；有少数地区堪萨斯分枝杆菌感染与艾滋病感染成正比。堪萨斯分枝杆菌较少引起艾滋病患者的全身播散感染，其主要导致患者的肺部、颈部淋巴结和皮肤感染。

3. 瘰疬分枝杆菌　艾滋病流行前，分枝杆菌所致的颈部和腭部的淋巴结炎主要由瘰疬分枝杆菌染引起；但在艾滋病流行后，由 MAC 所致的颈部和腭部的淋巴结炎远高于瘰疬分枝杆菌所致的淋巴结炎。瘰疬分枝杆菌尚可引起肺部感染，对于原先存在肺部疾病的患者更易感。此外，瘰疬分枝杆菌也可导致皮肤及皮下组织慢性溃疡、结节等。

二、微生物学检查法

见结核分枝杆菌的鉴别诊断。

三、防治原则

（一）一般原则

非结核分枝杆菌对大多数广谱抗生素不敏感，因此在治疗和药物选择方面应注意：①非结核分枝杆菌耐药模式有种群差异，治疗前要进行药敏试验。②避免单一用药，主张 4～5 种药联用至少 12 个月，强化期含 4～6 种药物，巩固期含 4 种药物。③尽量选择应用破坏细胞壁的药物如 EMB 与其他机制不同的药物如 SM、利福平、环丙沙星等联用；④抗结核药物可加入脂质体以增加疏水性克服非结核分枝杆菌细胞壁通透障碍；⑤对于局限性病变可结合外科治疗。

（二）艾滋病患者非结核分枝杆菌感染的预防和治疗

在对艾滋病患者进行非结核分枝杆菌感染的防治时应采取联合化疗。常见化疗方案是根据药敏试验选择一二种抗结核药物联合一种大环内酯类（罗红霉素、克拉霉素、阿奇霉素）药物来对患者进行治疗。当艾滋病患者外周血的 $CD4^{+}T$ 淋巴细胞的计数少于 50 个细胞/μl 时，推荐用药物预防分枝杆菌继发感染，当患者的 $CD4^{+}T$ 淋巴细胞计数大于 50 个细胞/μl 时，分枝杆菌继发感染的药物预防可停止。

第三节　麻风分枝杆菌

麻风分枝杆菌（*M. leprae*），俗称麻风杆菌，引起麻风。麻风是一种慢性传染病，流行广泛。1997 年世界卫生组织（WHO）估计全球约有 115 万麻风患者，估计患病率为 2/万，其中 888 340 例是登记接受治疗的病例，登记患病率为 1.7/万。近 10 年来全球麻风登记病例数已减少 82%。然而目前在全球 60 个国家或地区麻风仍然是一公共卫生问题（患病率在 1/万以上），其中 16 个主要麻风流行国家的登记病例数占全球麻风的 90%，而其中 5 个国家（印度、巴西、印尼、缅甸、尼日利亚）占世界麻风登记病例数的 80%。这 16 个麻风流行最严重国家至少有下列特点之一：患病率>1/万；或登记病例数>5 000；或新发现病例数>2 000。在我国，卫生部于 1981 年提出力争全国在 20 世纪末实现基本消灭麻风病的奋斗目标，于 1982 年制定和 1988 年修订了基本消灭麻风病的防治规划和标准。基本消灭的指标是以县（市）为单位，患病率≤0.01‰，近 5 年平均年发病率（或发现率）≤0.5/10 万；至 2000 年全国有 95% 以上的县（市）达到上述指标，其他县（市）达到控制指标（患病率≤0.05‰）。但治愈后有一定复发率（约 3.7%），应予重视。

一、生物学特性

麻风分枝杆菌的形态、染色与结核分枝杆菌相似。细长、略带弯曲，常呈束状排列（图 15-2）。革兰和抗酸染色均为阳性。经治疗后可呈短杆状、颗粒状或念珠状多形性，可能是 L 型变异。未经彻底治愈可导致复发。

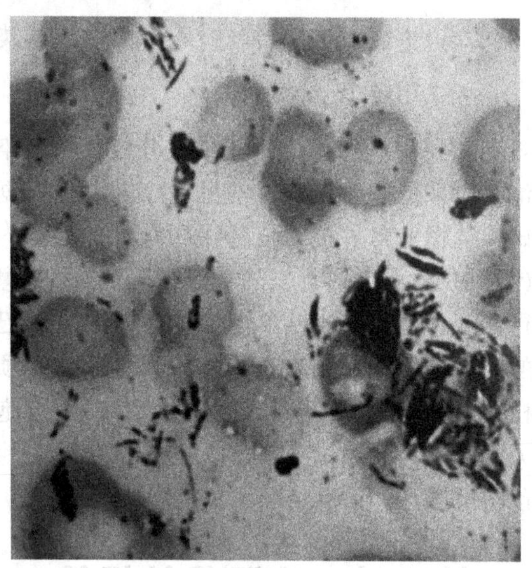

图 15-2 麻风分枝杆菌(抗酸染色)

麻风分枝杆菌是一种典型的胞内菌,病人渗出物标本涂片中可见大量麻风分枝杆菌存在于细胞内。这种细胞的胞质呈泡沫状,称麻风细胞。这对与结核分枝杆菌区别有重要意义。

麻风分枝杆菌在体外人工培养至今仍未成功。有人将麻风分枝杆菌注入小鼠足垫,并将足垫温度降低,即可见麻风分枝杆菌繁殖并能传代。此法可供药物筛选和免疫及治疗研究之用。

二、致病性与免疫性

长期以来一直认为麻风分枝杆菌主要通过破损的皮肤和黏膜进入人体。近年来发现未经治疗的瘤型麻风患者早期鼻黏膜分泌物含有大量麻风分枝杆菌,因此通过呼吸道是一个重要的途径。其他如痰、汗、泪、乳汁、精液和阴道分泌物中均可有麻风分枝杆菌,故也可通过接触传播。人对麻风分枝杆菌的抵抗力较强,主要靠细胞免疫。根据机体的免疫状态、病理变化和临床表现可将大多数患者分为瘤型和结核型两型。少数患者处于两型之间的界线类和属非特异性炎症的未定类,该两类可向两型转化。

1. 瘤型(lepromatous type) 瘤型麻风患者有细胞免疫缺损,巨噬细胞功能低下。实验证明麻风分枝杆菌有某种成分可诱导抑制性 T 细胞或干扰巨噬细胞在病灶中的功能,故麻风菌素试验阴性,麻风分枝杆菌得以在细胞内大量繁殖。若局部注射 IFN-γ 可引起 T 细胞和巨噬细胞增殖,继而破坏带大量麻风分枝杆菌的巨噬细胞,使病菌明显减少。该型麻风分枝杆菌主要侵犯皮肤、黏膜。鼻黏膜涂片中可见有大量抗酸性细菌,此时传染性强,为开放性麻风。若不治疗,将逐渐恶化,累及神经系统。患者的体液免疫正常,血清内有大量自身抗体。自身抗体和受损组织释放的抗原结合,形成免疫复合物。沉淀在皮肤或黏膜下,形成红斑和结节,称为麻风结节(leproma),是麻风的典型病灶。面部结节融合可呈狮面状。

2. 结核样型(tuberculoid type) 该型患者的细胞免疫正常。病变早期在小血管周围可见有淋巴细胞浸润,随病变发展有上皮样细胞和巨噬细胞浸润。细胞内很少见有麻风分枝杆菌。传染性小,属闭锁性麻风。病变都发生于皮肤和外周神经,不侵犯内脏。早期皮肤出现斑疹,周围神经由于细胞浸润变粗变硬,感觉功能障碍。有些病变可能与迟发型超敏反应有关,病变处常带有大量 T 细胞,也可自行消退。该型稳定,极少演变为瘤型,故亦称良性麻风。

3. 界线类(borderline form) 兼有瘤型和结核型的特点,但程度可以不同,能向两型分化。大多数患者麻风菌素试验阴性,病变部位可找到含菌的麻风细胞。

4. 未定类(indeterminate form) 属麻风病的前期病变,病灶中很少能找到麻风分枝杆菌。麻风菌素试验大多阳性,大多数病例最后转变为结核样型。

三、微生物学检查法

主要是标本涂片染色显微镜检查。显微镜检查可从患者鼻黏膜或皮损处取材,用抗酸染色后检查。一般瘤型和界线类患者标本中可找到细菌在细胞内存在,有诊断意义。结核样型患者中很少找到细菌。欲提高检查的阳性率,也可以用金胺染色后以荧光显微镜检查。因与结核菌有交叉反应,麻风菌素试验(lepromin test)对诊断没有重要意义,但可用于麻风的分型和了解预后。方法是应用麻风结节经生理盐水提取制成麻风菌素(lepromin)作皮肤试验,取 0.1 ml 注射于前臂皮内。反应有两种:一种为早期反应,出现于注射后 3~4 天,红肿直径 5mm 以上者为阳性,表明患者对麻风菌素敏感;另一种为后期反应,出现于 3~4 周,表明患者对麻风有免疫。

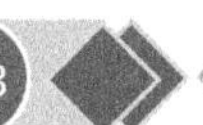

四、防治原则

麻风病目前尚无特异性预防方法。由于麻风分枝杆菌和结核分枝杆菌有共同抗原，曾试用卡介苗来预防麻风取得一定效果。该病防治特别要对密切接触者作定期检查。早发现，早治疗。治疗药物主要有砜类、利福平、氯法齐明及丙硫异烟胺。目前多采用两三种药联合治疗，以防止耐药性产生。

（张舒林）

第十六章 非发酵革兰阴性杆菌

第一节 假单胞菌属

假单胞菌属(*Pseudomonas*)是一类革兰阴性的小杆菌,无芽孢、有荚膜,多数菌株有鞭毛。假单胞菌属分布广泛,种类繁多,目前已发现200余种,与人类关系较大的有铜绿假单胞菌(*P. aeruginosa*)、荧光假单胞菌(*P. fluorescens*)和鼻疽假单胞菌(*Burkholderia mallei*)等,其中铜绿假单胞菌是主要的致病菌。

铜绿假单胞菌俗称绿脓杆菌,由于其在生长过程中产生水溶性绿色色素,感染后使脓汁或敷料出现绿色,故而得名。铜绿假单胞菌广泛分布于自然界的水、空气、土壤及医院环境中。本菌是人体的正常菌群,也是一种常见的条件致病菌,常引起医院内感染。

一、生物学特性

(一) 形态与染色

革兰阴性菌,约(0.5~1.0)μm×(1.5~3.0)μm大小的直或微弯曲的杆菌。无芽孢,单端有1~3根鞭毛,运动活泼(图16-1)。临床分离的菌株常有菌毛和荚膜。

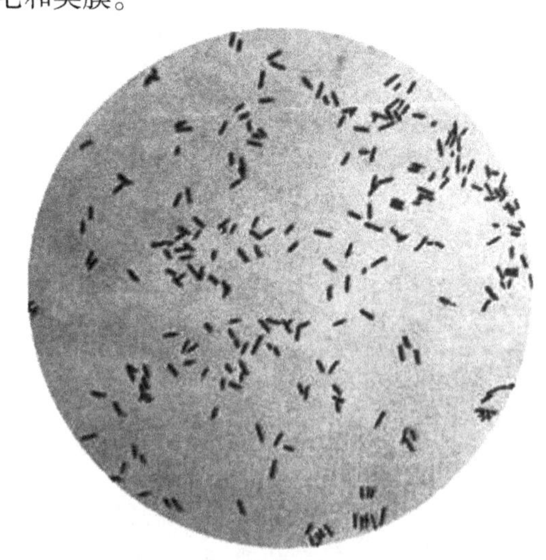

图16-1 铜绿假单胞菌

(二) 培养与生化反应

专性需氧。最适生长温度为35℃。在4℃不生长而在42℃生长是铜绿假单胞菌的一个特点。普通培养基上生长良好,菌落大小不一,扁平湿润,边缘不整齐,由于能产生带荧光的水溶性色素(青脓素与绿脓素)而使菌落及培养基呈亮绿色,这一特征有鉴别意义。在血琼脂平板上产生透明的溶血环,在液体培养基中呈混浊生长,其表面易形成菌膜。

铜绿假单胞菌能分解葡萄糖,产酸不产气,但不分解乳糖、甘露醇、麦芽糖和蔗糖。不形成吲哚,氧化酶试验阳性。

(三) 抗原构造

铜绿假单胞菌有O和H抗原。O抗原包括两种成分,一种是内毒素脂多糖,另一成分是原内毒素蛋白(original endotoxin protein, OEP)。OEP是一种具有强免疫原性的高分子类属抗原,除假单胞菌属外,还广泛存在于一些革兰阴性细菌中,如其他种类假单胞菌、大肠埃希菌、肺炎克氏菌和霍乱弧菌等。OEP抗体不仅对同一血清型细菌有特异性保护作用,且对不同血清型的细菌也有共同保护作用。

(四) 抵抗力

铜绿假单胞菌抵抗力强,对许多化学消毒剂如醛类、汞类和表面活性剂有一定的抵抗力。对青霉素G、头孢菌素、红霉素、部分氨基糖苷类等抗生素有抵抗力。56℃需1小时才能杀死细菌。

二、致病性与免疫性

(一) 致病物质

主要致病物质是内毒素和外毒素A,此外菌毛、荚膜和多种胞外酶也与致病性有关(表16-1)。

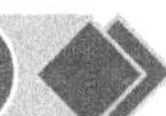

表 16-1　铜绿假单胞菌的致病物质及其生物学活性

致病物质	生物学活性
内毒素	致发热、休克、弥散性血管内凝血等
神经氨酸酶	分解细胞表面神经氨酸而促进细菌侵入
毒素 A	抑制蛋白质合成,引起组织坏死和实验动物死亡
胞外酶 S	抑制蛋白质合成
弹性蛋白酶	降解弹性蛋白而损伤血管,抑制中性粒细胞功能,与细菌扩散有关
碱性蛋白酶	具有损伤组织、抗补体、抑制中性粒细胞功能
磷酸脂酶 C	分解脂类损伤组织细胞
杀白细胞素	抑制中性粒细胞功能和淋巴细胞功能
绿脓菌素	催化超氧化物和过氧化氢产生有毒氧基团,损伤组织细胞

(二) 所致疾病

铜绿假单胞菌是人体的正常菌群,也是一种常见的条件致病菌。感染多见于皮肤黏膜受损部位,如烧伤、创伤等,也见于因长期化疗或使用免疫抑制剂的患者。在医源性感染中由本菌引起的感染约占 10%,在某些特殊病房中,如烧伤和肿瘤病房等,本菌感染率可高达 30%。

本菌几乎可感染人体的任何组织和部位,经常引起手术切口、烧伤组织感染,表现为局部化脓性炎症。由铜绿假单胞菌引起肺部感染、泌尿道感染在临床也常见,此外尚可引起中耳炎、角膜炎、心内膜炎以及败血症等。由本菌引起婴儿的流行性腹泻也有报道。

(三) 免疫性

中性粒细胞的吞噬作用在抗铜绿假单胞菌感染中起着重要的作用。感染后产生的特异性抗体,尤其 sIgA 在黏膜局部起一定的抗感染作用。应用抗绿脓杆菌免疫血清可降低病人继发败血症的发生率和病死率。

三、微生物学检查法

可取创面渗出物、脓汁、尿、血等标本进行细菌的分离培养与鉴定。将标本接种于血琼脂平板,培养后根据菌落特征、色素、生化反应等进行鉴定。必要时可作血清学鉴定。绿脓菌素及噬菌体分型可供流行病学、医院内感染追踪调查等使用。

四、防治原则

铜绿假单胞菌 OEP 疫苗(内毒素蛋白疫苗)具有不受菌型限制、保护范围广、毒性低等优点备受关注。但铜绿假单胞菌型别多,与毒力有关的物质也有多种,因此特异 DNA 疫苗及重组外膜蛋白疫苗是目前研制方向。

铜绿假单胞菌主要是通过污染医疗器具及带菌医护人员引起的医源性感染,应对医院感染予以重视。治疗可选用庆大霉素、多黏菌素等。应加强医用仪器的消毒,注意医护人员之间的交叉感染。本菌能天然抵抗多种抗生素,且治疗过程中细菌还可通过突变发生耐药,因此应做药物敏感试验指导用药,可选用氨基糖苷类和酰胺类抗生素联合治疗。

第二节　不动杆菌属

不动杆菌属(*Acinetobacter*)是一类需氧、革兰阴性杆菌。广泛分布于土壤和水中,易在潮湿环境中生存,也存在于健康人的皮肤、咽、结膜、唾液、胃肠道及阴道分泌物中,是引起医院感染的次常见菌。不动杆菌有 17 个基因种,其中鲍曼不动杆菌(*A. baumanii*)较多见。

一、生物学特性

(一) 形态与染色

革兰阴性菌。球形或球杆形,无芽孢,无鞭毛。

(二) 培养与生化反应

专性需氧菌。营养要求不高,在普通琼脂及麦康凯琼脂培养基上生长良好。在麦康凯琼脂平板上形成粉红色菌落。最适生长温度 35℃。氧化酶试验阴性,不发酵葡萄糖。

(三) 抗原构造

本菌属抗原结构复杂,目前已知有 3 种抗原,即菌体抗原、荚膜抗原和 K 抗原。

二、致　病　性

(一) 致病物质

该类细菌黏附力极强,易在各类医用材料上黏附，而可能成为贮菌源。

（二）所致疾病

本属细菌为条件致病菌，在非发酵菌中本菌的分离率仅次于铜绿假单胞菌。在医院里，污染的医疗器械及工作人员的手是重要的传播媒介。主要通过接触和空气传播。

三、微生物学检查法

可取血液、脑脊液、痰液、尿液等标本进行细菌的分离培养与鉴定。将标本接种于血琼脂、麦康凯琼脂培养后，挑选可疑菌落作涂片染色及生化反应鉴定。

四、防治原则

该菌携带多种耐药基因，可对多种抗菌药物耐药。治疗可选用庆大霉素、卡那霉素或妥布霉素。

第三节 嗜麦芽窄食单胞菌属

嗜麦芽窄食单胞菌（Stenotrophomonas maltophilia）于1958年首先从口腔肿瘤患者咽拭子中分离发现，归属于窄食单胞菌属（Stenotrophomonas）。

嗜麦芽窄食单胞菌广泛分布于各种水源、牛奶、冰冻食品、植物根系、人和动物的体表及消化道中，医院环境和医务人员皮肤的细菌分离率更高。其临床分离率仅次于铜绿假单胞菌和鲍曼不动杆菌，是人类重要的机会致病菌和医院感染菌。

一、生物学特性

（一）形态与染色

革兰阴性杆菌。菌体直或略弯，单个或成对排列，无芽孢，有丛鞭毛（图16-2）。

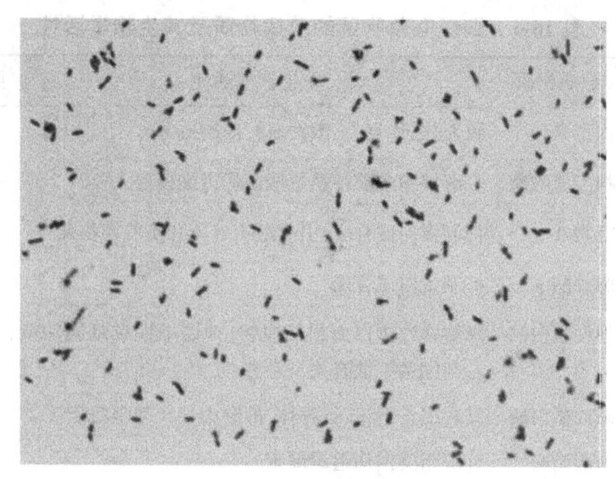

图16-2 嗜麦芽窄食单胞菌

（二）培养与生化反应

严格的非发酵型需氧菌。营养要求不高，在普通琼脂平板上生长良好，麦康凯平板可生长。在血平板上有强的氨味，成β溶血。在营养琼脂上显示灰黄色素或无色素，菌落呈针尖状，中央突起。该菌生化反应不活跃，营养谱有限，对葡萄糖只能缓慢利用，但能快速分解麦芽糖而迅速产酸，故得名。还原硝酸盐为亚硝酸盐，氧化酶阴性，DNase阳性，水解明胶和七叶苷，赖氨酸脱羧酶阳性。

二、致病性

（一）致病物质

嗜麦芽窄食单胞菌致病可能与弹性蛋白酶、脂酶、黏多糖酶、透明质酸酶、DNase、溶血素等有关。

（二）所致疾病

感染后可引起肺炎、菌血症、败血症、心内膜炎、脑膜炎、腹膜炎、伤口感染、眼部感染、纵隔炎、牙周炎和骨骼、关节、尿路、消化道及软组织等感染，其感染死亡率高达43%以上。该菌感染的大部分病人有发热、寒战、腹胀、乏力、淡漠等临床表现，同时伴有中性粒细胞数量的减少，病情危重并发症可出现休克、弥散性血管内凝血、多器官衰竭综合征等。

人类嗜麦芽窄食单胞菌感染的易感因素有机体自身和医源性两类，机体自身因素包括年龄，老年人是高危易感者；基础性疾病，如肿瘤、慢性呼吸道疾病、糖尿病、尿毒症、获得性免疫缺陷综合征（acquired immuno-deficiency syndrome，AIDS）等；医源性因素包括抗菌药物用药史、介入性医疗操作（如各种插管、人工瓣膜和引流管等）、化疗、放射治疗、未严格执行消毒措施等。

三、微生物学检查

血液标本先肉汤增菌，尿液、痰、胸水、伤口等

标本直接接种于血平板和麦康凯平板。培养后，挑选可疑菌落作涂片染色及生化反应鉴定。

四、防　　治

该菌具有多重耐药性，对目前大多数的抗菌药物不敏感；一些最初敏感的抗菌药物在治疗过程中很快产生耐药。

第四节　军团菌属

军团菌属（*Legionella*）是一类需氧、革兰染色阴性杆菌。本属细菌目前已有 39 个种和 61 个血清型。从人体分离出的有 19 个种，对人致病的主要是嗜肺军团菌（*Legionella pneumophila*）。该菌最早发现于 1976 年 7 月，在美国费城召开退伍军人大会期间，突然爆发流行肺炎，与会者 149 人，有 34 人死亡。从当时死者肺内分离到一种新的细菌，命名为军团菌。我国 1982 年首次报道由本菌感染，以后陆续报道了由多种血清型嗜肺军团菌引起的病例。

一、生物学特性

（一）形态与染色

革兰阴性杆菌，大小为（0.3~0.9）μm×（2~5）μm，有 1 至数根端生或侧生鞭毛，有菌毛和微荚膜，不形成芽孢（图 15-2）。革兰染色菌体不易着色，多用 Dieterle 镀银染色（呈黑褐色）或姬姆萨染色（呈红色）。

（二）培养特性

需氧。多数菌株在 2.5%~5% CO_2 环境中生长良好，最适生长温度为 36℃。营养要求特殊，初次分离培养需加入 *L*-半胱氨酸，培养基中加入铁盐可促进本菌生长。在活性炭-酵母浸出液琼脂（buffer charcoal-yeast extract agar，BCYE）培养基中生长良好，3~5 天才形成 1~2mm 的灰白色、圆形凸起、有光泽的菌落。在 F-G（Feeley-Garman）琼脂培养基中，3~5 天培养可见针尖大小菌落，紫外线照射下可发出黄色荧光。在富含 L-酪氨酸-苯丙氨酸琼脂平板上可产生棕色的水溶性色素。本菌不分解糖类，触酶试验和氧化酶试验阳性，能分解马尿酸盐（图 16-3）。

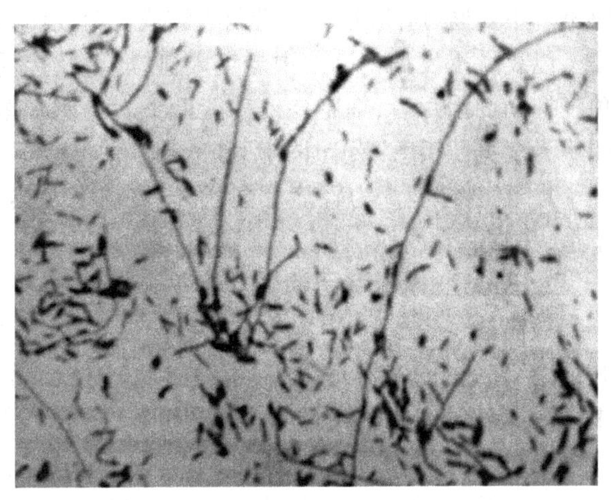

图 16-3　军团菌（光镜）（Murray *et al*，1998）

（三）抗原构造与分型

嗜肺军团菌有 O 抗原和 H 抗原，根据 O 抗原分为 15 个血清型（Lp1~Lp15），我国分离的嗜肺军团菌主要为 1 型（Lp1）和 6 型（Lp6）。在 Lp1~10 血清型都具有 29kD 的外膜蛋白抗原，此抗原是机体免疫应答反应的主要免疫原。

（四）抵抗力

本菌普遍存在于天然淡水和人工水域环境中，都能以气溶胶方式传播。对常用化学消毒剂敏感，如 1% 来苏儿数分钟即可杀死细菌，2% 甲醛溶液、70% 乙醇溶液、0.03% 戊二醛溶液以及 1/8000 季胺盐化合物等对本菌都有杀灭作用。本菌对氯的抵抗力比肠道杆菌大，0.1mg/L 游离氯 1 分钟可杀死大肠埃希菌，而杀死 90% 嗜肺军团菌需则需 40 分钟。

二、致病性与免疫性

（一）致病物质

本菌的主要致病物质包括微荚膜、菌毛、毒素和多种酶类。其中嗜肺军团菌产生的磷酸酶、核酸酶和细胞毒素等，具有抑制吞噬细胞活化、防止吞噬体和溶酶体融合作用，使被吞噬的细菌不被杀死，反而在胞内生长繁殖，导致吞噬细胞的死亡。此外，菌毛的黏附作用、微荚膜的抗吞噬作用及内毒素的毒性作用也参与发病过程。

（二）所致疾病

嗜肺军团菌主要引起军团菌病，也可引起医院感染。主要通过呼吸道吸入带菌飞沫或气溶胶而感染。以夏秋季发病率高。中老年人、吸烟者及接受免疫抑制剂治疗者、细胞免疫功能低下者易感。军团病为全身性疾患，感染本菌后临床有三种类型：

1. 流感样型 为轻症感染，临床表现为发热、不适，头痛和全身肌肉痛，一般预后良好。

2. 肺炎型亦称军团病 此类型起病骤然，病人寒战高热、咳嗽、胸痛，全身症状明显。可引起以肺部感染为主的多器官损害，最终导致呼吸衰竭。重症军团病发生菌血症时，细菌可随血流播散至全身多部位，如肝、脾、肾、脑、肠道等器官，引起复杂的临床症状，如不及时治疗死亡率可达15%以上。

3. 肺外感染型 为继发性感染，出现脑、肝、肾等多脏器感染症状。

（三）免疫性

嗜肺军团菌为胞内寄生菌，机体抗感染以细胞免疫为主。特异性抗体、补体在调理增强巨噬细胞吞噬功能中起一定辅助作用。

三、微生物学检查法

（一）标本

取痰、气管吸引物、胸水和肺活检组织、血液等。

（二）染色镜检

革兰染色检查无意义。但活检组织可作Dieterle镀银染色或涂片进行直接荧光抗体染色镜检则有一定诊断意义。

（三）分离培养鉴定

将标本接种于BCYE培养基，置2.5% CO_2环境，36℃培养3~5天，根据菌落特征及生化反应及免疫荧光染色法可以作出诊断。

（四）血清学诊断

应用IF（Immunofluorescence，免疫荧光）和ELISA法检查病人血清中抗军团菌的IgM和IgG抗体有助于疾病的特异性诊断。

四、防　　治

本菌在自然界广泛存在，尤其在人工管道的水源中常见。空调冷却水、淋浴头等所产生的气溶胶颗粒中常含此菌，因此预防应强调水源的管理，包括对人工管道系统的消毒处理。特异性防治目前尚无有效的疫苗。治疗首选红霉素。

（焦红梅）

第十七章 动物源性细菌

动物源性细菌是以动物作为传染源，能引起人畜(兽)共患病(zoonosis)的病原菌。该类细菌通常以家畜或野生动物作为储存宿主，人类因通过接触病畜及其污染物等途径感染而致病，这些病主要发生在畜牧区或自然疫源地。动物源性细菌主要有布氏菌、鼠疫耶氏菌和炭疽芽孢杆菌等。有些被用作生物战剂。

第一节 布氏菌属

布氏菌属(*Brucella*)又称布鲁菌属，是一类人畜共患传染病的病原菌，现已知有6个生物种、19个生物型，因最早由医师 David Bruce 首先分离出，故得名。本属对人致病的有羊布氏菌(*B. melitensis*)、牛布氏菌(*B. abortus*，又称流产布氏菌)、猪布氏菌(*B. suis*)和犬布氏菌(*B. canis*)，在我国流行的主要是羊布氏菌病，其次为牛布氏菌病。

一、生物学性状

(一) 形态与染色

初次分离呈革兰阴性小球杆菌或短杆菌，经传代培养可变成杆状。无芽孢，无鞭毛，光滑型菌有微荚膜。

(二) 培养特性

为需氧菌。营养要求较高，在普通培养基上生长缓慢，若加入血清或肝浸液等可促进生长。最适pH为6.6~6.8。经37℃培养48小时可长出微小、透明、无色的光滑型(S)菌落，经人工传代培养后可转变成粗糙型(R)菌落。在血琼脂平板上生长无溶血现象，在液体培养基中生长可使培养液轻度混浊并有沉淀。牛布氏菌在初分离时需5%~10% CO_2。

(三) 生化反应

大多能分解尿素，产生 H_2S。根据产生 H_2S 的多少和在含碱性染料培养基中的生长情况，可鉴别羊、牛、猪等三种布氏菌。

(四) 抗原构造与分型

布氏菌含有两种抗原物质，即A抗原和M抗原。两种抗原在不同的布氏菌中含量不同，牛布氏菌含A抗原多，故A抗原又称牛布氏菌(abortus)抗原；羊布氏菌含M抗原多，故M抗原又称羊布氏菌(melitensis)抗原。由于两种抗原的比例在菌种中有差异，如牛布氏菌 A:M=20:1，而羊布氏菌 A:M=1:20，猪布氏菌 A:M=2:1，因此用A与M因子血清进行凝集试验可鉴别三种布氏菌(表17-1)。

(五) 抵抗力

较强，在土壤、乳制品、病畜的毛皮、脏器及分泌物中可生存数周至数月。但在湿热60℃ 20分钟，日光直接照射20分钟可死亡。对常用消毒剂均较敏感，如3%来苏儿作用数分钟可杀死。对常用的广谱抗生素也较敏感。

二、致病性与免疫性

(一) 致病物质

布氏菌的主要致病物质是内毒素。此外荚膜与侵袭酶(透明质酸酶、过氧化氢酶、超氧化物歧

表17-1 主要布氏菌的特性与鉴别

菌种	CO_2 需要	脲酶试验	H_2S 产生	含染料培养基中生长		凝集试验	
				复红(1:50 000)	硫堇(1:20 000)	抗A因子	抗M因子
羊布氏菌	-	+/-	-	+	+	-	+
牛布氏菌	+	+	+	+	-	+	-
猪布氏菌	-	+	+/-	-	+	+	+

化酶等)可增强该菌的侵袭力,使细菌能通过完整皮肤、黏膜进入宿主体内,并在机体脏器内大量繁殖和快速扩散入血流。

(二) 所致疾病

布氏菌的动物宿主广泛,包括家畜、家禽及野生动物。布氏菌的感染流行与畜牧业的分布有密切关系,在我国以西北、东北和华北地区较为多见。布氏菌感染可引起母畜流产,病畜还可表现为睾丸炎、附睾炎、乳腺炎和子宫炎等。牛、羊、猪等家畜是人类感染布氏菌的主要传染源。病原体可随流产的胎畜和羊水排出,也可经粪便、尿液,甚至乳汁排出污染环境和食物。人类主要通过皮肤接触感染,也可经消化道、呼吸道等途径感染。

布氏菌能抑制吞噬细胞内髓过氧化物酶系统的杀菌作用,因此可以在吞噬细胞内存活而成为胞内寄生菌。细菌可随淋巴液到达局部淋巴结,并生长繁殖形成感染灶。当细菌繁殖达一定数量时侵入血流,出现菌血症,患者可出现发热症状。随后细菌进入肝、脾、骨髓和淋巴结等脏器细胞,发热也渐消退。细菌在细胞内繁殖到一定程度可再度入血,再次出现发热等菌血症症状。如此反复形成的菌血症使患者的热型呈波浪式,临床上称为波浪热。布氏菌感染的潜伏期为1~6周。临床症状不一,急性期可出现发热、多汗、头痛、全身乏力等流感样症状,严重者也可出现中枢神经系统症状。易转为慢性,可出现肝脾肿大等体征。人类感染布氏菌不引起流产。原因可能是易感动物生殖器官和胎膜含有大量赤藓醇,而人胎盘组织中不含赤藓醇。

布氏菌的致病过程与该菌引起的Ⅳ超敏反应有关。菌体抗原成分与相应抗体形成的免疫复合物,可导致急性炎症和坏死,病灶中有大量中性粒细胞浸润,可能是一种Ⅲ型超敏反应(Arthus 反应)。

(三) 免疫性

机体感染布氏菌后可产生免疫力,以细胞免疫为主。也可产生特异性 IgM 和 IgG 型抗体,发挥免疫调理作用,且各菌种和生物型之间有交叉免疫作用。过去认为机体对布氏菌的免疫是有菌免疫,即当机体内有布氏菌存在时,对再次感染才有较强的免疫力。但近来认为随着病程的延续,机体免疫力不断增强,体内病菌不断被杀灭,因此最终可变为无菌免疫。

三、微生物学检查法

(一) 标本

常用血液标本,急性期血培养阳性率可高达70%。亚急性期、慢性期病人可取骨髓标本作分离培养。病畜的子宫分泌物、羊水,流产动物的肝、脾和骨髓等也可作为分离培养的标本。

(二) 分离培养与鉴定

将标本接种于双相肝浸液培养基置37℃,5%~10% CO_2孵箱中培养。由于细菌生长缓慢,菌落大多在4~7天形成,若未见菌生长,一般需经过三周培养方可排除。细菌型别鉴定主要根据涂片染色镜检、CO_2的要求、H_2S产生、染料抑菌试验、玻片凝集等确定。

(三) 血清学试验

1. 凝集试验 发病1~7天后血清中开始出现IgM抗体,将患者血清作倍比稀释,进行玻片凝集试验,抗体效价≥1∶200有诊断意义。也可用乳胶凝集试验,方法简易可靠。

2. 抗球蛋白试验(Coombs 试验) 布氏菌感染患者常出现不完全抗体,需用 Coombs 试验才能检出。在病程中凝集效价出现增长者有诊断意义。

3. 补体结合试验 一般发病3周后出现 IgG 抗体,由于此抗体能维持较长时间,故对诊断慢性布氏菌病意义较大。此试验特异性高,效价以1∶10为阳性。

(四) 布氏菌素皮肤试验

是一种迟发型超敏反应皮试。取布氏菌素(brucellin)或布氏菌蛋白提取物0.1ml作皮内注射,24~48小时后观察结果。若局部红肿浸润直径1~2cm者为弱阳性,2~3cm为阳性,3~6cm为强阳性。皮试阳性者可见于慢性或曾患过布氏菌病。

四、防治原则

特异性预防可用减毒活疫苗,主要对象是与牲畜接触较多,并且布氏菌素皮试阴性的职业人群。

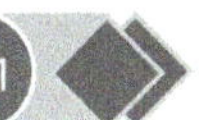

对疫区的牲畜也应进行免疫接种。非特异性预防包括加强对传染源的管理，切断传播途径和控制传播因子等。急性期病人可用抗生素治疗。

第二节　耶尔森菌属

耶尔森菌属（*Yersinia*）是一类革兰阴性小杆菌。生物学分类属于肠杆菌科，包括11个菌种，其中鼠疫耶氏菌、小肠结肠炎耶氏菌和假结核耶氏菌等菌种对人类致病。本属细菌通常先引起啮齿类、鸟类和家畜感染，人类通过接触已感染的动物、被节肢动物叮咬或食入污染食物等途径感染。

一、鼠疫耶氏菌

鼠疫耶氏菌（*Y. pestis*）俗称鼠疫杆菌，是鼠疫的病原菌。鼠疫是一种自然疫源性的烈性传染病，历史上曾发生过三次有文字记载的世界性大流行，死亡人数以千万计，给人类带来的灾害超过任何一种自然灾害。近数十年来鼠疫的发病率已明显下降，但仍有局部散发流行，目前主要发生于亚洲、非洲和南美洲地区。我国西北等内陆地区偶有散发病例，因此，鼠疫仍是我国重点监控的自然疫源性传染病。

（一）生物学性状

1. 形态与染色　为革兰阴性小杆菌，可呈卵圆形，两端有浓染现象。有荚膜，无鞭毛，无芽孢（图17-1）。从死于鼠疫的尸体或动物脏器新鲜标本中观察到的细菌形态比较典型。但在化脓或溃疡性病灶及腐败材料中见到的细菌形态不典型，菌体可膨大成球形，且着色不佳。如在陈旧培养物或生长在含高盐（30g/L NaCl）的培养基上则呈多形态性，有球形、杆形、棒形和哑铃状等，或仅见到着色极浅的细菌轮廓，称菌影（ghost）。

2. 培养特性　兼性厌氧，最适生长温度为27～30℃，pH为6.9～7.2。在含血液或组织液的培养基上生长，24～48小时可形成细小、黏稠的粗糙型菌落。在肉汤培养基中开始呈混浊，24小时后表现为沉淀生长，48小时后逐渐形成菌膜，稍加摇动菌膜呈“钟乳石”状下沉，此特征有一定鉴别意义。

3. 抗原结构　鼠疫耶氏菌的抗原结构复杂，至少有18种抗原，有的与假结核耶氏菌等菌种有交叉性。重要的细胞抗原有F1抗原、V-W抗原和外膜蛋白抗原等，这些抗原由细菌质粒DNA编码产生，与鼠疫耶氏菌的致病性有关。

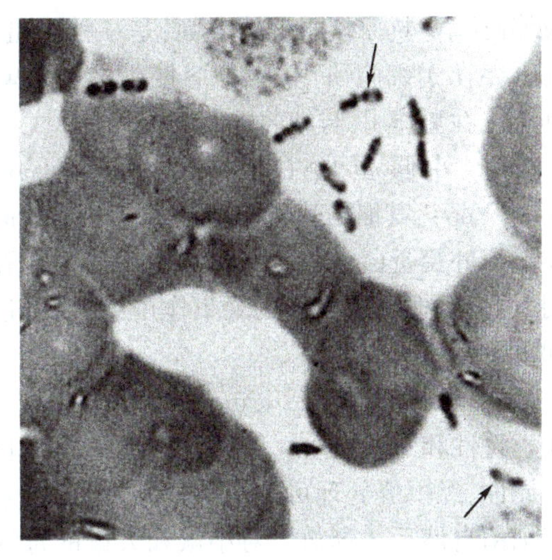

图17-1　鼠疫耶氏菌（Brooks *et al*, 2004）

血涂片，Wright-Giemsa染色，图中箭头所指为鼠疫耶氏菌

4. 抵抗力　对理化因素抵抗力较弱。湿热70～80℃ 10分钟或100℃ 1分钟可以杀灭，5%来苏儿或1%苯酚溶液20分钟内可将痰液中病菌杀死，但在自然环境的痰液中能存活1个月以上，在蚤粪和土壤中能存活1年左右。

5. 变异性　鼠疫耶氏菌通过自发或诱发性突变及基因转移等机制发生变异，其生化特性、毒力、耐药性和抗原构造等均可出现变异菌株。与多数肠道菌光滑（S）型菌落致病性强的特征不同，野生菌株的菌落呈粗糙（R）型，毒力强。经人工传代培养后菌落逐渐变为S型，其毒力也随之减弱。鼠疫耶氏菌的全基因序列测定已经完成，结果表明染色体上含有大约4000个编码序列，此外还有大量的插入序列，因此，鼠疫耶氏菌的基因组容易发生动态性变化。

（二）致病性与免疫性

1. 致病物质　鼠疫耶氏菌的致病力极强，少数几个细菌即可使人致病。致病物质包括F1抗原、V-W抗原、外膜抗原以及鼠疫耶氏菌产生的毒素等，一般认为鼠疫耶氏菌的毒力与这些致病物质综合作用有关。

（1）F1（fraction 1）抗原：为鼠疫耶氏菌的荚膜成分，是一种不耐热的糖蛋白，具有抗吞噬作用，是该菌重要的毒力成分。F1的抗原性强，其相应抗体具有免疫保护作用。

（2）V-W抗原：V和W抗原同时存在，由毒力质粒编码。W 抗原位于菌体表面，是一种脂蛋白；V 抗原存在于细胞质中，为可溶性蛋白。V-W 抗原具有抗吞噬作用，与细菌毒力有关。

(3) 外膜蛋白(yersinia outer membrane protein, Yop)：其编码基因与 V-W 基因存在于同一质粒上。外膜蛋白具有抗吞噬细胞的移动和吞噬作用，也具有抑制血小板的聚集作用，在致病过程中起重要作用。

(4) 鼠毒素(murine toxin, MT)：具备外毒素的化学特性和免疫特性。为可溶性蛋白，具有良好的抗原性，经甲醛处理可制成类毒素，但该毒素只有当细菌自溶后才释放。对小鼠和大鼠的毒性作用很强，对小鼠的半数致死量(LD_{50})为 0.1～0.7μg，它可阻断小鼠 β 肾上腺能神经，并引起心脏损害，但对豚鼠、家兔等动物的毒性作用却很低，甚至用小鼠中毒量的一万倍剂量也难以使这些动物致死。对人的损伤作用尚不清楚。

(5) 内毒素：其性质与肠道杆菌内毒素相似，可致机体发热，产生休克和 DIC 等。

2. 所致疾病 鼠疫是自然疫源性传染病，一般先在鼠类间发病和流行，通过鼠蚤的叮咬而传染人类，尤其当大批病鼠死亡后，失去宿主的鼠蚤转向人群或其他动物(如旱獭、绵羊等)。人患鼠疫后，又可通过人蚤或呼吸道等途径在人群间流行。临床常见有腺型、肺型和败血症型鼠疫。

(1) 腺鼠疫：以急性淋巴结炎为特点。细菌被吞噬细胞吞噬后能在细胞内生长繁殖，并沿淋巴液到达局部淋巴结，引起严重的淋巴结炎。侵犯的淋巴结多在腹股沟，引起肿胀、化脓和坏死。

(2) 肺鼠疫：通过呼吸道吸入感染，也可由腺型或败血症型鼠疫蔓延而继发。患者以高热寒战，咳嗽、胸痛、咯血、呼吸困难、全身衰竭等严重中毒症状为特征，如不及时治疗，多于 2～4 天内死亡。死者皮肤常呈黑紫色，故有“黑死病”之称。

(3) 败血症型鼠疫：可继发于重症腺型或肺型鼠疫，系病原菌侵入血流后大量繁殖所致。患者可出现高热、休克、DIC 等全身中毒症状和体征，常并发脑膜炎等中枢神经系统症状，多迅速恶化而死亡。

3. 免疫性 鼠疫感染后能获得牢固免疫力，再次感染罕见。主要产生针对 F1 抗原、V-W 抗原的抗体等，这些抗体具有调理促吞噬、凝集细菌及中和毒素等作用。持久的免疫则主要依靠细胞免疫作用。

(三) 微生物学检查法

1. 标本 按不同病型采取淋巴结穿刺液、痰、血液等。人或动物尸体取肝、脾、肺、肿大淋巴结和心血等。因鼠疫为法定甲类烈性传染病，传染性极强，除标本采取时要严格无菌操作和控制外，标本必须送到具有严格防护措施的专门实验室检测。

2. 直接涂片镜检 检材直接涂片或印片，分别进行革兰染色和亚甲蓝染色，镜检观察典型形态与染色性。也可用免疫荧光染色进行快速诊断。

3. 分离培养与鉴定 将检材接种于血琼脂平板或 0.025% 亚硫酸钠琼脂平板等，当分离出可疑菌落时，可作涂片镜检、生化鉴定、噬菌体裂解试验和血清凝集试验等进一步鉴定。

(四) 防治原则

鼠疫是自然疫源性传染病，不易彻底消灭。如 2004 年 12 月在刚果爆发肺型鼠疫，造成 500 人发病，死亡人数近 100 人。此外，鼠疫耶氏菌曾被法西斯国家作为生物战剂，也是恐怖分子可能用于制造生物恐怖的细菌之一，因此，对鼠疫的预防控制必须提高警惕。

灭鼠灭蚤是切断鼠疫传播环节、消灭鼠疫源的根本措施。此外，应加强疫区的鼠疫监测工作，加强国境、海关检疫。

对疫区的人群可用 EV 活疫苗作特异性预防。可用皮下、皮内接种或皮上划痕，免疫力可维持 8～10个月。由重组的保护性抗原 rF1 + rV 所构成的亚单位疫苗和 V 抗原 DNA 疫苗等正在研制和试验中。

治疗必须早期足量用药，采用链霉素、氯霉素、庆大霉素及磺胺类药物等均有效。

二、小肠结肠炎耶氏菌

小肠结肠炎耶氏菌(*Y. enterocolitica*)是引起人类小肠结肠炎的病原菌。本菌可寄居在多种动物体内，如鼠、兔、羊、牛、猪、狗等，人类通过污染食物、饮料等经消化道或因接触染疫动物而感染。

(一) 生物学性状

1. 形态与染色 革兰阴性球杆菌，偶见两端浓染。无芽孢、无荚膜，25℃ 培养时有周身鞭毛，但 37℃ 培养时则很少或无鞭毛。

2. 培养特性 兼性厌氧。耐低温,在4℃能生长,最适温度为25℃。在普通琼脂培养基上生长良好。某些菌株在血琼脂平板上可出现溶血环,在肠道菌选择培养基上形成不发酵乳糖的无色半透明、扁平的小菌落。

3. 血清型 根据菌体O抗原可分为50多个血清型,但仅几个血清型与致病有关,且致病型别各地区也不同。我国主要为O:9、O:8、O:5和O:3等血清型。有毒力菌株大都具有V和W抗原、外毒素蛋白等。

(二) 致病性

1. 致病物质 小肠结肠炎耶氏菌是一种肠道致病菌,具有侵袭性及产毒素性。V-W抗原具有抗吞噬作用。O:3、O:8、O:9等菌株可产生耐热性肠毒素,与大肠埃希菌ST肠毒素相似。另外,某些菌株的O抗原与人体组织有共同抗原,可刺激机体产生自身抗体,引起自身免疫性疾病。

2. 所致疾病 本菌主要引起小肠、结肠炎,发病潜伏期3~10天,早期症状包括发热,腹痛和腹泻等,腹泻为黏液或水样便,易与志贺菌痢疾混淆。有些患者可出现阑尾炎、肠系膜淋巴结炎、败血症,甚至伴发结节性红斑和关节炎等。

(三) 微生物学检查与防治

标本取粪便、血液和可疑食物等,根据该菌嗜冷特性,将标本置pH 7.4~7.8的磷酸盐缓冲液中,于4℃培养2~3周;再用耶氏菌专用选择培养基置25℃培养24~48小时,挑取可疑菌落进行鉴定。主要鉴定依据为25℃培养时动力阳性,嗜冷性、脲酶阳性、H_2S阳性及血清学鉴定等。

治疗可选用卡那霉素、庆大霉素和磺胺类药物。

三、假结核耶氏菌

假结核耶氏菌(*Y. pseudotuberculosis*)存在于多种动物的肠道中,人类感染较少,主要通过污染的食物感染。由于该菌在动物感染的脏器中形成粟粒状结核结节,在人的感染部位可形成结核样肉芽肿,故称假结核耶氏菌。

假结核耶氏菌的形态特征和培养特性与小肠结肠炎耶氏菌相似。根据耐热的菌体O抗原将细菌分为6个血清型,引起人类感染的主要是O1血清型。毒力菌株大部分具有V和W抗原。

假结核耶氏菌对豚鼠、家兔、鼠类等有很强的致病性,患病动物的肝、脾、肺和淋巴结等可形成多发性粟粒状结核结节。人类感染多为胃肠炎,肠系膜淋巴结肉芽肿,回肠末端炎等,后者的症状与阑尾炎相似,多发生于5~15岁的学龄儿童,并易发展为败血症。少数表现为高热、紫癜,并伴有肝、脾肿大,类似肠伤寒的症状。也有患者呈结节性红斑等自身免疫病症。

假结核耶氏菌的微生物学检查法方法与小肠结肠炎耶氏菌类同。标本取粪便、血液和可疑食物等,多采用肠道选择性鉴别培养基进行分离培养,25℃培养48小时,根据生化反应及动力等,作出初步判断,最后用血清学试验进行鉴定。

第三节 芽孢杆菌属

芽孢杆菌属(*Bacillus*)是一群需氧、能形成芽孢的革兰阳性大杆菌。主要的致病菌为炭疽芽孢杆菌,可引起动物和人类炭疽病。其次是蜡样芽孢杆菌,可产生肠毒素引起食物中毒。其他如枯草芽孢杆菌、多黏芽孢杆菌等,大多为腐生菌,主要存在于土壤、水和尘埃中,常造成实验室污染,当机体免疫力低下时,偶可致病。多黏芽孢杆菌能产生多黏菌素(polymyxin)。

一、炭疽芽孢杆菌

炭疽芽孢杆菌(*B. anthracis*)俗称炭疽杆菌,是人类历史上第一个被发现的病原菌。炭疽病是一种典型的人畜共患病,所感染的动物以牛、羊和马等食草动物多见。人可通过摄食或接触病畜及畜产品等途径感染,大多引起皮肤炭疽,也有肠炭疽、肺炭疽和脑膜炎炭疽等。

(一) 生物学性状

1. 形态与染色 炭疽芽孢杆菌是致病菌中最大的革兰阳性粗大杆菌,大小为(1~3)μm×(5~10)μm,两端截平,无鞭毛。在感染组织的涂片中,常单个或呈短链状,经体外人工培养后,则形成长链,呈竹节样排列(图17-2)。芽孢在有氧条件下形成,呈椭圆形,位于菌体中央,小于菌体宽度。有毒菌株在人和动物体内或含血清的培养基中可形成荚膜。

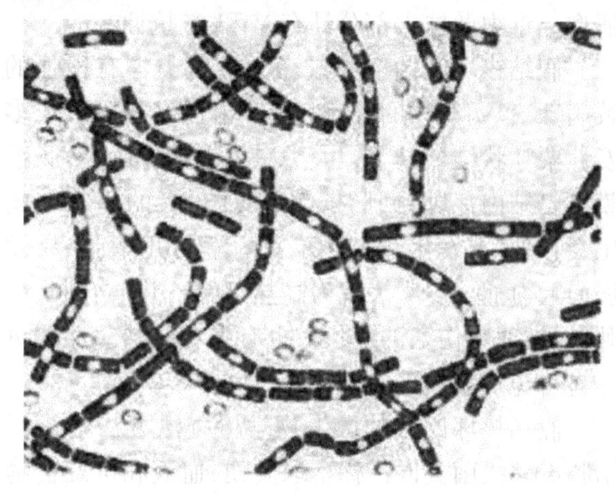

图 17-2　炭疽芽孢杆菌

2. 培养特性　需氧或兼性厌氧。最适温度为30~35℃。营养要求不高,在普通琼脂培养基上过夜培养,形成灰白色粗糙型菌落,边缘不整齐,在低倍镜下观察菌落边缘呈卷发状。在肉汤培养基中呈絮状沉淀生长。在明胶培养基中经37℃培养24小时可使表面液化呈漏斗状,由于细菌沿穿刺线向四周扩散成倒杉树状。有毒菌株在含 $NaHCO_3$ 的血琼脂平板上,置5% CO_2 孵箱过夜培养可产生荚膜,变为黏液型菌落。低浓度青霉素作用炭疽杆菌时,菌体可肿大形成圆珠,称"串珠反应"。

3. 抗原结构　炭疽芽孢杆菌抗原包括结构抗原(荚膜、菌体、芽孢等)和炭疽毒素复合物两部分。

(1) 荚膜多肽抗原:由D谷氨酸多肽组成,抗原性较弱,所产生的抗体无免疫保护性。

(2) 菌体多糖抗原:由 *D*-葡萄糖胺和 *D*-半乳糖组成,耐热。此抗原在病畜皮毛或腐败脏器中虽经长时间煮沸仍可与相应抗体发生沉淀反应,称Ascoli沉淀反应,该试验可用于炭疽芽孢杆菌病原的流行病学调查。

(3) 芽孢抗原:由芽孢的外膜、皮质等组成,具有免疫原性和血清学诊断价值。

(4) 炭疽毒素:由保护性抗原、致死因子和水肿因子三个组分的蛋白质所组成。

4. 抵抗力　芽孢抵抗力很强,细菌芽孢在干燥土壤或皮革中能存活数年至20余年,牧场一旦被污染,传染性可持续数十年。芽孢对化学消毒剂的抵抗力也很强,如5%苯酚溶液需5天才能杀死。但对碘及氧化剂较敏感,1∶2500碘液10分钟、3% H_2O_2 溶液1小时、0.5%过氧乙酸溶液10分钟可杀死。用常规的高压蒸汽灭菌法可将其杀灭。本菌对青霉素类抗生素敏感。

(二) 致病性与免疫性

1. 致病物质　炭疽芽孢杆菌主要致病物质是荚膜和炭疽毒素。

(1) 荚膜:由质粒pX02编码产生。有毒菌株产生荚膜,无毒菌株无荚膜,因此与致病性密切相关。荚膜有抗吞噬作用,有利于细菌在宿主组织内繁殖扩散。

(2) 炭疽毒素:由质粒pX01编码产生。由保护性抗原、致死因子和水肿因子三个组分的蛋白质所组成。注射给实验动物可出现炭疽病的典型中毒症状,是造成感染者致病和死亡的主要原因。每个保护性抗原分子与致死因子和水肿因子相连接,可与宿主细胞表面受体结合,并介导致死因子和水肿因子进入细胞内作用。水肿因子与胞内钙调蛋白结合后起到腺苷环化酶作用,能使细胞内cAMP升高,导致细胞液体分泌增加而形成水肿。致死因子是一种锌依赖性金属蛋白酶,具有降解细胞内丝裂原激活的蛋白酶作用,而导致组织细胞坏死、机体发热、休克甚至死亡。

2. 所致疾病　炭疽芽孢杆菌主要为食草动物(牛、羊、马等)炭疽病的病原菌,可通过多种方式传播,引起人类炭疽。临床类型包括:

(1) 皮肤炭疽:是最常见的一种,主要通过接触患病动物或受染毛皮而引起,细菌由颜面、四肢等皮肤小伤口侵入,经一天左右局部出现小痂,继而周围形成水疱、脓疮、最后形成坏死、溃疡并形成特有的黑色焦痂,故名炭疽。

(2) 肺炭疽:是吸入含有大量病菌芽孢的尘埃所致。患者出现严重的呼吸道症状,可很快出现全身中毒症状而死亡。

(3) 肠炭疽:较少见,是食入未煮熟的病畜肉类、奶或被污染食物所引起。临床表现不一,患者可出现连续性呕吐,腹泻及血便等消化道症状;也有的消化道症状不明显,而以全身中毒为主,往往在数天内死于毒血症。

上述三型均可并发败血症,偶见引起炭疽性脑膜炎,死亡率极高。

3. 免疫性　感染炭疽后可获得持久性免疫力。与机体针对保护性抗原产生保护性抗体及吞噬细胞的吞噬功能增强有关。

(三) 微生物学检查法

1. 标本　根据炭疽病型采取不同标本。人类

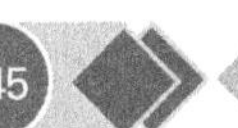

皮肤炭疽取水疱、脓疱内容物或血液；肠炭疽取粪便、血液及畜肉等；肺炭疽取痰、胸腔渗出液及血液等。炭疽动物尸体严禁在室外剖检，以防形成芽孢污染环境，一般在无菌条件下割取动物耳尖或舌尖组织送检。

2. 直接涂片镜检　取标本涂片进行革兰染色，发现有荚膜或呈竹节状排列的革兰阳性大杆菌，或用特异性荧光抗体染色镜检，结合临床症状可作出初步诊断。

3. 分离培养与鉴定　检材接种于血琼脂平板和碳酸氢钠琼脂平板，孵育后观察菌落，用青霉素串珠试验、噬菌体裂解试验等进行鉴定。此外，还可将培养物接种小鼠或豚鼠体内，作致病力鉴定试验。本菌与其他需氧芽孢杆菌的鉴别见表 17-2。

表 17-2　炭疽芽孢杆菌与其他需氧芽孢杆菌的鉴别

性状	炭疽芽孢杆菌	其他需氧芽孢杆菌
荚膜	+	-
动力	-	+
血平板	不溶血或微溶血	多为迅速而明显溶血
$NaHCO_3$ 琼脂平板	黏液型菌落（有毒株）	粗糙型菌落
青霉素串珠试验	+	-
噬菌体裂解试验	+	-
动物致病力试验	+	-/+

（四）防治原则

炭疽的预防重点应放在家畜感染的防治和牧场的卫生防护上。病畜应严格隔离或处死深埋，杜绝在无防护条件下现场剖检取材，死畜严禁剥皮或煮食，必须焚毁或深埋 2m 以下。由于炭疽芽孢杆菌具有很强的致病性，也曾被法西斯国家作为生物战剂，也是国际恐怖分子用于制造生物恐怖的细菌之一，在 2001 年美国 9. 11 事件后，曾发生了炭疽芽孢粉末邮件袭击事件，造成 18 人发病，11 人死亡，引起了全球的关注。因此，必须提高警惕，加强对炭疽的预防控制。

特异性预防用炭疽减毒活疫苗，皮上划痕接种，免疫力可持续一年。接种对象主要是疫区牧民、屠宰牲畜人员、兽医和制皮革工人等。必要时对易感染家畜应进行预防接种。治疗以青霉素首选，也可选用其他广谱抗生素。

二、蜡样芽孢杆菌

蜡样芽孢杆菌（*B. cereus*）为革兰阳性大杆菌，在普通琼脂平板上生长良好，菌落较大，表面粗糙似融蜡状，故名。本菌广泛分布于土壤、水、尘埃、淀粉制品、乳和乳制品等食品中。

蜡样芽孢杆菌引起食物中毒必须达到一定的感染量即食物中含菌量达 10^6/g 以上才能发病。所引起的食物中毒分两种类型：①呕吐型：由耐热的肠毒素引起，于进食 1～6 小时后发病，主要是恶心、呕吐，仅有少数有腹泻。类似于葡萄球菌的食物中毒，病程平均不超过 10 小时。②腹泻型：由不耐热肠毒素引起，该肠毒素作用机制类似于产毒性大肠埃希菌的 LT 毒素。常进食 6 小时后发生，主要为腹痛、腹泻，偶有呕吐和发热，病程可持续 20～30小时。此外，该菌有时也是外伤后眼部感染的常见病原菌，可引起全眼球炎。

发生食物中毒时采取可疑食物或收集粪便及呕吐物进行检验。除进行分离培养外，须作活菌计数，因暴露于空气中的食物会在一定程度上受本菌污染，故不能因分离出蜡样芽孢杆菌就认为是食物中毒的病原菌。根据形态、染色性、菌落特征及生化型、血清型和噬菌体分型作鉴定。

第四节　弗朗西斯菌属

弗朗西斯菌属（*Francisella*）是一类呈多形性的革兰阴性小杆菌，本属有土拉弗菌和新凶手弗菌两个种，其中土拉弗菌（*F. tularensis*）对人类致病。

土拉弗菌首先在美国加州土拉地区黄鼠中分离出，并由 Edward Francis 作了系统研究，故名。本菌分 A、B 两个生物型，所引起的疾病称为土拉热，可引起一些野生动物的感染，特别常见于野兔中，故由该菌引起的疾病又称野兔热，人类常因接触野生动物或病畜而感染得病。

（一）生物学特性

通常形态为微小的球杆状，经人工培养后呈显著多形态性，有两极浓染现象。无芽孢、无动力，在动物组织内形成荚膜。需氧，在普通培养基上不易生长，常用卵黄培养基或胱氨酸血琼脂培养基，孵育 24～48 小时形成灰白色细小、光滑、略带黏性的菌落。对热敏感，56℃ 5～10 分钟即死亡。对一般化学消毒剂敏感。但对低温有很强的耐受力，在 20～25℃水中可存活 1～2 个月，在 4℃水中或湿土中可存活 4 个月，在 0℃以下可存活 9 个月。

(二)致病性与免疫性

土拉弗菌的储存宿主主要是家兔和野兔(A型)以及鼠类等啮齿动物(B型)。A型主要经蜱、蚊、蚤、虱等吸血节肢动物叮咬传播,而被啮齿动物污染的地表水是B型的重要传染源。家禽也可能作为本菌的储存宿主。人类对土拉弗氏菌易感,可通过直接接触患病的动物或被动物咬伤、节肢动物叮咬、食入污染食物等途径感染,亦可经呼吸道感染。

土拉弗菌的致病物质主要是荚膜和内毒素。侵入力很强,能穿过完整的皮肤和黏膜。人通过皮肤或呼吸道吸入10~50个细菌即可致病。但经口感染则需要大量的细菌才能发病。另外,菌体多糖抗原可引起速发型超敏反应,蛋白质抗原可引起迟发型超敏反应等也参与致病。

人感染后潜伏期一般为2~10天,发病较急,临床表现为发热、剧烈头疼、关节痛等,重者出现衰竭与休克。在节肢动物叮咬处,以局部溃疡、淋巴结肿大为特征。

病后可获得较为持久的免疫力,土拉弗菌为细胞内寄生菌,抗感染以细胞免疫为主。

(三)微生物学检查法与防治原则

取病人血液、组织穿刺液或活检组织检查。分离培养较困难,可接种于卵黄培养基或胱氨酸葡萄糖血琼脂,37℃孵育至少需3周。除观察典型菌落外,可取培养物用本菌的抗血清作玻片凝集试验进行鉴定。由于该菌具有很强的感染性,在实验操作过程中尤其要注意防止实验室感染。血清学试验是土拉热诊断最常用的方法,在病程中血管凝集效价呈4倍或以上增长或单份血清效价达1:160才有诊断意义。但与布氏菌有交叉反应,应注意假阳性的出现。

预防可用减毒活疫苗经皮肤划痕接种。可用链霉素等治疗。

第五节 巴斯德菌属

巴斯德菌属(*Pasteurella*)为革兰阴性、卵圆形或杆状细菌,常寄生于哺乳动物和鸟类体内,尤其在家猫和狗的口腔中,是这些动物正常菌群的一部分。致病的有多杀巴氏菌(*P. multocida*)和新1号巴氏菌(*P. newspecies* 1)两种。这两种均为革兰阴性球杆菌,常呈两极浓染,无鞭毛,无芽孢,有荚膜。营养要求较高,需在含血的培养基上生长,在血平板上形成白色、不溶血的半透明小菌落。

本菌为动物源性细菌。人类感染主要是通过家猫和狗等动物咬伤引起,其感染率约为25%。其特点是感染潜伏期短,通常在咬伤后24小时内发病,伤口常合并其他需氧菌或厌氧菌感染。少数病人可继发骨髓炎、脑膜炎、腹膜炎等,此外也可通过接触染病的动物而引起肺部感染。致病物质为荚膜与内毒素。

实验室检查应采取患者血、痰、脑脊液或脓等直接涂片染色镜检,并接种血平板作分离培养。根据菌落特征和形态染色的结果,再作生化反应和血清学试验进行鉴定。治疗上可选择青霉素类抗生素。

(马淑霞)

第十八章 鲍特菌属和嗜血杆菌属

第一节 鲍特菌属

鲍特菌属(*Bordetella*)是一类革兰阴性球杆菌,鲍特菌属一共包含9个菌种,根据感染宿主的差异主要分为两大类,第一类包括百日咳鲍特菌(*B. pertussis*)、副百日咳鲍特菌(*B. parapertussis*)和支气管炎败血鲍特菌(*B. bronchiseptica*)。这3种以感染哺乳动物呼吸道的鲍特菌属病原菌被详细研究。百日咳鲍特菌和副百日咳鲍特菌是本属的主要代表模式致病菌,主要引起人类百日咳。百日咳鲍特菌是专一的人宿主菌,主要感染1~10岁儿童,不能感染其他的动物。常见症状是阵发性咳嗽,持续6~8周,百日咳因此而得名;副百日咳鲍特菌是人和绵羊的兼性宿主菌,症状和百日咳鲍特菌一样,但较百日咳鲍特菌为轻;而支气管炎败血鲍特菌具有广泛的宿主范围,宿主包括狗、羊、树袋熊等多种哺乳动物,不过很少感染人。偶尔引起严重免疫功能低下的艾滋病人咳嗽。百日咳杆菌和感染人的副百日咳杆菌亲缘关系非常接近,可能是从支气管炎败血鲍特菌的同一个祖先各自独立进化而来的。这三个致病菌都是由同一个双组分磷酸化信号传导系统调控其主要毒力因子的表达。除了百日咳毒素外,大部分毒力因子,如丝状血凝素、黏着素、菌毛凝集原2和3、气管细胞毒素、腺苷酸环化酶溶血素和皮肤坏死毒素等在三个菌中都存在。然而这三个菌同时也存在明显的差异,如基因组大小和组成,宿主范围的特异性,疾病的严重程度、持续感染能力等;第二类包括 *B. avium*、*B hinzii*、*B holmesii*、*B. trematum* 和 *B. petrii*。其中 *B. avium* 和 *B hinzii* 是鸟的致病菌,一般不引起人类致病;*B. avium* 能引起鸟和家禽的鼻炎。而 *B. holmesii*,它是从病人的血液或痰液中分离得到的也能引起人类呼吸道感染的鲍特菌属一个新物种。*B. petrii*,它是从环境中分离得到的鲍特菌。本节重点介绍百日咳鲍特菌。

一、生物学特性

(一) 形态与染色性

百日咳鲍特菌为革兰阴性球杆菌,大小为(0.2~0.5)μm×(0.5~2.0)μm。无芽孢和鞭毛,光滑型菌株有荚膜和菌毛。多次传代后可呈现多形性(图18-1)。

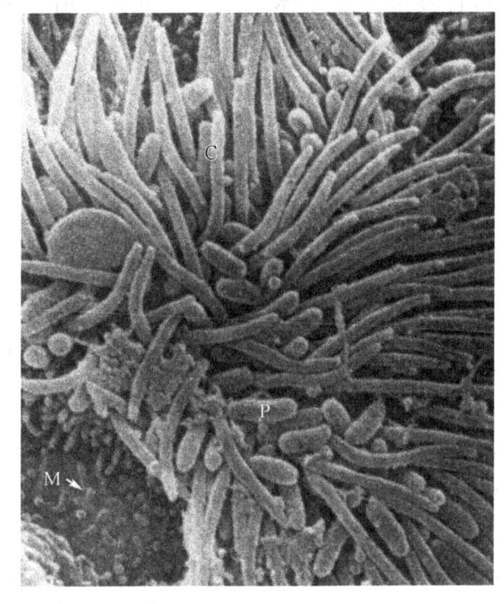

图18-1 百日咳鲍特菌

扫描电镜,可见百日咳鲍特菌正在侵袭纤毛细胞

C. 纤毛细胞;M. 微绒毛;P. 百日咳鲍特菌

(二) 培养与生化反应

需氧。营养要求高,初次分离培养需用含有甘油、马铃薯、血液的鲍-金(Bordet-Gengou)培养基。经35~37℃培养3~5天后,形成细小、光滑、隆起、有珠光色泽的菌落,菌落周围可有不明显的狭窄溶血环。在培养过程中本菌易发生光滑型(强毒力)到粗糙(无毒力)型的相变异。一般新从病人标本中分离的有荚膜和菌毛的百日咳鲍特菌株菌落为光滑型,称为Ⅰ相菌,有毒力。多次传代培养后常发生变异,表现为荚膜和菌毛逐渐消失,其

形态,溶血性状及抗原结构等也发生变异,毒力消失。Ⅱ相、Ⅲ相为过渡相,Ⅳ相即为粗糙型菌落的无毒株。生化反应能力弱,不发酵糖类。

(三) 抗原构造与分型

百日咳鲍特菌有两种抗原:

1. 耐热菌体抗原 化学成分为脂多糖,为鲍特菌的共同抗原。

2. 不耐热K抗原 也称K凝集原,本菌有多种K抗原。K抗原1是种特异抗原,为百日咳鲍特菌所共有。依据K抗原可将百日咳鲍特菌分为4个血清型。

(四) 抵抗力

百日咳鲍特菌在体外抵抗力很弱,56℃ 30分钟或日光照射1小时可杀死本菌,对干燥及多种消毒剂敏感。对青霉素不敏感,培养基中加入青霉素可抑制杂菌生长。

二、致病性与免疫性

(一) 致病物质

日本科学家在1983年报道百日咳杆菌活性物质有25种之多。目前已知的毒力因子,包括丝状血凝素(filamentous hemagglutinin),黏着素(pertactin,PRN)、菌毛凝集原2和3以及毒素如气管细胞毒素(tracheal cytotoxin, TCT)、百日咳毒素(pertussis toxin, PT)、腺苷酸环化酶溶血素(adenylate cyclase-hemolysin)、皮肤坏死毒素(dermonecrotic toxin, DNT)、血清抗性蛋白(serum resistance protein)和脂多糖等;还有一些未知的生物活性物质还需要进一步的鉴定。目前这些生物活性物质在致病机制中的作用还不是完全清楚。百日咳鲍特菌最重要的五种毒力因子包括:

1. 丝状血细胞凝集毒素(filamentous hemoagglutinin, Fha) Fha化学成分为蛋白质,可分泌至细胞外。该毒素能促进细菌对纤毛上皮细胞的黏附。

2. 气管细胞毒素(tracheal cytotoxin) 是本菌唯一能使气管纤毛细胞受到破坏的毒素。对气管纤毛上皮细胞有特殊亲和力,低浓度能抑制纤毛的活动,高浓度则可使细胞坏死。

3. 百日咳毒素(pertussis toxin, PT) 为外毒素,是百日咳的主要毒力因子,与细菌附着纤毛上皮细胞及引起阵发性咳嗽有关,此外,该毒素还具促进淋巴细胞增殖、增强胰岛素分泌和使ADP-核糖基化(ADP-ribosylating)活性。有类似于霍乱肠毒素的作用机制,能使细胞内cAMP增加,诱导细胞的凋亡作用。

4. 腺苷酸环化酶毒素(adenylate cyclase toxin) 可催化真核细胞内ATP转化为cAMP,抑制白细胞的趋化、吞噬及杀伤作用;抑制巨噬细胞的氧化活性,抑制NK细胞的杀细胞作用。

5. 皮肤坏死毒素(dermonecrotic toxin, DNT) 不耐热,引起外周血管收缩及白细胞渗出,局部组织缺血坏死。

(二) 所致疾病

引起百日咳。人是该菌唯一的宿主。本病是一种具有高度传染性的上呼吸道疾病。早期病人和带菌者是重要传染源。5岁以下小儿易感。6个月以下的幼儿感染后病情较重。细菌对支气管上皮细胞纤毛明显有亲嗜性,其黏附作用由菌毛、Fha、PT结合单位及百日咳鲍特菌黏附素(pertactin)介导。细菌黏附于呼吸道纤毛上皮细胞并迅速繁殖,产生毒素等致病物质,抑制纤毛的正常运动,引起上皮细胞坏死。呼吸道黏稠的炎性分泌物刺激支气管黏膜的感觉神经末梢,反射地引起阵发性痉挛性咳嗽。百日咳潜伏期7~14天,病程分为三期:①卡他期:主要症状是上呼吸道,尤其是鼻腔黏液性分泌物增多,还有一些类似于普通感冒症状,如低热、咳嗽、喷嚏等,此期持续1~2周。呼吸道飞沫中含有大量细菌,传染性最强。②痉挛期:出现阵发性剧咳,由于支气管痉挛可伴有吸气时高音调如鸡鸣样吼声,患儿可同时伴有呕吐、呼吸困难、发绀等症状。此期易出现肺炎、中耳炎、出血及中枢神经系统并发症。此期经2~6周,进入恢复期。③恢复期:2~3周,痉挛性阵咳减轻,鸡鸣样吼声消失。由于整个病程较长,未经治疗的病人病程可持续两三个月,故名百日咳。

(三) 免疫性

新生儿对百日咳也易感,提示母体血清IgG抗体没有对新生儿提供有效的保护作用,因此认为百日咳鲍特菌感染的免疫主要是以局部黏膜免疫为主。感染后可获得较持久的免疫力。

三、微生物学检查法

百日咳的诊断多根据临床表现,早期诊断以分

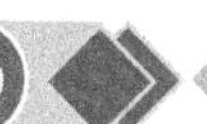

离百日咳鲍特菌为主。卡他初期检菌阳性率高，取鼻咽拭或咳碟法将标本接种于鲍-金培养基，37℃培养3~5天，取可疑菌落进行涂片染色镜检、生化反应，或与Ⅰ相免疫血清作玻片凝集试验进行鉴定。

四、防治原则

我国选用有荚膜的Ⅰ相百日咳鲍特菌死菌苗与白喉棒状杆菌及破伤风梭菌的类毒素混合，制成了“白百破”（DPT）三联疫苗进行人工主动免疫，效果较好。治疗首选红霉素，也可选用其他广谱抗生素。

第二节　嗜血杆菌属

嗜血杆菌属（*Haemophilus*）是一类革兰阴性小杆菌，常呈多形态性。无鞭毛、无运动性、无芽孢、需氧或兼性厌氧。仅能定植在人或动物的黏膜上。对氯霉素、四环素和磺胺等抗生素敏感。营养需求较高，人工培养时需加入新鲜血液才能生长，因此称为嗜血杆菌。新鲜血液中含有本属细菌生长所需的两种生长因子，即X因子和V因子，X因子是一种高铁血红素（hematin），V因子是辅酶Ⅰ或辅酶Ⅱ（NAD或NADP）。根据对X因子和V因子的需求不同，将本属分为17个种。对人具有致病的有流感嗜血杆菌、埃及嗜血杆菌、杜克嗜血杆菌等（表18-1），本节重点介绍流感嗜血杆菌。

流感嗜血杆菌（*H. influenzae*）俗称流感杆菌，是小儿急性脑膜炎的主要病原菌之一，还可以引起小儿和成年人的上呼吸道化脓性感染。该菌1892年由波兰细菌学家Pfeiffer首先从流行性感冒患者鼻咽部分离出，当时被误认为是引起流感的病原菌。直至1933年流感病毒被分离成功，才确定了流感的真正病原，但流感嗜血杆菌这一错名却仍沿用至今。

一、生物学特性

（一）形态与染色

革兰阴性小杆菌，大小为（0.3~0.4）μm×（1.0~1.5）μm。在急性感染标本中多为短小杆菌，在恢复期病灶或经长期人工传代培养后常呈多形性，如球杆状、长杆状和丝状等（图18-2）。无鞭毛和芽孢，多数菌株有菌毛，有毒株在营养丰富的培养基上经6~18小时培养可出现明显荚膜，陈旧培养物中细菌荚膜常消失。

（二）培养特性

为需氧或兼性厌氧菌。最适生长温度为33~37℃。生长需要X因子和V因子。X因子是血红素及其衍生物，是细菌合成过氧化氢酶、过氧化物酶、细胞色素氧化酶等呼吸酶的辅基。X因子对热抵抗力强，120℃ 30分钟不被破坏；V因子是辅酶Ⅰ或Ⅱ，在细胞呼吸中起递氢作用。V因子耐热性较差，120℃ 15分钟可被破坏。血液中的V因子通常是处于被抑制状态，若血液被加热80~90℃ 10分钟，则可破坏红细胞膜上的不耐热抑制物使V因子释放出来。故流感嗜血杆菌在巧克力色平板上生

表18-1　常见嗜血杆菌的生长需求及致病性

菌种	致病性	生长需要			溶血
		X因子	V因子	CO_2	
流感嗜血杆菌	原发性化脓感染、继发性肺炎	+	+	–	–
埃及嗜血杆菌	眼结膜炎	+	+	–	–
杜克嗜血杆菌	软性下疳	+	–	+	+/–
副流感嗜血杆菌	细菌性心内膜炎	–	+	–	–
嗜沫嗜血杆菌	细菌性心内膜炎	+	–	+	–
溶血性嗜血杆菌	很少致病	+	+	–	–
副嗜沫嗜血杆菌	呼吸道的急性感染	+	–	+	–
猪嗜血杆菌	猪格拉瑟氏病病变	+	+	–	–
鸡嗜血杆菌	鸡呼吸道病和鼻炎	+	–	+	–
副溶血性嗜血杆菌	猪胸膜肺炎	+	–	–	+

长较佳。35℃培养18~24小时,可形成直径0.5~1.0mm的灰白色、光滑型菌落。有荚膜菌株的菌落呈轻度黏稠。金黄色葡萄球菌能合成V因子,当流感嗜血杆菌与在金黄色葡萄球菌在血平板上共同孵育时,金黄色葡萄球菌菌落周围生长的流感嗜血杆菌的菌落较大,远离金黄色葡萄球菌菌落的则小,此称为卫星现象(satellite phenomenon)。这有助于对流感嗜血杆菌的鉴定。

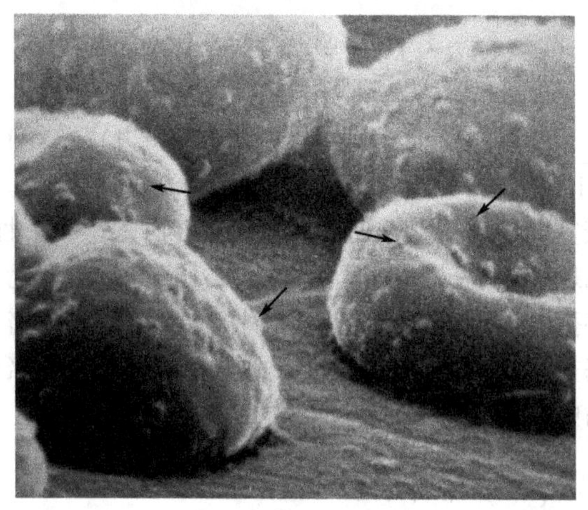

图18-2 流感嗜血杆菌(扫描电镜)(Wistreich, 1998)
流感嗜血杆菌吸附在红细胞膜上(箭头所示)

(三)抗原构造与分型

流感嗜血杆菌荚膜多糖抗原具有型特异性,可将有关膜的流感嗜血杆菌分为a—f 6个血清型,其中b型(Hib)致病性最强。

(四)抵抗力

该菌抵抗力弱,对热、干燥和消毒剂均较敏感,50~55℃ 30分钟死亡,在干燥痰中生存时间不超过48小时,本菌易产生耐药性变异。

二、致病性与免疫性

(一)致病物质

主要致病物质包括荚膜、菌毛与内毒素。荚膜是主要的毒力因子,具有抗吞噬作用,菌毛能介导细菌黏附于人类口咽部上皮细胞。某些致病力强的菌株还产生IgA蛋白酶,能分解破坏分泌型IgA。

(二)所致疾病

流感嗜血杆菌主要在人的上呼吸道定植,健康人群鼻咽部无荚膜菌株的带菌率为25%~80%,有荚膜的b型株定植者不多。流感嗜血杆菌引起的感染分为原发性和继发性两种类型。

原发性(外源性)感染多由有荚膜的b型菌株引起,表现为急性化脓性炎症,如脑膜炎、肺炎、鼻咽炎、咽喉会厌炎、中耳炎、关节炎、心包炎、败血症等,以5岁以下小儿多见。

继发性(内源性)感染大多由无荚膜菌株引起,常继发于流行性感冒、麻疹、百日咳、结核病等。临床表现为慢性支气管炎、中耳炎、鼻窦炎等,多见于成年人。

(三)免疫性

以体液免疫为主,抗荚膜多糖抗体能增强吞噬作用,并能活化补体产生溶菌作用,抗外膜蛋白抗原的抗体也有促进补体介导的吞噬作用。

三、微生物学检查法

采取脑脊髓液、鼻咽分泌物、痰液、脓汁和血液标本,直接涂片染色镜检,结合临床症状作初步诊断。若在脑脊液离心沉淀物中发现可疑菌时,可直接用型特异血清作荚膜肿胀试验进行鉴定,阳性者可快速作出诊断。分离培养时常用巧克力色琼脂平板,37℃培养24~28小时,根据菌落形态、生化反应(X因子和V因子实验)及卫星现象等特征加以确定,亦可同时用型特异血清进行荚膜肿胀试验和免疫荧光检测荚膜抗原进行快速鉴定。

四、防治原则

b型流感嗜血杆菌的荚膜多糖疫苗,对1岁半以上儿童有较好的抗体反应,1年内保护率在90%以上。治疗可选用广谱抗生素或磺胺类药物。

(朱泳璋)

第十九章 支原体

支原体(Mycoplasma)是一类缺乏细胞壁、呈高度多形性、能通过滤菌器、在无生命培养基中能生长繁殖的最小原核细胞型微生物。该微生物由Noccard等于1898年分离出来,1967年被正式命名为支原体。

第一节 概 述

支原体没有细胞壁,归属于柔膜体纲(Mollicute)支原体目(Mycoplasmatales)支原体科(Mycoplasmataceae),下分4个属。与疾病有关的是支原体属(*Mycoplasma*)和脲原体属(*Ureaplasma*),其中支原体属有132个种,脲原体7个种。从人体中分离出的支原体有16个种,其中对人类致病性支原体主要有肺炎支原体(*M. pneumoniae*)、人型支原体(*M. hominis*)、生殖支原体(*M. genitalium*)、嗜精子支原体(*M. spermatophilum*);条件致病支原体主要有发酵支原体(*M. fermentans*)、穿透支原体(*M. penetrans*)、梨支原体(*M. pirum*)和解脲脲原体(*U. urealyticum*)。

一、生物学性状

(一) 形态与结构

菌体大小一般在0.3~0.5μm。基因组为环状双股DNA,在600~2200kbp(约为大肠埃希菌的1/5),G+C含量低,仅25~40 mol%。支原体无细胞壁,不能维持固定的形态而呈高度多形性,有球形、杆形、丝状和分枝状等多种形态(图19-1A)。革兰染色为阴性,但不易着色,一般以Giemsa染色较佳,染为淡紫色。支原体的细胞膜厚7.5~10nm,可分外、中、内三层,内外两层为蛋白质及糖类,中层为脂类,主要为磷脂。胆固醇位于磷脂分子之间,对保持细胞膜的完整性具有一定的作用。凡能作用于胆固醇的物质,如皂素、毛地黄苷、二性霉素B等均能破坏支原体的细胞膜而导致其死亡。有的支原体在细胞膜外产生一种由多聚糖构成的荚膜或微荚膜。有些支原体具有一种特殊的顶端结构,能黏附在宿主上皮细胞表面,与支原体的致病有关。

(二) 培养特性

支原体对营养物质的要求高于一般细菌,需加入10%~20%人或动物血清以提供胆固醇与其他长链脂肪酸。多数支原体还需添加酵母浸液、组织浸液、核酸提取物、辅酶等才能生长。

大部分支原体适宜的pH为7.6~8.0,低于7.0易死亡,但解脲脲原体最适的pH为5.5~6.5。支原体兼性厌氧,但大多数寄生性支原体在37℃时在微氧环境(含5% CO_2和90% N_2)中生长最佳。

支原体的繁殖方式多样,除二分裂繁殖外,还有分节、断裂、出芽或分枝等方式。繁殖时胞质分裂往往落后于基因组的复制,故可形成多核丝状体。大部分支原体繁殖速度比细菌慢,在合适环境中孵育,3~4小时繁殖一代,在琼脂含量较少的固体培养基上,2~7天长出直径10~600μm的典型的"荷包蛋样"菌落(图19-1B)。低倍镜下观察菌落呈圆形,中心致密隆起,深入琼脂,外周由颗粒包绕;在液体培养基中支原体增殖量不超过10^6~10^7CCU/ml(color changing unit/ml),故液体清亮。

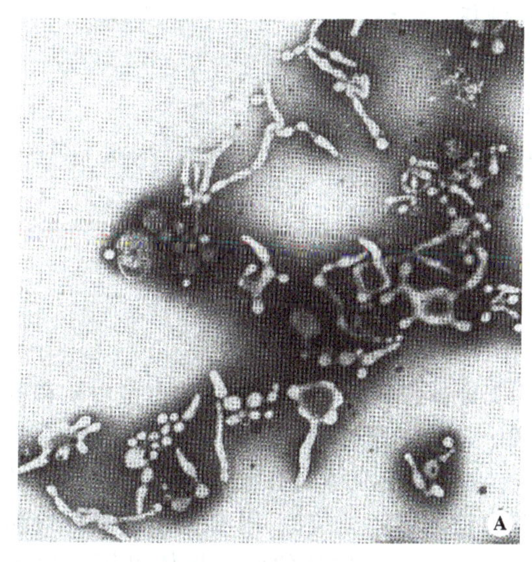

图19-1 肺炎支原体

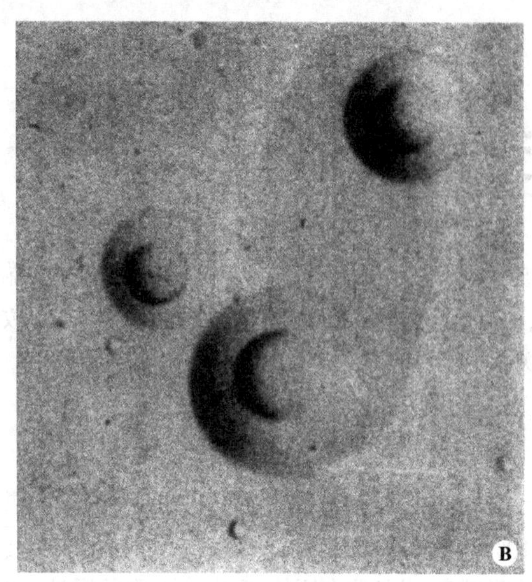

图 19-1 肺炎支原体(续)
A. 电镜形态;B. 菌落

支原体有许多特性与L型细菌相似,如无细胞壁呈多形性、能通过滤菌器、对低渗敏感、“油煎蛋”样菌落,但L型细菌在无抗生素等诱导因素作用下易返祖为原菌,支原体则在遗传上与细菌无关。

(三) 生化反应

根据支原体分解葡萄糖、精氨酸和尿素的能力,可鉴别支原体(表 19-1)。

表 19-1 人类主要支原体的生化反应

支原体	葡萄糖	精氨酸	尿素	pH	吸附细胞
肺炎支原体	+	-	-	7.5	红细胞
人型支原体	-	+	-	7.3	-
生殖支原体	+	-	-	7.5	红细胞
嗜精子支原体	-	+	-	7.5	-
发酵支原体	+	+	-	7.5	-
穿透支原体	+	+	-	7.5	红细胞,$CD4^+$T 细胞
解脲脲原体	-	-	+	6.0	红细胞[a]

a:仅血清3型

(四) 抗原结构

支原体细胞膜上的抗原结构由蛋白质和糖脂组成。各种支原体均有其特有的抗原结构,交叉较少,在鉴定支原体时有重要意义。用补体结合试验可检测糖脂类抗原,用 ELISA 试验可检测蛋白质类抗原。支原体的血清抗体可用于生长抑制试验(growth inhibition test, GIT)和代谢抑制试验(metabolic inhibition test, MIT)以鉴定支原体,特异性与敏感性高。GIT 法的操作步骤与药敏试验的纸片法相似,将含有特异性抗血清的纸片贴于接种有支原体的琼脂平板表面,若两者相对应则纸片周围生长的菌落受到抑制。MIT 试验是将支原体接种在一个含有抗血清与酚红的葡萄糖培养基中,若抗体与支原体相对应,则支原体的生长、代谢受到抑制,酚红不变颜色。应用这两种方法还可将某些支原体分成若干血清型,如解脲脲原体可分为 14 型。

(五) 抵抗力

支原体因无细胞壁,对理化因素的抵抗力比细菌弱。对化学消毒剂敏感,但对结晶紫、乙酸铊、亚碲酸钾有抵抗力,在培养基中加入适当浓度的上述物质可作为分离培养时防止杂菌污染的抑制剂。支原体对影响细胞壁合成的抗生素如青霉素类天然耐受,但对干扰蛋白质合成的抗生素如强力霉素、交沙霉素等敏感,对作用于 DNA 旋转酶而阻碍 DNA 复制的喹诺酮类药物如左旋氧氟沙星、司帕沙星等敏感。

二、致病性与免疫性

(一) 致病性

支原体广泛存在于人和动物体内,大多不致病。对人致病的支原体主要通过以下机制引起细胞损伤:①黏附素:有些支原体(肺炎支原体、生殖支原体等)具有黏附素,能黏附于呼吸道或泌尿生殖道上皮细胞的黏蛋白受体上,导致宿主细胞损伤;②荚膜或微荚膜:具有抗吞噬作用;③毒性代谢产物:如神经毒素、磷脂酶 C、核酸酶、过氧化氢和超氧离子均能引起宿主黏膜上皮细胞或红细胞的病理损伤;④超抗原(superantigen):它是支原体产生的一类具有免疫调节活性的蛋白,能在感染部位刺激炎症细胞,分泌大量的细胞因子,开始为 TNF-α 和 IL-1,随后为 IL-6,从而引起组织损伤。另外,穿透支原体能黏附并侵入 $CD4^+$T 淋巴细胞,导致免疫损伤。

(二) 所致疾病

不同支原体感染机体的部位不同,因而可引起不同类型的疾病(表 19-2)。

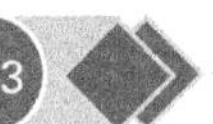

表 19-2　人类致病支原体的感染部位与所致疾病

支原体	感染部位	所致疾病
肺炎支原体	呼吸道	上呼吸道感染；非典型肺炎；支气管炎；肺外症状（皮疹、心血管和神经系统症状）
人型支原体	呼吸道、生殖道	附睾炎、盆腔炎、产褥热、慢性羊膜炎，新生儿肺炎、脑炎、脑脓肿
生殖支原体	生殖道	尿道炎、宫颈炎、子宫内膜炎、盆腔炎、不育
嗜精子支原体	生殖道	不孕、不育
发酵支原体	呼吸道、生殖道	流感样疾病、肺炎
解脲脲原体	呼吸道、生殖道	尿道炎、尿路结石
穿透支原体	生殖道	协同 HIV 致病

（三）免疫性

人体感染支原体后可产生特异的细胞免疫和体液免疫。抗膜蛋白的抗体包括 IgM、IgG 和 sIgA，在抗支原体感染中发挥主要作用，特别是 sIgA，在局部黏膜阻止支原体感染中起重要作用。

细胞免疫主要是特异性 $CD4^+$ Th1 细胞分泌细胞因子 IL-2、TNF-α、IFN-γ 和 GM-CSF，活化巨噬细胞清除支原体感染。免疫细胞在清除支原体的同时，释放大量炎症细胞因子，也能引起自身组织损伤。

第二节　主要致病性支原体

一、肺炎支原体

（一）生物学性状

菌体大小为 0.2～0.3μm，呈高度多形性，如球形、球杆状、棒状、分枝状和丝状等。基因组大小为 835 kbp，G+C 含量为 38.6mol%。初次分离应培养于含足量血清和新鲜酵母浸出液的培养基中，一般 10 天左右长出菌落，呈致密圆形，深入琼脂，无明显边缘。多次传代后，生长加快，菌落呈“油煎蛋”状。肺炎支原体能发酵葡萄糖，不能利用精氨酸与尿素，能产生过氧化氢，对豚鼠红细胞呈现 β 溶血环，对亚甲蓝、乙酸铊、青霉素不敏感。

（二）致病性与免疫性

肺炎支原体主要经飞沫传播，一年四季都可发病，但大多数发生于夏末秋初，以 5～15 岁的青少年发病率最高。

肺炎支原体依靠其顶端结构中的 P1 表面蛋白（170kD）和 P30（32kD）黏附于呼吸道上皮细胞，定居后进入细胞间隙，产生代谢产物过氧化氢，使宿主细胞的触酶失去活力，纤毛运动减弱、停止乃至脱落消失，RNA 及蛋白质合成减少，功能受损以至死亡脱落。肺炎支原体具有超抗原作用，能刺激炎症细胞在感染部位释放大量的淋巴因子（如 TNF-α、IL-1、IL-6）引起组织损伤。

肺炎支原体感染引起的病理改变以间质性肺炎为主，又称原发性非典型性肺炎（primary atypical pneumonia），临床症状较轻，以咳嗽、发热、头痛、咽喉痛和肌肉痛为主。5～10 天后消失，但肺部 X 线改变持续 4～6 周才能消失。有时并发支气管肺炎，个别病人可见呼吸道外的并发症，如皮疹、心血管和神经系统症状，这可能与免疫复合物的形成和自身抗体出现有关。

肺炎支原体感染后可产生血清特异性 IgM、IgG 及 sIgA 和致敏的淋巴细胞。但体液抗体保护作用不完全。呼吸道局部黏膜产生的 sIgA 对防止再感染有较强的保护作用。肺炎支原体感染后可出现 IgE 介导的Ⅰ型超敏反应，促使哮喘病急性发作。婴儿有从母体获得的抗体，以后逐渐消失。

（三）微生物学检查法

1. 分离培养　取可疑患者的痰或咽拭子接种在含血清和酵母浸液的琼脂培养基或 SP-4 培养基，在 5% CO_2 与 90% N_2 的环境中，37℃ 培养 1～2 周，挑选可疑菌落经形态、糖发酵、溶血性、血细胞吸附试验进行初步鉴定，进一步鉴定需用特异性抗血清做 GIT 与 MIT。肺炎支原体的分离培养阳性率不高，且需要时间长，故不适宜用于临床快速诊断。

2. 血清学检查　临床上常用冷凝集试验（即用病人血清与人 O 型血 RBC 或自身 RBC 混合，4℃ 过夜时可发生凝集，而在 37℃ 时其凝集又分散开），但仅 50% 左右患者出现阳性。此反应为非特异性，感染呼吸道合胞病毒、腮腺炎病毒、流感病毒等时也可出现冷凝集现象。

3. 快速诊断　目前临床诊断倾向抗原和核酸检测。方法有：①应用 P1 蛋白和 P30 蛋白的单克隆抗体通过 ELISA 从患者痰、鼻洗液或支气管灌洗液中检测肺炎支原体；②用 PCR 技术从患者痰液标本中检测肺炎支原体的 16S rRNA 基因或 P1 蛋白基因。此法快速，特异性和敏感性高，适宜大量临床标本检查。

（四）防治原则

肺炎支原体减毒活疫苗和DNA疫苗在动物实验中有一定的预防效果，但在人群中的应用尚未见报道。目前肺炎支原体感染多采用大环内酯类药物如罗红霉素、克拉霉素、阿奇霉素或喹诺酮类药物如氧氟沙星、司帕沙星等治疗有效，但有耐药株产生。

二、人型支原体

（一）生物学性状

人型支原体形态结构为球杆状，基因组大小为700kbp，G+C含量为33.7 mol%。能分解精氨酸，不分解尿素和葡萄糖。最适pH为7.2~7.4。对1:2 000的乙酸铊与红霉素（100mg/L）不敏感，对四环素与林可霉素敏感。在液体培养基中，人型支原体能分解精氨酸产生氨使pH增至7.8以上而死亡。在固体培养基上，形成200~300μm的较大菌落，呈典型的“油煎蛋”状。

（二）致病性与免疫性

人型支原体是寄居于泌尿生殖道的一种支原体，主要通过性接触传播，在男性可引起附睾炎，女性主要引起盆腔炎、慢性羊膜炎和产褥热，新生儿可引起肺炎、脑炎及脑脓肿。

（三）微生物学检查法

人型支原体实验室检查最好的方法是分离培养与核酸检测。

1. 病原体检测 取泌尿生殖道标本0.1~0.2ml接种于液体培养基，培养24~48小时后，分解精氨酸产碱，酚红指示剂由淡红色变为红色，再取0.2ml培养物转种于固体培养基，在5% CO_2和90% N_2的环境中经37℃培养24~48小时，用低倍镜观察菌落；取可疑菌落经形态、pH、锰盐的氧化和生化反应做初步鉴定，进一步鉴定需用特异抗血清做GIT与MIT。

2. 核酸检测 用PCR从患者泌尿生殖道标本中检测16S rRNA基因。此法快速、特异，适宜于大批量标本检测。

（四）防治原则

加强宣传教育，注意性卫生，切断传播途径。人型支原体对大环内酯类抗菌药物不敏感，感染者可用四环素类、喹诺酮类药物治疗，但有耐药株产生。

三、生殖支原体

生殖支原体基本形态为烧瓶状，长0.6~0.7μm，底宽0.3~0.4μm，顶宽0.06~0.08μm，有一明显的颈部，宽约7nm。基因组大小为580kbp，G+C含量为32.4mol%。生殖支原体能发酵葡萄糖和其他碳水化合物使培养基变酸，不分解尿素和精氨酸。在普通支原体培养基中不生长，须在不含乙酸铊的SP-4培养基中生长，但生长缓慢，菌落呈典型的“油煎蛋”状。生殖支原体的顶端结构有黏附素MgPa，其分子量为140kD，与肺炎支原体P1黏附蛋白在血清学上有明显的交叉反应。

生殖支原体能通过性接触传播，能黏附在人类泌尿生殖道上皮细胞上，主要引起尿道炎、宫颈炎、子宫内膜炎和盆腔炎，与男性不育有关。

该支原体较难培养，生长慢，不适宜于常规实验室分离培养。实验室最好的诊断方法是核酸检测。目前已用于PCR检测的基因有16S-rRNA和MgPa基因，此方法特异性、敏感性高。

四、穿透支原体

穿透支原体的形态为烧瓶状，宽0.2~0.4μm，长0.8~2μm。一端为顶端结构，具有黏附与穿入细胞的作用。基因组大小为1 358kbp，G+C含量为30.5mol%。穿透支原体能发酵葡萄糖，分解精氨酸，不分解尿素，四氮唑盐还原阳性，具有磷脂酶活性。在SP-4培养基上生长较慢，形成典型的“油煎蛋”状菌落。

目前认为穿透支原体是一种条件致病菌，可能是AIDS发病的一个辅助因素。该菌依靠顶端结构黏附于人尿道上皮细胞、单核细胞、$CD4^+$ T淋巴细胞，并能穿过细胞膜进入细胞内繁殖，导致宿主细胞受损或死亡。

五、解脲脲原体

（一）生物学性状

解脲脲原体直径0.05~0.3μm，多为单个或成双排列。基因组大小为750kbp，G+C含量为

27.5～28.5mol%。生长除需要胆固醇外，还须添加酵母浸液。在固体培养基上，48 小时后长出直径 15～30μm 的“油煎蛋”状菌落。能分解尿素，不分解糖类和精氨酸，磷脂酶阴性，四唑氮盐还原阴性。最适 pH 为 5.5～6.5。对 1∶2 000 的乙酸铊不敏感。在液体培养基中生长分解尿素产生 NH_3，使 pH 上升而死亡。

根据细胞膜多带抗原(MB-Ag)不同，将解脲脲原体分为 14 个血清型，2 个生物型，1 生物型(2、4、5、7、8、9、10、11、12、13 型)均有 16kD 和 17kD 多肽；2 生物型(1、3、6、14 型)仅有 17kD 多肽。根据 16S rRNA 基因和 16S-23S rRNA 间区将 14 个血清型分为 2 个种，即，解脲脲原体和微小脲原体(*Ureaplasma parvum*)。

(二) 致病性与免疫性

解脲脲原体为条件致病菌，主要通过性接触传播，引起非淋菌性尿道炎、尿路结石。其致病物质及机制主要包括以下几个方面：①黏附于宿主细胞表面，从宿主细胞膜吸取脂质与胆固醇，引起细胞膜损伤；②定居在泌尿生殖道上皮细胞，产生毒性代谢产物如 NH_3，对宿主细胞有急性毒性作用；③具有人 IgA 特异蛋白酶，降解 IgA1，使黏膜屏障受损；④具有磷脂酶，以宿主细胞膜上的卵磷脂为底物，溶解磷脂，损伤宿主的细胞膜，影响膜的生物合成与免疫功能。

解脲脲原体感染后，可检测到 IgM、IgG 和 sIgA 类抗体。在急性期，有 83% 患者的 IgM 升高，这对早期诊断有一定意义。IgG 只能作流行病学调查，SIgA 对防止再感染有保护作用。

(三) 微生物学检查与防治原则

解脲脲原体病原体检测与防治原则与人型支原体相同，核酸检测可从患者泌尿生殖道标本中检测尿素酶基因、多带抗原(MB-Ag)基因和 16S rRNA 基因。

(吴移谋)

第二十章 螺旋体

螺旋体(spirochete)是一类细长、柔软、螺旋状、运动活泼的细菌。在自然界和动物体内广泛存在，种类很多。螺旋体目(Spirochaetales)可分为三个科。其中螺旋体科(Spirochaetaceae)分9个属，小蛇菌科(Serpulinaceae)分2个属，钩端螺旋体科(Leptospiraceae)分2个属。能引起人类有关疾病的螺旋体主要分布在螺旋体科的密螺旋体属、疏螺旋体属和钩端螺旋体科的钩端螺旋体属(表20-1)。

表20-1 致病性螺旋体及其所致疾病

螺旋体	传播媒介	储存宿主	所致疾病
密螺旋体属(*Treponema*)			
苍白螺旋体(*T.pallidum*)		人	梅毒
雅司螺旋体(*T.pertenue*)	苍蝇	人	雅司
品他密螺旋体(*T.carateum*)		人	品他病
疏螺旋体属(*Borrelia*)			
伯氏疏螺旋体(*B.burgdorferi*)	硬蜱	人、动物	莱姆病
杜通疏螺旋体(*B.duttonii*)	钝缘蜱	人	蜱传回归热
回归热疏螺旋体(*B.recurrentis*)	虱	人	虱传回归热
钩端螺旋体属(*Leptospira*)			
多种致病性钩端螺旋体		啮齿类动物、家畜	钩端螺旋体病

第一节 密螺旋体属

密螺旋体的螺旋细密、规则、两端尖，数目较多；包括致病性和非致病性两大类。对人致病的密螺旋体有苍白密螺旋体(*T. pallidum*)和品他密螺旋体(*T. carateum*)两个种。苍白密螺旋体又分3个亚种：苍白亚种(subsp. *pallidum*)、地方亚种(subsp. *endemicum*)和极细亚种(subsp. *pertenue*)，它们分别引起人类梅毒、非性传播梅毒(地方性梅毒)和雅司病。品他密螺旋体引起人类品他病。梅毒(syphilis)是人类性传播疾病中危害性较严重的一种。

一、苍白密螺旋体苍白亚种

苍白密螺旋体苍白亚种，俗称梅毒螺旋体。人体是其唯一宿主。

(一)生物学性状

1. 形态与染色 直径约0.2μm，波幅0.3μm，波长约1μm，全长5~15μm。有8~14个致密而规则的小螺旋，两端尖直。运动活泼。

电镜下观察，梅毒螺旋体基本结构由外至内分别为外膜、肽聚糖层3~4根内鞭毛和细胞膜包绕的原生质体圆柱体(图20-1)。内鞭毛(endoflagella)紧绕着圆柱体上，也称轴丝或周浆鞭毛(periplasmic flagella)，与梅毒螺旋体的运动有关。运动方式多样，有移行、曲伸、滚动等。

革兰染色呈阴性，但不易着染。Fontana镀银染色法可将螺旋体染成棕褐色，在光镜下易于查见。新鲜标本不用染色，在暗视野显微镜下，可观察其形态和运动方式。

2. 基因组特征 苍白密螺旋体基因组大小为1.138Mb，G+C占52.8%，共有1 041个ORF，占整个基因组92.9% 。

3. 培养 苍白密螺旋体苍白亚种不能在无活细胞的人工培养基中生长繁殖。苍白密螺旋体的有毒株(Nichols株)能够通过接种在家兔睾丸中或眼前房内进行缓慢繁殖，并保持毒力。若转种至加有多种氨基酸的兔睾丸组织碎片中，在厌氧环境中培养虽能生长繁殖，但丧失致病力，此种菌株称为

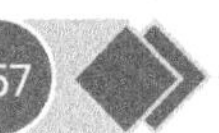

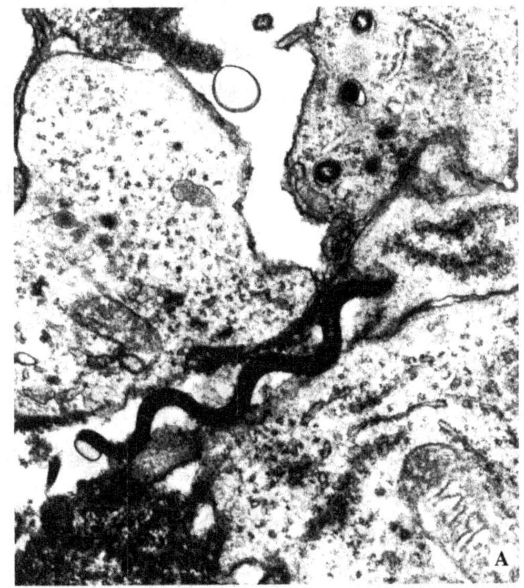

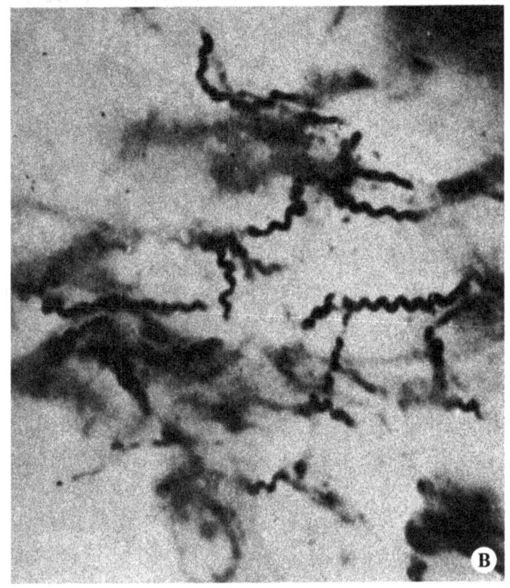

图 20-1 苍白密螺旋体

A. 透射电镜(Saier *et al*, 2001);B. 光镜(银染)

Reiter 株。Nichols 株和 Reiter 株已广泛用作多种梅毒血清学的诊断抗原。1981 年 Fieldsteel 等在前人研究基础上,对苍白密螺旋体进行体外人工培养,获得成功。他采用棉尾兔(Cotton-tailrabbit)单层上皮细胞,在微需氧条件下,33℃ 培养梅毒螺旋体生长繁殖并保持毒力。

4. 抵抗力 苍白密螺旋体苍白亚种的抵抗力极弱。对温度和干燥特别敏感。加热 41.5℃ 经 1 小时死亡,在 50℃ 时 5 分钟死亡;血液中的苍白亚种螺旋体,在 4℃ 置 3 天后可死亡,因此 4℃ 血库存放 3 天以上的血液无传染梅毒的危险。苍白亚种螺旋体离体后 1~2 小时将死亡。对常用化学消毒剂亦敏感,1%~2% 苯酚溶液内数分钟就死亡。对青霉素、四环素、红霉素或砷剂均敏感。

(二) 致病性与免疫性

1. 致病物质 苍白密螺旋体苍白亚种具有很强的侵袭力,但尚未证明有内毒素和外毒素,其毒力因子和致病机制仍不清楚。

(1) 荚膜样物质:为菌体表面的黏多糖和唾液酸,可阻止抗体等大分子物质与菌体结合,抑制补体激活及补体溶菌作用,干扰单核/巨噬细胞吞噬作用,有利于梅毒螺旋体在宿主内存活和扩散。梅毒患者长期出现免疫抑制现象被认为与荚膜样物质有关。

(2) 黏附因子:一些梅毒螺旋体的外膜蛋白可与宿主细胞表面发生黏附作用,其相应受体为靶细胞胞外基质(ECM)中的纤维连接蛋白(FN)和层粘连蛋白(LN)。

(3) 透明质酸酶:可分解组织,细胞基质,血管基底膜中的透明质酸,有利于梅毒螺旋体的扩散。

梅毒螺旋体还能以宿主细胞的纤维连接蛋白覆盖于其表面,以保护菌体免受宿主吞噬细胞的攻击。梅毒中出现的组织破坏和病灶,主要是患者对该螺旋体感染的免疫损伤所致。

2. 所致疾病 自然情况下,苍白密螺旋体苍白亚种只感染人类,人是梅毒的唯一传染源。梅毒有先天性和获得性两种,前者从母体通过胎盘传染胎儿,后者主要经性接触传播。

获得性梅毒,临床上分为三期。

(1) Ⅰ期(初期)梅毒:感染后 2~10 周局部出现无痛性硬下疳(hard chancre)。多见于外生殖器,也可见于肛门、直肠和口腔。其溃疡渗出液中有大量苍白亚种螺旋体,感染性极强。一般 4~8 周后,硬下疳常自愈。进入血液中的梅毒螺旋体潜伏于体内,经 2~3 个月无症状潜伏期后进入第Ⅱ期。

(2) Ⅱ期梅毒:全身皮肤、黏膜常有梅毒疹,全身淋巴结肿大,有时亦累及骨、关节、眼及其他脏器。在梅毒疹和淋巴结中,存在有大量苍白亚种螺旋体。初次出现的梅毒疹经过一定时期后会自行消退,但隐伏一段时间后重又出现新的皮疹。Ⅱ期梅毒患者未经治疗,3 周至 3 个月后症状可消退,多数患者发展成Ⅲ期梅毒。从出现硬下疳至梅毒疹消失后 1 年的Ⅰ、Ⅱ期梅毒,又称为早期梅毒,传染性强,但破坏性较小。

(3) Ⅲ期(晚期)梅毒:发生于感染 2 年以后,亦可见潜伏期长达 10~15 年的患者。病变可波及全身组织和器官。基本损害为慢性肉芽肿，局部因动脉内膜炎所引起的缺血而使组织坏死。Ⅲ期梅毒损害也常进展和消退交替出现。皮肤、肝、脾和骨骼常被累及，病损内螺旋体少但破坏性大。若侵害中枢神经系统和心血管，可危及生命。

先天性梅毒，又称胎传梅毒。系母体苍白亚种螺旋体通过胎盘进入胎儿所致，多发生于妊娠4个月之后。苍白亚种螺旋体经胎盘进入胎儿血流，并扩散至肝、脾、肾上腺等大量繁殖，引起胎儿的全身性感染，导致流产、早产或死胎；或出生梅毒儿，呈现马鞍鼻、锯齿形牙、间质性角膜炎、先天性耳聋等特殊体征。

3. 免疫性 梅毒的免疫是感染性免疫，即有苍白亚种螺旋体感染时才有免疫力，一旦螺旋体被杀灭，其免疫力亦随之消失。例如Ⅰ期梅毒时，硬下疳未经治疗自愈后，患者再次感染时，不再形成硬下疳。此时螺旋体已经入血呈菌血症状态，感染仍是存在，只是处于潜伏状态。若硬下疳一发现，即用有效药物及时治疗，杀死患者体内的全部螺旋体。这样，局部和血液都不存在有螺旋体，亦即感染与免疫同时终止。如此时患者再次感染，则其病程重新从Ⅰ期硬下疳开始。

苍白亚种螺旋体侵入机体后，可被中性粒细胞和巨噬细胞吞噬，但不一定被杀死。梅毒患者可产生两种抗体：特异性抗菌体多肽抗体和非特异性抗心肌磷脂抗体，即反应素(reagin)。特异性抗体在补体协同下，杀伤和溶解菌体。根据近来研究，表明在梅毒免疫中，细胞免疫比体液免疫重要。从实验资料发现，Ⅰ、Ⅱ期梅毒病变中的细胞因子类型呈现典型的 T_H1 细胞免疫应答，同时亦有 $CD8^+$ CTL参与。

（三）微生物学检查法

1. 标本 Ⅰ期梅毒取硬下疳渗出液，Ⅱ期梅毒取梅毒疹渗出液或局部淋巴结抽出液。

2. 显微镜检查 新鲜标本可加盖玻片后，立即在暗视野显微镜下检查。苍白亚种螺旋体呈现活泼的运动，沿其长轴滚动、屈伸、旋转、前后移行等。亦可将标本与荧光标记的苍白亚种螺旋体抗体结合后，在荧光显微镜下观察；或用ELISA法，在普通光学显微镜下检查。

3. 血清学诊断 人体感染苍白亚种螺旋体后，除产生特异性抗体外，还产生一种称为反应素(reagin)的抗体。反应素来源有两种假说：①苍白亚种螺旋体表面存在的脂质所引起；②苍白亚种螺旋体破坏宿主细胞，由细胞释放的脂质所引起。因此，梅毒血清学试验有非密螺旋体抗原试验和密螺旋体抗原试验两类。

(1) 非密螺旋体抗原试验：用正常牛心肌的心脂质(cardiolipin)作为抗原，测定患者血清中的反应素(抗脂质抗体)。最常用的有VDRL试验和RPR试验。

VDRL (veneral disease research laboratory)试验是1946年美国性病研究实验室创建的，故以该实验室命名之。是神经性梅毒唯一的血清学诊断方法。原理是以胆固醇为载体，包被上心脂质，构成VDRL抗原微粒。当与血清中的反应素结合，就相互黏附形成凝集，是为阳性反应。不发生凝集者，为阴性反应。试验在玻片上进行，可以定性或半定量，结果需用10×10低倍显微镜观察。

RPR (rapid plasma reagin)试验是VDRL试验的改良。原理是用未经处理的活性炭颗粒(直径3～5μm)吸附VDRL抗原。此颗粒若与待检血清中的反应素结合，便形成黑色凝集块，肉眼即可识别，不需低倍镜观察。试验在专用纸卡的反应圈(内径18mm)内进行，亦可以定性或半定量。

VDRL和RPR两种试验适用于大量过筛时使用。由于它们采用的是非密螺旋体抗原，而反应素亦可以在非密螺旋体患者血清中出现，例如风疹、水痘等病毒性感染，类风湿关节炎、系统性红斑狼疮等自身免疫病，麻风、疟疾，以及吸毒者，妊娠甚至个别健康人也可呈生物学假阳性。同时，对这类敏感性很高、特异性较差的非密螺旋体抗原试验的结果分析和判定时，必须结合临床资料。

(2) 密螺旋体抗原试验：采用Nichols株螺旋体作为抗原，测定血清中的螺旋体特异抗体，特异性强，可用作梅毒证实试验。常用的有FTA-ABS试验和MHA-TP试验等。

FTA-ABS (fluorescent treponemal antibody-absorption)试验是一种间接荧光抗体检测方法。原理是先用Reiter螺旋体吸收去患者血清中可能存在的螺旋体杂抗体后，滴加到已吸附有Nichols株螺旋体的玻片反应圈内；然后再加入异硫氰酸荧光素标记的抗人IgG(FITC-抗人IgG)。若待检血清中有密螺旋体抗体，就会结合在玻片上固着的Nichols螺旋体上；随后加入的FITC-抗人IgG抗体，又与结合在螺旋体上的抗体作用。因而在荧光显微镜下可观察到发荧光的Nichols螺旋体。

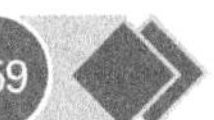

MHA-TP（microhemagglutination assay for antibodies to *Treponema pallidum*）试验是一种微量间接血凝试验。原理是先用 Reiter 螺旋体吸收去患者血清中非密螺旋体抗体后，以 Nichols 株螺旋体提取物致敏的羊或鸡红细胞加入之。若待检血清中有密螺旋体抗体存在，则致敏红细胞与之结合后，在微量血凝板上形成散在的红细胞凝集细片，是为阳性反应。反之，待检血清不存在特异抗体时，致敏红细胞不发生凝集，这些未凝集红细胞沉降于血凝板孔底部，呈现致密小红斑，则为阴性反应。

密螺旋体抗原试验的特异性虽强，但仍不能区分雅司、品他病和地方性梅毒。又脓皮病、痤疮、真菌病、银屑病、类风湿关节炎、系统性红斑狼疮、妊娠、吸毒者等也可出现生物学假阳性。因此，这些试验的结果判定，仍需结合临床资料来分析。

诊断先天性梅毒，应取脐血标本进行检测。当脐血的梅毒抗体效价明显高于母体时应疑及婴儿感染，后若效价恒定上升，则提示新生儿感染了梅毒。神经梅毒应检测脑脊液有无梅毒抗体的存在。

近来，也可用 PCR 技术检测苍白亚种螺旋体的特异 DNA 片段，或用免疫印迹法测定与苍白亚种螺旋体特异抗原组分发生反应的特异抗体。

（四）防治原则

梅毒是一种性病，应加强性卫生教育和严格社会管理。梅毒确诊后，宜用青霉素等药物及早予以彻底治疗。

二、其他密螺旋体

密螺旋体属中与人类有关的尚有苍白密螺旋体地方亚种、极细亚种，以及品他密螺旋体，它们分别引起地方性梅毒、雅司和品他病。这些非性传播疾病大多发生于经济较落后地区的儿童。

地方性梅毒，也称 Bejel 病（非性病性梅毒）。人与人间的传播是通过污染的食具。临床表现与梅毒很相似。Ⅰ期口腔病灶不易察觉。Ⅱ期损害有口咽部黏膜斑、口角开裂性丘疹、骨膜炎和局部淋巴结肿大等。Ⅲ期病变有皮肤和骨的慢性肉芽肿，可造成鼻的破坏性毁形。心血管和中枢神经系统罕有累及。可用青霉素治疗。

雅司传播方式主要通过与感染皮肤病损的直接接触。临床表现类似梅毒。病程分三期，也有反复隐伏和再发的特点。Ⅰ、Ⅱ期主要是皮肤发生杨梅状丘疹，全身都有，以四肢和头部为多。Ⅲ期是皮肤、淋巴结和骨的破坏性病变。一般不侵犯心血管和中枢神经系统。诊断和治疗过程类似于梅毒。

品他病（pinta）主要危及皮肤。传播是与病损皮肤的直接接触所致或蝇、蚊的间接传播。1～3 周潜伏期后，皮肤出现小的瘙痒性丘疹，遍及面、颈、胸、腹和四肢。继而扩大、融合，表面脱屑，是为Ⅰ期品他疹。3～12 月后，出现Ⅱ期品他疹，色素变深。Ⅲ期品他疹常在感染后 1～3 年发生，主要表现为皮损部位色素减退，甚至消失呈白瓷色斑。最后皮肤结痂、变形。品他病不累及黏膜，无全身症状，晚期也不影响心血管和中枢神经系统。诊断和治疗过程同样类似于梅毒。

上述三种疾病的微生物学检查法，可从皮肤标本中取样，直接在暗视野显微镜下观察有无密螺旋体的存在。也可用梅毒血清学试验检测血清中有无相应抗体的存在。由于苍白密螺旋体地方亚种、极细亚种和品他密螺旋体与苍白密螺旋体苍白亚种（梅毒病原体），在形态、抗原结构，甚至 DNA 同源性方面基本相同，无法将它们各个区别。因此，除微生物学检查法中查见密螺旋体并梅毒血清试验阳性可辅助诊断为密螺旋体感染外，还必须结合临床表现才能确定是哪一种密螺旋体感染。

第二节　疏螺旋体属

疏螺旋体属，亦称包柔螺旋体属。10～30μm 长，0.3μm 宽。波长 2～4μm，有 3～10 个稀疏而不规则的螺旋，呈波状。其中部分对人类、哺乳动物或禽类有致病性。对人致病的主要有伯氏疏螺旋体、回归热螺旋体，它们均通过吸血昆虫媒介而分别致莱姆病（Lyme disease）和回归热。

一、伯氏疏螺旋体

伯氏疏螺旋体（*B. burgdorferi*）是莱姆病的病原体。莱姆病最初于 1977 年在美国康涅狄格（Connecticut）州的莱姆镇发现，故名。5 年后由 Burgdorfer 自硬蜱体内分离出，并由 Burgdorfer 从患者分离培养证实。1985 年我国在黑龙江省林区首次发现，1988 年从病人血液分得病原体。迄今，我国已有二十多个省和自治区证实有莱姆病存在。

（一）生物学性状

1. 形态与染色 疏螺旋体，长 20～30μm，宽 0.2～0.3μm。两端稍尖。运动活泼，有扭转、翻滚、抖动等多种方式。在培养基中，数个螺旋体可不规则地缠绕一起，呈卷圈状。超微结构中，根据菌种不同，周浆鞭毛数 7～11 根不等。周浆鞭毛与运动有关（图 20-2）。革兰染色阴性，但不易着染。酸性染料、苯胺类染料及银染法染色均佳。

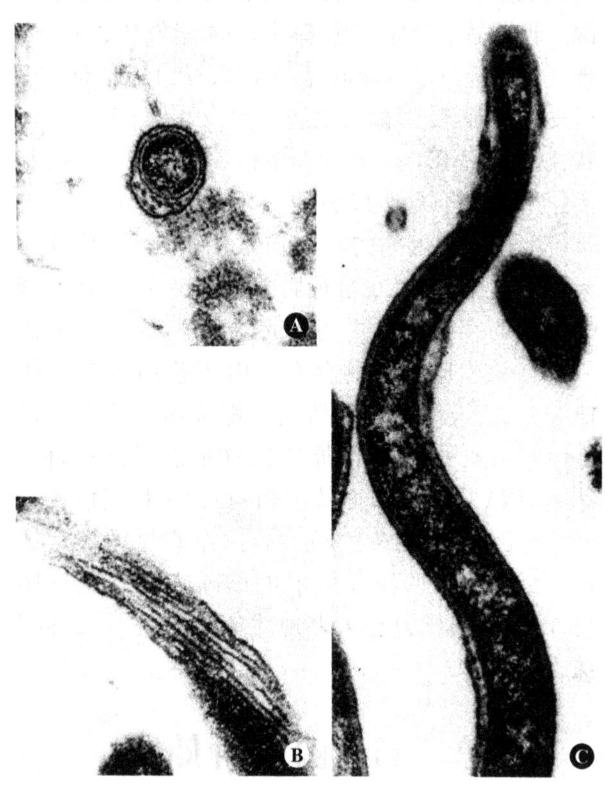

图 20-2 伯氏疏螺旋体（电镜）（Ryan *et al*, 2004）
A. 内鞭毛横截面；B. 内鞭毛纵向观；C. 伯氏疏螺旋体（可见外膜）

2. 基因组特征 伯氏疏螺旋体的基因组比较特殊，包括 1 个线状染色体和 20 余个线状或环状质粒。

3. 培养 营养要求高，培养基需含有长链饱和与不饱和脂肪酸、葡萄糖、氨基酸和牛血清蛋白等。微需氧，5%～10% CO_2促进生长。适宜温度为 35℃。生长慢，在液体培养基中分裂 1 代需 18 小时，一般需培养 2～3 周始可观察到生长情况。在 1% 软琼脂固体培养基中的菌落常生长在近表面，呈细小、边缘整齐，直径 0.40～0.45mm 的菌落。

4. 分类 长期以来，认为莱姆病的病原体只有伯氏疏螺旋体一个种。近来，采用 DNA 同源性分析了世界各地分出的莱姆病菌株，发现引起莱姆病的疏螺旋体至少有 11 个种，且它们在各地的分布不尽相同。例如：①伯氏疏螺旋体，主要是美国和欧洲；②伽氏疏螺旋体（*B. garinii*），欧洲和日本为主；③埃氏疏螺旋体（*B. afelii*），亦主要从欧洲和日本分离出。

有学者应用 SDS-PAGE 分析了伯氏疏螺旋体国际代表株 B31 的蛋白图谱，将世界各地莱姆病分离株与之比较。发现美国菌株与 B31 株主要蛋白表型一致，而欧洲分离的绝大多数菌株明显不同于美国株。例如美国株都有外膜蛋白 OspA，而欧洲株极少有 OspA。研究表明，我国分离的大部分菌株的蛋白图谱更接近于欧洲菌株。

有学者按不同菌株在基因组上的异质性，将常见的伯氏疏螺旋体分为 3 个基因种（genospecie）：①基因种Ⅰ（代表株为 *B. burgdorferi* sensu stricto，B31）；②基因种Ⅱ（代表株为 *B. garinii* sp. nov，20047）；③基因种Ⅲ（代表株为 Vs461）。

又有学者应用单克隆抗体，对莱姆病病原体外膜蛋白 OspA 的不同表位进行血清型分类，认为可分成 4 种，除日本疏螺旋体（*B. japonica*）不感染人外，另 3 种 *B. burgdorferi* sensu stricto，*B. garinii* 和 *B. afzelii* 均可引起莱姆病。*B. burgdorferi* sensu stricto 属于 OspA 血清 1 型；埃氏疏螺旋体属于 OspA 血清 2 型；而伽氏疏螺旋体有明显的异质性，病株分属于 OspA 血清 3～7 型。另有学者以其外膜蛋白 OspC 来分型，将莱姆病分离株分成至少 13 个 OspC 血清型。

鉴于莱姆病病原体存在着异质性，其分类尚未取得统一，现一般以伯氏疏螺旋体作为莱姆病病原体的统称。

（二）致病性与免疫性

莱姆病是一种自然疫源性传染病。储存宿主主要是野生和驯养的哺乳动物。啮齿类是主要传染源，在我国报告的鼠类有白足鼠、黑线姬鼠、褐家鼠、大林姬鼠等。畜类中的鹿也是重要传染源。主要传播媒介是硬蜱，已确定的有：美国的丹敏硬蜱、太平洋硬蜱；欧洲的篦子硬蜱和我国的全沟硬蜱和嗜群血蜱。病原螺旋体主要在蜱的中肠生长繁殖。当蜱叮咬宿主时，可通过染有病原体的肠内容物反流、唾液或粪便而致宿主罹患。除硬蜱外，也可能有其他吸血昆虫参与。

1. 致病物质 伯氏疏螺旋体未发现有外毒素，其致病物质有黏附素等。

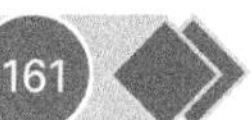

伯氏疏螺旋体具有黏附并侵入某些组织细胞的侵袭能力。将该螺旋体加至人皮肤或成纤维细胞,可观察到螺旋体黏附、穿入并在成纤维细胞的胞质内生存。螺旋体也能黏附到人脐带静脉内皮细胞,并可被多价特异免疫血清或特异OspB单克隆抗体抑制。表明伯氏疏螺旋体表面存在有黏附素和入侵功能的物质,但其结构尚未完全确定。

伯氏疏螺旋体的新分离株毒力强,在人工培养基中传代多次后可丧失毒力。同时发现小鼠对螺旋体的抗吞噬能力也大为减弱,外膜蛋白OspA亦随之消失。OspA可能与抗吞噬有关。

2. 所致疾病 人被疫蜱叮咬后,伯氏疏螺旋体在局部繁殖。经3~30日潜伏期,在叮咬部位可出现一个或数个慢性移行性红斑(erythema chronicum migrans, ECM)。开始时为红色斑疹或丘疹,随后逐渐扩大形成一片大的圆形皮损,外缘有鲜红边界,中央呈退行性变,故似一红环;也可在皮损内形成几圈新的环状红圈,似枪靶形。皮损逐渐扩大,可达直径5~50mm。一般经2~3周,皮损自行消退,偶留有斑痕与色素沉着。早期尚可有乏力、头痛、发热、肌痛等。未经治疗的莱姆病病人,约80%可发展至晚期,时间快慢不一,快的在发病后1周内出现,慢的可超过2年。晚期主要表现为慢性关节炎、慢性神经系统或皮肤异常。莱姆病患者的个体差异明显,轻者可为亚临床感染或仅累及一个系统,重者可同时出现皮肤、神经系统、关节、心脏等多脏器损害。任何一个系统的受累均可呈暂时性、再发和慢性化特点。不同地区可有不同临床特征,如在美国,关节炎较多见,而欧洲则以神经系统改变更常见,此可能与不同菌株有关。

3. 免疫性 当移行性红斑形成后,皮损中的伯氏疏螺旋体数量不多,这已由分离培养和PCR技术予以证实。在晚期,临床标本亦难以分离出螺旋体。因此,菌量如此少却能使病程持续进展深受学者注目。

伯氏疏螺旋体进入宿主后,能激发巨噬细胞等使之产生IL-1、IL-6和TNF等细胞因子;亦能活化补体替代途径,释放C3a、C5a等炎症介质。促使炎症的发生,既造成机体的损伤,但也有对宿主有益的免疫防御作用。

伯氏疏螺旋体的抗原性比较稳定,在体内形成的特异性抗体是清除它们的主要免疫机制。特异性细胞免疫的保护作用尚有争议。

(三)微生物学检查法

由于伯氏疏螺旋体在莱姆病的整个病程中数量较少,因此直接镜检和分离培养一般不做,主要依靠血清学试验和分子生物学技术来诊断莱姆病。

使用最广泛的是免疫荧光法和ELISA。因ELISA在莱姆病的各期均较敏感和特异,更受到选用。IgM抗体在移行性红斑出现后2~4周形成,6~8周达峰值,一般在4~6个月后恢复正常。在持续性感染患者,IgM保持高水平。IgG抗体出现较迟,其峰值在发病后4~6个月,并持续至病程的晚期。若脑脊液中查有特异抗体,表示中枢神经系统已被累及。

ELISA阳性时,需用蛋白印迹分析其特异性。IgM抗体的主要靶抗原是41kD的鞭毛抗原,IgG抗体的靶抗原则为31kD OspA、34kD OspB、21kD OspC和60kD热休克蛋白。

由于伯氏疏螺旋体与苍白密螺旋体等在抗原结构上有共同部分,生物学假阳性难以避免。又引起莱姆病的螺旋体不止一种,特异靶抗原随不同菌株而异。因此,ELISA和蛋白印迹分析所得结果,仍需结合临床资料判定。近来又有试用更特异的PCR技术,来检测疏螺旋体特异DNA进行莱姆病诊断的。

(四)防治原则

疫区工作人员要加强个人保护,避免硬蜱叮咬。1992年化学灭活全疫苗已获准在美国家犬中使用。研制中的人用候选疫苗主要是重组单一蛋白疫苗。研究最多的伯氏疏螺旋体OspA和OspC,存在的问题是OspA变异多。缺乏OspA和OspB的伯氏疏螺旋体突变株,在动物实验中亦可产生保护性免疫。

早期患者可口服多西环素、阿莫西林或红霉素。晚期患者一般用青霉素联合头孢曲松静脉滴注。

二、回归热疏螺旋体

回归热是由多种疏螺旋体引起的急性传染病。其临床特点为急起急退的高热,全身肌肉酸痛,1次或多次复发,肝、脾肿大,重症可出现黄疸和出血倾向。根据回归热传播媒介昆虫的不同,可分为两类。一为虱传回归热,或称流行性回归热,其病原体为回归热疏螺旋体(*B. recurrentis*)(图 20-3)。另一为蜱传回归热,又称地方性回归热,其病原体多至 15 种,例如杜通疏螺旋体(*B. duttonii*)、赫姆斯疏螺旋体(*B. hermsii*)等。亚洲和中国流行的回归热主要是波斯疏螺旋体(*B. persica*)和拉氏疏螺旋体(*B. latyschewii*)。

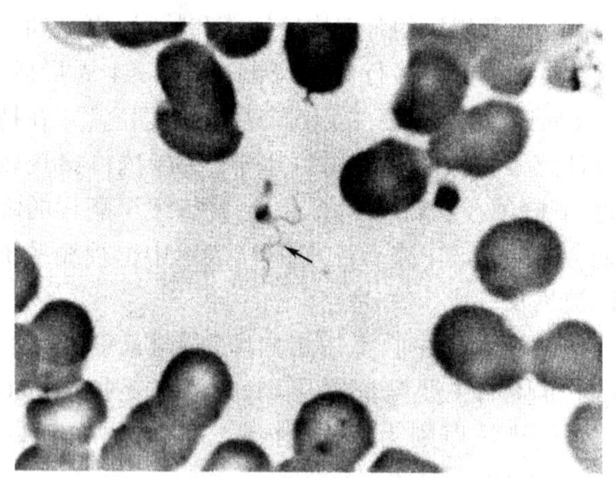

图 20-3 回归热疏螺旋体(血涂片)(Brooks *et al*, 2004)

流行性回归热主要通过人体虱在人类中传播。当虱吸吮病人血液后,螺旋体从中肠进入血和淋巴大量繁殖,不进入唾液或卵巢。人被虱叮咬后,因抓痒将虱压碎,螺旋体经皮肤创伤进入人体。螺旋体在人血流中大量繁殖,数量可高达 10 万条/ml。患者高热,持续 3~4 天后,热退;隔 1 周左右,又高热。如此反复发作 3~9 次,亦有多达 14 次者。其机制是螺旋体外膜蛋白易发生变异之故。

蜱传回归热主要通过软蜱传播,储存宿主是啮齿类动物。螺旋体在蜱的体腔、唾液、粪便内均可存在,且经卵传代。故蜱叮咬人后,病原体可直接从皮肤创口注入体内。蜱传回归热的病程和临床表现与虱传型相似,只是病程较短、症状较轻。

回归热的免疫机制主要是以特异性抗体为主的体液免疫。当第一次高热消退前,患者血清中已出现特异的 IgM 类抗体。这些抗体与补体协同作用可裂解螺旋体,清除血流中的螺旋体。但隐匿在内部组织的螺旋体,其外膜蛋白可因编码基因重排形成新的突变株,逃逸初次感染病原体特异抗体的攻击。当这些突变株繁殖至一定数量,则引起第二次高热。如此多次,直至螺旋体的突变类型不再超越宿主产生的多种特异性抗体的范围为止。

回归热的微生物学检查法主要采取发热期血液,直接涂片后进行姬氏或瑞氏染色,在光镜下可查见比红细胞长数倍的螺旋体。

三、奋森疏螺旋体

奋森疏螺旋体(*B. vincentii*)的形态与回归热疏螺旋体类似。正常情况下,与梭形梭杆菌(*Fusobecterium fusiforme*)寄居于人类口腔牙龈部。当机体免疫功能下降,则这两种菌大量繁殖,协同引起奋森咽峡炎、牙龈炎、口腔坏疽等。采取局部病变材料,直接涂片,革兰染色镜检,可观察到螺旋体和梭杆菌并存,两者均呈革兰阴性反应。

第三节 钩端螺旋体属

钩端螺旋体隶属于螺旋体目(Spirochaetales)钩端螺旋体科(Leptospiraceae)钩端螺旋体属(*Leptospira*)。钩端螺旋体的螺旋较密螺旋体的更多、更细密而规则,一端或两端弯曲成钩状,故名。钩端螺旋体病,又称为 Weil's 病(Weil's disease),最早在 1886 年由 Adolf Weil 报道为一种急性传染性黄疸病。该病的病原体在 1913 年被日本科学家 Inada 和 Ido 发现。钩端螺旋体病是全球性分布的人兽共患病,我国是受钩体病危害严重的国家之一。近年来,该病的发生在一些发达国家和地区有所上升,引起了世界各国科学家的重视。

一、生物学性状

(一) 形态与染色

大小(0.1~0.2)μm×(6~12)μm。螺旋细密、规则,形似细小珍珠排列的细链。一端或两端呈钩状。运动活泼,常使菌体呈 C、S 或 8 字形(图 20-4)。

钩端螺旋体的最外层为外膜,其内为螺旋状的肽聚糖层和细胞膜包绕的圆柱状原生质。在外膜与肽聚糖层间有两根周浆鞭毛,每根各自菌体一端伸展至中央但不重叠。

革兰染色阴性,但不易着染。常用 Fontana 镀银染色法,钩端螺旋体被染成棕褐色。

(二) 基因组特征

钩端螺旋体基因组大约 4.7 Mb,由大小两个环状染色体组成,尚未发现质粒和噬菌体。

(三) 培养特性

需氧或微需氧。营养要求复杂,常用含 10% 兔

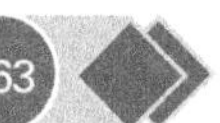

血清的 Korthof 培养基，也可以用 EMJH 培养基。血清除促进钩端螺旋体生长外，尚能中和其代谢过程中产生的毒性物质。适宜生长温度为 28~30℃，若 11~13℃能生长的为非致病的双曲钩端螺旋体。最适 pH7.2~7.6，pH<6.5 死亡，最高能耐 pH8.4。

钩端螺旋体在人工培养基中生长缓慢。在液体培养基中，分裂一次需 6~8 小时；28℃孵育 1~2 周，液体培养基呈半透明云雾状生长。在固体培养基上，经 28℃孵育 1~3 周，可形成透明、不规则、直径<2mm 的扁平细小菌落。如将琼脂浓度减至 0.8%~1.0%，则 3~10 天孵育后，在培养基表面下形成针尖大小的半圆形菌落。

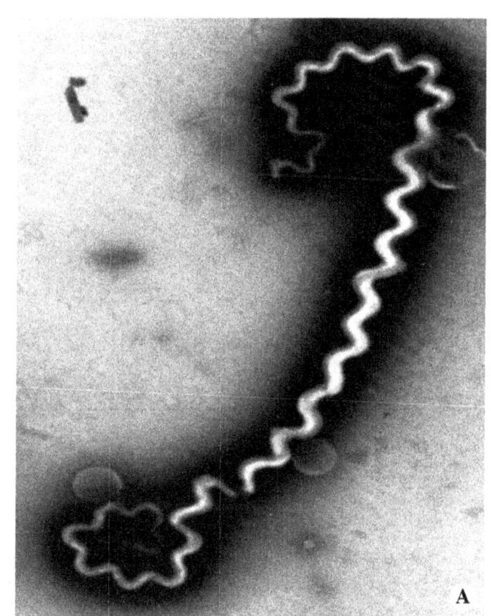

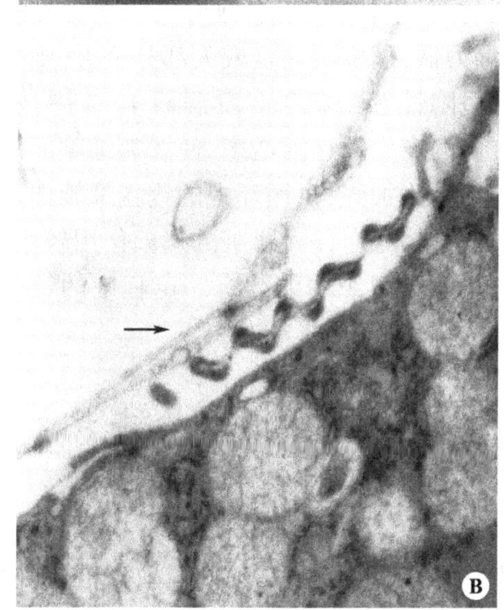

图 20-4 钩端螺旋体
A. 体外培养的钩端螺旋体（扫描电镜）；B. 组织中的钩端螺旋体（透射电镜）

（四）抵抗力

钩端螺旋体对热抵抗力弱，60℃ 1 分钟即死亡。0.2%来苏、1:2000 升汞、1%苯酚经 10~30 分钟被杀灭。对青霉素敏感。在湿土或水中可存活数月，这在传播上有重要意义。

（五）抗原构造

1. 属特异性抗原（genus-specific protein antigen，GP-AG） 只存在于钩端螺旋体属中，细丝体属无此抗原。故 GP-AG 有助于钩端螺旋体病的血清学诊断，也可用于钩端螺旋体科的分类。

2. 群特异性抗原（serogroup-specific antigen） 系菌体类脂多糖复合物。

3. 型特异性抗原（serovar-specific antigen） 系表面抗原，为多糖蛋白复合物。

（六）分类

按基因组特征可将钩端螺旋体属分为基因种，目前已知至少有 17 个种。

应用显微镜凝集试验（microscopic agglutination test，MAT）和凝集素吸收试验（agglutination absorption test，AAT），可将钩端螺旋体属进行血清群和血清型的分类。目前致病性钩端螺旋体至少可分为 25 个血清群、273 个血清型。迄今，我国已发现的致病性钩端螺旋体至少有 19 个血清群、75 个血清型（表 20-2），是发现血清型最多的国家。

二、致病性与免疫性

（一）致病物质

钩端螺旋体的致病物质尚不能完全确定。研究认为一些潜在的毒力因子如运动和趋化相关蛋白、溶血素、LPS 和蛋白酶等可能在钩端螺旋体的致病机制中起一定作用在动物感染模型中发现钩端螺旋体存在于肝脏间质和肾脏间质内。钩端螺旋体可以黏附在细胞基质如胶原蛋白Ⅰ型，Ⅳ型，黏连蛋白和纤连蛋白上。钩端螺旋体表面 36kD 蛋白可与纤连蛋白结合，其次发现，Lsa24、Lsa21、LigA 和 LigB 蛋白可以黏附到黏连蛋白和纤连蛋白。最近发现，钩端螺旋体 LenA 蛋白可以和人纤溶酶原结合，并激活纤溶酶原为纤溶酶，降解纤维蛋白原。钩端螺旋体可能通过 LenA 蛋白而获得纤溶酶，以帮助钩端螺旋体扩散到全身。

表 20-2 我国已发现的钩端螺旋体血清群和型

血清群	血清型
黄疸出血(*L.icterohaemorrhageae*)	赖*、哥本哈根、黄胆出血、纳姆、红河*、南溪*
爪哇(*L.javanica*)	爪哇、德宏*、勐腊*、勐润*、雅安*、镇康*、勐玛*
犬(*L.canicola*)	犬、频德吉、琼斯、渡口*
拜伦(*L.ballum*)	拜伦、广东*
致热(*L.pyrogenes*)	致热、阿不赖姆斯、蔡升尼、孟连*
秋季热(*L.autumnalis*)	秋季、斑金南、福特-布拉格、摩尔斯、拉赫马特、苏门答腊、南腊*
澳洲(*L.australis*)	澳洲、乳山*
波摩那(*L.pomona*)	昆明*、波摩那
流感伤寒(*L.grippotyphosa*)	临海、两广*、流感伤寒
七日热(*L.hebdomadis*)	七日热、曼庄*、龙南*、南定*
赛罗(*L.sejroe*)	巴尔干、溶血、哈焦、棉兰、萨可斯可宾、屈林台德、乌尔夫、金*
巴达维亚(*L.bataviae*)	巴叶赞、巴达维亚
曼耗(*L.manhos*)	清水*、绿水*、曼耗*、临沧*、黎川*
明尼(*L.mani*)	明尼、云南*、河口*、南定*
萨明(*L.sarmin*)	威维里
赛尔东尼(*L.celledoni*)	恩霍、海南*、怀特康、勐定*
塔拉索夫(*L.tarassovi*)	哥埃达、摩尔达维亚、培拉索夫、云县*、宁夏*、版纳*、耿马*、勐棒*
蛙(*L.ranarum*)	平昌*
四川(*L.sichuna*)	四川*

*:为我国分离的新血清群或血清型,均按国际标准鉴定

(二)所致疾病

钩端螺旋体病是一种人兽共患传染病。我国已从50多种动物中检出有致病性钩端螺旋体,其中以鼠类和猪为主要储存宿主,蛇、鸡、鸭、鹅、蛙、兔等亦可能是储存宿主。

动物感染钩端螺旋体后,大多呈隐性感染,不发病。但在肾脏中长期存在,持续随尿不断排菌,污染水源和土壤。人类与污染的水或土壤接触而受感染。钩端螺旋体也可通过胎盘垂直感染胎儿,导致流产;偶有经哺乳传给婴儿或吸血昆虫传播。

钩端螺旋体纤细、运动极为活泼,能穿透完整的黏膜或经皮肤破损处进入人体。病原体进入后,即在局部迅速繁殖,并经淋巴系统或直接进入血循环引起菌血症。由于钩端螺旋体的血清型别不同、毒力不一,宿主免疫水平差异,临床表现轻重相差甚大。轻者似感冒,仅出现轻微的自限性发热;重者可有明显的肝、肾、中枢神经系统损害,肺大出血,甚至死亡。钩端螺旋体病的特点是起病急、高热、乏力、全身酸痛、眼结膜充血、腓肠肌压痛、表浅淋巴结肿大等。

(三)免疫性

致病性钩端螺旋体进入人体后,中性粒细胞不能吞噬病菌,单核/巨噬细胞可以吞噬。若病菌数量少、毒力低,病菌被完全或大部分杀灭,则感染不形成或呈隐性感染状态。发病后1~2周,随着特异性抗体的产生并逐渐增多,使吞噬细胞的吞噬和杀伤效率大为加强,血循环中的钩端螺旋体迅速被清除。但抗体等对侵入肾脏的病菌作用较小,它们能在肾小管等组织中继续有一定程度的繁殖和经尿排菌,一般排菌在半年左右。

三、微生物学检查法

(一)病原体检测

发病10天内取血液;1周后取尿液,有时可长达至3个月;有脑膜刺激者取脑脊液。

1. 直接镜检 将标本行差速离心集菌后作暗视野检查,或用Fontana镀银法染色后镜检。也可用免疫荧光法或免疫酶染色法检查。

2. 分离与鉴定 将标本接种至Korthof培养

基，置28℃孵育。多数阳性标本在2周内可见培养液呈轻度混浊，然后以暗视野显微镜检查有无钩端螺旋体存在。若有，则用已知诊断血清诊断鉴定其血清群和血清型。分离培养标本应连续观察至4周，仍无生长者始判定为阴性。

3. 动物接种　是分离钩端螺旋体的敏感方法，尤其适用于有杂菌污染的标本。方法是将标本接种于幼龄豚鼠或地鼠腹腔。接种3～5天后，可用暗视野显微镜检查腹腔液；亦可在接种后3～6天取心血检查并作分离培养。动物死后解剖，可见皮下、肺部等有大小不等的出血斑，肝、脾等脏器中有大量钩端螺旋体存在。

4. 分子生物学方法　采用同位素或生物素、地高辛标记的特异DNA探针法，其检出标本中钩端螺旋体的特异性和敏感性均优于培养法，且得出结果快速。若先用PCR技术将特异DNA片段先行扩增，再用探针确定，则灵敏度更可提高。例如单用DNA探针技术，可测出200条左右的钩端螺旋体，加用PCR扩增后，则少至10条病原体就可检出。

（二）血清学诊断

应采取病程早、晚期双份血清，一般在病初和发病后第3～4周各采一次。有脑膜刺激症状者采取脑脊液检测特异抗体。

1. 显微镜凝集试验（MAT）　或称凝溶试验。钩端螺旋体与相应的特异性抗体结合，可发生凝集现象，在暗视野显微镜下明显可见。但当补体效价高时，则在补体的参与下，出现溶解反应。MAT有较高的特异性和敏感性，但需用不同血清型别的活钩端螺旋体来作为已知抗原进行检测。

2. 间接凝集试验　以乳胶（聚苯乙烯）或活性炭微粒为载体，吸附钩端螺旋体可溶性抗原作为指示物。当这些以特异抗原致敏的载体与病人血清中的相应抗体结合后，就出现凝集现象，是为阳性反应。间接凝集试验结果可用肉眼直接观察。

以上各项血清学试验有助于钩端螺旋体病的诊断。MAT抗体效价>1∶300，炭粒凝集效价>1∶8、乳胶凝集效价>1∶2，可判为阳性。若第2次采血测定效价呈4倍或以上增长者，临床意义更大。

四、防 治 原 则

钩端螺旋体病是一种人畜共患病，要做好防鼠、灭鼠工作，以及加强对带菌家畜的管理。

在常年流行地区，对易感人群和与疫水接触者宜接种包含当地流行株在内的多价钩端螺旋体疫苗。目前沿用的是多价全细胞死疫苗，只要疫苗株的血清型与流行株一致，有肯定预防效果。但因接种量大、接种需多次，而全菌中带有免疫预防无关的组分，因而有副反应较大等不足。为此，国内外均在研究新一代的钩端螺旋体疫苗。

我国研制的钩端螺旋体外膜疫苗，经过动物保护试验、毒力试验和安全试验，皆获得满意结果。经志愿者试验，接种后无反应或反应极为轻微。免疫后1～3个月，血清特异抗体明显上升，持续时间长。以后，在此第一代外膜疫苗研究基础上，对培养基和生产工艺作了较大改进，制成了第2代外膜疫苗。动物试验表明，接种100μg量即可获得保护作用。人体接种后，副反应轻微，一次免疫后特异抗体明显升高，免疫后3个月，抗体下降慢于全疫苗，提示第2代钩端螺旋体外膜蛋白疫苗可以替代传统的全疫苗，成为预防钩端螺旋体的较理想的新一代疫苗。

其他研究中的钩端螺旋体新疫苗，尚有以其LPS或LPS与白喉类毒素偶联物作为免疫原的。小鼠实验发现两者免疫后第4周出现特异抗体，6～8周时抗体效价达峰值，但LPS与白喉类毒素偶联物产生的抗体效价要比单独LPS的高15～100倍。表明钩端螺旋体LPS或与白喉类毒素偶联后，亦有可能成为预防钩端螺旋体病的候选新疫苗，值得进一步深入研究。

治疗首选青霉素或氨苄西林，接触感染动物或疫水者的预防可口服多西环素。

（何　平　郭晓奎）

第二十一章 立克次体及柯克斯体、巴通体

立克次体是一类与节肢动物关系密切的严格细胞内寄生细菌。美国病理学家 Howard T. Ricketts 于 1909 年发现了落基山斑点热的病原体并在实验动物中培养，之后在研究斑疹伤寒时不幸献身，为了纪念他而将这一类细菌称为立克次体。其中，医学上重要的有立克次体属（*Rickettsia*）、东方体属（*Orientia*）、无形体属（*Anaplasma*）的一些成员，可引起斑疹伤寒、恙虫病、人粒细胞无形体病等传染病。

柯克斯体、巴通体以前被归入立克次体，根据 16S rRNA 基因序列遗传进化分析，在分类上现已不属于立克次体。

这类病原体的分类、所致疾病和流行环节见表 21-1。

立克次体属、东方体属、无形体属、柯克斯体属的共同特点是：①许多是人畜共患病的病原体；②以节肢动物为传播媒介（柯克斯体属除外），引起人类发热出疹性疾病；③体积小，形态以球杆状或杆状为主，革兰染色阴性，光学显微镜下可见；④专性细胞内寄生的细菌，因酶系统不够完善，故不能独立生活；⑤以二分裂方式繁殖；⑥对多种抗生素敏感。

这类病原体所致疾病绝大多数为自然疫源性疾病，动物受染后一般不出现症状。人类因生产劳动、资源开发等活动偶然遭到嗜血节肢动物的侵袭而受染。流行性斑疹伤寒、地方性斑疹伤寒和 Q 热在世界各地均有发生；斑点热主要流行于北美和北亚等地区；人粒细胞埃立克体病在北美、欧洲、亚洲均有发生，在我国属新发传染病；恙虫病主要流行于东南亚和西南太平洋等地区。这些疾病在我国均有流行发生。

常见立克次体和柯克斯体的主要生物学性状见表 21-2。

表 21-1 常见立克次体及柯克斯体、巴通体的分类、所致疾病和流行环节

属	群	种	所致疾病	传播媒介	储存宿主
立克次体属	斑疹伤寒群	普氏立克次体（*R. prowaxekii*）	流行性斑疹伤寒	人虱	人、鼯鼠
		斑疹伤寒立克次体（*R. typhii*）	地方性斑疹伤寒	鼠蚤	鼠
		加拿大立克次体（*R. canada*）	加拿大斑疹伤寒	蜱	兔
	斑点热群	立氏立克次体（*R. rickettsii*）	落基山斑点热	蜱	狗和野鼠等
		西伯利亚立克次体（*R. sibirica*）	北亚蜱传染斑疹伤寒	蜱	野兽和鸟
东方体属		恙虫病东方体（*O. tsutsugamushi*）	恙虫病	恙螨	野鼠等
无形体属		嗜吞噬细胞无形体（*A. phagocytophilum*）	人粒细胞无形体病	蜱	野鼠、马、狗和鹿等
埃立克体属		查菲埃立克体（*E. chaffeensis*）	人粒细胞埃立克体病	蜱	啮齿类
		腺热埃立克体（*E. sennetsu*）	腺热埃立克体病	蜱	啮齿类
柯克斯体属		贝纳柯克斯体（*C. burnetii*）	Q 热	蜱/-	野生小动物、牛和羊等
巴通体属		五日热巴通体（*B. quintana*）	战壕热、杆菌性血管瘤	人虱	人
		汉赛巴通体（*B. henselae*）	猫抓病	-	猫和狗

表 21-2 常见立克次体和柯克斯体的主要生物学性状

立克次体种类	培养特性	二分裂	生长分布的位置	灭活温度（℃）与时间（分钟）		外斐反应
普氏立克次体	活细胞内增殖	+	分散细胞质内	56	30	OX_{19}+++OX_2+OX_K-
斑疹伤寒立克次体	活细胞内增殖	+	分散细胞质内	56	30	OX_{19}+++OX_2+OX_K-
立氏立克次体	活细胞内增殖	+	细胞质和核质区	56	30	OX_{19}+++OX_2+OX_K-
恙虫病东方体	活细胞内增殖	+	近核处成堆	56	30	OX_{19}- OX_2-OX_K+++
贝纳柯克斯体	活细胞内增殖	+	吞噬溶酶体内	100	10	OX_{19}- OX_2-OX_K-

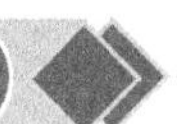

第一节　立克次体

一、普氏立克次体

普氏立克次体(*R. prowazekii*)是流行性斑疹伤寒(虱传斑疹伤寒或称典型斑疹伤寒)的病原体,用为研究斑疹伤寒而献身的捷克科学家 Von prowazek 的姓氏命名。

(一) 生物学性状

1. 形态结构与染色　普氏立克次体呈多形态性,以短杆状为主,大小为长 0.6~2.0μm,宽 0.3~0.8μm,在胞质内呈单个或短链状存在。革兰染色阴性,但着色较淡。常用姬姆萨法染色,菌体呈紫色或蓝色;Giménez 染色,菌体染成鲜红色。

2. 结构与抗原构造　普氏立克次体的结构与其他革兰阴性菌相似,有细胞壁和细胞膜。菌体表面有多糖组成的微荚膜样黏液层。

普氏立克次体细胞壁有两类抗原,一类为群特异性的可溶性抗原,可能是细胞壁的脂多糖成分,耐热;另一类为种特异性抗原,为细胞壁外膜蛋白,不耐热。

立克次体的脂多糖成分与变形杆菌某些 X 株菌体抗原有共同成分,可引起交叉反应。根据这一原理,用易于制备的变形杆菌 O 抗原代替相应立克次体抗原建立一种非特异性交叉凝集实验,称外斐反应(Weil-Felix reaction),用于检测患者体内是否有抗立克次体抗体,作为一种辅助诊断斑疹伤寒、斑点热和恙虫病的方法。

3. 培养特性　立克次体均为专性活细胞内寄生,只有在活的细胞内才能生长,以二分裂方式繁殖,繁殖一代需要 6~10 小时,生长缓慢。培养立克次体的方法有动物接种、鸡胚接种和细胞培养。动物接种可采用豚鼠和小鼠,包括普氏立克次体在内的多种病原性立克次体在豚鼠和小鼠体内生长繁殖良好。鸡胚卵黄囊接种常用于立克次体的传代培养。目前常用鸡胚成纤维细胞、L929 细胞和 Vero 细胞进行立克次体的分离、鉴定和传代培养,最适培养温度为 37℃。

4. 抵抗力　普氏立克次体对理化因素的抵抗力较弱,对热敏感,56℃ 30 分钟可杀死,在水溶液中 4℃ 24 小时失去活性;耐低温和干燥,在干虱粪中能保持活性两个月左右。0.5%苯酚溶液和来苏尔溶液5 分钟可灭活。对四环素类和氯霉素类抗生素敏感。磺胺可刺激其增殖。

(二) 致病性与免疫性

1. 感染途径　普氏立克次体的储存宿主主要是病人,传播媒介是人虱,病人是重要的传染源。主要感染方式是虱-人-虱。人虱叮咬病人,立克次体进入虱体内,在肠管上皮细胞内生长繁殖,破坏肠管上皮细胞,并随粪便排出体外,感染 7~10 天后死亡。当感染的人虱叮咬健康人时,立克次体随粪便排泄于人的皮肤上,由于瘙痒而抓伤,立克次体便可从破损的皮肤侵入人体内致病(图 21-1)。由于立克次体的活性在干燥的虱粪中能保持两个月左右,亦有可能通过呼吸道或眼结膜发生感染。

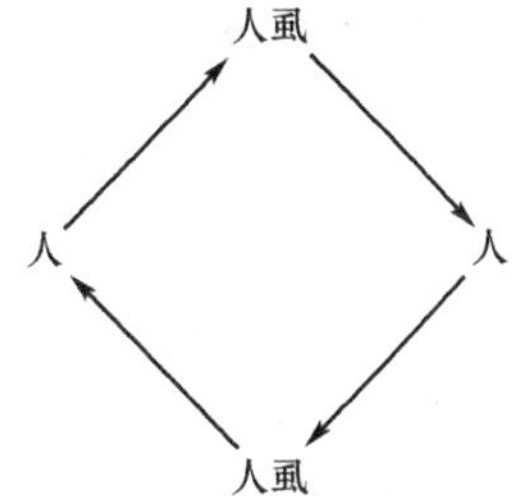

图 21-1　流行性斑疹伤寒的传播方式

2. 致病物质　普氏立克次体的致病物质主要有内毒素和磷脂酶 A 等。内毒素的化学成分为脂多糖,具有与肠道杆菌内毒素相似的多种生物学活性。可刺激单核/巨噬细胞产生 IL-1 和 TNF-α,引起发热;TNF-α 还可引起血管内皮细胞损伤、微循环障碍、中毒性休克和 DIC 等。磷脂酶 A 能溶解宿主细胞膜或吞噬体膜,有利于立克次体进入宿主细胞质内生长繁殖。此外,微荚膜样黏液层有利于立克次体黏附宿主细胞,并具有抗吞噬作用。

3. 所致疾病　普氏立克次体所致疾病为流行性斑疹伤寒。当普氏立克次体侵入皮肤后,与局部淋巴组织或小血管内皮细胞表面特异性受体结合而被吞入胞内,依靠磷脂酶 A 溶解吞噬体膜的甘油磷脂进入细胞质内大量增殖,最终导致细胞裂解,释放出立克次体,引起第一次菌血症。立克次体经血流扩散至全身组织器官的小血管内皮细胞,在其中大量增殖并释放入血,导致第二次菌血症。普氏立克次体通过大量增殖破坏宿主细胞;菌体崩解释放内毒素等毒性物质,形成毒血症,损害血管内皮细胞,造成肿胀和坏死,通透性增强,血浆渗出,有效循环血量下降。其主要病理改变为血管内皮细胞增生,血管壁坏死,血栓形成。造成皮肤、心、肺和脑等血管周围的广泛性病变。

流行性斑疹伤寒的潜伏期为10~14天,发病急、高热、剧烈头痛和周身疼痛,4~7天出现皮疹。婴幼儿发病率低,多见成年人感染,50岁以上的人发病率高,60岁以上的患者死亡率高。

4. 免疫性 普氏立克次体严格细胞内寄生,抗感染以细胞免疫为主,体液免疫为辅。CTL细胞溶解杀伤感染立克次体的血管内皮细胞,T_{H1}细胞释放细胞因子IFN-γ增强MΦ的吞噬和杀伤功能;B细胞产生的群和种抗体有促进吞噬细胞的吞噬作用,中和细胞外立克次体的感染性和毒性物质。与此同时,免疫作用也增加了对机体的病理性损害。由于二次菌血症,病后可获得牢固免疫力,与斑疹伤寒立克次体的感染有交叉免疫力。

(三) 微生物学检查法

主要为分离和鉴定,对临床确诊和流行病学调查有意义。

1. 标本采集 一般在发病期或急性期尚未用抗生素之前无菌采血以提高阳性分离率。流行病学调查常采取野生小动物、家畜脏器或节肢动物的组织悬液。

2. 分离培养 标本中普氏立克次体含量常不高,直接镜检阳性率低。可将标本尽快接种在雄性豚鼠的腹腔内,接种后若体温>40℃或阴囊有红肿,表示已发生感染;若无阴囊红肿而体温超过40℃,可取脾组织接种鸡胚卵黄囊,35℃孵育数日,如卵黄囊膜涂片查见细菌可能即为普氏立克次体,并根据形态、细胞内部位及免疫荧光法等进行鉴定。

3. 血清学检测

(1) 间接荧光抗体试验:抗体滴度≥1:80早晚期双份血清效价呈4倍增长者有诊断意义。

(2) 补体结合试验:用普氏立克次体可溶性(群特异)抗原进行的补体结合试验可区别斑疹伤寒和其他群的立克次体感染,而要区别普氏与斑疹伤寒立克次体还需用种特异性抗原。

(3) 外斐反应:(变形杆菌OX_{19}抗原)的滴度≥1:160或恢复期抗体滴度比早期增高≥4倍者可诊断为斑疹伤寒,但要结合临床症状,排除外斐反应假阳性。

4. 分子生物学检测 可应用PCR或核酸探针检测。

(四) 防治原则

1. 预防原则 流行性斑疹伤寒的预防主要应改善生活条件,讲究个人卫生,消灭体虱,加强个人防护。

特异性预防采用由γ射线辐射或甲醛处理的灭活鼠肺疫苗和鸡胚疫苗等,可使发病率降低70%~90%,免疫力可持续一年。

2. 治疗原则 多西环素、氯霉素和四环素类抗生素对普氏立克次体均有效,可缩短病程,降低死亡率。禁用磺胺类药物治疗。

二、斑疹伤寒立克次体

斑疹伤寒立克次体(*R. typhi*)或称莫氏立克次体(*R. mooseri*)是地方性斑疹伤寒(亦称鼠型斑疹伤寒)的病原体。1931年,Mooser等分别从该疾病流行的墨西哥的鼠脑和美国的鼠虱中分离出来。地方性斑疹伤寒可在世界各地散发,而主要发生在非洲和南美洲。

(一) 生物学性状

斑疹伤寒立克次体大小形态同普氏立克次体,但链状排列少见。染色性、结构、抗原构造、培养特性、抵抗力以及易感细胞、易感动物方面与普氏立克次体相同,只是斑疹伤寒立克次体所致的豚鼠阴囊反应比普氏立克次体引起的更强。

(二) 致病性和免疫性

1. 感染途径 斑疹伤寒立克次体的主要储存宿主是鼠,主要传播媒介是鼠蚤和鼠虱,感染的自然周期是鼠—鼠蚤/虱—鼠。立克次体长期寄生于隐性感染鼠体,鼠蚤吸疫鼠血后,立克次体进入其消化道并在肠上皮细胞内繁殖,细胞破裂后释出立克次体,混入蚤粪中,在鼠群间传播。鼠蚤只在鼠死亡后才离开鼠转向叮咬人血,而使人感染。此外,带有立克次体的干燥蚤粪还可经口、鼻及眼结膜进入人体而致病(图21-2)。

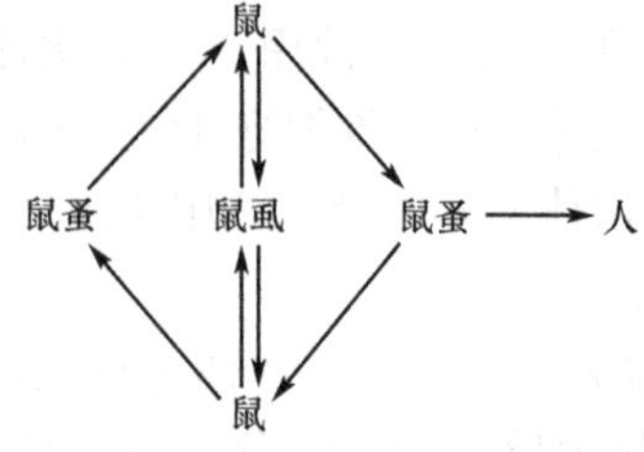

图21-2 斑疹伤寒立克次体的传播方式

2. 所致疾病 致病物质同普氏立克次体,所

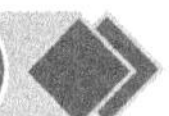

致疾病为地方性斑疹伤寒，其临床症状与流行性斑疹伤寒相似，但发病缓慢，常经过8～12天的潜伏期后出现发热和皮疹，病情较轻，很少累及中枢神经系统和心肌，病死率不超过1%。

3. 免疫性　斑疹伤寒立克次体的免疫性与普氏立克次体相似，并且与普氏立克次体感染有交叉免疫力。

（三）微生物学检查法

接种雄性豚鼠腹腔，若有斑疹伤寒立克次体的感染可出现发热，同时伴有明显的阴囊红肿和鞘膜反应（Neill-Mooser reaction）。其余同普氏立克次体。

（四）防治原则

预防措施主要是要改善居住条件，提高民族素质，讲究个人卫生，灭虱、灭蚤和灭鼠。接种疫苗。治疗原则同流行性斑疹伤寒。

第二节　东　方　体

恙虫病东方体（*O. tsutsugamushi*）（以前称为恙虫病立克次体，*R. tsutsugamushi*）是恙虫病的病原体。我国早在晋代的葛洪就曾描述过恙虫病。1927年日本学者绪方规雄等用病人血液注射家兔睾丸内，经5～6次传代后，阴囊红肿，取其涂片染色发现病原体。1948年我国学者在广州分离出恙虫病东方体。该病主要流行于东南亚、西南太平洋岛屿、日本和我国的东南地区。

一、生物学性状

（一）形态、染色与结构

呈球状或短杆状，多成对排列，平均宽0.5μm、长1.2μm（很少超过1.5μm）。染色特性与普氏立克次体相似。细胞壁的结构和抗原成分与立克次体属不同，菌体表面无黏液层、无微荚膜，无肽聚糖和脂多糖，与变形杆菌OX_K有交叉抗原。故恙虫病立克次体现另立为东方体属。

（二）培养特性

小鼠易感，亦可在鸡胚卵黄囊和组织细胞中生长。常用原代鸡胚细胞，传代HeLa、BHK、L929等细胞培养。

（三）抵抗力

在外环境中的抵抗力较其他立克次体为低，56℃10分钟即被杀灭；37℃2～3小时后，其活力大为下降，低温可长期保存，-20℃能存活5周；对一般消毒剂极为敏感。

二、致病性与免疫性

（一）感染途径

恙虫病是一种自然疫源性疾病，主要流行于啮齿动物。野鼠和家鼠感染后多无症状，但体内长期保留病原体，故为主要传染源。此外，兔类、鸟类等也能感染或携带恙螨而成为传染源。东方体寄居在恙螨体内，可经卵传代，并借助于恙螨的叮咬在鼠间传播，恙螨既是储存宿主又是传播媒介。

（二）所致疾病

所致疾病为恙虫病。人若被恙螨叮咬后，经7～10天或更长的潜伏期，突然发病，高热，剧烈头痛，可出现耳聋。于叮咬处出现红斑样皮疹，形成水疱，破裂后发生溃疡，周围红润，上覆黑色痂皮（称为焦痂），是恙虫病的特征之一。

病原体进入宿主后，在内皮细胞中繁殖，多在细胞质近核处成堆排列，然后通过出芽方式释放，经淋巴系统入血循环，产生菌血症，可引起发热、皮疹、全身淋巴结肿大及内脏器官的病变。

（三）免疫性

以细胞免疫为主，病后获得较持久的免疫力。

三、微生物学检查法

（一）病原体分离

取急性期病人血液接于小鼠腹腔，濒死时取腹膜或脾脏作涂片，经姬姆萨染色或荧光抗体染色镜检。

（二）血清学检查

1. 间接免疫荧光试验　测定血清抗体，于起病第1周末出现抗体，第2周末达高峰，阳性率高于外斐反应，抗体可持续10年，对流行病学调查意义较大。

2. 补体结合试验 应用当地代表株或多价抗原,特异性高,抗体持续时间长,可达5年左右。效价1∶10以上为阳性。

3. 外斐反应 病人单份血清对变形杆菌OXk凝集效价在1∶160以上或早晚期双份血清效价呈4倍增长者有诊断意义。最早第4天出现阳性,3~4周达高峰,5周后下降。

四、防治原则

在流行区要加强个人防护,防止恙螨叮咬,灭鼠除草,加快疫苗研制。治疗同普氏立克次体。

第三节 无形体

嗜吞噬细胞无形体(*A. phagocytophilum*)引起的人粒细胞无形体病,是一种经蜱传播的人兽共患传染病,自1994年美国报告首例病例以来,在欧洲及包括我国在内的亚洲一些国家和地区相继有报道发生。

一、生物学性状

(一)形态、染色与结构

嗜吞噬细胞无形体呈多形性,以球状为主,直径0.4~1.5 μm,其染色特性与普氏立克次体相同。在宿主细胞胞质中以膜包裹的空泡内生长繁殖,许多细菌聚集形成桑葚状包涵体。嗜吞噬细胞无形体细胞壁中无成型的肽聚糖、无脂多糖,但细胞膜中含有来源于宿主细胞的胆固醇成分。

(二)培养特性

用HL-60或蜱IDE8等传代细胞进行培养。

(三)抵抗力

嗜吞噬细胞无形体在外界环境中抵抗力较弱,离开宿主细胞仅能存活数小时。

二、致病性与免疫性

(一)感染途径

嗜吞噬细胞无形体通过蜱的叮咬在脊椎动物间传播,在自然界宿主动物中引起持续性感染,储存宿主主要是野鼠以及一些牧养动物。当蜱叮咬感染动物后,嗜吞噬细胞无形体可进入蜱并在中肠和唾液腺中生长繁殖,人偶然被携带病原体的蜱叮咬而感染。

(二)所致疾病

嗜吞噬细胞无形体通过蜱叮咬进入患者体内,经微血管或淋巴管进入血流和脏器,主要寄生于中性粒细胞,引起疾病。潜伏期一般为7~14天。急性起病,主要临床症状为发热、寒战、乏力、头痛、肌肉痛,有些患者有恶心、呕吐、腹泻、腹痛等症状,很少出现皮疹。实验室检查外周血白细胞减少、血小板降低,转氨酶升高。严重者可发展为多器官功能衰竭、DIC甚至死亡。发病高峰时间与当地蜱活动活跃时期一致,我国多集中在5~10月。高危人群为疫区接触蜱的人群。

(三)免疫性

以细胞免疫为主。

三、微生物学检查法

1. 病原体分离、染色镜检 取急性期病人全血或白细胞接种HL-60细胞,经染色镜下可观察到细胞内细菌形成的桑葚状包涵体。病人的外周血标本亦可直接涂片染色,检查中性粒细胞内细菌的包涵体,早期阳性检出率在25%~75%。

2. 病原体鉴定 用PCR检测血液标本。

3. 血清学检查 采集患者急性期、恢复期双份血清,进行间接免疫荧光试验,检测特异性抗体滴度。恢复期血清抗体滴度较急性期有4倍及以上升高有诊断意义。

四、防治原则

预防主要是在流行区加强个人防护,防止蜱的叮咬。疫苗尚在研制中。治疗首选多西环素,其他四环素类药物亦有效。

第四节 柯克斯体

贝纳柯克斯体(*C. burnetii*)亦称Q热柯克斯体,是Q热(query fever)的病原体。Q热即疑问热,指原因不明的发热。Q热在全世界范围内流行。

一、生物学性状

（一）形态与染色

贝纳柯克斯体呈高度多形性，球杆或短杆状，甚至球状。大小为长 0.2～1.0μm，宽 0.2～0.4μm。革兰染色多为阴性，其他染色特性同普氏立克次体。鸡胚卵黄囊中生长旺盛，能在多种细胞中繁殖。

（二）抗原结构

贝纳柯克斯体有抗原相的变异，发生变异的主要成分为脂多糖。新分离的病原体为Ⅰ相，毒力强，含有完整的抗原组分；经人工传代后失去Ⅰ相中的表面抗原而成为毒力弱的Ⅱ相。Ⅱ相又可通过动物接种回复至Ⅰ相。

（三）抵抗力

贝纳柯克斯体抵抗力较强。耐热，牛乳需煮沸10分钟以上才能杀死。耐干燥，在蜱干粪中可存活一年以上。1%甲醛需48小时才能将其灭活。

二、致病性与免疫性

贝纳柯克斯体在蜱体内能长期存活，并可经卵传代。随粪便排出，粪便中含有大量病原体。蜱既是储存宿主，又是动物间的传播媒介。蜱叮咬野生啮齿动物和家畜使其感染成为中间储存宿主。受感染家畜多数无症状，却是主要传染源，乳汁、尿、粪中可长期带有病原体，由消化道或呼吸道接触感染人。

Q热的潜伏期一般为14～28天，症状类似流感或原发性非典型肺炎，发病突然，高热寒战，常有剧烈头痛、肌肉疼痛和食欲减退，很少出现皮疹。轻者可自愈，重症病例可并发肝炎、心内膜炎。病后可获得一定免疫力，且以细胞免疫为主。

三、微生物学检查法

1. 病原体分离 可采血进行豚鼠腹腔接种，发热后取脾脏作涂片染色检查。还可选用鸡胚卵黄囊或细胞培养。

2. 血清学检查 如果外斐试验阴性，可用补体结合试验或凝集试验检查血中有无特异性抗体以辅助诊断。一般急性病人只产生Ⅱ相抗体。若Ⅰ相抗体持续较高水平，说明感染仍然存在，为慢性或隐性感染。

四、防治原则

预防重点在于消除家畜的感染，对可疑乳制品严格消毒。对易感人群可接种用Ⅰ相菌株制成的灭活或减毒疫苗，有一定效果。对牛、羊也可接种疫苗。治疗可用四环素和氯霉素。

第五节 巴通体

汉赛巴通体（*B. henselae*）是猫抓病（cat scratch disease，CSD）的主要病原体。

一、生物学性状

汉赛巴通体形态多样，主要为杆状，大小为1μm×0.5μm左右。革兰染色阴性，姬姆萨染色呈蓝紫色，镀银染色呈棕黄色。由临床新鲜标本中分离的汉赛巴通体有菌毛，而经实验室传代后可丧失。其生化反应不活泼，不发酵各种糖类。

二、致病性与免疫性

（一）感染途径

传染源主要为猫和狗，尤其是幼猫。90%以上的患者与猫或狗有接触史，75%的病例有被猫或狗抓伤、咬伤的历史，猫口腔、咽部的病原体经伤口或通过其污染的毛皮、脚爪侵入而传播，多发于学龄前儿童及青少年。

（二）所致疾病

近年来养宠物者增多，猫抓病病例增加。病原体从抓伤处进入体内，局部皮肤出现丘疹或脓疱，继而发展为以局部引流淋巴结肿大为特征的临床综合征，出现发热、厌食、肌痛、脾肿大等。常见的临床并发症是结膜炎伴耳前淋巴结肿大（Parinaud眼-淋巴腺综合征），系猫抓病的重要特征之一。

汉赛巴通体尚可引起免疫功能低下的患者，例如HIV感染者、肿瘤或器官移植的病人、杆菌性血管瘤-杆菌性紫癜（bacillary angiomatosis-bacillary peliosis，BAP），主要表现为皮肤损害和内脏器官小血管增生。杆菌性血管瘤可发生在体内任何实质性器官,而杆菌性紫癜则多见于肝脏、脾脏。

三、微生物学检查法

可取病灶组织(淋巴结、皮肤、肉芽肿等)作超薄切片,进行组织病理学检查。此外,还可用羊血琼脂或巧克力琼脂等培养基,或采用原代或传代细胞,对新鲜组织标本培养和鉴定。

四、防治原则

对宠物定期检疫。与猫、狗接触时避免被抓伤或咬伤,若被抓、咬伤后,可用碘酊局部消毒。可采用环丙沙星、红霉素、利福平等治疗感染猫或病人。

(葛　艳)

第二十二章 衣原体

衣原体(*Chlamydia*)是一类严格在真核细胞内寄生,有独特的发育周期,能通过细菌滤器的原核细胞型微生物。

衣原体的共同特性:①革兰阴性,圆形或椭圆形,大小为 0.2~0.5μm;②具有细胞壁,与革兰阴性菌相似;③严格真核细胞内寄生,以二分裂方式繁殖,并有独特的发育周期;④同时含有 DNA 和 RNA 两种核酸;⑤有核糖体和一定数目的酶,在宿主细胞提供能量的情况下能进行多种代谢;⑥对多种抗生素敏感。

目前衣原体科下有衣原体属和嗜衣原体属 2 个属 9 个种,广泛寄生于人类、哺乳动物及禽类体内,对人致病的主要是:沙眼衣原体(*C.trachomatis*)、肺炎衣原体(*C. pneumoniae*)、鹦鹉热衣原体(*C. psittaci*)和兽类衣原体(*C. pecorum*),多引起眼、泌尿道和呼吸道感染。现将 4 种致病性衣原体比较如表 22-1。

表 22-1 四种衣原体的主要特性

性状	沙眼衣原体	肺炎衣原体	鹦鹉热衣原体	兽类衣原体
自然宿主	人、小鼠	人	鸟类、低等哺乳类	牛、羊
主要人类疾病	沙眼	肺炎	肺炎	呼吸道感染
	性传播疾病	呼吸道感染	呼吸道感染	
	幼儿肺炎			
原体形态	圆、椭圆	梨形	圆、椭圆	圆
包涵体糖原	+	–	–	–
血清型	19	1(TWAR 株)	不明	3
DNA 同源性				
与相同衣原体种	>90%	>90%	14%~95%	88%~100%
与不同衣原体种	<10%	<10%	<10%	
对磺胺的敏感性	敏感	不敏感	不敏感	不敏感

注:TWAR:Taiwan,acute respiratory

第一节 概 述

一、生物学性状

(一)发育周期与形态染色

衣原体在宿主细胞内繁殖,具有独特的发育周期,呈现两种不同的形态结构,代表发育的两个时期(图 22-1)。

1. 原体(elementary body,EB) 小球形、椭圆形或梨形,直径 0.2~0.4μm。电镜下可见到致密的类核结构和少量的核糖体,有胞壁,是发育成熟的衣原体,姬姆萨染色呈紫色,Macchiavello 染色呈红色。原体在宿主细胞外较稳定,无繁殖能力,但具有高度的感染性(图 22-2)。当进入易感细胞后,在细胞膜包绕形成的空泡即吞噬体中逐渐发育,体积增大进入增殖状态,形成始体。

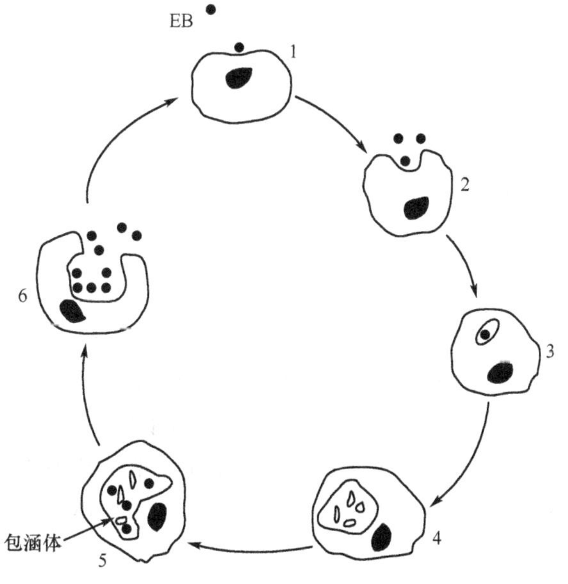

图 22-1 衣原体的发育周期

1. EB 吸附;2. EB 被吞入;3. 8 小时后发育成 RB;4. 24 小时,RB 增殖;5. 30 小时,RB 分化成 EB,包涵体形成;6. 48 小时,细胞破裂,释放 EB

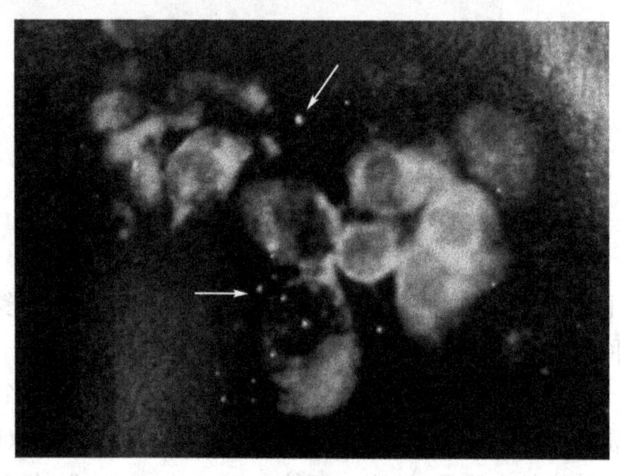

图 22-2 原体(箭头所指)(荧光染色)(Murray *et al*,1998)

2. 始体(initial body) 大球形,直径 0.5~1μm。无致密核质,但有纤细网状结构,故又称网状体(reticulate body,RB),无胞壁,姬姆萨和 Macchiavello 染色均呈蓝色。始体在细胞外很快死亡,故不具感染性,但在细胞内代谢活泼,经二分裂方式繁殖,形成含有繁殖始体和子代原体的空泡即包涵体(inclusion)。始体在包涵体内逐渐成熟为子代原体,然后从破坏的感染细胞中释出;再感染新的易感细胞,开始新的发育周期。每个发育周期为 48~72 小时,即:

原体→吸附→吞噬体(空泡)→在吞噬体内形成始体→二分裂繁殖→形成包涵体 →在包涵体内成熟为原体→释放

原体和始体的主要性状比较见表 22-2。

表 22-2 原体和始体的性状比较

性状	原体	始体
大小(直径,μm)	0.2~0.4	0.5~1
细胞壁	+	-
胞外稳定性	+	-
感染性	+	-
繁殖能力	-	+
毒性	+	-

(二) 基因组特征

衣原体基因组大小在 1.04~1.23Mb。其中沙眼衣原体 D 血清型基因组 1.04Mb,G+C 占 41.3%,另有 1 个 7 493bp 的质粒。整个基因组有 894 个编码蛋白的基因,存在特别强的 DNA 修复和重组系统,未发现前噬菌体基因。

(三) 培养特性

衣原体营专性细胞内寄生。绝大多数衣原体常用 6~8 天龄鸡胚或鸭胚卵黄囊接种法培养,可在卵黄囊膜内找到包涵体、原体和网状体颗粒。某些衣原体经一定接种途径可使小鼠感染,如鹦鹉热衣原体接种小鼠腹腔;性病淋巴肉芽肿衣原体接种小鼠脑内。

衣原体可在某些原代或传代细胞株中生长,如 HeLa-299、BHK-21、McCoy 或 HL 细胞株,比鸡胚培养更敏感。为提高分离培养阳性率,可通过离心或用 X 线照射细胞,使更多的衣原体吸附到易感细胞表面。

(四) 抗原结构

根据细胞壁的不同成分,可分为属、种、型特异抗原。

1. 属特异抗原 位于细胞壁的共同抗原,为脂多糖,类似革兰阴性菌的脂蛋白-脂多糖复合物。用补体结合试验检测。

2. 种特异抗原 大多数衣原体的种特异抗原位于主要外膜蛋白(major outer membrane protein,MOMP)上。用补体结合试验和中和试验检测。

3. 型特异抗原 为 MOMP 抗原中可变区氨基酸序列不同形成的抗原特异性成分。常用检测的方法是单克隆抗体微量免疫荧光试验(MIF)。

4. 抗原变异 MOMP 抗原表位已发生变异,并易形成新的亚种。

(五) 抵抗力

衣原体对热敏感,在 60℃ 仅能存活 5~10 分钟。耐冷,在-70℃ 可保存数年,冷冻干燥可保存 30 年以上。75% 乙醇溶液 0.5 分钟或 2% 来苏 5 分钟均可将其杀死。红霉素、多西环素和多西环素等有抑制衣原体繁殖的作用。

二、致病性与免疫性

(一) 致病性

不同衣原体因 MOMP 等不同,其致病性也不同。有些只引起人类疾患,如肺炎衣原体和沙眼衣原体中的沙眼生物亚种、LGV;有些是人兽共患病原体,例如鹦鹉热衣原体中的部分菌株;有些只引起动物疾病,例如沙眼衣原体中的鼠亚种、鹦鹉热衣原体中的大多数菌株和兽类衣原体。

衣原体的致病机制尚不完全清楚。具有感染性的原体借助脂多糖和蛋白质吸附于易感的杯状或黏膜上皮细胞，进入胞内形成吞噬体，也可进入单核吞噬细胞。MOMP 阻止吞噬体与溶酶体融合，衣原体不被杀灭，而利于其在吞噬体内繁殖并破坏宿主细胞。衣原体还能产生类似革兰阴性菌的内毒素样物质，抑制宿主细胞代谢，直接破坏宿主细胞。受染机体产生迟发型超敏反应，造成组织细胞的免疫病理损伤。MOMP 可促进单核细胞产生 IL-1等细胞因子，而 IL-1 是炎症和瘢痕形成的重要因素，沙眼衣原体感染易生成瘢痕可能与此有关。

不同衣原体的传播途径也不同，所致疾病主要有沙眼、包涵体结膜炎、泌尿生殖道感染（非淋菌性尿道炎、宫颈炎等）、性病淋巴肉芽肿以及肺炎等。

（二）免疫性

机体感染衣原体后，体内能产生型特异性的细胞免疫和体液免疫。但这种免疫力不强，维持时间也短，因此易造成衣原体的持续感染和反复感染。同时，免疫应答还可造成免疫病理损伤。

第二节 主要致病性衣原体

一、沙眼衣原体

沙眼衣原体（*C. trachomatis*）主要的自然宿主是人类，也是最常见的对人致病的衣原体。根据致病性和某些生物学特性的不同，沙眼衣原体可分为三个亚种，即沙眼生物亚种（Biovar *trachoma*）、性病淋巴肉芽肿亚种（Biovar *lympogranuloma venereum*，LGV）和鼠亚种（Biovar *mouse*）（表 22-3）。

表 22-3 沙眼衣原体三个亚种的比较

	沙眼亚种	LGV 亚种	鼠亚种
自然宿主	人	人	鼠
易感组织细胞	鳞状上皮细胞	淋巴组织和单核吞噬细胞	-
McCoy 细胞培养的阳性率	70%～80%	<50%	不详
血清型（个）	14	4	不详
小鼠：脑内接种致死	-	+	-
灵长类：滤泡性结膜炎	+	-	-

（一）生物学特性

1. 形态与染色 圆形或椭圆形，原体直径约 0.3μm，Giemsa 染色呈紫红色，Macchiavello 染色呈红色，原体能合成糖原，渗入沙眼包涵体的基质组成，故被碘溶液染成棕褐色。网状体直径为 0.5～1μm，Giemsa 染色为深蓝或暗紫色。

2. 培养特性 常用鸡胚卵黄囊接种和细胞培养沙眼衣原体。我国学者汤飞凡（1897—1958）在 1955 年采用鸡胚卵黄囊接种法，在世界上首次分离出沙眼衣原体。

3. 抗原 根据 MOMP 抗原差别，采用 MIF 将沙眼亚种分为 14 个血清型，LGV 分 4 个血清型。

（二）致病性与免疫性

1. 沙眼亚种所致疾病 应用 MIF 可将其分为 A、B、Ba、C、D、Da、E、F、G、H、I、Ia、J 及 K 14 个血清型，引起不同的疾病。

（1）沙眼：由沙眼亚种 A、B、Ba 和 C 血清型引起。主要通过眼-眼或眼-手-眼的途径传播，传播媒介主要有玩具、公用毛巾和洗脸盆等。沙眼的早期症状是流泪、有黏液脓性分泌物、结膜充血及滤泡增生。后期出现结膜瘢痕、眼睑内翻、倒睫以及角膜血管翳引起的角膜损害，虽发病缓慢，但影响视力或致盲，是目前世界上致盲的首位病因。

（2）包涵体结膜炎：由沙眼亚种 B、Ba、D、Da、E、F、G、H、I、Ia、J 及 K 血清型引起。包括婴儿型及成人型两类，均引起滤泡性结膜炎，其分泌物内含大量衣原体，病变类似沙眼，但不侵犯角膜，不形成结膜瘢痕，一般经数周或数月痊愈。前者系婴儿通过产道时受染，成人感染可因性接触经手传染至眼，亦可因污染的游泳池水而感染。

（3）泌尿生殖道感染：血清型与包涵体结膜炎相同。经性接触传播引起的非淋菌性泌尿生殖道感染，有 50%～60% 系沙眼衣原体所致，是男性尿道炎最常见的病因，未经治疗者多数转变成慢性，周期性加重，或可合并附睾炎、前列腺炎和Reiter's 综合征。在女性可引起尿道炎、宫颈炎、输卵管炎、盆腔炎等。输卵管炎可造成输卵管瘢痕、不孕和异位妊娠。泌尿生殖道感染还常与淋病奈瑟菌混合感染。

（4）沙眼衣原体肺炎：由 D—K 血清型引起婴儿沙眼衣原体肺炎。

2. 性病淋巴肉芽肿亚种所致疾病 由沙眼 LGV 亚种引起性病淋巴肉芽肿。通过性接触在人类传播。主要侵犯淋巴组织，侵犯男性腹股沟淋巴结，引起化脓性淋巴结炎和慢性淋巴肉芽肿，常形成瘘管；侵犯女性会阴、肛门和直肠，可形成肠-皮肤瘘管，或引起会阴-肛门-直肠狭窄和梗阻。

机体感染沙眼衣原体后可产生特异性体液免疫和细胞免疫，由于沙眼衣原体为胞内寄生菌，故以细胞免疫为主，主要由 MOMP 活化的 $CD4^+$T 细胞释放细胞因子激活单核巨噬细胞清除感染或未感染的黏膜细胞，产生病理性损害。

但体液免疫和细胞免疫不强和不持久，故常有反复再感染。

（三）微生物学检查法

沙眼衣原体性质不太稳定，在标本的采集和实验室操作过程中需保持冷冻和最大限度地减少室外暴露时间以保持其最强的感染活性。

急性期沙眼或包涵体结膜炎患者以临床诊断为主，对不能进行明确诊断的患者根据不同的疾病采取不同部位的标本。如取结膜刮片或眼穹隆部及眼结膜分泌物作涂片；泌尿生殖道感染者可采用泌尿生殖道拭子、宫颈刮片、精液或尿液。LGV 采集淋巴结脓肿、脓液等。若标本在 24 小时内处理，常接种在含抗生素的蔗糖磷酸盐（SPG）的特殊培养基在 4℃ 条件下保存，快速送检，否则应置于 -60℃。

1. 直接涂片镜检 采用姬姆萨、碘液或荧光抗体染色镜检，检查上皮细胞内有无包涵体（图 22-3）。其中免疫荧光的单克隆抗体方法是检测组织中沙眼衣原体包涵体最敏感的方法。

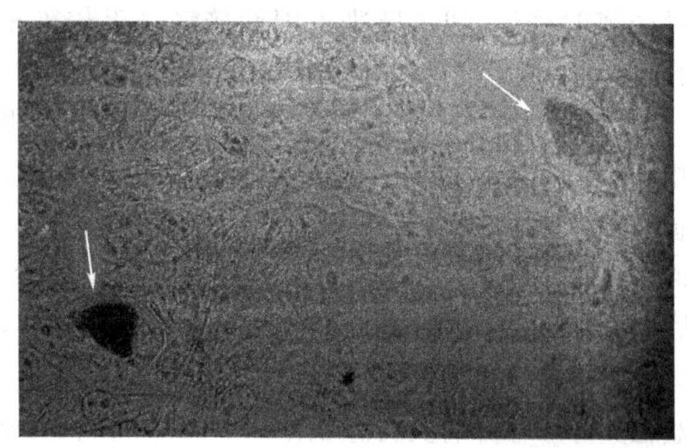

图 22-3 沙眼衣原体包涵体（碘染色）（Murray *et al*，1998）

2. 分离培养 将标本接种于鸡胚卵黄囊或传代细胞。35℃ 培养 48～72 小时。用直接免疫荧光法或 ELISA 法可以检测标本中的衣原体。

3. 抗原检测 常用直接免疫荧光法和 ELISA 法，即用荧光素或酶标记的抗 MOMP 抗体检测沙眼衣原体的抗原。

4. 核酸检测 采用核酸探针和 PCR 检测衣原体核酸，可得到高度的敏感性和特异性诊断。

5. 血清学实验 应用最广泛的是补体结合试验（CF）。双份血清，抗体滴度增加 4 倍或更高可用于诊断肺炎衣原体和 LGV。

（四）防治原则

目前，沙眼尚无特异性的预防方法，重在注意个人卫生，不使用公共毛巾、浴巾和脸盆，避免直接或间接的接触传染。预防泌尿生殖道的衣原体感染应广泛开展性病知识宣传，提倡健康的性行为，积极治愈病人和带菌者。治疗药物可选用磺胺、红霉素、阿奇霉素等。

二、肺炎衣原体

肺炎衣原体（*C. pneumoniae*）是新发现的一个新种衣原体，只有 TWAR 一个血清型。1965 年自一名台湾小学生眼结膜分离的一株衣原体（Taiwan-183，TW-183）；1983 年自美国大学生急性呼吸道感染者咽部分离的另一株衣原体（acute respiratory-39，AR-39），因两株衣原体的血清型完全相同，以这两株的字头合并后，称作 TWAR。

（一）生物学特性

（1）TWAR 在电镜下呈梨形，原体平均直径为 0.38μm，并有清晰的周浆间隙，原体中无质粒 DNA。

（2）TWAR 株与鹦鹉热衣原体、沙眼衣原体的 DNA 同源性<10%，而不同来源的 TWAR 株都具有 94% 以上的 DNA 同源性，其限制性内切酶的图谱相同。

（3）TWAR 只有一个血清型，外膜蛋白顺序分析完全相同，98kD 蛋白为特异性抗原。其单克隆抗体与沙眼衣原体及鹦鹉热衣原体无交叉反应。

（4）TWAR 株用 HEp-2 和 HL 细胞系较易分离和传代，但在第一代细胞内很少能形成包涵体。

（二）致病性与免疫性

TWAR 只感染人类而无动物宿主，是呼吸道疾病重要的病原体，通过飞沫或呼吸道分泌物传播，潜伏期平均 30 天左右，其感染具散发和流行交替出现的特点。在感染人群中流行可持续 6 个月左右。

TWAR 主要引起儿童、青少年和成人急性呼吸

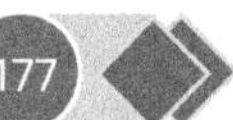

道感染，30～40 岁年龄组流行程度为 40%～50%，感染后表现为咽炎、支气管炎和轻度肺炎，起病缓慢，表现为咽痛、声音嘶哑等症状，还可引起心包炎、心肌炎和心内膜炎。近年来血清流行病学调查表明，这些感染与冠心病、急性心肌梗死发生有关，其机制尚待研究。

其免疫性以细胞免疫为主，体液免疫为辅，免疫力相对稳定。

（三）微生物学检查法法

1. 病原学检查 用 HL 和 HEp-2 细胞培养较易生长，用 McCoy 细胞及其他传代细胞培养较困难，痰标本对细胞有毒性作用，通常取咽拭标本或支气管肺泡灌洗液较好。标本最好用膜式滤菌器除去杂菌，不加抗生素。痰液和咽拭均先涂片，再以 ELISA 或直接免疫荧光法检测肺炎衣原体的存在。

2. 血清学方法 应用微量免疫荧光试验检测血清中的特异性 IgM 和 IgG 抗体。凡双份血清抗体滴度增高 4 倍或以上；或单份血清 IgM 抗体滴度 ≥1∶16，或 IgG 抗体滴度 ≥1∶512，可确诊为急性感染。

3. 分子生物学检测 采用限制性内切酶 *Pst* I 进行酶切和 PCR 进行检测。

（四）防治原则

目前尚无有效的预防方法，主要是隔离患者，避免直接接触感染人群，可选用红霉素等大环内酯类抗生素和诺氟沙星等喹诺酮类抗生素治疗。磺胺无效，禁用。

三、鹦鹉热衣原体

鹦鹉热衣原体（*C. psittaci*）首先从鹦鹉体内分离出来，以后陆续从鸽、鸭、海鸥等 100 余种鸟类体内分离出来，人的鹦鹉热通常因接触感染的鸟类而引起。

鹦鹉热衣原体为圆形或椭圆形，在鸡胚卵黄囊、HeLa 细胞株和猴肾细胞中均可生长，动物以小鼠易感。

鹦鹉热衣原体感染是比较常见的，鸟类感染常累及肠道。病原体随粪便排出，污染环境，人通过呼吸道吸入或接触引起感染。潜伏期 1～2 周。临床表现多为急剧发热，寒战、咳嗽和胸痛，所致疾病为肺炎，亦称鹦鹉热（psittacosis）或鸟疫（ornithosis）。一般不会发生人与人之间的传播。

（王红英）

第二篇　医学病毒学

病毒(virus)是一类体积微小、结构简单、只含一种类型核酸(DNA 或 RNA)、严格活细胞内寄生、以复制方式增殖的非细胞型微生物。基于在生物学特性上与原核生物和真核生物的显著差异,病毒被列为一个独立的生物类型。

病毒在自然界分布非常广泛,人、动物、植物、昆虫、真菌以及细菌等均可有病毒寄生并引起感染。根据病毒感染的宿主范围不同,可将病毒分为脊椎动物病毒、无脊椎动物病毒、植物病毒、真菌病毒和细菌病毒(噬菌体)等。

病毒与人类疾病的关系极为密切,在微生物引起的疾病中,由病毒引起的约占75%。病毒性疾病不仅传染性强、流行广泛,而且很少有特效药物,严重危害人类健康。常见的有肝炎、流行性感冒、腹泻、艾滋病等,近年流行的传染性非典型肺炎、禽流感,以及一些新现病毒性传染病,给人民的生命财产和国民经济带来了巨大损失。除急性传染病外,病毒还可引起持续性感染,有的病毒还与肿瘤及自身免疫病的发生密切相关,因此,病毒已成为多学科关注的热点。

医学病毒学(medical virology)是研究病毒与人类疾病关系的一门科学,主要研究病毒的生物学特性、致病机制与免疫应答,传播模式,以及相关的药物与疫苗的开发制品等,对于人类防治病毒性疾病具有重要意义。

第二十三章　病毒的基本性状

第一节　病毒的形态与结构

一、病毒的大小与形态

完整的成熟病毒颗粒称为病毒体(virion),是细胞外的结构形式,具有典型的形态、结构和感染性。病毒体的大小与形态可通过电子显微镜(超薄切片和磷钨酸盐负染技术)、超速离心、分级超过滤技术和X线晶体衍射等技术来观察和测量。

病毒体大小的测量单位为纳米(nanometer, nm,为1/1000μm)。各种病毒体大小差别悬殊,最大约为300nm,如痘苗病毒;最小约为30nm,如脊髓灰质炎病毒、鼻病毒等;多数病毒体小于150nm。除最大病毒体经适当染色后可在光学显微镜下观察到外,其他病毒体均须应用电子显微镜放大数千至数万倍才能看见。病毒体与其他微生物大小的比较见图23-1。

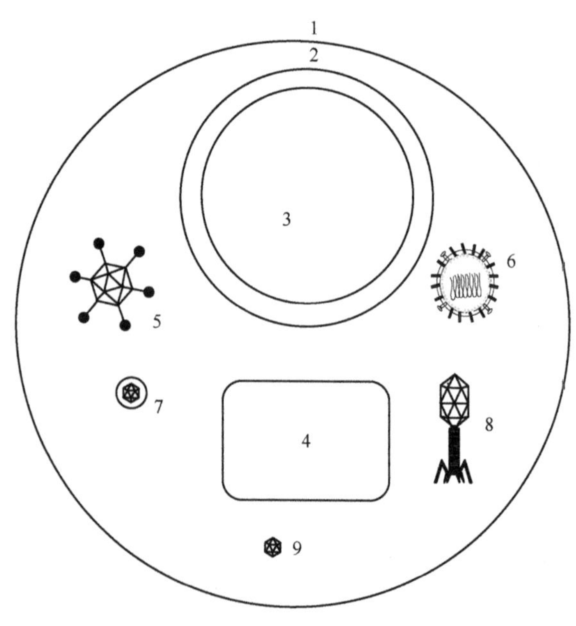

图23-1　微生物的大小比较

1. 葡萄球菌;2. 立克次体;3. 衣原体;4. 痘病毒;5. 腺病毒;6. 流感病毒;7. 乙脑病毒;8. 大肠埃希菌噬菌体;9. 脊髓灰质炎病毒

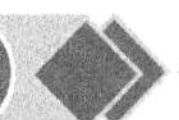

多数病毒呈球形或近似球形，少数可为杆状、丝状、子弹状、砖块状，噬菌体大多呈蝌蚪状(图 23-2)。经用磷钨酸负染后，在电子显微镜下可见到病毒表面的微细结构。简单的病毒可被结晶后用 X 线衍射分析病毒的超微结构，根据 X 线衍射图形可用数学方式处理而推导病毒体的分子构型。病毒的大小及形态在病毒分类中有重要的参考价值；当标本中病毒含量很高，检测的病毒又有形态学特征时，观察病毒形态及大小可有重要发现。

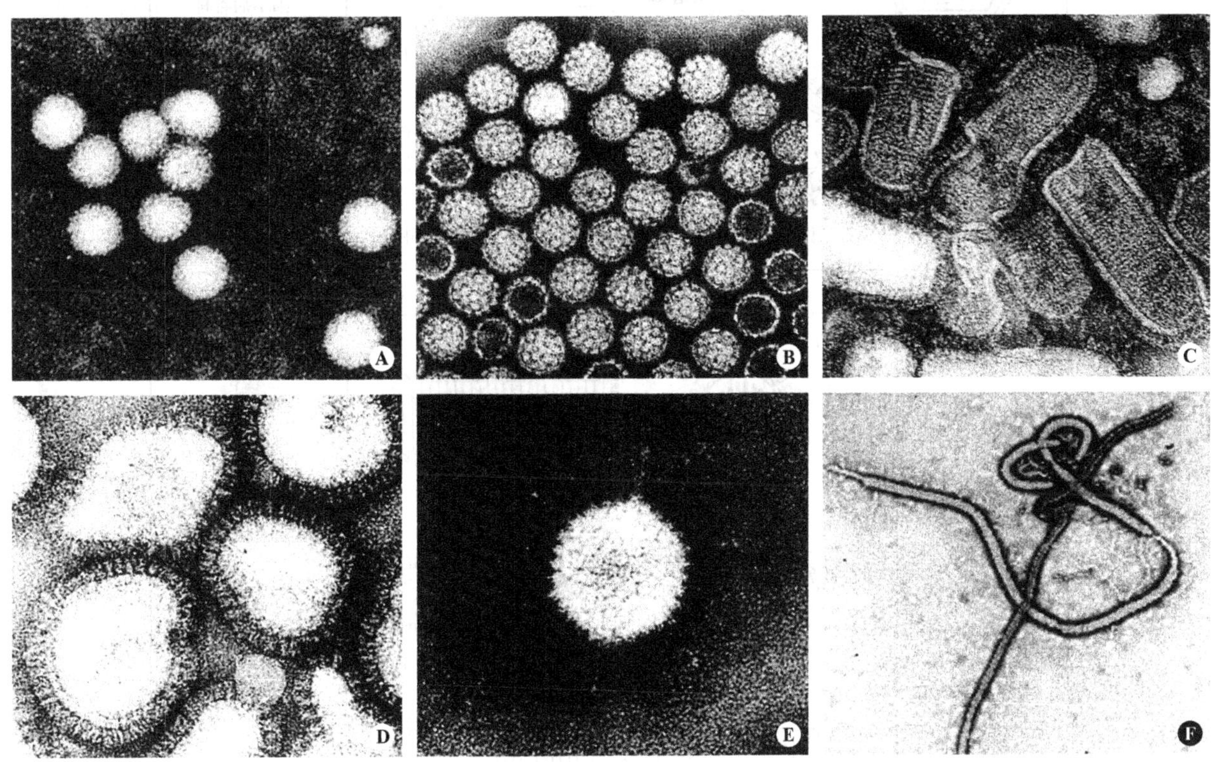

图 23-2 几种病毒电镜图(Brooks *et al*,2004; Ryan *et al*,2004)

A. 脊髓灰质炎病毒；B. 猴多瘤病毒 40；C. 水疱性口炎病毒；D. 流感病毒；E. 腺病毒；F. 埃博拉病毒

二、病毒的结构

病毒体的基本结构是核心(core)和衣壳(capsid)，二者构成核衣壳(nucleocapsid)。有些病毒的核衣壳外面还有包膜(envelope)包裹，因并非所有病毒均具有，故可视为病毒的特殊结构。包膜上常形成一些钉状突起，称为刺突(spike)(图 23-3)。有包膜的病毒体称为包膜病毒(envelope virus)，而无包膜的病毒则称为裸露病毒(naked virus)。图 23-4 显示了几种不同病毒体的形态与结构模式。

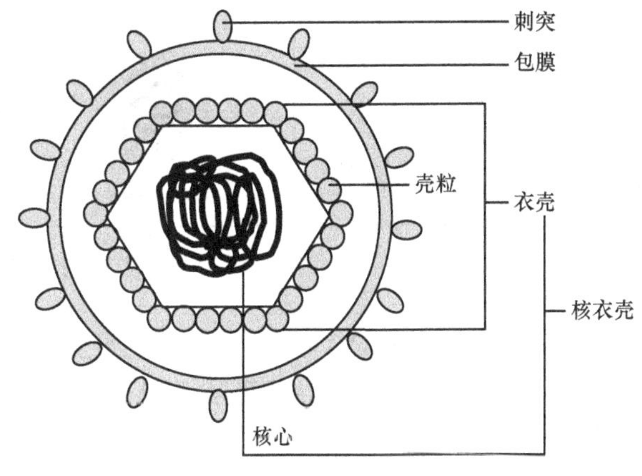

图 23-3 病毒体结构模式图

(一) 病毒核心

病毒体核心成分主要为核酸，构成病毒基因组，是决定病毒遗传、变异和复制的物质。

病毒核酸位于病毒体中心，化学成分为 DNA 或 RNA，借此分为 DNA 病毒和 RNA 病毒两大类。病毒核酸的存在形式具有多样性，有线形或环形(闭环或缺口环)，可为双链或单链，还有的分节段。因此，可将病毒分为双链 DNA(dsDNA)、单链 DNA(ssDNA)、双链 RNA(dsRNA)、单链 RNA(ssRNA)及分节段 RNA 等病毒类型。ssRNA 病毒依据核酸的作用不同又分为二组：病毒 RNA 的碱基序列与 mRNA 完全相同者，称为单正链 RNA 病毒(+ssRNA)，该病毒

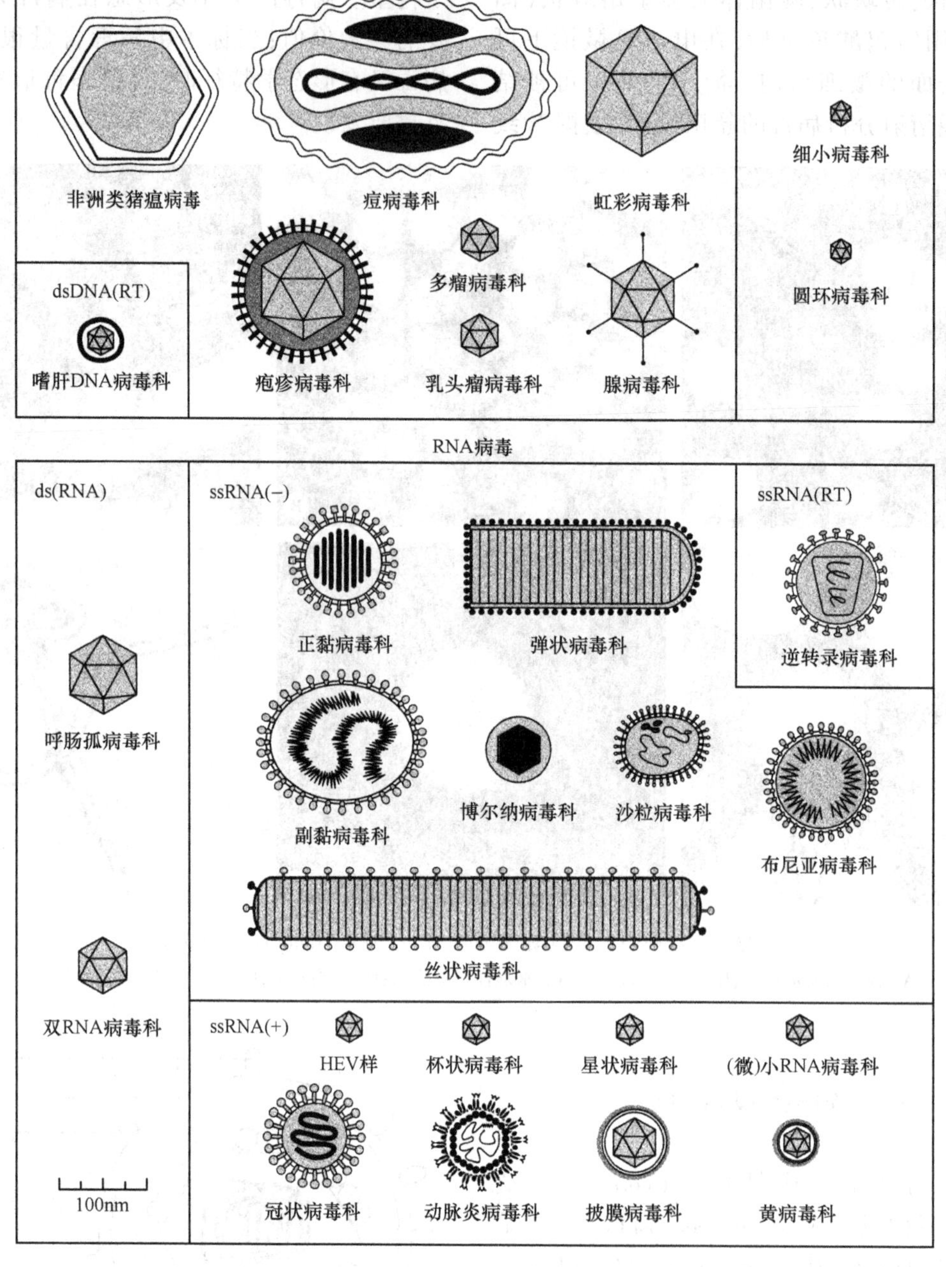

图 23-4　数种病毒体的形态与结构模式图(Brooks *et al*, 2004)

RNA 可直接起病毒 mRNA 的作用，如从此类病毒颗粒中提纯 RNA，注入适宜的细胞时具有感染性，故称为感染性核酸；病毒 RNA 的碱基序列与 mRNA 互补者，称为单负链 RNA 病毒(-ssRNA)，这种病毒的颗粒中含有依赖 RNA 的 RNA 聚合酶，可催化合成互补链，成为病毒 mRNA，翻译病毒蛋白。从-ssRNA 病毒颗粒中提取出的核酸无感染性。一般而言，动物和人类病毒以线形的 dsDNA 和 ssRNA 为主，植物病毒多为 ssRNA，噬菌体多为线形 dsDNA。

病毒基因组大小差别悬殊，微小病毒(parvovirus)仅由 5kb 组成，而最大的痘类病毒则由约 4Mb 组成。基因组的大小和病毒的复杂程度直接相关，基因组越大意味着病毒能合成越多的蛋白质，从而可以有更为复杂的结构。除此之外，基因组的大小也和病毒本身功能密切相关，有较大基因组的病毒能够合成更多相关的转录酶，而不是依靠宿主细胞提供，所以能够更独立地完成转录和翻译。病毒核酸作为模板还可在细胞内复制合成子代病毒的基因组，并最终形成完整的子代病毒。

(二) 病毒衣壳

病毒核酸外包有蛋白衣壳，具有维持病毒体的形态、保护病毒核酸免受核酸酶等不利因素破坏的作用;还能介导病毒进入宿主细胞,决定病毒的亲嗜性;同时具有抗原性,是病毒体的主要抗原成分。

衣壳是由一定数量的壳粒(capsomere)所组成。在电镜下可见壳粒的形态,每个壳粒被称之为一个形态亚单位(morphologic subunit);每个壳粒又由一个或多个多肽分子所组成,这些多肽分子又称为化学亚单位(chemical subunit)或结构亚单位(structural subunit)。不同病毒的衣壳所含壳粒的数量和排列方式不同,可作为病毒分类和鉴定的依据。根据壳粒的排列方式不同,病毒的结构可有以下 3 种立体对称型(图 23-5)。

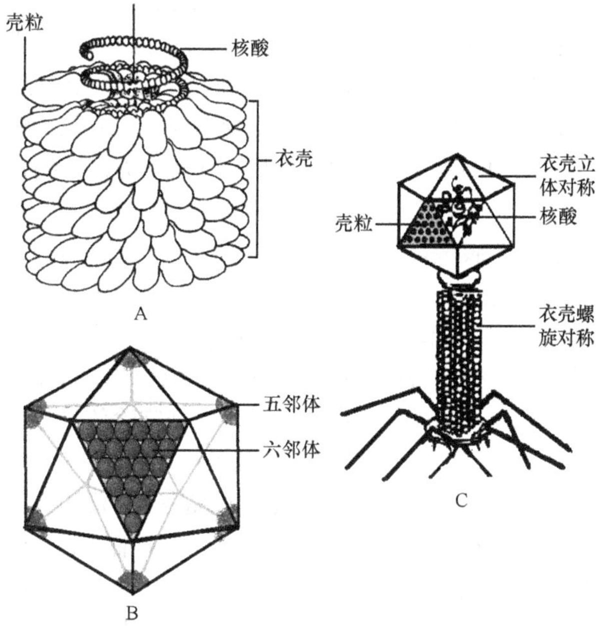

图 23-5 病毒体衣壳对称排列模式图

A. 螺旋对称;B. 二十面体立体对称;C. 复合对称

1. 螺旋对称型(helical symmetry) 壳粒沿着螺旋形的病毒核酸链排列而成。见于大多数杆状病毒、弹状病毒。

2. 20 面体立体对称型(icosahedral symmetry) 核酸浓集成球形或近似球形,外周的壳粒呈 20 面体立体对称型排列。20 面体的每个面都呈等边三角形,由许多壳粒镶嵌组成。大多数病毒体的 20 面体顶角的壳粒被 5 个相同壳粒包围,称为五邻体(penton);而在三角形面上的壳粒,周围都有 6 个壳粒包围,称为六邻体(hexon)。见于大多数球状病毒,如腺病毒。

3. 复合对称型(complex symmetry) 病毒体结构较复杂,既有螺旋对称又有 20 面体立体对称形式。仅见于痘病毒、噬菌体等。

经测定,用 20 面立体构成的衣壳最为坚固,并且其内部空间容积最大。螺旋对称型衣壳则相对不够坚固,因此其衣壳外尚需另有包膜包围。

(三) 病毒包膜

包膜是病毒核衣壳在成熟过程中穿过宿主细胞以出芽方式向细胞外释放时获得的,化学组成为脂质、蛋白质和少量糖类。其中脂质和多糖成分来自于宿主细胞膜或核膜,但蛋白则多为病毒基因组编码,构成病毒的表面抗原,具有抗原性,可诱生机体的体液免疫及细胞免疫应答。包膜表面常形成钉状突起,称为刺突(spike),其糖蛋白成分能被宿主细胞膜表面的相应受体所识别,介导病毒吸附和侵入宿主细胞内,引起感染。包膜脂蛋白也是引起机体发热、中毒症状的主要原因。此外,某些包膜病毒在核衣壳外层和包膜内层之间还有基质蛋白存在,多具有跨膜和锚定(anchor)的功能,与子代病毒在细胞内的装配释放和维持病毒的稳定性有关。

病毒衣壳、包膜和基质中的蛋白质是病毒结构中的重要组分,称为结构蛋白。了解病毒的形态结构及化学组成,不仅对病毒的分类和鉴定有重要意义,同时也有助于理解病毒的宿主范围,致病作用及亚单位疫苗的研制。

病毒基因组还编码多种酶类,可以存在于病毒体内,也可能不存在于病毒体内而仅在感染细胞内表达,称为非结构蛋白,例如抑制细胞生物合成的蛋白或抑制病毒抗原经组织相容性抗原递呈的蛋白等。各种具有酶功能的蛋白,如逆转录酶、蛋白水解酶、DNA 聚合酶、胸腺嘧啶核苷激酶等,已作为抗病毒药物作用的靶而备受重视。研究病毒的非结构蛋白,对阐明病毒本质、揭示其致病机制和防治病毒性疾病具有重要意义。

第二节 病毒的复制

病毒的结构简单,不具备独立进行生物合成的结构和酶系统,在细胞外处于无活性状态,只有在活细胞内,借助宿主细胞的生物合成原料、能量及场所才能进行增殖。同时病毒进入活细胞时还要求该细胞表面具有相应的病毒受体,这种具有相应受体的细胞称为该病毒的易感细胞。病毒在易感活细胞内,以其基因为模板,借 DNA 聚合酶或 RNA 聚合酶以及其他必要因素,复制病毒的核酸,并借助宿主细胞的核糖体翻译病毒的蛋白质,再经过装配,最终释放出子代病毒。这种以核酸分子为模板进行增殖的方式,称为病毒的自我复制(self replication)。病毒的复制过程可大致分成吸附和穿入(adsorption and penetration)、脱壳(uncoating)、生物合成(biosynthesis)、装配与释放(assembly and release)四个连续步骤,又称复制周期(replication cycle)。

一、复制周期

(一)吸附和穿入

吸附(adsorption)是指病毒附着于宿主细胞的表面,启动病毒感染的过程。吸附通常可分成两个阶段:首先是病毒与细胞之间通过随机碰撞和离子间的电荷吸引,使病毒与细胞相互接触,这种吸附易受环境中的 pH 和 Na^+、Mg^{2+} 及 Ca^{2+} 等阳离子浓度的影响,是不稳定而可逆的,称其为可逆性吸附。病毒吸附的第二阶段主要是通过病毒吸附蛋白(virion attachment protein,VAP)与细胞表面的相应受体结合,因发生化学反应,且伴有病毒体结构上的改变,使吸附不可逆,称为特异性吸附。

VAP 是病毒体表面的结构蛋白。无包膜病毒的 VAP 往往是衣壳的组成部分,如脊髓灰质炎病毒的 VP1 分子;有包膜病毒的 VAP 多为包膜糖蛋白,如流感病毒包膜表面的血凝素。能够灭活或破坏 VAP 的蛋白水解酶、中和抗体以及病毒基因突变致使 VAP 的抗原结构发生变异等,均可影响 VAP 与受体的相互作用,从而影响病毒的感染性。

病毒受体(viral receptor,VR)是指细胞膜上能识别 VAP 并与之特异性结合的分子复合物,是决定病毒入侵途径、扩散方式及决定宿主发病特点的主要因素。病毒受体通常为细胞膜表面的正常成分,化学组成多为糖脂、糖蛋白和蛋白聚糖,可以是单体或者是多分子复合体。多数病毒受体涉及免疫调节、细胞内信号传导或细胞黏附及一些未知功能,如脊髓灰质炎病毒受体属于免疫球蛋白超家族,含三个 Ig 样胞外结构。但一种病毒可有不止一种细胞受体,而且还有不少病毒受体尚未被确定。常见病毒的 VAP 及其相应病毒受体见表 23-1。病毒受体与激素受体有类似之处,具有特异性、高度亲和性、受体位点的有限性以及生物学效应。病毒只能与其特定受体结合才能造成宿主细胞的感染,因此,病毒受体与病毒感染的宿主范围和组织嗜性密切相关,如 HBV 只对人和黑猩猩有感染性,且主要侵犯肝组织。亲和性反映病毒受体与病毒结合的稳定程度,与受体的高度亲和是病毒侵入细胞进行复制的前提。细胞上的病毒受体位点是有限的,每个易感细胞膜上的病毒受体数约为10^4~10^5个,病毒受体的数量在一定程度上影响病毒的吸附与穿入,当细胞表面的病毒受体低于一定数量时,病毒不能穿入细胞。病毒与受体的结合所造成的生物学效应主要包括病毒体结构的改变和细胞内信号转导两个方面。病毒与受体间的相互作用可导致病毒结构改变,利于与易感细胞膜融合引发病毒感染。病毒与受体间的相互作用还可诱导细胞内相应的信号转导,导致细胞因子分泌、细胞凋亡、激发免疫应答或产生免疫抑制等生物学效应,甚至还可诱导异常免疫应答而导致机体的病理损伤。某些病毒吸附靶细胞除依赖特定受体外,还需要另外的细胞膜分子协助,这些细胞表面分子称为辅助受体或共受体(coreceptor),如人类免疫缺陷病毒包膜糖蛋白 gp120 与宿主细胞表面的 CD4 分子结合,虽能诱导病毒包膜蛋白发生构型改变,但还不能使病毒进入靶细胞,必须借助于辅助受体 CCR5 或 CXCR4 分子的共同作用才能进入细胞开始其复制过程。了解和研究病毒受体有助于明确病毒感染的宿主范围、组织和细胞嗜性,从分子水平上阐明病毒的致病机制及在体内的播散方式;也有助于揭示 VAP 的结构和功能,为设计新型的抗病毒疫苗和抗病毒药物提供理论依据。

表 23-1 几种人类病毒 VAP 及其相应的病毒受体

病毒	VAP	病毒受体及分布	
		受体分子	受体分子的分布
人类免疫缺陷病毒	gp120	CD4,趋化因子受体(CCR5,CXCR4)	T 细胞,巨噬细胞等
脊髓灰质炎病毒	VP1-VP3	CD155(细胞间黏附分子)	脊髓前角细胞,骨骼肌细胞,运动神经元,淋巴细胞
鼻病毒	VP1-VP3	CD54(ICAM-1,黏附分子)	淋巴细胞,单核细胞,呼吸道黏膜细胞
甲型流感病毒	HA	唾液酸半乳糖	呼吸道黏膜细胞,红细胞
麻疹病毒	HA	CD46(补体受体)	白细胞,上皮细胞
EB 病毒	gp350/gp220	CD21(补体受体)	B 细胞,树突状细胞
狂犬病毒	gpG	乙酰胆碱受体	神经-肌肉接头

穿入(penetration)是指病毒核酸或感染性核衣壳穿过细胞进入胞质,开始病毒感染的细胞内期。主要有三种方式:①融合(fusion),在细胞膜表面病毒包膜与细胞膜融合,病毒的核衣壳进入胞质,如麻疹病毒、腮腺炎病毒包膜上有融合蛋白,带有一段疏水氨基酸,介导细胞膜与病毒包膜的融合;②胞饮(viropexis),当病毒与易感细胞表面受体结合后,在细胞膜的特殊区域与病毒一起内陷使整个病毒被吞饮入胞内形成吞噬泡,是病毒穿入细胞的常见方式;③直接进入,某些无包膜病毒,如脊髓灰质炎病毒与受体接触后,衣壳蛋白的多肽构型发生变化并对蛋白水解酶敏感,病毒核酸可直接穿越细胞膜进入胞质中,而大部分蛋白衣壳仍留在胞膜外,这种进入的方式较为少见。

(二) 脱壳

病毒在细胞内必须脱去衣壳,其核酸方可在宿主细胞中发挥指令作用。多数病毒在穿入时已在细胞的溶酶体酶作用下脱壳并释放出病毒的基因组。少数病毒的脱壳过程较复杂。这些病毒往往是在脱衣壳前,病毒的酶已在起转录 mRNA 的作用。

(三) 生物合成

病毒核酸一旦从衣壳中释放后就进入生物合成阶段。在此阶段,用血清学方法和电镜检查,不能从细胞内检出病毒体,故称隐蔽期(eclipse period)。各种病毒的隐蔽期长短不一,如脊髓灰质炎病毒只有 3~4 小时,而腺病毒则需 16~17 小时。隐蔽期实际上是在病毒基因控制下进行病毒核酸和蛋白质合成的阶段。

病毒生物合成部位因病毒种类而异,多数 DNA 病毒在细胞核内复制其核酸,在细胞质内合成其蛋白质;多数 RNA 病毒的核酸及蛋白质均在胞质中合成。

病毒的生物合成包括病毒核酸复制及病毒蛋白质合成两个方面,其中蛋白质合成又可分成早期蛋白质合成与晚期蛋白质合成两个阶段。通常早期蛋白为具有酶活性的非结构蛋白,而晚期蛋白则为结构蛋白。由于病毒基因组类型复杂多样,因而病毒生物合成的方式也比较复杂,一般根据病毒基因组的类型可分成 6 大类,即 dsDNA 病毒、ssDNA 病毒、dsRNA 病毒、+ssRNA 病毒、-ssRNA 病毒及逆转录 RNA 病毒。不同基因组类型的病毒在生物合成中,除核酸复制方式的差异以外,其 mRNA 的转录亦不相同(图 23-6)。

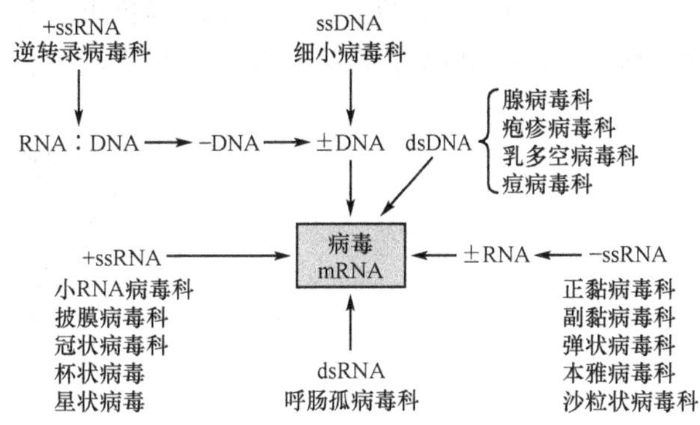

图 23-6　病毒转录 mRNA 的基本形式

1. DNA 病毒复制　人和动物的 DNA 病毒基因组大多数为双链 DNA,例如疱疹病毒、腺病毒。它们在细胞核内合成 DNA,在胞质内合成病毒蛋白。但痘病毒例外,因其本身携带 DNA 聚合酶,DNA 和蛋白质都在胞质内合成。

双链 DNA 病毒的复制一般可分为早期及晚期两个阶段,早期阶段病毒先利用细胞核内依赖 DNA 的 DNA 聚合酶,转录出早期 mRNA,再在细胞质内核糖体翻译成早期蛋白。这些早期蛋白主要为合成病毒子代 DNA 所需要的 DNA 聚合酶和脱氧胸腺嘧啶激酶及多种调控病毒基因组转录和抑制宿主细胞代谢的酶,为病毒核酸的复制提供酶和条件。晚期阶段则为病毒双链 DNA 通过解链后,利用早期转录、翻译的酶等分别以正链 DNA 和负链 DNA 为模板,复制出子代 DNA。同时病毒 DNA 转录的 mRNA 可进入胞质翻译出病毒的结构蛋白,包括衣壳蛋白及其他结构蛋白。从 DNA 病毒复制的全过程,可见随病毒基因组转录和翻译的不同阶段,需要不同种类的蛋白参与调控,因此需有不同的 mRNA 转录与翻译,从而使这一过程可有效并有序地进行。在生物合成中,因病毒基因组进入细胞核内,不仅有与细胞染色体基因重组与整合的机会,还有利于病毒在细胞内持续存在、激活病毒或细胞的癌基因。生物合成中,由病毒 DNA 编码的酶与细胞所提供的酶不同,因此已成为抗病毒药物所针对的“靶”。

单链 DNA 病毒种类很少。其生物合成需先合成另一条互补链,与亲代单链 DNA 形成 DNA 双链的复制中间体后,然后解链后分别转录与翻译。

2. RNA 病毒复制　人与动物 RNA 病毒的基因组大多为单链 RNA。RNA 病毒的生物合成是极其独特的，因其他生物体的基因组均为 DNA。绝大多数 RNA 病毒的生物合成并不需要 DNA 参与，用去核的细胞进行实验，发现 RNA 病毒仍可进行生物合成，因此 RNA 病毒只需在宿主细胞质内合成子代 RNA 及病毒蛋白质（图 23-7）。例外的是流感病毒及个别副黏病毒，它们需要有一个细胞核内的生物合成阶段。实验证明细胞核的 mRNA 对流感病毒的转录有启动作用。

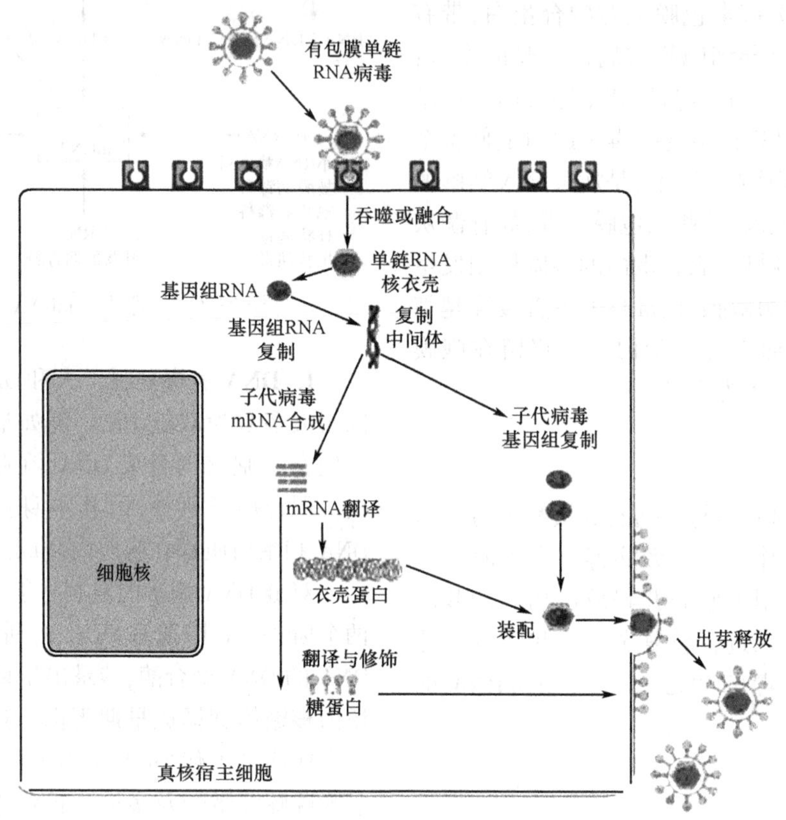

图 23-7 单链 RNA 病毒复制示意图

单链 RNA 病毒分为正单链 RNA 病毒与负单链 RNA 病毒。正单链 RNA 病毒的 RNA 基因组不仅可作为模板复制子代病毒 RNA，还同时具有 mRNA 的功能，可直接附着于胞质的核糖体，翻译出病毒蛋白，包括酶和衣壳蛋白等。负单链 RNA 病毒的基因组 RNA 也可作为模板复制子代病毒 RNA，但由于负链 RNA 不能直接附着于胞质内的核糖体作为 mRNA 以翻译病毒所需的蛋白质，因此负单链 RNA 病毒体内必须携带有依赖 RNA 的聚合酶，通过自身内部先转录出核苷酸序列与亲代基因组互补的正链后，才能在核糖体上翻译出相应的蛋白质。无论正单链或负单链 RNA 病毒在复制子代病毒 RNA 前都需合成另一互补链，成为复制中间型后，再分别解链进行复制。不同点是正单链 RNA 病毒所合成互补链的 RNA 聚合酶是由其本身 RNA 作为 mRNA 转译所合成；而负单链 RNA 病毒的 RNA 聚合酶则是病毒体自身所携带的。因多数 RNA 病毒的合成不进入细胞核内，因此不会出现 RNA 病毒的整合（逆转录病毒例外），且宿主细胞中无依赖 RNA 的 RNA 聚合酶，故该酶可作为抗病毒作用的“靶”。在生物合成中，RNA 病毒形成的复制中间型可高效地大量复制，因此 RNA 病毒增殖一个周期所需时间少于 DNA 病毒。

3. 逆转录病毒复制 这一类病毒虽也是单链 RNA 病毒，但其生物合成过程完全不同。因病毒体带有逆转录酶，能以病毒亲代 RNA 为模板合成互补的 DNA 链，从而构成了 RNA：DNA 中间体。其中 RNA 由细胞编码的 RNA 酶 H 水解去除，而 DNA 进入细胞核，经细胞的 DNA 聚合酶作用，以该 DNA 链为模板合成新的互补 DNA 链而成为双链 DNA 分子。这一双链 DNA 分子通过整合入细胞的染色体 DNA 上，成为前病毒（provirus），并可随宿主细胞的分裂而存在于子代细胞内。前病毒还可在核内经细胞的依赖 DNA 的 RNA 聚合酶转录出子代病毒的 RNA 与 mRNA。后者可在胞质核糖体上翻译出子代病毒蛋白质（图 23-8）。逆转录病毒独特的生物合成过程使其成为第一个被确定的人类肿瘤病毒。人类 T 淋巴细胞白血病病毒

(HTLV-Ⅰ及HTLV-Ⅱ)就是逆转录病毒。此外，HIV也是逆转录病毒；现有的抗HIV药物之一就是针对逆转录酶的制品。

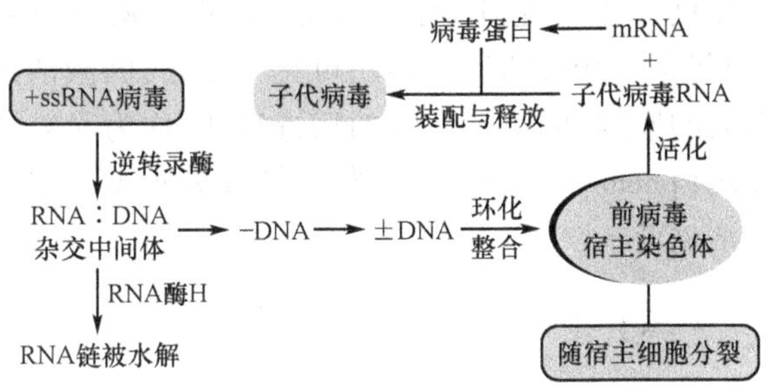

图23-8　逆转录病毒复制的主要步骤

(四)装配与释放

病毒的种类不同，在细胞内复制出的子代病毒的核酸与蛋白质，在宿主细胞内装配的部位也不同，分别可在核内、胞质内、核膜及胞质膜上进行装配。无包膜病毒装配成的核衣壳即为成熟的病毒体，随宿主细胞破裂全部释放到周围环境中；有包膜的病毒，装配成核衣壳后以出芽方式或通过胞吐作用释放，释放时可包有核膜或胞质膜而成为成熟病毒体(图23-9)。包膜上的脂类来自细胞，可随在不同细胞内增殖而有不同，但包膜的蛋白(包括糖蛋白)则由病毒编码，故具有病毒的特异性与抗原性。

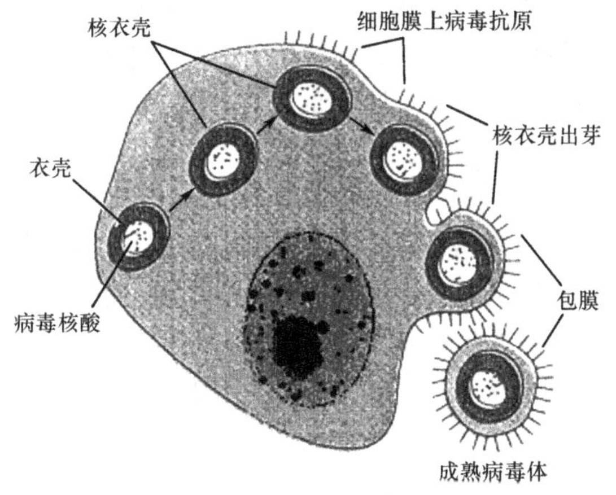

图23-9　包膜病毒的出芽释放模式

二、病毒增殖的细胞效应

病毒在复制过程中阻断或抑制宿主细胞的正常代谢，可致细胞损伤、裂解并释放出大量的子代病毒(如脊髓灰质炎病毒等)。出芽释放的病毒(如疱疹病毒等)虽然不直接裂解细胞，但在体外细胞培养中可因细胞功能及新陈代谢的改变最终导致细胞死亡。有些病毒(如巨细胞病毒)的子代病毒很少释放至细胞外，而是通过细胞间桥，或通过细胞融合方式侵入新的细胞。逆转录病毒则一方面可以出芽方式释放子代病毒，另一方面还可通过整合有病毒基因的细胞分裂，而将病毒基因传递给子代细胞。至于基因分节段的RNA病毒(如流感病毒等)如何能有效地分别复制各节段并有序地将各节段装配成完整病毒体，还是尚未解决的问题。

当两种病毒同时感染同一细胞时，可发生一种病毒的增殖抑制了另一种病毒增殖的现象，称为干扰现象(interference)。有时同种病毒的不同型或不同株之间也可发生干扰现象。对这一现象机制的研究首先考虑的是第一种病毒感染后，宿主细胞表面的受体被结合或细胞发生了代谢途径的变化，从而阻止了另一种病毒的吸附、穿入细胞或生物合成。进一步研究发现，经灭活的病毒也具有干扰作用，这就难以用代谢途径变化来解释。以后发现灭活病毒在细胞中可诱导细胞产生抑制病毒复制的一组蛋白质，称为干扰素(interferon，IFN)。干扰素的发现启动了一系列细胞抗病毒作用及病毒免疫的研究。

三、病毒的异常增殖

病毒进入宿主细胞后，可因病毒本身基因组不完整或发生了变化，以致不能在细胞内完成增殖的全过程和复制出有感染性的病毒体。另一方面，如宿主细胞缺乏病毒复制所需的酶、能量等条件，病毒也不能复制和装配释放成熟病毒体。

(一)缺陷干扰颗粒

带有不完整基因组的病毒体，称为缺陷病毒(defective virus)。当缺陷病毒不能复制，但却能干扰同种成熟病毒体进入细胞则被称为缺陷干扰颗粒(defective interfering particle，DIP)。过去一度曾设想用DIP作为抗野毒株病毒复制的制剂，然而后来发现DIP具有两面性，即在干扰野毒株的同时，野毒株的完整基因组也可弥补缺陷病毒基因组的不足，辅助缺陷病毒增殖出完整病毒。结果使DIP与野毒株各自有增多及减少的消长动态。在自然界还发现有些病毒是天然的缺陷病毒，需要在另一种病毒辅助下方可增殖，如腺病毒伴随病毒，是一种单链DNA病毒，必须有腺病毒的辅助方可增殖。

这种自然存在的缺陷病毒究竟是如何演变和成熟的，还待进一步研究。

(二) 顿挫感染

因细胞条件不合适，病毒虽可进入细胞但不能复制的感染过程被称为顿挫感染，亦称流产感染。构成顿挫感染(abortive infection)的细胞被称为非容纳性细胞(non-permissive cells)，而能支持病毒完成正常增殖的细胞则被称为容纳性细胞。在非容纳性细胞内病毒可以存在，但不完成正常增殖周期。如果条件改变，病毒可经过非容纳性细胞的介导进入容纳性细胞内，从而出现完整病毒的增殖。

第三节 理化因素对病毒的影响

病毒受理化因素作用后，丧失其感染性称为灭活(inactivation)。灭活病毒仍能保留其他生物学特性，如抗原性、红细胞吸附、血凝及细胞融合等。病毒的灭活可能是理化因素直接破坏病毒核酸的结果；也可能是由于理化因素改变了病毒蛋白质或脂类的结构或组成，发生变性，致使病毒不能进入宿主细胞所致。研究并掌握理化因素对病毒的影响，不仅对指导实施消毒，而且也对病毒疫苗的制备和临床实践均有重要意义。

一、物理因素的影响

(一) 温度

大多数病毒耐冷不耐热，室温下存活时间不长，加热56℃ 30分钟或100℃几秒钟即可被灭活。但有些病毒如乙型肝炎病毒较耐热，加热60℃ 4小时尚能耐受，100℃ 10分钟以上才被灭活。热对病毒的灭活作用，主要是使病毒的衣壳蛋白和包膜病毒的糖蛋白刺突发生变性，因而阻止病毒吸附于宿主细胞。热也能破坏病毒复制所需的酶，但热对病毒的灭活作用受周围环境因素的影响，有蛋白质或Ca^{2+}、Mg^{2+}存在时常可提高病毒对热的抵抗力，如正黏病毒和副黏病毒在1mol/L $MgSO_4$溶液中较稳定而不易灭活，此作用称为阳离子稳定作用，常用于实验室保存某些标本。

(二) 射线

电离辐射(包括α、β、γ射线和X射线等)与紫外线均可使病毒灭活，但所需剂量大于细菌。射线可破坏或改变病毒核酸的分子结构，使之丧失生物活性导致病毒灭活，但病毒体仍保留免疫原性，若长时间的紫外线照射也能使病毒蛋白变性而失去免疫原性。此外，有些病毒(如脊髓灰质炎病毒)经紫外线灭活后若再用可见光照射，因激活病毒酶的原因，可使已灭活的病毒复活，称为光复活作用(photo-reactivation)，故不宜用紫外线来制备灭活疫苗。

(三) 干燥

病毒在常温中干燥条件下易被灭活，但若冷冻后再进行真空干燥，则可使病毒长期存活，故常用于保存病毒毒种或制备冻干活疫苗。

(四) 酸碱度

大多数病毒在pH6~8的范围内比较稳定，而在pH 5.0以下或pH 9.0以上迅速被灭活，病毒实验室常用酸性或碱性消毒剂消毒病毒污染的器材和用具，如1%~3%盐酸溶液浸泡消毒等。

二、化学因素的影响

(一) 脂溶剂

乙醚、氯仿、去氧胆酸盐等脂溶剂可使包膜病毒的脂质溶解而灭活病毒。乙醚在脂溶剂中对病毒包膜具有最大的破坏作用，所以乙醚灭活实验可鉴别有包膜和无包膜病毒

(二) 醛类

甲醛对病毒蛋白质和核酸都有破坏作用，使病毒失去感染性，是常用的灭活剂。甲醛也可与蛋白质氨基酸发生反应，但对蛋白质的构型作用不强，因此对免疫原性影响不大，故常用于病毒灭活疫苗的制备。

(三) 氧化剂、卤素及其化合物

病毒对过氧化氢、漂白粉、高锰酸钾、碘和碘化物及其他卤素类化学物质都很敏感，为有效的病毒灭活剂。70%乙醇溶液能使大多数病毒灭活。次氯酸盐、过氧乙酸等对肝炎病毒等有较好的消毒作用。

(四) 抗生素与中草药

抗生素对病毒无效，但可以抑制待检标本中的细菌，利于病毒的分离。近年来研究证明，某些中

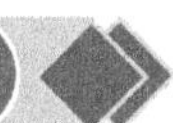

草药如大青叶、板蓝根、贯仲、大黄等对某些病毒有一定的抑制作用。

大多数病毒缺乏游离水，对 500ml/L 的甘油盐水耐受性强，故常将其作为病毒性标本的保存液。

第四节 病毒遗传学

对病毒遗传与变异的研究经历了两个阶段，即传统的遗传学阶段和分子遗传学阶段。由于病毒基因组较简单，其基因数在 3～10 个，且为单一核酸，增殖速度极快，例如单个腺病毒在一个细胞内可产生相当于 17 代的 25 万个子代 DNA 分子，因此最早即用病毒作为研究分子遗传学的工具。

对病毒基因结构与功能的分子生物学研究，从理论及应用上促进了病毒学的发展，目前对病毒的基因组研究已进入了后基因组阶段，即从全基因水平研究病毒的生物学功能，同时发现新的基因功能。病毒功能基因组学和功能蛋白质组学的研究，是病毒研究的发展趋势，是 21 世纪病毒学研究发展的方向，将使病毒感染性疾病和病毒相关肿瘤的致病机制研究有重大突破。

一、传统遗传学

病毒传统遗传学的研究主要是用不同表型的病毒变异株之间遗传物质的交换来分析各种病毒基因所编码的生物学功能。病毒基因组的差异决定了病毒生物学性状的不同，也决定了病毒遗传变异的机制。常用作研究的病毒为腺病毒、流感病毒和辛德毕斯病毒（Sindbis virus）等；主要的病毒变异有以下几种类型。

（一）突变

病毒基因组碱基序列发生改变，导致其表型性状改变的毒株称为突变株（mutant）。当突变株能稳定地在相应的宿主或细胞中传代与存活时，则称为变异株（variant）。突变可以是自然产生，也可以诱导出现，通常可从自然界分离，或用紫外线、亚硝酸等理化因子诱发而获得。常见的突变株多具有容易检测与识别的生物学特性，可用核酸测序等分子遗传学方法和表型分析鉴定技术来确定。如温度敏感（temperature sensitive，ts）突变株是指在28～35℃的温度下可以复制，但当温度升至 37～40℃则不能复制的突变株；此外还有抗原性突变株、致病性减弱及耐药性突变株等。由于病毒群体中常同时存在基因组略有不同的病毒体，因此在研究中常利用病毒稀释后在单层细胞形成空斑，经三次纯化而获得纯度高的毒株。

（二）重组与重配

两种或两种以上有亲缘关系但生物学性状不同的毒株感染同一种细胞时，可发生核酸水平上的互换而产生兼有两亲本特性的子代，这种由于核酸间的互换而形成子代的过程称为重组（recombination）。重组时病毒核酸分子断裂、交叉连接，引起核酸分子内部重新排列。DNA 或 RNA 病毒均可发生基因重组。对于基因分节段的 RNA 病毒，如流感病毒、轮状病毒等，通过交换 RNA 节段而进行的重组称为重配（reassortment）（图 23-10）。基因分节段的病毒发生重配的几率可高于基因组为单一分子的其他病毒。

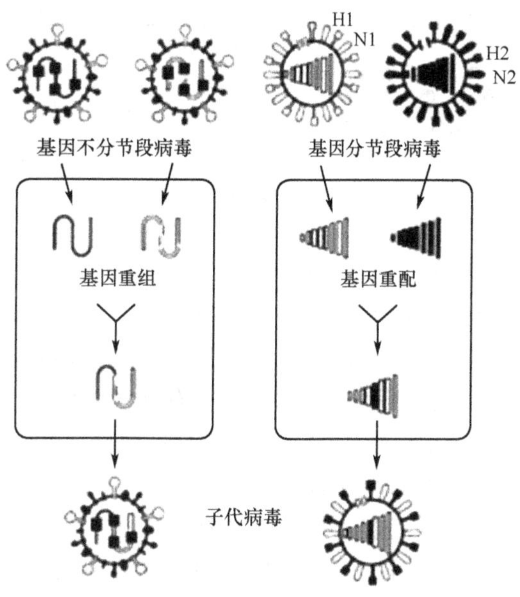

图 23-10 基因重组与重配模式图

（三）互补与表型混合

某些病毒在细胞培养中不能产生子代病毒，但当用不同毒株混合感染时，通过两种病毒基因产物之间相互作用则可产生具有感染性的子代病毒，称之为互补作用（complementation）。互补可在辅助病毒与缺陷病毒之间、两种缺陷病毒之间或活病毒与灭活病毒之间发生。

由于病毒增殖过程中，核酸复制与转录、翻译合成的病毒蛋白分别在细胞的不同部位进行，因此有时两株病毒共同感染时，并未发生核酸的交换。但当一种病毒核酸被另一种病毒核酸所编码的蛋白衣壳包裹后，也会发生一些生物学特征（如耐药性，嗜细胞性）的改变。若包裹的衣壳或包膜中镶嵌有两种病毒的衣壳蛋白或包膜糖蛋白，称为表型混合（phenotypic mixing）；若只是一种病毒的衣壳或包膜包裹另一种病毒的基因组，则称为表型交换（图23-11）。

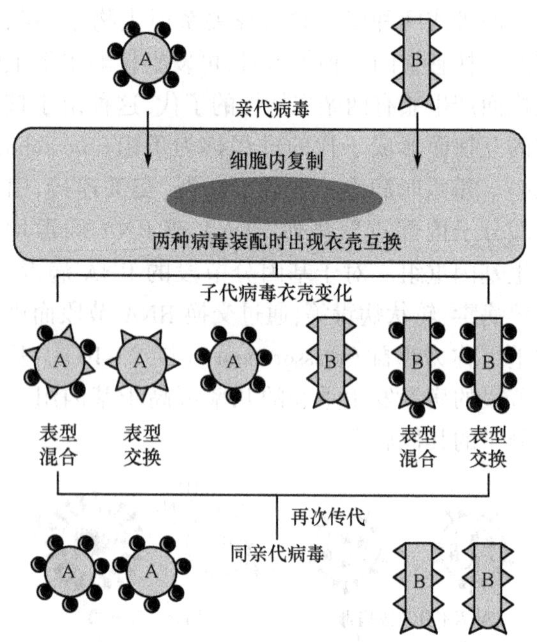

图23-11　病毒的表型混和与表型交换

互补作用、表型混和与表型交换所产生的子代病毒的基因组并未改变，这种变异不稳定，为非遗传性变异，经再次传代后，子代病毒的特性将恢复亲代原有的表型。因此在获得有新生物学特性的病毒株时，应通过传代，考验新特性的稳定性，以区别重组体与表型混合。

传统遗传学所用的方法和技术虽很复杂很繁琐，但在这一阶段研究中对病毒基因及功能的分析提供了有意义的成果。例如已知ts变异株常伴有毒力减弱，我国学者将甲型肝炎病毒感染细胞置于相对低的温度下连续传代，结果筛选出减毒的甲肝病毒株，制备了疫苗，并已用于预防甲型肝炎。此外，重组技术在目前研制以痘苗病毒为载体的多重新型疫苗中也仍被沿用。利用重配来研究流感病毒的分子流行病学和发展疫苗也在进行中。传统病毒遗传学的优点为将病毒基因改变与生物学特性直接联系，能较快地揭示病毒基因的功能。

二、分子遗传学

20世纪70年代末开始了用分子遗传学及克隆技术研究病毒的基因，从而将病毒遗传学推进到分子遗传学阶段。通过对病毒基因组的全面研究，以及对自然界分离的各种病毒科、属、株的一些基因片段的分析和比较，使得对病毒基因结构与功能的分子生物学的研究得到快速发展，主要表现在以下几个方面。

（一）病毒基因结构分析

通过对甲型流感病毒基因的研究分析，了解了8个基因节段编码的蛋白功能，从而可对其编码的血凝素抗原进行测序分析，并及时发现带有非人来源（禽、猪）流感病毒血凝素的毒株；通过对丙型肝炎病毒基因组分析，发现有较多的编码非结构蛋白的基因，其中已可确定编码病毒RNA聚合酶基因的序列和位置。

（二）病毒保护性表位的确定

根据核苷酸序列分析，分别克隆与表达不同的病毒包膜蛋白，经免疫原性研究，可以确定表达保护性抗原的位点，如在乙型肝炎病毒表达中已确定编码表面抗原中的“α”决定簇表位（第120～147位氨基酸）是具有保护性的表位。

（三）病毒抗原高变区的分析

根据基因分析，HIV的包膜抗原编码区（env）中有易发生突变的高变区，容易逃逸机体的免疫应答。

（四）与毒力相关的基因编码区分析

狂犬病病毒基因分析发现，编码病毒G蛋白第333位氨基酸若由精氨酸变为谷氨酰胺或异亮氨酸，则病毒在神经细胞中的增殖及扩散力将大大降低。

（五）耐药性变异分析

临床上应用针对病毒酶的药物后，有时病毒经短暂被抑制后又重新复制。分析病毒酶的基因编码区可发现核苷酸序列的变异与耐药性发生的关系。

第五节　病毒的分类

病毒分类是病毒学中一个基础研究领域。对病毒分类的原则是：①核酸类型与结构（RNA、DNA、双链、单链、线状、环状、是否分节段）；②病毒体的形状和大小；③病毒体的形态结构（衣壳的对

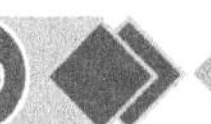

称型、有无包膜)；④对脂溶剂的敏感性等。1995年国际病毒分类委员会第一次将病毒分为三大类，即在原有的DNA病毒类与RNA病毒类之间新增了DNA和RNA逆转录病毒类。这一新类包括了原属RNA病毒类的逆转录病毒科(如HIV)和原属DNA病毒类的嗜肝DNA病毒科(如HBV)。在医学病毒学中，常以临床学、病理学和流行病学的某些特征作为分类依据，如嗜神经病毒、呼吸道病毒、肠道病毒、虫媒病毒、婴儿腹泻病毒等。

依据分类原则，将病毒分为科、属、种。由结构、性状相关并亲缘关系相近的病毒成员组成病毒属(virus genera)，属名后用后缀-virus，如Enterovirus(肠道病毒属)；由结构、性状相关和有亲缘关系的病毒属组成病毒科(virus families)，科名后用后缀-viridae，如Picornaviridae(小RNA病毒科)。目前将病毒分为71个科，164个属和4000多种病毒，但有些病毒仍无法分类。与人类疾病相关的重要病毒科见表23-2。

表23-2　感染人类的重要病毒分类

病毒科名	包膜	衣壳对称	颗粒大小(nm)	分子量($\times10^6$)	结构	重要病毒
细小病毒科(Paraoviridae)	无	20面体对称	22	2	单链线状DNA	B19病毒
乳多空病毒科(Paproavairidae)	无	20面体对称	55	3~5	双链环状DNA	乳头瘤病毒(HPV)
腺病毒科(Adenoviridae)	无	20面体对称	75	23	双链环状DNA	腺病毒(adenovirus)
疱疹病毒科(Herpesviridae)	有	20面体对称	1002	100~150	双链环状DNA	单纯疱疹病毒(herpes simlex virus)
痘病毒科(Poxviridae)	有	复合对称	250×400	125~185	双链环状DNA	天花病毒(smallpox virus)
嗜肝DNA病毒科(Headnasviridae)	有	20面体对称	42	1.5	双链不完整环状DNA	乙肝病毒(hepatitis B virus)
逆转录病毒科(Retroviridae)	有	20面体对称	100	72	2条相同正链RNA	人类免疫缺陷病毒(HIV)
小RNA病毒科(Picornaviridae)	无	20面体对称	28	2.5	单正链RNA不分节	脊髓灰质炎病毒(poliovirus)
嵌杯病毒科(Caliciviridae)	无	20面体对称	38	2.7	单正链RNA不分节	戊型肝炎病毒(hepatitis E virus)
呼肠病毒科(Reovirus)	无	20面体对称	75	15	双链RNA，分节	呼肠病毒(reovirus)
黄病毒科(Flaviviridae)	有	20面体对称	45	4	单正链RNA	丙型肝炎病毒(hepatitis C virus)
披膜病毒科(Togaviridae)	有	20面体对称	60	4	单正链RNA	风疹病毒(rubella virus)
正粘病毒科(Orthomyxoviridae)	有	螺旋对称	80~120	4	单负链RNA分节	流感病毒(influenza virus)
副粘病毒科(Paramyxoviridae)	有	螺旋对称	150	6	单负链RNA不分节	麻疹病毒(meales virus)
弹状病毒科(Rhabdoviridae)	有	螺旋对称	75×180	4	单负链RNA不分节	狂犬病毒(rabies virus)
线状病毒科(Filoviridae)	有	螺旋对称	803	4	单负链RNA不分节	埃博拉病毒(ebola virus)
冠状病毒科(Coronaviridae)	有	螺旋对称	100	5	单负链RNA不分节	冠状病毒(coronavirus)
沙粒病毒科(Arenaviridae)	有	螺旋对称	80~130	5	单负链RNA分节	淋巴细胞性脉络丛脑膜炎病毒(lymphocytic choriomeningitis virus)
布尼病毒科(Bunyaviridae)	有	螺旋对称	100	5	单负链RNA分节	汉坦病毒(hantavirus)
代尔塔病毒科(Deltaviridae)	有	不明	37	0.5	单负链RNA	丁型肝炎病毒(hepatitis D virus)

近年发现一些比一般病毒更小的非寻常病毒的致病因子,称为亚病毒(subviru),包括卫星病毒(satellite)、类病毒(viroid)和分类学上尚未确定归属的朊粒(prion)。

1. 卫星病毒 多数与植物病毒相关,少数与噬菌体或动物病毒相关。如腺病毒的卫星病毒。卫星病毒可分为两大类,一类可编码自身的衣壳蛋白,另一类为卫星病毒 RNA 分子,曾被称为拟病毒(virusoid),需利用辅助病毒的蛋白衣壳。

2. 类病毒 均为植物病毒,由 200~400 个核苷酸组成单链环状的 RNA 分子,有二级结构,不含蛋白质,无包膜或衣壳。在细胞核内增殖,利用宿主细胞的 RNA 聚合酶Ⅱ进行复制。目前认为人丁型肝炎病毒是一种特殊的嵌合分子,具有部分卫星病毒及部分类病毒的特性。

3. 朊粒 无核酸,结构仅由一种耐蛋白酶 K 的蛋白分子组成,具有传染性,与动物和人类传染性海绵状脑病有关,如库鲁病(Kuru)、克雅病(CJD)等。经近年深入研究,不少学者认为不宜将朊粒列入病毒范畴,故其生物学地位待定。

(刘先洲)

第二十四章 病毒的感染与免疫

病毒是专性细胞内寄生的微生物。病毒通过一定的途径侵入宿主的易感细胞,在细胞中进行复制、表达并装配成新的病毒颗粒,释放至细胞外,进而在宿主机体中扩散,该过程称为病毒感染(viral infection)。病毒感染的基本过程是病毒在宿主细胞完成其部分或完整的复制周期,细胞对病毒感染的反应可为细胞病变/或伴随细胞死亡,无明显细胞病变,细胞过度增殖/或形成肿瘤。宿主对感染的病毒产生相应的免疫应答,包括天然的固有免疫应答和获得性的适应性免疫应答(immune response),可清除病毒。病毒感染与机体相应的免疫应答之间的抗衡可导致不同感染结局。病毒感染后在细胞内大量复制,引起细胞正常代谢功能失衡;当受损细胞到达一定数量时即导致组织损伤;而组织损伤积累至一定程度时,机体则出现相应的体征和症状。临床表现可从轻症到重症。现已知有300多种病毒可感染人类,引起50多种不同的综合征(syndrome)。然而,大多数病毒感染并不导致症状的出现,但病毒仍在体内复制增殖并向体外排出,患者通过该类感染仍可获得特异性免疫力。

感染的临床表现取决于病毒种类和宿主机体状况(包括年龄、性别、生理和免疫状态等):如狂犬病病毒和人类免疫缺损病毒感染后的发病率为100%,麻疹病毒感染后的发病率为99%,而大多数病毒的显性感染率低于10%,如脊髓灰质炎病毒的显性感染率仅为0.1%~1.0%。由于病毒与机体免疫应答等相互作用的动态消长,不同病毒感染或同一病毒在不同宿主中感染的持续时间各不相同。由此可见,病毒感染过程与病毒免疫应答是决定感染是否引起疾病的重要环节,了解并掌握其基本特征及机制,有助于理解病毒性疾病发生的本质,探索有效控制的策略,对病毒感染的防治具有重要意义。

第一节 病毒的感染

病毒感染在宿主中能否导致疾病取决于病毒来源、感染剂量、传播方式、进入途径、病毒在体内增殖和播散、病毒逃避宿主免疫防御的能力以及机体免疫应答等多方面因素,从而可导致不同的感染类型。

一、病毒的传染源、传播方式与感染途径

(一)病毒的传染源

病毒的传染源主要包括患者、隐性感染者和慢性感染者。隐性感染者体内病毒仍在复制并向体外排出,因无症状,不易引起注意,是疾病的重要传染源,如脊髓灰质炎病毒、甲型肝炎病毒隐性感染的比率高达90%以上;慢性病毒感染者可向体外排毒几个月或几年,如先天感染风疹病毒的新生儿、慢性乙型/丙型肝炎患者或病毒携带者、HIV感染者等。

人畜共患病在近年已受到极大关注。随着人类社会行为的改变,环境的改变,入侵自然疫源地,动物源性病毒跨物种的传播导致人类新现病毒性感染疾病的不断出现,如禽流感病毒、SARS病毒、疯牛病病原体等。

(二)病毒的传播方式(modes of transmission)

根据传染源的不同,病毒侵入人体可有人—人直接传播、动物—人传播、虫媒—人等形式。流行病学上将病毒在人群中的传播途径分为水平传播和垂直传播两类。水平传播(horizontal transmission)指病毒在人群中不同个体之间的传播(也包括由媒介、动物参与的传播),主要通过呼吸道、消化道或皮肤黏膜等途径进入人体,导致水平感染(horizontal infection)。垂直传播(vertical transmission)则指存在母体的病毒经胎盘或产道由亲代传播给子代的方式,主要是孕妇发生病毒血症,或病毒与血细胞紧密结合造成子代的感染。已知有十多种病毒可引起垂直感染,其中以乙型肝炎病毒、巨细胞病毒、单纯疱疹病毒-2、人类免疫缺陷病毒和风疹病毒等为多见。垂直感染可致死胎、流产、早产或先天畸

形,子代也可不表现任何症状或成为病毒携带者。

(三)病毒的感染途径

病毒感染后会从患者机体排出,导致病毒的传播,常见排出途径有:呼吸道、唾液、皮肤、尿液、精液和乳汁等。

病毒侵入机体的方式和途径常决定感染的发生和发展。机体与外界相通的皮肤、口腔、鼻咽腔及泌尿生殖道等是病毒入侵机体的门户,所以病毒主要通过皮肤和黏膜(眼结膜、呼吸道、消化道或泌尿生殖道)传播。但在特定条件下,病毒可直接进入血循环而感染机体,如输血/液、注射、器官移植、手术、文身、昆虫叮咬或机械损伤,以及动物咬伤等(表 24-1)。

表 24-1 病毒感染机体的途径

主要感染途径	传播方式和途径	常见病毒种类
呼吸道		
上呼吸道	空气、飞沫、痰、唾液或皮屑	流感病毒甲型和乙型、鼻病毒、柯萨奇病毒、冠状病毒、沙粒病毒、汉坦病毒、副流感病毒 1~4 型、呼吸道合胞病毒,人腺病毒 1~7 型和 14、21 型等
下呼吸道		呼吸道合胞病毒、副流感病毒 1~3 型、流感病毒甲型和乙型、SARS 冠状病毒等
侵入呼吸道后再全身播散		风疹病毒、沙粒病毒、汉坦病毒、腮腺炎病毒、麻疹病毒、水痘-带状疱疹病毒、痘病毒等
消化道	污染的水或食物	脊髓灰质炎病毒、其他肠道病毒、呼肠孤病毒、腺病毒、冠状病毒、轮状病毒、甲型肝炎病毒、戊型肝炎病毒等
泌尿生殖道	接触、性交	人类免疫缺损病毒-1、HBV、单纯疱疹病毒-2、人乳头瘤病毒
眼		肠道病毒 70 型、HSV
破损皮肤	吸血昆虫(蚊子、跳蚤)叮咬及感染病毒动物的咬伤,机械损伤等	乳头瘤病毒、乙型脑炎病毒、黄热病病毒、登革热病毒、汉坦病毒、狂犬病病毒、布尼亚病毒、披盖病毒、呼肠孤病毒等
血液	输血、注射、器官移植、手术等	乙型肝炎病毒、丙型肝炎病毒、人类免疫缺损病毒-1、巨细胞病毒等
经胎盘、产道	宫内、分娩产道、哺乳等	乙肝病毒 、人类免疫缺损病毒-1、巨细胞病毒、风疹病毒、乙型肝炎病毒、丙型肝炎病毒等

二、病毒在机体内的播散

病毒通过侵入门户进入机体后,既可以在局部复制和繁殖,又可以进一步扩散至其他组织和器官,称为病毒播散(viral spread or dissemination),如病毒传播到多个器官和组织,则称为全身播散(systematic dissemination)。

(一)病毒播散的形式

病毒引起疾病的必然过程:吸附于机体的易感细胞,局部增殖,扩散(局部或全身),再感染易感细胞并进行增殖,如果病毒能逃逸机体免疫系统的清除即发生再次扩散,最终感染靶细胞导致组织损伤并可传播至新的易感宿主。不同病毒在宿主体内的播散形式不同,可分为三种形式。

1. 局部播散(local spread) 外界病毒入侵机体后,首先在局部复制和繁殖,繁殖至一定数量病毒后,感染邻近细胞,其感染往往局限于同一个组织和器官,称为局部播散。许多病毒可以在侵入的局部上皮细胞中复制,病毒在黏膜上皮细胞中增殖后向相邻组织细胞扩散产生炎症,但病毒并不侵入血流或扩散至深部组织或全身,如鼻病毒仅在上呼吸道黏膜细胞内增殖,引起普通感冒;轮状病毒在肠道黏膜内增殖而引起腹泻。病毒侵入机体后,有些病毒只在入侵部位感染细胞、增殖并产生病变,称为局部感染(local infection)或浅表感染(superficial infection)。

2. 血源性播散(hematogenous spread) 有些病毒从入侵部位经血液或神经系统向全身或到达远离入侵部位播散,造成全身感染(systemic infection)。病毒进入机体血液系统称病毒血症(viremia)。

某些病毒在入侵局部增殖后,进而通过淋巴液进入血流,形成第一次病毒血症,此时如果病毒未受到机体中和抗体或其他免疫因子的抵抗,病毒随血循环进入易感组织,特别是在肝脏、脾脏或淋巴结中的巨噬细胞和血管内皮细胞内进一步增殖,再次进入血流引起第二次病毒血症,全身播散到达靶

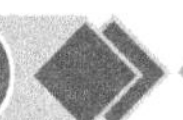

器官并引起感染,因病毒的最终靶器官不同而表现出不同的临床症状,如麻疹病毒、脊髓灰质炎病毒、脑炎病毒等所致的感染。

3. 神经性播散(neural spread)　某些具有嗜神经性的病毒,可通过感染部位的神经末梢侵入神经细胞进行扩散,其所致疾病的临床表现体现出沿神经移行的特点,如水痘-带状疱疹病毒在其原发感染水痘发生以后,即潜伏于脊髓后根神经节或颅神经的感觉神经中,再发时病毒沿感觉神经分布产生带状疱疹。

目前虽然对于某些病毒可造成局部感染而其他病毒造成全身感染的机制并不十分清楚,但一般认为与病毒和宿主的遗传特性及宿主的免疫力有关。一般情况下,浅表感染后诱导的免疫应答较弱且持续时间短暂,而全身感染诱导的免疫应答强而持久。

(二)病毒播散的靶组织

病毒通过侵入门户进入机体后,可在局部复制和繁殖后进一步扩散至多个组织和器官,引发全身的播散。可感染的组织和器官有:

1. 皮肤　皮肤是病毒感染最常见的靶组织之一,许多急性病毒感染由于病毒的作用或由于免疫复合物的参与都会呈现出疹现象。病毒侵入皮肤毛细血管和小静脉内皮细胞,导致局部血管扩张,形成红斑;如再伴有水肿和细胞浸润,即形成丘疹。麻疹病毒、风疹病毒,还有某些埃可病毒、柯萨奇病毒、腺病毒、微小病毒 B19 等感染,均形成斑丘疹。如病毒感染部位在表皮并导致伴有单核细胞的渗出,此即水疱疹,如 HSV、VZV 等感染。

2. 中枢神经系统　某些病毒虽然可侵入神经细胞,但其进入中枢神经系统或脑组织的途径则为血源性和局部播散,如脊髓灰质炎病毒经血源性和局部扩散,而 HIV 可经带前病毒巨噬细胞播散。嗜神经性病毒首先在其他细胞内复制和增殖,然后其子代病毒通过支配感染部位的神经末梢进入神经细胞,继而在中枢神经系统或脑组织中扩散。如狂犬病病毒通过外周神经元和感觉神经元入侵中枢神经系统。侵犯神经细胞的病毒通过损伤某些中枢神经细胞,可引起脑膜炎、脑炎、脊髓灰质炎等,如脊髓灰质炎病毒可破坏脊髓前角运动神经元。

3. 肝脏　某些病毒可在肝细胞中增殖并侵袭肝实质,如甲、乙、丙、丁、戊型肝炎病毒、黄热病毒、单纯疱疹病毒、巨细胞病毒和风疹病毒等。这些病毒损伤肝细胞而引起急慢性肝炎、肝硬化和肝癌等疾病。

4. 免疫系统　某些病毒可入侵免疫系统导致免疫功能丧失或逃逸免疫清除,如 EBV 感染 B 淋巴细胞和 HIV 感染 $CD4^+$ T 细胞和巨噬细胞等。

5. 其他　其他的病毒靶组织包括唾液腺、乳腺、横纹肌和心脏等,并引发相应器官疾病。

三、病毒感染的类型

病毒侵入机体,首先与宿主的易感细胞的表面分子结合,通过细胞的吞饮作用或与细胞膜融合,借助宿主细胞的蛋白酶脱去衣壳(大多数病毒),进而利用细胞的大分子生物合成系统病毒核酸进行复制、转录、翻译,最终装配成子代病毒颗粒,释放出细胞。病毒感染所产生的子代病毒可继续感染周围细胞,导致大量组织或器官的细胞被破坏,机体表现相应的临床症状。因此病毒感染类型可从细胞水平和整体水平两个层面进行分类。

(一)细胞水平的病毒感染类型

由于病毒的生物学特性以及易感细胞的特性(容纳性细胞、非容纳细胞)差异,病毒感染后细胞的结局不同,可分为溶细胞感染和非溶细胞感染两种:溶细胞感染(lytic infection),感染的宿主细胞裂解死亡,一次性释放大量子代病毒;非溶细胞感染(nonlytic infection),感染的宿主细胞不立即死亡,不断产生子代病毒并释放至细胞外。

1. 溶细胞感染　病毒感染容纳性细胞(permissive cell)(该类细胞可以为病毒复制提供必要的条件,支持病毒复制),病毒在胞内复制成熟后,一次释放大量子代病毒,细胞裂解死亡,多见于无包膜病毒,如脊髓灰质炎病毒、腺病毒等。其作用机制主要有:①阻断细胞大分子合成:在病毒感染的早期过程中所合成的病毒早期蛋白可阻断宿主细胞核酸和蛋白质的合成,使细胞的代谢功能紊乱以致细胞死亡;②病毒蛋白的毒性作用,如腺病毒颗粒表面的衣壳蛋白和纤维蛋白突起可使细胞死亡;③细胞的溶酶体酶释放:病毒感染细胞后可导致细胞溶酶体结构和通透性改变,释放出溶酶体酶,引起细胞自溶;④细胞器的损伤:病毒感染早期有细胞核、细胞膜、内质网、线粒体和核蛋白体等损伤;⑤病毒感染引起细胞凋亡。

2. 非溶细胞感染 非溶细胞感染可归纳为以下数种类型:

(1) 稳定状态感染(steady state infection):多见于有包膜病毒,如正黏病毒、副黏病毒某些被膜病毒和弹状病毒等。该类病毒在细胞中复制,以出芽的方式从细胞中逐步地释放出成熟的子代病毒颗粒,在感染过程中对细胞的正常代谢功能影响不大,有时感染的细胞还可增殖。复制过程中,病毒编码的某些蛋白插入细胞膜,可造成细胞膜特性和抗原性的改变,可能会诱发自身免疫应答,导致宿主细胞的损伤。病毒稳定状态感染的细胞在病毒多次复制和释放后最终仍会死亡。

(2) 整合感染(integrated infection):某些DNA病毒或逆转录病毒的基因组或部分基因在病毒的复制过程中结合至细胞染色体中,称为整合(integration)。整合的病毒核酸可随细胞的分裂传给子代细胞,不一定产生出子代病毒颗粒。病毒核酸的整合可导致细胞遗传特性的改变:如细胞表面出现新抗原,或细胞发生转化等。细胞特性的改变将取决于病毒的复制特性、病毒核酸整合于染色体的部位等。

(3) 转化性感染(transformation infection):转化性感染是一种特殊的持续性感染。细胞被某些DNA病毒或逆转录病毒感染后表现为细胞生长特性改变,其增殖速度快于未感染细胞,失去接触性抑制,成为转化性细胞,细胞可无限制生长。这种细胞特性的变化常伴随病毒基因的整合,细胞虽不一定产生病毒颗粒,但病毒的遗传信息持续性存在。转化细胞可在实验动物中形成肿瘤,因此转化性感染与致癌性(oncogenic)有关。

(4) 顿挫感染(abortive infection):如病毒进入宿主细胞后,该宿主细胞缺乏病毒复制所需要的酶或能量等必要条件,不能合成病毒核酸和某些蛋白质成分,或能够合成病毒的成分但不能正确组装或释放出完整的病毒颗粒,称之为顿挫感染。不能为病毒复制提供必要条件的细胞称为非容纳性细胞。对某些病毒是非容纳性的细胞,可能对其他病毒则为容纳性细胞(non-permissive cell)。因此,在某些细胞内引起顿挫感染的病毒,可在另一些细胞中可造成增殖性感染。

(二) 整体水平的病毒感染类型

病毒感染机体后如引起整个组织或器官的细胞被破坏,可使机体出现症状,最终出现临床表现。从病毒进入机体到出现临床症状一般有一段间隔时期,称为潜伏期(incubation period)。根据病毒感染后是否表现临床症状,分为隐性感染和显性感染;根据病毒感染的过程及病毒检出的时间的不同,可分为急性感染(acute infection)和持续性感染(persistent infection)两种类型。持续性感染又分为潜伏感染、慢性感染和慢发病毒感染。

1. 隐性感染 侵入机体后病毒增殖但不引起临床症状的感染称为隐性感染(inapparent infection)或亚临床感染。其原因可能是病毒毒力弱或机体免疫力强,致使病毒不能大量增殖,组织细胞没有被破坏或损伤轻微且迅速被修复或损伤程度不影响其组织功能的发挥;也可能是病毒最终未到达靶器官,故不呈现或极少呈现临床症状。如脊髓灰质炎病毒感染时,大多数人表现为隐性感染,与病毒极少到达中枢神经系统有关。隐性感染者虽不呈现临床症状,但病毒仍在体内复制增殖并向体外排出,故隐性感染在流行病学上具有十分重要的意义。通过隐性感染,机体可获得特异性抗病毒免疫力,从而清除感染的病毒。

2. 显性感染 病毒感染宿主后在细胞内大量复制,引起细胞正常代谢功能失衡,细胞死亡;当受损细胞到达一定数量时即导致组织损伤;进而组织损伤积累至一定程度时,机体出现相应的体征和症状,称之为显性感染(apparent infection)。显性感染可表现为局部感染(local infection)(如单纯疱疹),也可为全身感染(systemic infection)(如麻疹)。根据病毒在体内滞留的时间长短,显性感染还可分成急性感染及持续性感染两种类型。

(1) 急性感染(acute infection):病毒感染后潜伏期短,发病急,病程为数日或数周,短时间内即被清除或导致机体死亡的过程,一旦疾病恢复后,机体内不再检测到病毒,如流行性感冒、急性病毒性肝炎等。

(2) 持续性感染(persistent infection):病毒感染后,不能被机体免疫系统清除,可在体内持续存在数月、年、数十年,甚至终身,在此期间病毒感染者可出现症状或不出现症状。这类感染者为重要的传染源。由于持续性感染的致病机制不同,且临床表现各异,故又可分成三种类型:

1) 慢性感染(chronic infection):由于特殊原因,病毒感染后不能被机体的免疫机制彻底清除,出现或不出现急性症状,病毒持续性存在于体内,并可排出体外,病程可长达数月甚至数十年。在慢

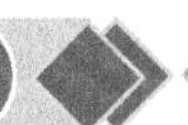

性感染过程中，可检测到病毒，其致病机制常与免疫病理有关，如 HBV、HCV、HIV、EBV 等形成的慢性感染。

2）潜伏感染（latent infection）：病毒急性或隐性感染后，病毒或病毒的基因组存在某些组织的细胞内，不产生感染性病毒颗粒，感染者不表现出临床症状。在某些情况下，病毒被激活而大量复制，引起症状。在病毒潜伏状态采用一般方法不能检测到病毒，只有在病毒激活复制引起症状时，才可检测到病毒，如单纯疱疹病毒或带状疱疹病毒在原发性感染后，以游离病毒基因组的形式潜伏在三叉神经节或脊髓后根神经节细胞内。当机体受到物理、化学、生理或环境等因素的影响，潜伏的病毒激活、增殖，沿神经轴突扩散至其所支配的皮肤黏膜，在该部位复制增殖，引起病变，病变组织中可检测到大量的病毒颗粒。VZV、CMV、EBV 等病毒都可引起潜伏感染。

3）慢发病毒感染（slow infection）：病毒（或致病因子）感染后，潜伏期长，达数月、数年至数十年。待疾病出现后，其发展呈亚急性、进行性，最终导致死亡。这类感染因子可分为：①常见病毒，如麻疹病毒引起的亚急性硬化性全脑炎（subacute sclerosing panencephalitis，SSPE，该病在儿童期急性感染麻疹病毒后，至青春期才发病，表现为亚急性进行性中枢神经系统疾病；②朊病毒（prion），如引起 Kuru 病、JC 病（Jakob-Creutafeld disease）、疯牛病（BSE）的致病因子。

上述病毒感染类型仅为理想化的划分，在实际情况中由于病毒在宿主的不同细胞或组织中造成的感染类型不同，或表现为混合型。病毒感染的过程和结局取决于病毒和机体间的相互作用，病毒的毒力、病毒的嗜细胞性和嗜组织性、病毒的变异、机体的遗传特性及机体的免疫应答均可影响病毒感染的类型、进程和结局。

四、病毒的致病机制

病毒复制与宿主细胞的生命活动过程密切相关。病毒具有严格的细胞内寄生性，必需进入特定的细胞，借助于宿主细胞的大分子生物合成系统及能量进行复制增殖。病毒复制过程或其编码的某些产物可直接或间接地改变宿主细胞的结构或细胞代谢功能，导致细胞损伤或产生其他变化，当病毒扩散至多数细胞后则可形成对组织器官乃至全身的损伤或功能障碍。同时，在机体免疫清除病毒的过程中，会造成细胞和组织损伤。因此，病毒感染致病机制（pathogenesis of viral infections）可分为两个方面：一是病毒对宿主细胞的直接作用，二是病毒感染诱导的免疫损伤。

（一）病毒对宿主细胞的直接作用

正常的细胞有着其正常的形态特征，有着自身固有的规律，在细胞生长的各个阶段，各种分子的合成和降解是处于有序的平衡状态。病毒感染后，在易感细胞内增殖，可导致这些规律被打破，影响细胞的代谢，可直接对细胞造成杀伤作用，或使细胞发生病变、出现一些表型的改变。不同的病毒对细胞的损伤作用有明显区别，某些病毒显示高度的杀细胞作用；而有些病毒则表现为稳定感染，以出芽方式释放，不引起明显的细胞病变；病毒也可在细胞中存在，与细胞处于共生状态，形成潜伏感染，也可使细胞转化或永生化。

1. 病毒杀细胞或致细胞病变感染的机制　病毒感染细胞后可对细胞代谢造成影响，引起细胞死亡或病变，主要机制有：

（1）细胞死亡：病毒感染引起细胞死亡的因素是十分复杂的，但一般情况下细胞死亡可分为两个途径：细胞坏死和细胞凋亡。细胞坏死涉及物理性损伤和毒性物质的作用。细胞坏死时，可出现细胞线粒体崩解、细胞肿胀、细胞结构紊乱及细胞裂解等现象。病毒感染引起的细胞死亡可由于是病毒复制过程中所产生的毒性作用，或激活细胞程序性死亡，或两者兼有之。细胞裂解的同时伴随大量的子代病毒释放。

（2）病毒诱导的细胞凋亡（apoptosis）：病毒及其产物既能通过各种机制抑制细胞凋亡，也能破坏细胞的正常生理功能而诱导细胞的凋亡，很多病毒在感染的末期就直接利用细胞凋亡来裂解细胞并释放子代病毒。病毒诱导的细胞凋亡是许多病毒引起宿主疾病的重要原因之一。已知疱疹病毒、逆转录病毒、微小病毒、副黏病毒、正黏病毒、甲病毒和小 RNA 病毒等在感染的细胞培养中均可致细胞凋亡。此外，有些病毒还能直接诱导免疫细胞的凋亡。免疫细胞的凋亡有利于病毒逃避免疫清除，有利于持续感染的建立。

细胞凋亡有利于病毒的释放扩散，但是如在感染的早期细胞发生死亡会降低病毒的产量。因此某些病毒编码拮抗细胞凋亡的产物，抑制细胞的凋亡有利于病毒的复制。

(3) 细胞融合(cell fusion):有包膜病毒编码的某些糖蛋白在细胞内表达并插入细胞膜表面,可促进细胞间的融合,形成多核巨细胞(polykaryocyte),病毒可通过融合细胞在细胞与细胞之间扩散。如麻疹病毒和副流感病毒感染的细胞易与邻近正常细胞融合,形成多核融合细胞,有利于病毒的扩散。

(4) 细胞膜特性的改变:病毒编码蛋白的表达(尤其是包膜病毒)可使感染细胞具有某些原来所没有的特性或抗原性:如流感病毒或副流感病毒感染细胞后,由于病毒血凝素插入细胞膜而使细胞具有了吸附红细胞并引起红细胞凝集的特性,该特性可用于鉴定病毒感染:血凝试验/血凝抑制试验。病毒感染的细胞表面带有病毒特异性抗原,激活的T杀伤细胞可特异性杀伤病毒感染的靶细胞。在某些病毒感染后可使细胞内部抗原暴露或使细胞抗原发生改变,成为自身抗原,诱发自身免疫病。

病毒感染后可增加细胞膜对离子的通透性,如钠离子等。有些病毒的mRNA转译过程比细胞mRNA的转译对高浓度钠离子具有更高的耐受性,因此认为病毒感染后有更多的钠离子向胞内渗透,将有利于病毒mRNA的转译。在某些病毒感染的细胞培养中可见到细胞肿大或形成数处突起的“气球样”变化,可能与细胞膜通透性改变相关。

(5) 细胞骨架的改变:细胞骨架具有保持细胞完整的结构,及在细胞器的移动及细胞内物质运输等过程中发挥重要作用。病毒感染后,其某些组分能特异地与细胞骨架相结合,例如腺病毒DNA倾向于与感染细胞中的微管结合,可能与病毒基因组需进入细胞核内增殖相关。脊髓灰质炎病毒感染可破坏细胞的骨架,使宿主细胞的mRNA从骨架上解离,从而宿主蛋白合成的终止。病毒破坏细胞骨架,从而影响细胞的正常形态,细胞变成圆形并积聚是病毒感染后常见的细胞病变之一。

(6) 包涵体(inclusion body)的形成:在光学显微镜下,在某些病毒感染的细胞内可见到细胞质或细胞核内嗜酸性或嗜碱性大小和数量不等的斑块性结构,称为包涵体(inclusion body)。病毒复制或转录过程中形成的复合物、病毒装配过程中出现的中间体,以及核衣壳等均可在宿主细胞中进行积累而形成包涵体。包涵体的部位往往反映了病毒复制的部位,具有一定的病毒种属特异性,比如疱疹病毒和腺病毒感染细胞所形成的包涵体位于胞核,而狂犬病毒感染后脑组织神经细胞质内出现嗜酸圆形或椭圆形包涵体(Negri body),具有诊断价值。包涵体在细胞内的形成可以改变细胞正常的组成成分或功能从而导致细胞病变。

(7) 影响宿主细胞的大分子合成:病毒感染宿主细胞后经脱衣壳释放出病毒核酸,病毒基因组指令性地抑制或促进细胞核酸及蛋白质的合成并使细胞的生物合成系统转向合成病毒的核酸及蛋白质,装配成熟的子代病毒体。病毒在核酸复制、转录、蛋白质合成等过程中与宿主细胞的生物合成系统及其相关成分相互作用,导致细胞正常代谢紊乱,改变细胞的功能或最终导致细胞死亡。

2. 病毒基因组在宿主细胞内的维持 在病毒持续性感染中,病毒基因组必须持续存在于宿主细胞中:病毒基因组/或前基因组整合到宿主细胞染色体中;或病毒基因组(如EBV)以染色体外环状分子(附加子,episome)存在于感染的细胞内,这种分子需具有复制起始点以保证病毒基因组在细胞内复制和增殖。然而,除逆转录病毒外的RNA病毒基因组在宿主细胞内的维持只能依赖于病毒低水平的复制。

病毒基因整合到宿主细胞染色体中主要分为两个类型:一类是逆转录病毒式整合,另一类是病毒感染中偶见的被称为失常(aberration)式整合。在逆转录病毒引起的感染中,几乎每一轮病毒复制周期均有前病毒基因的整合。逆转录病毒基因组侧翼具有反向重复序列,是形成整合的识别信号。

非逆转录病毒感染引起失常式整合,部分病毒基因可偶然整合入细胞染色体。这种整合是随机的,无特异病毒DNA序列,也无特异细胞DNA位点。这类病毒不带有整合酶,因此必须依赖细胞的酶介导病毒基因的整合。病毒基因整合的细胞在一定条件下持续增殖,可扩增出细胞克隆,并可能通过激活细胞内的癌基因或抑癌基因引起肿瘤。然而,病毒基因整合仅是一个先导过程,病毒整合不一定会导致细胞转化或引起肿瘤。

3. 病毒引起细胞转化(transformation)或永生化 少数病毒感染细胞后不仅不抑制细胞DNA的合成,反而促进细胞的DNA合成。引起细胞转化的病毒可分为二类:逆转录病毒(RNA肿瘤病毒)和DNA病毒(DNA肿瘤病毒),病毒基因组的整合或其编码的某些产物可导致细胞转化,细胞增殖能力增强,并失去细胞间接触性抑制。引起动物肿瘤的SV_{40}病毒即为此类病毒的代表,SV_{40}病毒编码的

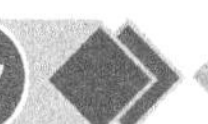

一种蛋白(T蛋白)可以与细胞的DNA复制起始点及细胞的DNA多聚酶结合,从而可以促进细胞的增生。细胞转化是指细胞受外界因素影响后在形态学、生物化学以及生长的改变。永生化则指细胞发生转化后比正常细胞更易突变和发生染色体重排,获得无限生长的能力,有利于肿瘤细胞的形成。细胞的转化常是永生化和肿瘤形成的第一步。然而细胞的恶变是多因素、多步骤过程,病毒的单独作用并不一定诱发肿瘤,其他因素如环境因素、宿主的遗传因素、内分泌和免疫状态均对肿瘤的形成有重大的影响。

(二) 病毒感染诱导的免疫损伤

在病毒感染对宿主造成的损伤过程中,除病毒的直接致细胞病变效应作用外,针对病毒抗原的免疫应答也会对机体造成的间接损伤,称为免疫病理损伤(immunopathology)。免疫病理损伤是病毒性感染疾病的重要发病机制之一,尤其在病毒持续性感染和病毒感染相关的自身免疫性疾病中。免疫病理损伤包括特异性细胞免疫和体液免疫,不同病毒其免疫病理损伤的机制有所不同。

1. T细胞介导的免疫病理损伤　特异性细胞免疫应答是清除感染病毒细胞的主要因素。在清除病毒感染靶细胞的同时,$CD8^+$ T淋巴细胞或$CD4^+$T淋巴细胞可损伤宿主细胞,影响细胞的正常功能,导致疾病。在HIV、HBV、柯萨奇病毒感染中,常发生$CD8^+$T淋巴细胞介导病理损伤,而在麻疹病毒、登革热病毒、HSV、RSV感染性疾病过程中则发生$CD4^+$T淋巴细胞介导的病理损伤。

(1) $CD8^+$T细胞介导的免疫病理:主要通过$CD8^+$T淋巴细胞杀伤病毒感染的靶细胞所致。如HBV感染引起的严重肝损伤由$CD8^+$T细胞介导的免疫反应造成的。病理损伤机制为:细胞毒性T淋巴细胞(CTL)首先与受感染的肝细胞结合,诱导细胞的凋亡;然后$CD8^+$T细胞释放出细胞因子使中性粒细胞和单核细胞等效应细胞聚集到肝脏中,进一步破坏受感染的细胞。柯萨奇B型病毒感染引起的心肌炎也是由$CD8^+$T淋巴细胞介导的,其主要杀伤性蛋白穿孔素(perforin)是诱导心肌炎形成的重要因素。

(2) $CD4^+$T淋巴细胞介导的免疫病理:激活的$CD4^+$T淋巴细胞可产生更多的细胞因子和趋化因子,能使非特异性效应细胞聚集和活化,引发炎症反应,称为迟发型超敏反应(delayed-type hypersensitivity response)。

2. 抗体介导的病理损伤　当病毒大量复制,免疫系统无法及时清除,或无法到达病毒的感染部位时,病毒就会与特异性抗体结合形成复合物。病毒-抗体复合物如不能被网状内皮系统有效清除而进入血液循环,则会沉积在毛细血管中引起免疫病理损伤。如婴儿感染呼吸道合胞病毒,在下呼吸道抗体与病毒抗原引发的超敏反应导致毛细支气管炎和肺炎。登革病毒感染,抗原抗体复合物沉积于血管壁,导致出血和休克。抗体除了能与病毒形成复合物诱导免疫病理损伤外,有时还可能增强病毒的感染,称为抗体依赖增强作用(antibody-dependent enhancement)。

由于某些病毒感染可引起免疫病理损伤,在采用免疫增强剂治疗病毒性疾病时需慎重。

3. 病毒感染与自身免疫病　病毒感染导致自身免疫病的机制,包括:①病毒感染使一些抗原隐藏的细胞抗原暴露,免疫系统识别这些抗原产生自身免疫反应。②分子模拟(molecular mimicry)机制,病毒抗原与宿主组织抗原含有共同的抗原决定簇,当宿主的免疫系统对共同的抗原决定簇产生免疫反应时,引发自身免疫疾病。③病毒感染后可致免疫应答功能紊乱,主要表现为失去识别自身与非自身抗原的功能,而产生对自身细胞或组织的细胞免疫或抗体,进而发展为自身免疫病,可检测到针对自身组织细胞(如肝细胞膜抗原、脑组织髓鞘抗原)的抗体或特异性细胞免疫应答。如慢性肝炎患者中,有部分患者存在针对肝细胞蛋白的自身抗体或细胞免疫;在麻疹、腮腺炎病毒感染后期发生的脑炎,可能因病毒改变了脑组织抗原,从而诱生自身免疫应答造成脑组织损伤。

4. 病毒感染导致的免疫抑制　许多病毒感染可引起机体免疫应答降低或暂时性免疫抑制。如麻疹患儿对结核菌素皮肤试验应答降低或由阳性转为阴性。免疫应答低下与病毒侵犯免疫细胞有关。如EB病毒可侵入单核细胞,不仅使细胞形态发生变化,且细胞数显著增多,引发传染性单核细胞增多症。然而也有许多病毒(如巨细胞病毒、风疹病毒、丙型肝炎病毒等)可侵犯巨噬细胞及淋巴细胞后在其中潜伏存在,并不引起病变或仅影响细胞的功能,但在一定条件下病毒激活复制。人类免疫缺陷病毒侵犯并杀伤巨噬细胞或辅助性T细胞(CD_4^+),使辅助性T细胞数量大量减少而发生艾滋病。由于机体细胞免疫功能低下,极易发生条件致病性微生物的感染。病毒入侵免疫细胞后，不仅因影响机体的免疫功能（如吞噬功能降低、抗体产生低下等），致难以清除病毒；免疫细胞中的病毒可逃避抗体、补体等作用，并随免疫细胞播散至体内其他脏器。病毒感染所致的免疫抑制是病毒持续性感染的机制之一，免疫应答低下的机体易出现后续感染而使疾病复杂化，也可导致体内潜伏病毒的激活或肿瘤的发生。

5. 病毒超抗原（viral superantigen） 某些病毒编码的蛋白具有超抗原特性，能结合Ⅱ类主要组织相容性蛋白（MHC-Ⅱ），再与T细胞受体（TCR）的Vβ链结合，从而激活T细胞，释放大量细胞因子，引发疾病。如狂犬病病毒的核蛋白以及EB病毒、巨细胞病毒、埃博拉病毒等编码的一些蛋白质具有超抗原特性，参与病毒的致病机制。

第二节 抗病毒的免疫

机体抗病毒免疫应答可分为天然的非特异性免疫及获得的特异性免疫两方面阐述，但在体内这两方面是不可分割并协同发挥作用。机体接触病毒后，大多数情况下通过机体的非特异性免疫系统进行清除。若病毒突破了机体非特异性免疫的防护，可导致感染，同时诱生机体产生特异性免疫应答以清除病毒感染，并在再次感染中发挥作用，但免疫反应也可能对机体造成一定程度的病理损害。

一、非特异性免疫应答

完整的皮肤、黏膜、血脑屏障、血胎屏障等机体的一些生理屏障可阻止病毒侵入机体。非特异性免疫是机体抵御病毒感染的第一道防线：细胞因素主要有吞噬细胞、NK细胞和树突状细胞；体液因素则主要有细胞因子如干扰素和防御素等。非特异性免疫在病毒感染的早期即发挥抗病毒效应，能抑制早期感染的细胞内病毒复制。在此过程中，可诱生多种具有免疫调节活性的细胞因子，通过活化并增强吞噬细胞和自然杀伤细胞（natural killer cell，NK细胞）的功能、诱生其他细胞因子以及募集T、B细胞等，有效地增强特异性抗病毒免疫应答。

（一）参与非特异性抗病毒免疫应答的细胞

参与非特异性抗病毒免疫应答的细胞主要包括单核吞噬细胞系统、NK细胞、树突状细胞（dendritic cell，DC）等，其本身具有抗病毒作用，而且还能产生多种细胞因子发挥抗病毒效应并活化其他免疫细胞。

1. 吞噬细胞 吞噬细胞通过定向迁移、识别、吞噬和杀伤等环节发挥功能，在非特异性免疫应答中发挥极为重要的作用。一般认为中性粒细胞在抗病毒感染中作用不大，而巨噬细胞可吞噬和杀灭病毒感染细胞和游离病毒，抗体和补体与病毒结合后能促进巨噬细胞的吞噬功能。巨噬细胞可提呈抗原给T细胞，分泌IL-1和干扰素，激发特异性免疫应答。肝脏和脾脏中巨噬细胞能迅速滤过血液中的病毒，如果巨噬细胞功能受损，病毒易侵入血流引起病毒血症。

2. NK细胞 NK细胞能非特异杀伤病毒感染的细胞，不需抗原致敏、不受MHC限制。在病毒感染早期，其杀伤病毒感染的效应早于特异性杀伤性T细胞。一般在体外1小时，体内4小时即可出现杀伤效应。在病毒感染后，NK细胞可通过多种途径被活化，特别是干扰素的激活。病毒感染细胞后，细胞MHC-Ⅰ分子的表达下调，成为NK细胞识别的“靶”细胞。NK细胞对靶细胞的识别是非特异性的，即对病毒感染的细胞均有杀伤作用，无病毒特异性，不受MHC限制。NK细胞接触靶细胞后，可自胞质中释放穿孔素、颗粒酶等而溶解病毒感染细胞。此外，活化的NK细胞可产生多种细胞因子如干扰素IFN-γ等，诱导巨噬细胞活化并产生NO、氧自由基等效应分子；释放肿瘤坏死因子（tumor necrosis factor，TNF），改变靶细胞溶酶体的稳定性，使多种水解酶外漏；还可活化靶细胞的核酸内切酶，降解细胞基因组DNA，而引起细胞凋亡。因此NK细胞是病毒感染早期、特异性免疫建立前抗病毒免疫的重要机制之一。

3. 树突状细胞 树突状细胞是具有抗原提呈功能的专职抗原提呈细胞，具有摄取、处理和提呈抗原至T细胞的功能，在免疫应答的诱导中发挥关键作用。在非特异性免疫应答中发挥抗病毒作用的主要是浆细胞样树突状细胞（plasmacytoid dendritic cell，pDC），pDC在病毒感染的刺激下可分泌大量的Ⅰ型干扰素，发挥抗病毒作用；其还具有多种免疫调节功能，能够诱导、激活、刺激免疫细胞发挥抗病毒作用。

（二）参与非特异性抗病毒免疫应答的重要分子

多种免疫分子参与了机体的非特异性抗病毒

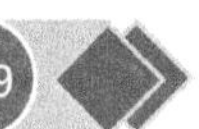

免疫应答，主要有细胞因子和趋化因子，近年发现防御素也具有抗病毒作用。

1. 细胞因子（cytokine） 细胞因子是重要的抗病毒分子，可由多种细胞如单核吞噬细胞系统、NK细胞、树突状细胞或活化的成纤维细胞、内皮细胞等产生，包括IFN-α、IFN-β、IFN-γ、TNF、IL-12、IL-1α、IL-1β、IL-6、IL-10、IL -12等，其中最重要的为干扰素（interferon，IFN）。干扰素是Isaac等（1957年）在研究灭活病毒干扰活病毒增殖现象时发现的一种由细胞产生的具有抗病毒活性的糖蛋白。除病毒外，细菌内毒素、人工合成的双链RNA（多聚肌苷酸与多聚胞嘧啶的多聚物，poly Ⅰ：C）也可诱导细胞产生干扰素。巨噬细胞、淋巴细胞及体细胞均可产生干扰素。干扰素的主要功能是抗病毒，此外还有调节免疫、抑制肿瘤细胞生长和控制细胞凋亡等活性。

干扰素的种类：根据其抗原性不同，可将干扰素分为α、β、γ三种，每种又根据其氨基酸序列不同再分为若干亚型。α干扰素（IFN-α）主要由人白细胞产生，β干扰素（IFN-β）主要由人成纤维细胞产生，α和β干扰素属于Ⅰ型干扰素；而γ干扰素（IFN-γ）由活化的T细胞产生，又称免疫干扰素，属Ⅱ型干扰素。Ⅱ型干扰素调节免疫和抑制肿瘤细胞生长的作用比Ⅰ型干扰素强，抗病毒感染则主要是Ⅰ型干扰素。除Ⅰ型和Ⅱ型干扰素外，λ干扰素（IFN-λ1、IFN-λ2和IFN-λ3）被归为Ⅲ型干扰素。编码IFN-α的20个基因均位于第9染色体，IFN-β由1个基因编码亦位于第9染色体，而编码IFN-γ的单基因位于第12对染色体。

干扰素抗病毒作用的特点：①广谱性，干扰素对所有病毒均有一定的抑制作用无杀灭病毒的作用；②间接性，干扰素不直接作用于病毒，而是通过细胞产生抗病毒蛋白，间接发挥抗病毒作用；③相对种属特异性，即一种动物所产生的干扰素一般在同种细胞中的活性最高；④即刻性，在病毒感染宿主细胞的24小时内，细胞即产生Ⅰ型干扰素（IFN-α，IFN-β），在病毒复制达高峰后不久，干扰素滴度也达高峰，随后病毒量明显减少，数天后才出现特异性细胞免疫应答和体液免疫应答抗体。干扰素对热比较稳定，4℃可保存很长时间，-20℃可长期保存其活性。

干扰素的抗病毒机制：干扰素的抗病毒活性是通过作用于宿主细胞发挥的，而不是直接作用于病毒。干扰素与细胞表面的干扰素受体后，经信号转导等一系列生化过程，激活细胞抗病毒蛋白基因，使之合成抗病毒蛋白质（antiviral protein，AVP）。干扰素可以诱导细胞产生两种抗病毒途径：一种通过2′-5′寡腺苷酸合成酶和RNaseL以降解病毒mRNA，从而抑制病毒蛋白质的合成。另一种途径则借助蛋白激酶PKR，使翻译起始因子elF-2的α亚基磷酸化，磷酸化的elF-2不能参与蛋白质翻译，从而阻断病毒蛋白翻译的起始。干扰素诱导的抗病毒作用可涉及病毒复制周期的一个或几个环节，如侵入、脱壳、病毒mRNA的转录、病毒蛋白的翻译，病毒基因组的复制，病毒粒子组装以及子代病毒粒子的释放都可能成为干扰素抗病毒作用的靶点，但具体的作用靶点往往取决于病毒本身的属性，同时也与宿主细胞的类别有关。此外，干扰素能激活NK细胞和巨噬细胞，增强其对病毒感染细胞的杀伤破坏作用。干扰素可促进多数细胞MHC-Ⅰ类抗原表达，有利于杀伤性T细胞（CTL）发挥作用。干扰素可诱导多种细胞的MHC-Ⅱ类抗原表达，使之参加抗原递呈和特异性免疫的识别。干扰素在抗病毒中重要性体现在于：如果用特异性抗体去除体内干扰素，可导致小鼠对病毒的易感性大大增强。

目前干扰素制剂和干扰素诱生剂已用于治疗一些病毒性疾病，如慢性乙型肝炎、单纯疱疹病毒性角膜炎、水痘-带状疱疹等，取得较好的疗效。但尚存在仅对部分患者有效，停药后复发等缺点。近年来人们试图采用不同种干扰素或干扰素与抗病毒药物联合使用，获得一定疗效。此外，改变干扰素剂型，如聚乙二醇（PEG）化干扰素，也可明显提高治疗效果。

2. 趋化因子（chemokine） 趋化因子是一类能够吸引免疫细胞发生定向运动的小分子蛋白质，病毒等病原微生物进入组织后能通过趋化因子促使吞噬细胞向病原体入侵部位或炎症部位运动。目前发现的趋化因子有多种，可由多种免疫细胞和非免疫细胞产生。目前已确认，在小鼠感染了流感病毒或柯萨奇病毒后产生的特异性免疫相关的炎症反应中，巨噬细胞炎性蛋白1α（macrophage inflammatory protein 1α，MIP-1α）发挥了作用。MIP-1α对机体非特异性抗病毒免疫也很重要。小鼠感染了MCMV后，在肝脏内有病毒复制的炎症部位，NK细胞大量聚集；如果缺乏MIP-1α或抑制了MIP-1α的功能，NK细胞的这种反应会明显减弱。在某些特殊的情况下，趋化因子还具有直接的抗病毒感染作用。HIV 能利用趋化因子受体和 CD4 分子感染靶细胞，趋化因子则能阻断其结合而起到抑制 HIV 感染的作用。

3. 防御素（defensin） 防御素是一组耐蛋白酶的分子，对有包膜病毒具有直接杀伤活性。人类体内存在着两种防御素，即 α-防御素和 β-防御素。α-防御素属阳离子多肽，由中性粒细胞和小肠 Paneth 细胞产生，主要通过与病原体带负电荷的成分（如病毒包膜脂质）的静电相互作用，致膜屏障破坏及膜通透性增高，最终导致病原体死亡，还具有致炎和趋化作用，诱导细胞因子如干扰素、白介素的产生而发挥抗病毒作用。近来还发现，α-防御素的某些亚型具有阻止病毒复制的作用。

二、特异性免疫

病毒的结构蛋白（如衣壳蛋白、基质蛋白或包膜上的各种糖蛋白）和非结构蛋白（包括少数 DNA 聚合酶）在病毒感染过程中，可经抗原加工与递呈，活化 T 细胞及 B 细胞，分别在体内诱生体液及细胞免疫。体液免疫中的抗体通过识别游离的病毒和病毒感染的细胞，能中和胞外游离的病毒体，主要在再次病毒感染时发挥预防保护作用；也可通过与病毒感染细胞的表面抗原结合，在补体或抗体依赖性杀伤细胞（antibody dependent cytotoxic cell，ADCC）参与下发挥杀伤病毒感染细胞作用。抗体和病毒感染细胞表面的糖蛋白结合后还能抑制细胞内病毒基因的表达。细胞免疫中可有杀伤性 T 细胞（cytotoxic T lymphocyte，CTL）、辅助性 T 细胞和调节性 T 细胞等，通过杀伤病毒感染的靶细胞，是机体清除病毒的主要机制。此外，活化的 T 细胞所分泌的多种细胞因子如 α-干扰素、TNF 等也有利于病毒的清除，调节性 T 细胞则在调控细胞免疫水平方面发挥重要作用。

（一）病毒抗原的加工与提呈

几乎所有有核细胞均表达 MHC-Ⅰ类分子，而 MHC-Ⅱ类分子通常只表达于专职 APC（如树突状细胞和巨噬细胞）的表面。有些非专职 APC 只有在炎症以及细胞因子的作用下才会表达。MHC 分子接纳抗原肽的结构位于该分子的远膜端抗原结合槽。MHC-Ⅰ类分子凹槽两端封闭，一般接纳 8～10 个氨基酸残基；而 MHC-Ⅱ类分子凹槽两端比较开放，一般接纳 13～17 个氨基酸残基甚至更多。抗原加工与提呈一般分为内源性抗原提呈（MHC-Ⅰ类分子限制的抗原提呈）与外源性抗原提呈（MHC-Ⅱ类分子限制的抗原提呈）。

病毒感染细胞后，在宿主细胞内合成病毒蛋白，除用于装配病毒外，蛋白还可经细胞质中的蛋白酶体降解成短肽，这些短肽由粗面内质网上的 TAP（抗原肽转运体）转运至粗面内质网内，其中有些短肽与新合成的 MHC-Ⅰ分子 α 链特异性地结合，与 β_{2m} 一起经高尔基体运输至细胞表面，其非多态性 α3 球形区与 $CD8^+$ αβ TCR 结合，导致 CTL 细胞活化，在此活化过程中多种分子包括共刺激分子参与了此过程。CTL 被认为是清除病毒感染的主要免疫机制。外源性抗原提呈指当病毒通过胞饮或被吞噬而进入细胞后，经吞噬体内酶水解为小片段的肽后，与 MHC-Ⅱ类分子结合后提呈到细胞表面，与 $CD4^+$ T 细胞相互作用，诱生 T 细胞释放 IFN-γ，TNF-α，IL-2 等细胞因子及上调其受体分子的表达，并可辅助 B 细胞成熟为浆细胞及合成抗体。其中最重要的是 IL-2 和 IL-2R，IL-2 和 IL-2R 通过自分泌或旁分泌结合后，促进 T 细胞的增殖分化。缺乏协同刺激信号的 T 细胞产生的 IL-2 水平非常的低，T 细胞不能有效增殖，甚至会产生耐受。在抗病毒免疫中这两种类型的抗原提呈同时存在。病毒在细胞内复制主要为内源性抗原提呈；然而当感染细胞被杀伤后，病毒体或病毒抗原被释放，又可被吞饮而以外源性抗原方式提呈。因此两种抗原提呈在抗病毒免疫中可以互补，同时发挥作用。有些病毒可直接感染 DC 细胞（如麻疹病毒，HSV 等），干扰机体天然免疫及获得性免疫。然而，大多数病毒则是通过下调 MHC 分子的表达等机制，干扰 DC 的抗原提呈功能（如 HBV，等），而不是直接感染 DC 细胞。

（二）抗病毒体液免疫

病毒感染后，最先出现的是 IgM 类特异抗体，以后出现 IgG 类抗体，并随不同病毒种类而持续时间长短不等。一般经黏膜感染并在黏膜上皮细胞中复制的病毒可诱生局部 IgA 类抗体。特异性抗体可用于诊断。在体内，中和抗体可中和胞外游离的病毒体。在感染的早期，抗体可阻断病毒与宿主细胞的受体结合，在感染过程中抗体可中和自病毒感染细胞释放的游离病毒。

1. 中和抗体（neutralization antibody） 是一类能与病毒结合并使之丧失感染力的抗体。中和抗

体的作用机制是：改变病毒表面构型使之不能感染细胞；与病毒表位结合，阻止病毒吸附宿主细胞，使其不能侵入细胞进行增殖；抗体与病毒形成免疫复合物，易被巨噬细胞吞噬清除；有包膜病毒的表面抗原与中和抗体结合后，激活补体，可导致病毒的溶解。

IgG、IgM、IgA 三种不同类型免疫球蛋白都有中和抗体的活性。IgG 分子量小，可通过胎盘，新生儿因具有来自母体的 IgG 抗体而获得约 6 个月的被动免疫保护期。IgM 分子量大，不能通过胎盘，如新生儿血中测得特异性 IgM 类抗体，可诊断为宫内感染。病毒感染后最早出现 IgM 抗体，IgM 抗体一般持续时间也较短（半年左右），故检查 IgM 抗体可作为病毒感染的早期和近期感染的诊断。sIgA 抗体主要来源于黏膜固有层的浆细胞，存在于黏膜分泌液中，在局部抗病毒感染免疫中发挥主要作用。

在病毒感染中，抗体抗病毒的保护效率主要取决于病毒是否通过病毒血症到达靶器官。脊髓灰质炎病毒穿过肠壁进入血流引起病毒血症，抵达脊髓束（索）和脑后复制，血流中存在的少量抗体在病毒到达神经系统的靶细胞前能中和病毒。在脊髓灰质炎病毒及一些病毒感染中体液免疫起保护性作用，且在再感染中起主要的保护作用。感染之前或暴露后立即被动给予抗体对一些感染包括麻疹、甲型肝炎、乙型肝炎和水痘起保护作用。

抗体对病毒感染靶细胞的作用：主要通过抗原-抗体激活补体或 ADCC 作用裂解或杀伤病毒感染的靶细胞，或增强巨噬细胞吞噬病毒感染的靶细胞。许多病毒感染诱发的抗病毒免疫是终生的，可能与偶尔再次暴露于病毒激发免疫记忆性细胞有关。

2. 血凝抑制抗体（hemagglutination inhibition antibody）　有些病毒颗粒的表面含有血凝素，病毒可导致红细胞血凝现象，感染后机体可产生抑制血凝的抗体，称之为血凝抑制抗体。IgM、IgG 均有血凝抑制抗体的活性，而 IgA 则无此活性。乙型脑炎病毒、流感病毒等血凝抑制抗体具有中和病毒的特性，对宿主细胞有保护作用。

3. 非中和抗体　病毒感染后，某些病毒抗原诱导的抗体无中和作用，即不能阻断病毒侵入易感细胞，称非中和抗体。如有包膜病毒的基质或核蛋白，病毒表面具有使细胞融合的酶或病毒复制酶等诱生的抗体。非中和抗体可通过补体结合反应检测，故又称补体结合抗体，对病毒性感染疾病有时具有诊断价值。

（三）抗病毒细胞免疫

机体主要依赖细胞免疫清除病毒感染的靶细胞。通过杀伤性 T 细胞直接杀伤靶细胞，或通过 Th1 细胞释放细胞因子而发挥作用，或通过调节性 T 细胞（T_{reg}）维持细胞免疫的平衡。

1. 杀伤性 T 细胞　CTL 的杀伤性作用具有特异性，一般出现于病毒感染后 7 天左右，当 CTL 活性表现时，NK 细胞活性已逐步降低。CTL 杀伤病毒感染的靶细胞受 MHC-Ⅰ类分子的限制。CTL 通过其表面的 TCR 特异性识别与 MHC-Ⅰ分子结合的病毒抗原肽复合物形成三元体。在 CTL 识别病毒感染靶细胞的过程中，还需要共刺激分子（如 CD28、B7.1、B7.2 等）、辅助因子如 CD3、黏附分子（如 ICAM-1、ICAM-3）及其配体（LFA-1）和细胞因子信号的协同作用，而后 CTL 才被激活。激活后释放穿孔素和颗粒酶（granule enzyme）。穿孔素是一组酶的统称，其作用类似补体的 C_9，致靶细胞出现许多小孔；颗粒酶可激活靶细胞内的凋亡相关酶，可使细胞自身裂解或发生凋亡。在多数病毒感染中，CTL 可以杀伤靶细胞，在抗体的配合下清除靶细胞裂解或释放的病毒，因此细胞免疫是病毒感染恢复过程中的主要免疫机制。

2. 辅助性 T 细胞（T_H）　在控制病毒感染中 CD4 T_H1 反应比 T_H2 反应更为重要，尤其是对非溶细胞病毒和包膜病毒。$CD4^+T_H1$ 细胞可以促进 B 细胞生长与分化，活化巨噬细胞，并促进 CTL 的增殖和分化。T_H1 细胞与抗原递呈细胞表面的相应抗原肽-MHC-Ⅱ类分子复合物结合后激活，可通过释放 IL-2、TNF-β 和 TNF-γ 等细胞因子，使淋巴细胞、单核细胞和巨噬细胞聚集在病毒感染的部位，更有效地发挥吞噬和杀灭病毒作用。此外，IFN-γ 可活化巨噬细胞增强其杀伤已被吞噬的病原体的能力。IFN-γ 还能促进 IgG 的生成，IgG 通过调理作用和激活补体系统促进吞噬细胞的吞噬和杀伤能力。IL-2，IFN-γ 亦能增强 NK 细胞杀伤靶细胞的活性，达到限制病毒增殖，阻止病毒扩散和清除病毒感染的作用。T_H1 分泌的 TNF 除了作为效应分子直接诱导靶细胞凋亡外，还能促进炎症反应。

3. 调节性 T 细胞　天然 Treg 细胞（$CD4^+$ 及 $CD8^+$Treg）调控抗感染免疫应答，其生理意义在于一方面可使感染信号持续存在，以维持记忆细胞的生存;另一方面可以防止病理性免疫应答发生。然而,Treg 细胞的作用也是某些病毒(如 HCV、HBV 和 HIV 等)持续感染的因素之一。天然 Treg 细胞及活化效应性 T 细胞均高表达糖皮质激素诱导的 TNF 受体家族相关受体(glucocorticoid-induced tumor necrosis factor receptor family related receptor, GITR),GITR 结合 GITR 配体可封闭天然 Treg 细胞介导的抑制作用(表 24-2)。

表 24-2 抗病毒免疫及其主要作用机制

抗病毒免疫	效应因子	作用靶点
病毒感染早期应答	发热	限制病毒复制
	巨噬细胞	吞噬病毒
	炎症反应	限制病毒复制
	NK 细胞	杀伤病毒感染的靶细胞
	干扰素(Ⅰ/Ⅱ型)	抑制病毒复制,免疫调节
细胞介导的抗病毒应答	杀伤性 T 细胞(CTL)	杀伤病毒感染的靶细胞
	辅助性 T 细胞(Th1)	协助 B 细胞及 CTL 的增殖和分化
	细胞因子	免疫调节,或抑制病毒复制
	活化的巨噬细胞	吞噬/杀伤病毒感染的靶细胞
	NK 细胞	杀伤病毒感染的靶细胞
抗体介导的抗病毒应答	抗体	中和游离的病毒
	抗体+补体	杀伤病毒感染的靶细胞
	抗体+NK 细胞/巨噬细胞(ADCC)	杀伤病毒感染的靶细胞

(四)病毒免疫逃逸

在机体通过免疫系统清除病毒的同时,病毒也会借助于多种方式逃避机体免疫监视、免疫激活或阻断免疫应答的作用,设法在体内长期存在,从而引起持续性感染疾病。不同的病毒,其免疫逃逸(immune escape or immune evasion)的机制不同,现将主要机制归纳入表 24-3。

表 24-3 病毒免疫逃逸的主要机制

免疫逃逸机制	作用方式	举例
病毒抗原变异	逃避 CTL 和 T_H 细胞及抗体的识别和清除	尤其是 RNA 病毒易发生变异,如 HIV、HCV 变异频率高,导致感染难以清除
病毒感染宿主体内的免疫豁免部位(如中枢神经系统等)	逃避宿主免疫系统的监视和清除	HSV、VZV 等
直接感染 $CD4^+$ T 淋巴细胞	$CD4^+$ T 数量减低及功能下调,导致免疫系统功能低下	HIV
不同程度限制病毒基因的表达	抗原表达低下导致不能激活免疫应答,从而逃避宿主免疫系统的监视	
病毒抗原类型多/抗原多态性	病毒血清型多,保护性免疫具有型特异性,无交叉免疫	鼻病毒、柯萨奇病毒、ECHO 病毒型别多,不同型别的病毒可再感染
病毒产物通过分子模拟作用:		
病毒小 RNAs	阻断蛋白激酶(PK)的激活,阻断感染干扰素抑制病毒复制的功能	EBV EBERS(small RNAs)
游离 IFN-γ 受体	阻断 IFN-γ 与细胞表面的 IFN-γ 受体结合,抑制 IFN-γ 的功能	黏液瘤病毒(Myxoma 痘病毒)
vIL-10	病毒编码的白介素 10,TH2 应答	EBV,降低 IFN-γ 的功能
游离 TNF 受体	阻断 TNF 的功能	Shope fibroma virus
阻断 TNF 信号通路	阻断 TNF 信号通路	腺病毒蛋白 E1B、E3 能保护病毒感染的细胞免受 TNF 的杀伤

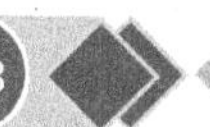

续表

免疫逃逸机制	作用方式	举例
抑制细胞表面免疫分子的表达	抑制病毒抗原提呈	腺病毒 E3 蛋白可阻断 MHC 转运至细胞表面
病毒产物干扰宿主细胞的抗原提呈中的环节	阻断抗原肽-MHC-Ⅰ类分子复合体的形成，导致病毒抗原不能有效提呈给淋巴细胞	CMV 早期蛋白可阻止抗原肽-MHC-Ⅰ类分子复合体的形成
干扰 T 细胞的功能	下调 CTL 丝氨酸蛋白酶的表达从而部分抑制 CTL 的杀伤功能	Ⅱ型副流感病毒
抑制细胞凋亡	抑制 capsases	腺病毒 14.7K 蛋白
抗细胞凋亡	病毒编码的 bcl-2 同源物(vbcl-2)，具有抗细胞凋亡活性	EBV
抑制抗体的功能	病毒编码的蛋白(gE/gl)可与抗体的 Fc 结合，阻断抗体的功能	HSV-1

（瞿　涤）

第二十五章 病毒感染的检查方法与防治原则

第一节 病毒感染的检查方法

通过病毒感染的检查，可以明确临床标本中是否存在某些特定的病毒，可为临床诊断提供有力的证据，还可指导临床制定正确的治疗方案。同时，病毒感染的检查结果提供了相应疾病的发病状态信息，能够帮助流行病学制定有效的预防措施。病毒感染的实验室检查包括病毒分离与鉴定、病毒核酸与抗原的直接检出以及特异性抗体的检测。临床医师根据流行病学资料、疾病的症状与体征综合判断可能为何种病毒感染，留取适宜的标本送检。

首先，病毒感染的诊断需要医生和实验室之间的良好沟通，实验室诊断质量在很大程度上取决于高质量的样本和临床提供的信息。其次，病毒感染的实验室检查方法的选择取决于感染所处的阶段（表 25-1）。例如，抗体测试需要在适当的时间间隔抽取样本，并且往往到疾病恢复期才能明确诊断。

表 25-1 检测标本中病毒和特异性抗体的存在与病程阶段的关系

病程阶段	可检测到病毒	可检测到特异性抗体
潜伏期	少	无
前驱症状	有时	无
发病	经常	有时
急性期	经常	经常
恢复期	少	经常

注：接受疫苗注射人群也常可检测到特异性抗体

目前，基于核酸扩增技术的病毒感染诊断方法正取代部分（但并非所有）病毒培养方法。但仍需特别关注适当的样品采集和正确的结果解释。有些病毒在人体中长期存在，因此，从尚未明确诊断的患者身上分离出疱疹病毒、埃可病毒或柯萨奇病毒不能证明这些病毒便是致病原。许多病毒在发病的最初几天最容易被分离，在此基础上，病毒分离和抗体存在的相关性有助于做出诊断。

除了呼吸道合胞病毒和其他一些病毒外，在进行病毒培养之前，样本可冷藏最多 24 小时。否则，样本应该冷冻（-60℃以下）。不可冷冻的样本包括：①用于抗体监测的全血，在冷冻前应分离出血清；②组织、器官或细胞培养应该置于 4℃并立即运送到实验室。

一、标本的采集与送检

（一）供分离病毒、检出核酸及抗原的标本采集原则

1. 标本采集时间 在发病初期（急性期）采集标本，较易检出病毒，随着标本采集日期的推后，病毒分离的阳性率随之降低。例如麻疹病毒分离标本必须在出疹前三天或出疹后五天内采集；而脊髓灰质炎病毒分离标本尽量在发病后 14 天内采集。

2. 标本类型 最好在感染部位采取，如呼吸道感染采取鼻咽洗漱液、咽拭子、鼻拭子等；肠道感染采集粪便标本；脑内感染采取脑脊液；皮肤感染采取病灶组织，如疱疹液体；有病毒血症时采取血液；对某些病毒尿液标本的分离率也比较高。

3. 标本运输 病毒是细胞内寄生物，脱离活体后在室温下很易丧失感染能力。标本采集后，应放入装有冰块的冷藏包内尽快运送到实验室，标本在处理、接种前切忌反复冻融，病变组织则应保存于 50%的甘油缓冲盐水中。

4. 标本的处理与储存 采集标本时要注意无菌操作，应尽量避免外界污染。收到标本后，应尽快处理并保存标本，处理前，含有有包膜的病毒的临床标本中可加入高浓度的青霉素、链霉素、万古霉素等；对无包膜的病毒的临床标本，可在标本内加入一定量的氯仿。标本中加入抗生素或氯仿的目的是杀灭标本中可能存在的细菌、支原体、真菌等病原体。处理后的标本要加入一定量的标本保存液（例如，含 2%胎牛血清的 MEM、DMEM、PBS 等），尽量及时接种，如不能当时接种，标本应保存与-70℃低温冰柜或液氮中。

（二）供血清学检测的标本采集原则

检测特异性抗体需要采取急性期与恢复期双

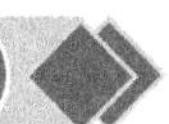

份血清,第一份尽可能在发病后立即采取,第二份在发病后 1 个月时采集。血清标本应在-20℃保存,试验前血清标本以 56℃ 30 分钟处理去除非特异性物质及补体。无菌性脑炎患者也可取脑脊液检测特异性 IgM。

二、病毒分离

病毒的微生物学分离和鉴定是诊断许多病毒感染性疾病的实验室诊断金标准。分离方法主要有细胞培养、动物接种和鸡胚接种。无菌采集的液体样本如脑脊液、全血、血浆或白细胞可直接培养或以 pH7.6 的 PBS 缓冲液稀释后培养。鸡胚或动物接种通常在专门的病毒分离实验室进行。

如果待测样本中含有细菌(咽漱液、粪便、尿液、受感染组织),必须在接种前进行杀灭或去除。最常用的杀菌剂是抗生素,在培养肠道病毒、痘病毒时,也可加入 10%~15% 的乙醚液除菌。除此以外,还有机械方法除菌,如过滤器除菌、差速离心除菌等。

(一) 细胞培养

细胞培养(cell culture)技术广泛用于临床标本的病毒分离,目前最常用的分离病毒的方法。病毒在培养细胞中增殖时,产生的生物学效应(例如细胞病变效应、病毒干扰、血凝素产生)可用于病毒的判定。培养液常包含平衡盐溶液和各种生长因子(如血清、葡萄糖、氨基酸、维生素等),通过显微镜观察细胞的生长情况。

细胞培养需要一定的实验设备、实验条件及合格工作人员,所需时间长、步骤多,但在确定病原上是“黄金标准”,即其准确性高而无误。如欲提高病毒感染细胞培养的敏感性,可将病毒接种于内有盖玻片的细胞培养瓶,经低温离心后,以增加病毒与细胞接触的几率。再将盖玻片进行培养,并用单克隆抗体染色,借以通过检测病毒的早期抗原进行诊断。

1. 细胞培养类型　按细胞的来源、染色体特征及传代次数又可分为原代细胞、二倍体细胞与传代细胞系等 3 种基本类型。

(1) 原代细胞培养(primary cell culture):用胰蛋白酶将人胚(或动物)组织分散成单细胞,加一定培养液,37℃孵育 1~2 天后逐渐在培养瓶底部长成单层细胞。常用的有人胚肾、猴肾、鸡胚等原代细胞。原代细胞对病毒的敏感性高。原代细胞均为二倍体细胞,可用于产生病毒疫苗,如兔肾细胞生产风疹疫苗,鸡成纤维细胞产生麻疹疫苗,猴肾细胞生产脊髓灰质炎疫苗。因原代细胞不能持续传代培养,故不便用于诊断工作。

(2)二倍体细胞培养(diploid cell culture):原代细胞只能传 2~3 代细胞就退化,在多数细胞退化时,少数细胞能继续传下来,且保持染色体数为二倍体,称为二倍体细胞。二倍体细胞生长迅速,并可传 50 代保持二倍体特征,通常是胚胎组织的成纤维细胞(如 WI-38 细胞系)。二倍体细胞一经建立,应尽早将细胞悬浮于 10% 二甲基亚砜溶液中,大量分装安瓿储存于液氮(-196℃)内,供以后传代用。目前多用二倍体细胞系制备病毒疫苗,也用于病毒的实验室诊断工作。

(3) 传代细胞培养 (continous cell culture):由癌细胞或二倍体细胞突变而来,染色体数为非整倍体,细胞生长迅速,可无限传代,在液氮中能长期保存。常用的传代细胞有 HeLa(宫颈癌)细胞、KB(口腔癌)细胞、HEp-2(喉癌)细胞、Vero(非洲绿猴肾)细胞等。由于传代细胞系能有规律地持续传代,容易保存(-196~-70℃)且对某些病毒易感,因此,在诊断、科研等非疫苗生产的项目中常被采用。目前广泛用于病毒的实验室诊断工作,根据病毒对细胞的亲嗜性,选择敏感的细胞系使用传代细胞系

(4) 淋巴细胞培养(lymphocyte culture):正常成熟的淋巴细胞不经特殊处理不能在体外传代培养。然而 EBV 感染的 B 淋巴细胞却能在体外持续传代,这是病毒转化细胞的例证,也是分离出 EBV 的标志。T 淋巴细胞在加入 T 细胞生长因子(IL-2)后可在体外培养,为研究人类逆转录病毒(HIV、HTLV)提供了条件,HIV 在 T 淋巴细胞培养物中增殖形成多核巨细胞。

2. 细胞培养中病毒的鉴定

(1) 病毒在细胞内增殖的指征

1) 病毒致细胞病变效应(cytopathogenic effect,CPE):病毒在细胞内增殖引起细胞退形性变,表现为细胞皱缩、变圆、出现空泡、死亡和脱落。某些病毒产生特征性 CPE,普通光学倒置显微镜下可观察到,例如呼吸道合胞病毒的特点是产生多核巨细胞,而腺病毒是产生葡萄串状排列的大圆形细胞。将 CPE 结合临床表现可作出预测性诊断。有些病毒(如风疹病毒),不会产生直接的细胞病变,

但它们会干扰随后感染的病毒的细胞病变效应（图 25-1）。

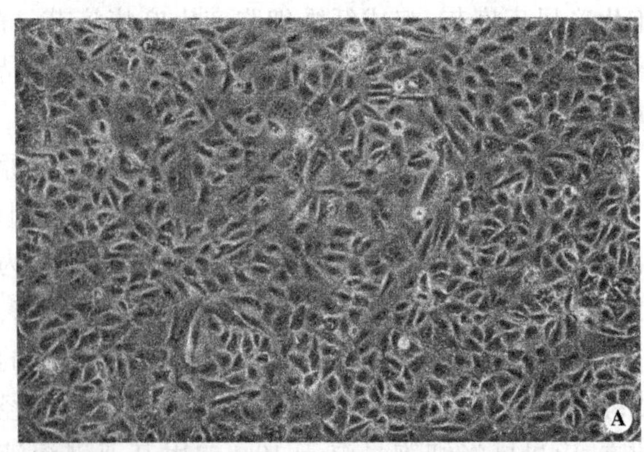

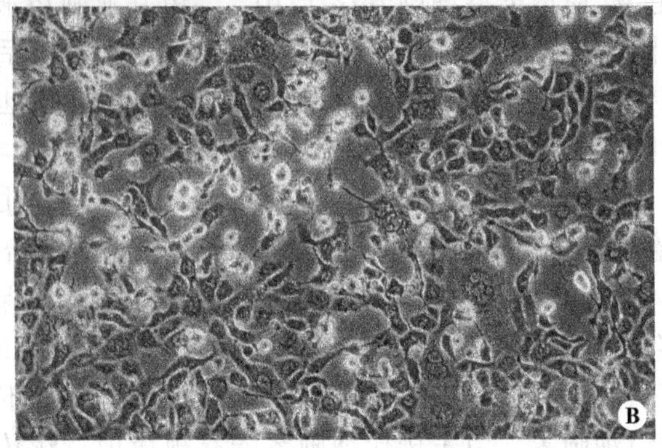

图 25-1 病毒致细胞病变效应（CPE）（Murray *et al*,1998）
A. 正常单层细胞（Vero 细胞）；B. HSV-1 感染后的 vero 细胞，可见细胞变圆，出现多核细胞且细胞脱落

2）红细胞吸附现象（hemadsorption phenomenon）：流感病毒和某些副黏病毒感染细胞后 24～48 小时，在细胞膜上出现病毒的血凝素，能吸附豚鼠、鸡等动物及人的红细胞，发生红细胞吸附现象。若加入相应的抗血清，可中和病毒血凝素、抑制红细胞吸附现象的发生，称为红细胞吸附抑制试验。这一现象不仅可作为这类病毒增殖的指征，还可作为初步鉴定。

3）干扰现象（interference phenomenon）：一种病毒感染细胞后可以干扰另一种病毒在该细胞中的增殖，这种现象叫干扰现象。前者为不产生 CPE 的病毒（如风疹病毒）但能干扰以后进入的病毒（如 ECHO 病毒）增殖，使后者进入宿主细胞不再产生 CPE。

（2）病毒感染性的定量测定

1）空斑形成单位（plaque-forming unit，PFU）：测定这是一种测定病毒感染性比较准确的方法。将适当浓度的病毒悬液接种到生长单层细胞的玻璃平皿或扁瓶中，当病毒吸附于细胞上后，再在其上覆盖一层溶化的半固体营养琼脂层，待凝固后，孵育培养。当病毒在细胞内复制增殖后，每一个感染性病毒颗粒在单层细胞中产生一个局限性的感染细胞病灶，病灶逐渐扩大，若用中性红等活性染料着色，在红色的背景中显出没有着色的“空斑”，清楚可见。由于每个空斑由单个病毒颗粒复制形成，所以病毒悬液的滴度可以用每毫升空斑形成单位（PFU）来表示。

2）50% 致死量（LD_{50}）或 50% 组织细胞感染量（$TCID_{50}$）的测定：本法可估计所含病毒的感染量。方法是测定病毒感染鸡胚、易感动物或组织培养后，引起 50% 发生死亡或病变的最小病毒量，即将病毒悬液作 10 倍连续稀释，接种于上述鸡胚、易感动物或组织培养中，经一定时间后，观察细胞或鸡胚病变，如绒毛尿囊膜上产生痘斑或尿囊液有血凝特性，或易感动物发病而死亡等，经统计学方法计算出 50% 感染量或 50% 组织细胞感染量，可获得比较准确的病毒感染性滴度。

3）病毒形态与结构的观察：病毒悬液经高度浓缩和纯化后，借助磷钨酸负染及电子显微镜可直接观察到病毒颗粒，根据大小、形态可初步判断病毒属哪一科。

（3）病毒的病原学鉴定：病毒在细胞中生长、使细胞出现病变后还可用免疫荧光等方法直接检测病毒抗原、分子生物学技术分析病毒核酸组成、序列同源性比较等加以鉴定（见病毒的核酸检测）。

（二）动物接种（animal inoculation）

是最原始的病毒分离方法，目前已很少应用。常用小鼠、大鼠、豚鼠、家兔和猴等动物，接种途径根据各病毒对组织的亲嗜性而定，有鼻内、皮内、脑内、腹腔及静脉等。例如嗜神经病毒（脑炎病毒）接种鼠脑内；柯萨奇病毒可接种于乳鼠腹腔内。接种后逐日观察实验动物发病情况，如有死亡，则取病变组织剪碎，研磨均匀，制成悬液，继续传代，并作鉴定。但要注意有些动物对人类病毒不敏感，或感染后症状不明显。此外，也应防止将动物体内的潜在病毒当作真正的病原体。

（三）鸡胚接种（chick embryo inoculation）

鸡胚是正在发育中的机体，有些人及动物病毒能在鸡胚中增殖，因此鸡胚培养是分离某些病毒的一种有效方法。如有病毒增殖，则鸡胚发生异常变化或羊水、尿囊液出现红细胞凝集现象。按病毒种

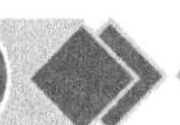

类不同,可使用不同胚龄的鸡胚,接种于不同部位(图 25-2)。常用的接种部位有:绒毛尿囊膜:用于培养天花病毒、痘苗病毒及 HSV 等;尿囊腔:用于流感病毒及腮腺炎病毒的培养;羊膜腔:用于流感病毒的初次分离培养;卵黄囊:用于某些嗜神经病毒的培养。需要注意的是很多病毒在鸡胚中不生长。

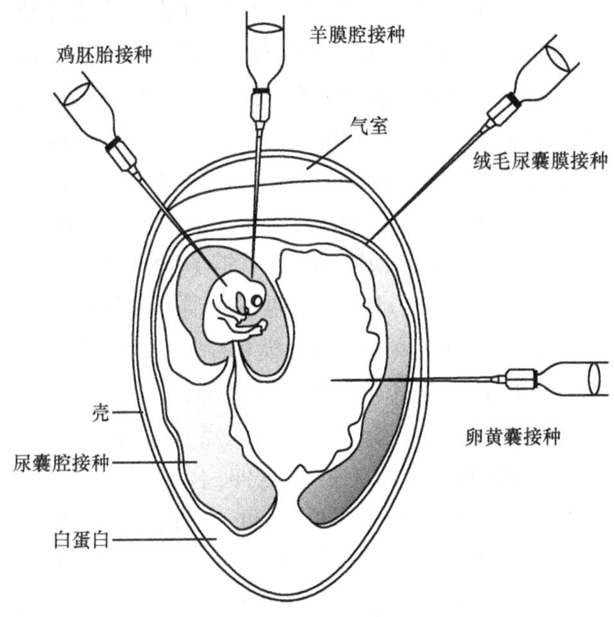

图 25-2 鸡胚接种示意图

三、病毒抗原的直接检出

除对细胞培养中病毒可进行鉴定外,对一些血清型别不多或在常规细胞培养系统中还不能成功培养的病毒,应用免疫荧光或酶联免疫吸附实验直接检测病毒抗原是快速而简单的方法。必须指出,部分病毒性疾病的样本直接镜检是有意义的。例如狂犬病毒、单纯疱疹病毒感染以及水痘-带状疱疹病毒的皮肤感染,其中大脑涂片的免疫荧光镜检是狂犬病的常规诊断方法。

病毒抗原检测已广泛用于病毒学诊断,已有商业试剂盒可检测许多病毒,包括单纯疱疹病毒Ⅰ和Ⅱ型、甲型流感和乙型流感、呼吸道合胞病毒、腺病毒、副流感病毒、轮状病毒、巨细胞病毒等。检测的技术方法有酶免疫法、直接荧光抗体法、间接荧光抗体法、乳胶凝集法等。一般情况下,抗原检测法的敏感度低于病毒培养及核酸扩增方法。

(一)免疫荧光法(immunofluorescent assay)

根据抗原抗体特异性结合的反应特点,将荧光色素与待检病毒的特异性抗体以化学的方法结合起来。而后将荧光标记了的抗体在特定的条件下浸染标本,使抗体与标本中的抗原(病毒)发生结合反应,细胞内的病毒或抗原可被荧光素标记的特异性抗体着色,在荧光显微镜下可见斑点状黄绿色荧光,根据所用抗体的特异性判断为何种病毒感染。免疫荧光(IF)法用于鉴定病毒具有快速、特异的优点。此方法主要包括直接免疫荧光法、间接免疫荧光法以及在间接法的基础上发展而成的补体结合法。

(二)酶联免疫吸附实验(enzyme-Linked Immunosorbent Assays, ELISA)

使用病毒特异性抗体检测标本中的病毒抗原。ELISA 法用于鉴定病毒具有简便、快速、特异的优点。ELISA 法建立的关键是对检测靶抗原的选取以及高效的抗体和标记抗体制备。

四、病毒抗体的直接检出

通常情况下,病毒感染引起的免疫反应针对一个或多个病毒抗原,对其细胞免疫反应和体液免疫反应的检测都可用于诊断病毒感染。细胞免疫检测包括皮试、淋巴细胞转化、细胞毒性测试;而更应用更广泛的病毒感染免疫学诊断方法是体液免疫反应检测即抗体检测。

抗体检测是应用病毒特异性抗原检测病毒感染患者血清中的抗体,包括 IgG 和 IgM 两种。IgM 抗体出现于病毒感染早期,可用于快速诊断病毒感染。IgG 抗体出现较迟,在血清中存在的时间也较长,因此 IgG 类抗体用于临床诊断必须具有早期和恢复期双份血清,或有随访的血清,两次标本中抗体的效价需有 4 倍或以上的升高才有诊断价值。ELISA 或免疫印迹法可检测血清中针对某种病毒抗原亚单位的抗体,例如,该法已用于 HIV 患者抗体的确认实验。其他常用的方法还包括:

(一)中和试验

中和试验(neutralization assays)是病毒在活体内或细胞培养中被特异性中和抗体作用而失去感染性的一种试验,可用来检查患者血清中抗体的消长情况,也可用来鉴定未知病毒或研究病毒的抗原结构。中和抗体特异性高,维持时间长,因此流行病学检查常用此法。

(二) 补体结合试验(complement fixation assays)

常用病毒内部可溶性抗原检测血清中 IgM 类抗体,因同种异型间常有交叉反应发生,故本试验特异性较中和试验低。但因体内补体结合抗体产生早、消失快,常用于病毒早期感染的诊断。

(三) 血凝抑制试验

许多病毒能凝集鸡、豚鼠、人等的红细胞,称血凝现象。这种现象能被相应的抗血凝素抗体所抑制,称血凝抑制。检测血凝抑制抗体的试验为血凝抑制试验(hemagglutination inhibition assays)。本试验简便、快速,且特异性高,常用于流感病毒及乙型脑炎病毒等有血凝素病毒感染的诊断及流行病学调查,也可用于鉴定病毒的型及亚型。

五、检测病毒核酸

由于大多数病毒的基因均已克隆并已知道其核苷酸序列,因此可以利用病毒的基因作为探针(probes)进行杂交以检测标本中有无相应的病毒核酸,或针对病毒的序列设计相应的引物,做多聚酶链反应(polymerase chain reaction assays,PCR)。近年随着技术的进步,已研制出多种高通量的检测病毒核酸的技术。

(一) 核酸杂交技术

核酸杂交是病毒诊断领域中发展较快的一项新技术,主要分为 Southern 杂交和 Northern 杂交两大类。其基本原理是双链 DNA(或 RNA)在加热或碱处理下,变性解开成单链,然后用一条已知的特异性的核苷酸序列的单链 DNA,以同位素或非放射性核素标记后制成探针去与固态支持物上的变性单链 DNA 进行杂交,再用放射自显影技术或用生物素-亲和素系统进行检查,以确定待测核酸中有无与探针 DNA 同源的 DNA 存在。

由于病毒基因很多已成功地被克隆及进行了核苷酸序列测定,因此可以利用特定的病毒基因作为探针,用核酸杂交的方法检测标本中有无相应的病毒核酸。核酸杂交技术方法包括有斑点核酸杂交、细胞内原位杂交、DNA 印迹杂交和 RNA 印迹杂交等。核酸杂交技术(nucleio acid hybridization technique)检测病毒感染具有高度敏感性和特异性。样本点在硝酸纤维素膜上,碱变性固定样本中的病毒核酸,然后用带有标记的病毒核酸片段杂交。轮状病毒包含双链 RNA,斑点杂交方法比酶免疫方法更敏感。

(二) PCR 技术

近年来发展了一系列以 PCR 为基础的体外核酸扩增技术,用于检测不易感或不能培养的病毒。PCR 是体外酶促合成特异 DNA 片段的一种方法,主要由高温变性(denaturation)、低温退火(annealling)和适温延伸(extension)三个步骤反复的热循环构成。即在高温(93~95℃)下,待扩增的靶 DNA 双链受热变性成为两条单链 DNA 模板;而后在低温(37~60℃)情况下,两条人工合成的寡核苷酸引物与互补的单链 DNA 模板结合,形成部分双链;在 Taq 酶或其他 DNA 多聚酶的最适温度下(72℃),以引物 3′端为合成的起点,以单核苷酸为原料,沿模板以 5′~3′方向延伸,合成 DNA 新链。这样,每一双链 DNA 模板,经过一次解链、退火、延伸三个步骤的热循环后就成了两条双链 DNA 分子。如此反复进行,每一次循环所产生的 DNA 均能成为下一次循环的模板,每一次循环都使两条人工合成的引物间的 DNA 特异区段拷贝数扩增一倍,PCR 产物得以 2^n 的指数迅速扩大。经过 25~30 个循环后,将扩增产物进行电泳,经溴化乙啶染色,在紫外灯照射下(254nm)可见到 DNA 的特异扩增区带。此方法特异性强、敏感性高、简便快速,已成功用于 HCV、HIV、CMV、HPV 等多种病毒性感染的临床检测中。由于 PCR 方法十分敏感,可检出 fg 水平的病毒核酸,故操作时应注意 PCR 产物的气溶胶污染以防出现假阳性。此外,病毒核酸检测阳性并不等于标本中存在有感染性的活病毒。

随着 PCR 技术的广泛应用,派生出了一系列的新技术和方法,根据不同的检测目的可以选用相适应的技术方法。如利用实时定量 PCR 法(real time quantitative PCR)检测病毒载量(viral load);利用原位(in situ)PCR 法定位检测细胞或组织中的病毒感染;利用巢式(nested)PCR 可以提高 PCR 的敏感性和特异性等。其中,荧光实时定量 PCR 技术发展迅速,TaqMan 水解探针法、杂交探针法和分子信标法等技术被应用于荧光实时定量 PCR 检测,并得到了广泛的临床应用。此种技术除了能准确定量病人体液中病毒载量外,还可用于检测病毒的耐药突变,因此主要被用于临床疗效的考核和病

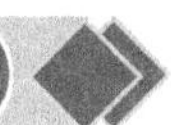

毒耐药的监测。

已有多种基于 PCR 等技术的试剂盒可用于检测病毒核酸，正取代传统的病毒培养和抗原检测技术，成为标准的病毒学诊断方法。该类方法可以进行病毒的定性和定量检测。从定量分析的数据可用来指导多种病毒性疾病的抗病毒药物治疗，例如 HIV/艾滋病等。

（三）高通量的病毒核酸检测技术

近年随着对突发传染病病原体的快速鉴定的需求，国内外已研制出基于不同技术原理的高通量病毒核酸检测技术，如 DNA 芯片技术，以便快速准确地筛查出导致传染病爆发流行的病原体。DNA 芯片技术随着人类基因组计划应运而生，其原理是将已知的成千上万特异的基因探针，高密度有序排布于小块硅片等载体上，产生二维 DNA 探针阵列（microarray），然后与标记的待测样品进行杂交。芯片上的信号通过共聚焦显微镜（confocal microscope）或者激光扫描仪（laser scanner）进行扫描检测，由计算机记录杂交结果，然后对杂交位点及其信号强弱进行分析，并与探针阵列的位点进行比较，就可以得到待测样品的遗传信息，从而判断标本中的特异性病原体的存在。目前基因芯片主要有两种，一种是 DNA 合成芯片，在芯片的特定部位原位合成寡核苷酸；另一种是 DNA 微集芯片，将克隆基因或 PCR 扩增的基因片段有序地显微打印到芯片上。DNA 芯片技术的优点是一次性可以完成大量样品 DNA 序列的检测和分析，最新研发的高密度病原体基因芯片能检测 1700 多种人类病毒。DNA 芯片技术解决了传统核酸杂交技术的许多不足，在病毒诊断和流行病学调查方面有着广阔的应用前景。

六、病毒感染的快速诊断

对病毒性感染作出明确诊断在指导临床用药、选用治疗手段和判断疾病的预后方面十分重要，对预防和控制某些传染病（如流行性感冒、病毒性脑炎）的流行也有一定意义。病毒分离和血清学试验方法往往需要长时间才能得出结果，而病毒性感染的快速诊断则弥补了上述缺点，更具实用价值。除用光学显微镜和电镜观察包涵体及病毒颗粒，用免疫学方法检测病毒抗原、抗体外，随着分子生物学技术的发展，目前病毒核酸的检测也已得到广泛应用。

（一）形态学检查法

1. 光学显微镜检查法（optical microscopy）　光学显微镜是病毒诊断的辅助方法之一，借助染色技术可以直接观察病毒产生的核内或胞质内包涵体和病毒感染细胞的具体形态。某些受病毒感染的细胞内，可形成与正常细胞结构和着色不同的斑块，称为包涵体。应用光学显微镜检查包涵体，根据不同病毒包涵体的形态、染色、存在部位的差异，可辅助诊断某些病毒性疾病。例如从病犬大脑海马回发现胞质中嗜酸性包涵体（内基小体），即可确诊为狂犬病；在麻疹病毒感染细胞的核内及胞质内可找到一个或多个鲜红色的圆形、椭圆形或不规则形态的包涵体，被称为麻疹病毒包涵体。

2. 电镜（electron microscopy，EM）　电子显微镜技术可直接观察病毒的大小、形态、结构以及病毒在细胞内增殖的动态过程。制作电镜标本的方法主要有超薄切片（厚度为 100nm 左右），磷钨酸负染法等。超薄切片法也称正染法，将细胞固定、脱水、包埋、切片、染色，然后观察病毒颗粒，可显示病毒形态及形态发生过程。负染色法敏感性低，通过浓集病毒的办法使样品含有高浓度病毒颗粒（$10^6 \sim 10^7$/ml），经磷钨酸负染后直接用于电镜检查，可显示病毒的结构。这种方法可有助于诊断难以在细胞培养中增殖的病毒，例如从病人粪便标本中观察是否有轮状病毒的感染。

3. 免疫电镜技术（immune electron microscopy，IEM）　是将抗原抗体反应的特异性与电子显微镜的高分辨力相结合，在亚细胞和超微结构水平上对抗原物质进行定位分析的一种高度精确、灵敏的方法。特异性抗体用电子致密物质，如铁蛋白、胶体金等标记后，使之与抗原结合，在电镜下观察到标记物所在位置，即为抗原抗体反应的部位。在难以分辨病毒颗粒与其外周伴随的结构的情况下，若将病毒样品制成悬液，加入特异性抗体，可使样品中的病毒颗粒凝集成团，再用电镜观察可提高病毒的检出率。利用这种方法从痘病毒、疱疹病毒感染的疱疹液中，以及疑为轮状病毒感染的粪便或 HBV 感染者血清中均可快速检出典型的病毒颗粒，能帮助早期诊断。采用传统技术检测不到的病毒用敏感性更高的 IEM 方法可能可以观察到。IEM 可用于检测引起肠炎、腹泻的病毒，而这些病毒常常不能通过培养方法进行检测。

(二) 免疫学检查法

1. 检查病毒抗原 病毒抗原的检测是诊断病毒感染的依据之一,在不必分离培养病毒的情况下,直接用特异性标记抗体检查标本中是否有相应病毒抗原存在。由于其基本原理是抗原抗体反应,因此要求标本中有一定量的病毒抗原存在。常用的方法有免疫荧光法,酶联免疫吸附法(ELISA)或乳胶凝集法等。这些方法相对于病毒分离培养方法和形态学检测方法,具有快速、敏感、准确、操作简便等优点,因此十分适宜在临床病毒检测中应用。

2. 检查病毒特异性 IgM 病人体液中病毒抗体的检测也是快速诊断病毒感染的常用方法之一。检测抗体用的病毒抗原可以是基因工程表达的重组抗原,也可以是根据编码基因片段推导的合成肽作为抗原。目前该方法已用于风疹病毒、乙型脑炎病毒、流行性出血热病毒、甲型肝炎病毒和丙型肝炎病毒等感染的早期诊断。

3. 多种病毒抗原抗体检测方法 在新发突发传染病原体的诊断中需要快速的病原体筛查技术以便尽快地确认爆发流行的为何种病毒,传统的抗原抗体检测方法仅能在一次实验中检测一种病原体,不能在短时间内筛查到致病原,因此研制出的高通量的病毒抗原抗体检测技术,可以在一次实验中完成十几甚至几十个病毒的检测。例如蛋白液相芯片技术,把针对不同病毒的抗原或抗体以共价方式结合到特定颜色的微球上,一种颜色对应一种病毒。应用时,先把几十种不同颜色的微球混合,再加入病人体液标本中(被测物为血清中病毒抗原或抗体)孵育,并加上荧光标记,然后微球成单列通过激光扫描,数据经电脑处理后可以直接用来判断结果。此种方法已经初步应用于呼吸道病毒的高通量筛查中,实践证明其检测敏感度和检测速度均优于 ELISA 方法。

(三) 病毒核酸检测技术

鉴于多聚酶链反应(PCR)具有快速敏感的优点,已在快速诊断病毒感染中发挥了重要作用,如近年对禽和人流感病毒感染的检测等。但它们也存在不少缺点,由于敏感性较高,操作不当易造成污染;病毒核酸阳性不等于标本中存在有感染性的活病毒。此外对未知病毒及可能出现的新病毒则不能采用这些方法。对于未知病毒及可能出现的新病毒,近年采用代表性差异分析、基于保守序列的多聚酶链反应、cDNA 文库的筛选等方法已发现多个新病毒,如 HCV,HGV,新型汉坦病毒等。

利用上述已有的传统病毒分离培养、形态学检查、免疫学和分子生物学等方法快速诊断或排除病毒感染外,也可成功地鉴定出未知新病毒,SARS 冠状病毒(coronavirus)的发现就是一个典型的例子。研究人员把 SARS 病人的咽拭子标本与 Vero 6 细胞共孵育,通过病毒培养可在光镜下观察到明显的细胞病变效应,进一步电镜观察发现增殖的病毒具有冠状病毒的外部形态结构特征,同时免疫组化和免疫荧光检测发现这种病毒与冠状病毒组 I 的抗血清有交叉反应,提示这种病毒与冠状病毒有亲缘关系,可能为冠状病毒家族成员之一。继续利用冠状病毒保守序列引物扩增病毒基因片段,得到一长约 405bp 的 PCR 产物,测序后确认为是一种不同于已知冠状病毒的冠状病毒家族新成员,被命名为 SARS 冠状病毒。

第二节 病毒感染的免疫预防

免疫预防(immune prevention),是通过人工接种生物制剂的方法从而达到预防疾病、控制和消灭人类传染病的目的。“人工免疫”,即免疫预防所采取的方法统称。二十世纪人类通过实施全面进行人工免疫,使得许多传染性疾病得到很好的控制,乃至消灭。用牛痘苗预防天花是免疫预防成功的最早实例,1979 年 10 月 26 日,世界卫生组织宣布世界上已经完全消灭了天花。与之相对,人类用于控制病毒感染的治疗药物还十分有限,其效果远不如抗生素等对细菌感染的疗效,因此对病毒感染的免疫预防显得尤为重要。

抗病毒感染的基础是病毒颗粒和感染细胞表面的特异性免疫反应。对于包膜病毒,最重要的抗原是表面糖蛋白。抗体对病毒颗粒的核心蛋白或参与病毒复制的蛋白质的免疫反应在抗病毒感染中作用有限。一种有效的疫苗能否控制疾病,与它的管理和预防接种的普及程度密切相关。主要应关注学龄前儿童、老人、医务工作者以及其他特殊人群;此外,还应关注的是疫苗的接种程序和时间间隔,以避免不同疫苗相互影响接种效果。

对于病毒性疾病的预防,宿主的黏膜免疫力(sIgA)是很重要的,例如对鼻病毒、流感病毒、轮状病毒、麻疹病毒等感染的预防。有些病毒属于人畜

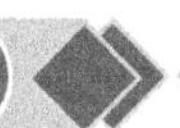

共同感染,这给预防和控制带来了困难。

一、人工主动免疫

应用抗原性物质的人工免疫称为人工主动免疫。病毒疫苗的目的是利用宿主的免疫反应来防止病毒感染性疾病。一些疫苗已被证明明显有效地减少了病毒性疾病的发病率。疫苗接种是预防严重病毒感染的最具成本效益的方法。

新疫苗的研制需要分子生物学和现代生物技术相结合。许多方案中避免在最终产品中纳入病毒核酸以提高疫苗的安全性。这包括:①利用重组DNA技术将感兴趣的蛋白质编码基因插入到无毒的病毒基因组得到疫苗。②组分疫苗,只有需要激发保护性抗体的病毒抗原成分,最大限度地减少不良反应的发生。③基因工程疫苗,例如重组乙肝病毒疫苗,由酵母细胞合成病毒蛋白。④通过化学方法合成肽疫苗,没有病毒核酸,不会有毒力回复。⑤食用疫苗、转基因疫苗的发展,即转基因植物合成病毒抗原。

目前,预防病毒感染的人工主动免疫生物制品主要有以下几类。

(一) 减毒活疫苗

减毒活疫苗(live attenuated vaccines)是通过选用毒力下降的病毒突变株作疫苗株。实际上是利用病毒突变体,其抗原与野生型抗原重叠,而失去致病能力。目前,多数减毒活疫苗的毒力衰减基础仍然未知。

由于疫苗为活病毒株,该种病毒具有病毒的性质,可以在原位繁殖。所以减毒活疫苗的优点是可以自然感染方式接种;疫苗株可在体内增殖,通过类似自然感染的方式,从体液免疫和细胞免疫两个层面刺激机体产生所获得的免疫力;能保持长时间的免疫力;接种量与接种次数均较灭活疫苗少。但减毒活疫苗保存与运输均应冷藏,室温下易灭活;减毒活疫苗存在遗传危险性,在人群中有毒力回复突变的可能。因而对有免疫缺陷,尤其是细胞免疫功能低下者或使用免疫抑制剂患者应选用灭活疫苗或提纯的蛋白疫苗。常用的减毒活疫苗有Sabin脊髓灰质炎疫苗、风疹疫苗、麻疹疫苗、水痘疫苗、腮腺炎疫苗、乙型脑炎疫苗、甲型肝炎疫苗等。

(二) 灭活疫苗

灭活疫苗(inactivated vaccines)是通过理化方法将有毒力的病毒灭活后制成的疫苗。由于病毒株经过灭活过程,该种疫苗失去感染性但仍保持原病毒的抗原性。因此灭活疫苗的优点是稳定,使用安全,但需要注射较大剂量才能诱发出有效的免疫力,且不能诱导产生黏膜免疫和细胞免疫。在免疫过程常需多次疫苗注射,一定时间内还需加强注射。因此灭活疫苗的使用不如活疫苗经济方便,且免疫力维持时间也较活疫苗短。常用的灭活疫苗有Salk脊髓灰质炎疫苗、狂犬病疫苗、流行性乙型脑炎疫苗和流感疫苗等。

灭活病毒疫苗最常用福尔马林处理,对于有些疾病,灭活疫苗是唯一可用的选择。有些灭活疫苗无法"模拟"天然病毒的感染(表25-2)。

表25-2　灭活疫苗与减毒活疫苗的特点比较

特点	灭活疫苗	减毒活疫苗
免疫持续时间	较短	较长
保护力(与自然感染接近程度)	较低	较高
免疫球蛋白产生	IgG	IgA 和 IgG
黏膜免疫产生	低	有
细胞介导免疫产生	低	有
毒力回复	无	可能
疫苗病毒运输和使用中的扩散	无	可能
受宿主其他病毒干扰	无	可能
室温稳定性	高	低

(三) 基因工程疫苗

基因工程疫苗(genetic engineery vaccines)是通过应用重组DNA技术,运用载体将编码病毒特异性保护抗原的基因片段插入酵母或大肠埃希菌的基因组中,从而表达病毒的特异性抗原。通过注射纯化后的病毒抗原,从而引发机体的免疫反应。由于基因工程疫苗表达的是病毒蛋白,根据其结构可以分为亚单位疫苗和多肽疫苗。由于只使用病毒的亚单位或肽段作为疫苗,所以可以避免活病毒感染,在生产疫苗的过程中也不需要活病毒的复制。但是由于酵母及大肠埃希菌的蛋白修饰有异于人类,导致其免疫原性较差。常见的乙肝疫苗即是通过在酵母中真核表达HBsAg所获得。

此外,通过基因工程技术,传统疫苗生产开发的技术得到提高。如传统的疫苗减毒过程常常需要通过长期传代筛选获得减毒株,因此开发新疫苗的时间长成本大。通过反向基因技术,可以对病毒毒力基因直接修改,再运用基因重组技术获得重组减毒株。该方法已运用于如流感病毒在内的一些呼吸道病毒的疫苗开发之中。

（四）核酸疫苗

核酸疫苗(nucleic acid vaccine)是通过在真核细胞中表达的载体(如质粒 DNA)编码病原体有效免疫原基因重组而成。广义的核酸疫苗还包括模拟病毒表位的合成肽疫苗、抗独特型疫苗、表达多种病毒表位的联合多价疫苗等。核酸疫苗包括 DNA 疫苗和 RNA 疫苗两类,因实验技术问题研究最多的是 DNA 疫苗。核酸疫苗接种后,会在所进入细胞内表达重组 DNA 疫苗核酸所编码的病毒的抗原蛋白,从而刺激机体产生体液免疫和细胞免疫。基因疫苗具有一些明显的优点:基因疫苗具有共同的理化特性,因此可以将含有不同抗原基因的质粒混合进行联合免疫;质粒载体没有免疫原性,因此可以反复使用;基因疫苗在接种后,所编码的蛋白抗原在宿主细胞内表达,加工处理及抗原提呈过程与病原体的自然感染相似,因而可以诱导产生细胞和体液免疫;因外源基因在体内存在较长时间,不断表达外源蛋白,持续给免疫系统以刺激,因此能够使机体产生较强和较持久的免疫应答。但核酸疫苗在小动物中与大动物中诱生免疫应答效果不完全一致。此外若用于人体,注射的核酸量极大,且存在潜在安全问题,如不应引起自身免疫应答,不发应生病毒核酸基因整合等。核酸疫苗现在还处于研究阶段,有些病毒的核酸疫苗,在人体已作为预防性疫苗进行了临床研究;在动物模型中已证实核酸疫苗具有一定的治疗效果。现在投入临床实验的核酸疫苗主要集中在传统疫苗手段无法获得有效疫苗的病毒,如 HIV、HCV 等。

二、人工被动免疫

人工被动免疫(artificial passive immunization)是指注射含有抗病毒中和抗体的免疫血清、丙种球蛋白和 IL-2,以及与细胞免疫有关的转移因子、干扰素等,使机体立即获得特异性免疫力。由于这些免疫物质不是机体自己产生的,而是被动得到的,故称为“被动免疫”。人工被动免疫的生物制剂注入机体后可立即生效,可用于某些急性传染病的应急性预防和治疗,但因这些免疫物质不是病人自己产生,故免疫力维持时间短,约 3 周左右。如果宿主已受到感染,采用人工主动免疫便为时过晚,此时应该进行人工被动免疫。

（一）普通免疫球蛋白(“Normal” immune globulin)

普通免疫球蛋白主要是来源于健康人静脉血来源和胎盘血的免疫球蛋白的复合物。由于含有健康人群在生长发育过程中曾有过许多隐性感染,故血清具有相应的多样抗体,因而有增强机体抵抗力以预防感染的作用。其血清(或胎盘)中可含有多种病原体的抗体。因为该类制剂不是针对某一特定病原体的特异抗体,所以它们的免疫效果不如专门的特异免疫球蛋白抗体制品也不能预防一些特殊的疾病感染如 HIV、SARS 等。丙种球蛋白主要用于免疫缺陷病以及传染性肝炎、麻疹、水痘、腮腺炎、带状疱疹等病毒感染。

（二）抗病毒血清

抗病毒血清是直接将微生物接种实验动物,当动物获得免疫力后,把含有抗体的血清精制后制成的产品。由于抗病毒血清来自于异种动物,可能会引起强烈的全身反应如 I 型超敏反应。在乙型肝炎病毒感染中,高效价的含抗乙肝病毒的人特异性免疫球蛋白(HBIg)具有被动保护作用,在预防乙型肝炎的母婴传播中可与疫苗联合使用,有显著效果。常用的抗病毒血清有抗狂犬病的血清和抗乙型脑炎的血清等。

（三）免疫调节剂

免疫调节剂主要指一大类能够增强、促进和调节免疫功能的生物制品。免疫调节剂对于免疫功能健全的生物体作用并不大,但是对于艾滋病患者和某些处于免疫功能较弱的个体却有较好的治疗效果。不过此类制剂本身具有生理活性,应用时常伴有相对应的头痛发热等不良反应,其反应程度也因人而异。常用的免疫调节剂包括转移因子、白细胞介素、胸腺素、干扰素等(详见抗病毒治疗二)。

第三节　抗病毒治疗

虽然人类通过使用疫苗有效地控制了包括天花、乙型肝炎在内的多种病毒的蔓延,但是诸如丙型肝炎、西尼罗河病毒等尚无有效的疫苗预防,所以仍需要抗病毒药物来抗击病毒的复制。常见抗病毒治疗分为抑制病毒和提高机体免疫两个方面,

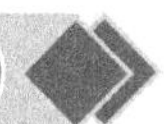

即一方面选用抑制病毒复制的化学药物或制剂，另一方面提高机体的免疫应答，促进自身消灭病毒感染的细胞效能。

虽然人类在抗生素的研发方面卓有成效，但在抗病毒治疗的研究是一个新的研究领域，迄今理想的抗病毒药物并不多。抗病毒药物研发较抗菌药物的研发主要有如下难点：一是多数病毒如麻疹等都为急性转归，发现疾病是已经被机体清除无需使用药物；二是由于病毒的生命周期依赖与宿主的生理功能，所以干扰病毒复制增殖的化合物常常对机体也有副作用；三是病毒较细菌有更为专一种属特异性，如乙型肝炎、麻疹病毒等都没有理想的动物模型。以上种种限制从而影响了抗病毒药物的研发工作的开展。

一、化学治疗

病毒的复制循环由病毒的黏附侵入及脱衣壳、病毒 mRNA 合成翻译及修饰、病毒基因组的复制以及病毒的包装释放等步骤组成。从理论上抑制病毒复制的药物可以针对上述提到的每一个步骤，所以抑制病毒复制的目的化学治疗（chemotherapy）可以以此分类。

（一）抑制病毒穿入、脱壳及病毒释放

病毒的吸附和包装释放是病毒感染的最初和最终环节，抑制这些环节能阻止病毒在体内的进一步传播。早在 20 世纪 60 年代，就发现金刚烷胺能在体内外对甲型流感病毒具有抑制作用。其机制主要是影响病毒的吸附，并影响其与宿主细胞膜的融合及脱衣壳。在临床应用中，数据提示其能对流感起到一定的预防作用。但是由于金刚烷胺副作用较大，未被临床广泛采用。近年来对病毒（尤其是 HIV）的新药研发也有不少的药物针对这个步骤。最近报道有针对起吸附作用的包膜蛋白 gp120 中结合 CD4 的保守序列，设计的抑制两者结合的小分子药物能达到阻止病毒感染的作用。在预防禽流感中应用的达菲也是针对流感病毒神经氨酸酶设计的，该药可以有效地抑制神经氨酸酶介导的细胞间扩散。达菲作为预防使用，可达到 90% 以上的效果。

（二）抑制病毒核酸复制及 mRNA 合成

1. 核苷类类似物（nucleoside analogs）　核苷类类似物是临床应用最广泛的抗病毒药物之一。该类药物是针对病毒的聚合酶所设计特异性药物干扰病毒的核酸的合成，从而影响病毒的基因组复制。因核苷类类似物是以前药形式存在，所以其发挥作用时需要被磷酸化。各核苷酸类似物因其针对聚合酶的特异性的毒性差别较大，如阿昔洛韦几乎没有毒性，而齐多夫定毒性非常高。此外，核苷类化合物血浆半衰期很短，只有 1~4 个小时。

目前常用的有：①阿昔洛韦（无环鸟苷，acyclovir，ACV），因其能选择性地作用于疱疹病毒而较少产生副作用，对抗疱疹病毒有着强大的效用。其作用机制是无环鸟苷作为前药，该药物需要通过三磷酸激酶转化，成为具有抗病毒活性的三磷酸无环鸟苷。在非感染的细胞中会在将无环鸟苷转化为一磷酸无环鸟苷，ACV 只能在感染细胞中发挥作用，所以阿昔洛韦治疗更具有特异性。经测定，无环鸟苷抑制单纯疱疹病毒 Ⅰ 型的复制与抑制宿主细胞生长的浓度相差约 3000 倍，不仅提高了疗效还降低了副作用。除局部使用外，也可用于注射，因此可减少疱疹病毒脑炎的死亡率并延长病人生命。②叠氮脱氧胸苷（azidothymidine，AZT），最早用于抗肿瘤的治疗，在 1987 年被批准第一个用于 HIV 治疗的药物。AZT 对病毒逆转录酶的抑制比对细胞 DNA 聚合酶的抑制强 100 倍，故 HIV 感染者使用后，能有效降低艾滋病的发病与病死率。但在治疗 6 个月后，已发现有耐药毒株的出现。此外该药会导致细胞间三磷酸胸腺嘧啶的耗竭，故而选择性较 ACV 低，存在严重的副作用；③拉米夫定（lamivudine，双脱氧硫代胞嘧啶核苷，简称 3TC）该药早期主要用于艾滋病的治疗，而近年来在临床应用于乙型肝炎的治疗。临床发现该药可迅速抑制慢性乙型肝炎患者体内 HBV 的复制，使血清 HBV DNA 转阴，促进 HBeAg 血清转换，血清丙氨酸氨基转移酶（alanine amino-transferase，ALT）正常。但是该药物停止使用后会存在病毒载量的反弹。长期使用药物，会发现病毒耐药株的存在导致治疗失败。④利巴韦林（3-氮唑核苷，ribavarin），也是需在细胞酶作用下磷酸化的药物。可使细胞和病毒复制所必需的鸟嘌呤核苷减少，故可抑制多种 RNA 和 DNA 病毒复制。主要用于 RNA 病毒感染的治疗，如呼吸道合胞病毒感染引起的毛细支气管炎，流行性出血热等。但因其对细胞核酸也有抑制作用，故副作用较多。⑤碘苷（5-碘 2-脱氧尿嘧啶核苷，idoxuridine，IDU），常用于眼疱疹病毒感染的

治疗;⑥阿糖腺苷(adenine arabinaside, Ara-a),可用于治疗疱疹性角膜炎及疱疹病毒脑炎。

核苷酸类似物与核苷类似物不同,有一个附加的磷酸基团。他们有能力在细胞中持续很长一段时间,增加了效力。如西多福韦。

2. 非核苷类似物 是一类非竞争性抑制剂,较之核苷类似物其特征是不需要经过磷酸化,针对逆转录病毒的逆转录过程。以 HIV 为例,其机制是通过与 HIV-1 的逆转录酶的活性中心或附近部位结合,从而抑制逆转录酶的活性。该类药物能够高度专一地抑制 HIV-1 的逆转录酶,对 HIV-2 及其他逆转录病毒的逆转录酶抑制作用很低或无作用。非核苷类似物与核苷类似物联用对 HIV-1 复制的抑制有协同作用。这类药物主要有 nevirapine(奈韦拉平)delaviradine(德拉韦拉定)及 pyridone(吡啶酮)等。奈韦拉平是第一个非核苷类成员,属于逆转录酶抑制剂,它直接结合逆转录酶和破坏酶的催化部位。这类药物出现耐药突变迅速。

(三) 抑制病毒蛋白的修饰

许多病毒需要通过其自身编码的特异性蛋白酶将翻译后生成的多聚蛋白质切割成具有功能活性的肽段。如 HIV 的 pol 基因编码的蛋白酶在产生成熟颗粒的过程所必需的,它通过自身切割从 Gag-Pol 前体多聚蛋白上脱离,在剩余部分分割成不同肽段,形成独立的六个蛋白(MA、CA、p2、NC、p1 和 p6)和三个酶(蛋白酶、逆转录酶和整合酶)。因此,有一类药物针对蛋白酶的空间结构,从原子水平研究其构象设计并研制出病毒蛋白酶所对应的特异性抑制剂,称为病毒蛋白酶抑制物(protease Inhibitors)。应用该类抑制剂可以使病毒前体多聚蛋白不被酶解,使得感染细胞只能产生非感染性病毒颗粒,从而阻止病毒在细胞间传播。现已在 HIV 中设计出针对蛋白酶活性位点的抑制剂,并应用于临床,可以有效降低病毒载量,增加 $CD4^+$ 细胞计数,主要用于 HIV 晚期感染者。单药疗效不佳,常与核苷类药物联用。华裔美国科学家用核苷类和(或)非核苷类逆转录酶抑制剂加蛋白酶抑制剂组合成二联或三联疗法治疗 HIV 感染,被称为“鸡尾酒”治疗方案,可较长期抑制病毒复制,推迟 HIV 病情发展,延长病人寿命。其商品名称分别为 saquinavir(萨喹那韦)、indinavir(英迪那韦)、及 ritonavir(瑞托那韦)等。萨喹那韦是第一个批准用于治疗 HIV 感染的蛋白酶抑制剂。这种药物在复制周期的后期抑制病毒蛋白酶,导致产生非感染性病毒颗粒。

与抗细菌药物相比,由于病毒是专性细胞内增殖,抗病毒药物必须能够选择性抑制病毒而不破坏宿主细胞,这使这类药物的发展非常困难。另一个限制是病毒的复制多发生在潜伏期,即在症状出现之前病毒已蔓延。另外,病毒的变异速度更快,使得对药物的敏感性也发生变化。

二、免疫治疗

病毒的化学治疗并不直接引起病毒性疾病的痊愈以及病毒的清除。无论何种化学药物都只能抑制病毒,并不能彻底清除病毒,而是依靠机体免疫在化学药物治疗抑制病毒复制后将残余的病毒清除。由此可见,病毒性疾病的免疫治疗同样也是抗病毒治疗的重要手段。目前免疫疗法可分为非特异免疫治疗性及特异性免疫治疗,后者又可分为被动特异性免疫治疗及主动特异性免疫治疗两种。非特异性免疫治疗主要通过增强机体的非特异性细胞和体液免疫,可包括采用胸腺素(thymosin)、IL-12、IL-2、猪苓多糖、聚肌胞、levamisole 及自身 LAK 细胞回输疗法等。被动特异性免疫治疗,主要包括免疫核糖核酸(iRNA)、病原特异性转移因子和特异性 T 细胞疗法等。主动特异性免疫治疗主要指将病原的抗原成分或相应结构(疫苗)接种机体,以激发、增强和调控机体抗病原的特异性免疫应答,达到治疗的目的。因其接种对象为已发生持续感染的患者,可发挥治疗作用,故称为治疗性疫苗,通过单独或抗病毒药物联合使用,有可能最终达到清除机体内病原微生物感染的目的。以下分别介绍免疫调节或治疗剂、免疫细胞的修饰与回输、免疫基因治疗三种类型。

(一) 免疫调节或治疗剂

包括细胞因子、Toll 样受体配体、抗体、抗原肽以及其他免疫治疗剂等,其中使用最广的是细胞因子疗法。用于抗病毒的细胞因子主要 IFN、TNF、IL-2、IL-8、IL-10、IL-12 等。各类细胞因子可以单独使用也可以联合使用。由于细胞因子自身具有生理活性,也会产生相对应的副作用,其程度因个体差异而不同。

干扰素(IFN)是宿主编码的蛋白质,是细胞因子家族成员,可抑制病毒复制,由所有脊椎动物产

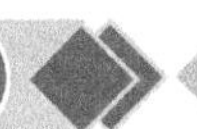

生。在病毒感染或者其他因素诱导下，IFN 在几个小时内便可产生，是身体的病毒感染第一防御反应之一。IFN 是最早被认识的细胞因子。IFN 调节体液免疫和细胞免疫功能，具有广阔的细胞生长调节能力。

正常细胞通常不合成 IFN，除非有诱导因素。病毒感染是一种强有力的诱导因素；RNA 病毒的诱导能力比 DNA 病毒强。不同类别的 IFN 由不同类型细胞产生，IFN-α 和 IFN-β 由许多类型细胞合成，而 IFN-γ 主要由淋巴细胞产生，尤其是 T 细胞和 NK 细胞。IFN 为连接先天免疫与获得性免疫的重要细胞因子，主要有 Ⅰ 型（IFNα/β）及 Ⅱ 型（IFNγ）干扰素。IFN 的抗病毒机制主要是通过激活 JAK-STAT 信号通路，促使抗病毒基因的转录及信号通路的活化。α 干扰素作为广谱抗病毒药已广泛用于 HCV 及 HBV 的治疗。对 HCV 的治疗显示 IFN 的疗效与病毒的基因型有很大的关系：对基因 1 型 HCV 的疗效达 42%～46%，对基因 2 型及 3 型的应答率达 76%～80%。宿主的因素在 IFN 的疗效中同样非常重要，对同时接受治疗的应答和无应答病人的肝穿刺标本研究显示宿主的某些基因的基础表达水平与 IFN 疗效高度相关。为了延长 IFN 的半衰期，新一代的临床使用的 IFN 进行了聚乙二醇修饰，修饰后的 IFN 可以延长其作用时间，同时可以提高肝内的局部药物浓度，提高 IFN 的治疗效果。临床上有研究者联合使用 Ⅰ 型和 Ⅱ 型干扰素治疗 HCV 无应答的病人取得了良好的效果。不过，干扰素其能引起许多副作用，多为全身性和血液系统副作用。

Toll 样受体是机体识别外源或异己的模式识别受体，通过识别微生物的某些组分如核酸、脂类的特异模式（如 LPS，CpG）而启动信号转导，诱导 IFN 及 NF-κB 的激活，进一步启动获得性免疫，为宿主抵御病原微生物的第一道防线。利用 TLR 的配体在体内激活 TLR 信号通路，可能通过调节机体免疫状态，达到清除病毒的目的。已有报道在 HCV 持续感染的病人中利用 TLR7 的配体达到抑制病毒的效果，体内 TLR7 的激活可能通过诱生 Ⅰ 型 IFN，促炎因子及其刺激分子的上调，增强获得性免疫，产生增强的抗病毒免疫状态从而达到抑制病毒的效果。

抗病毒血清和丙种球蛋白是传统的免疫调节治疗方法，但是其来源有限效能不高。近年来，利用细胞融合技术、基因工程技术等生产的单克隆抗体为免疫调节治疗提供新的思路。常见的抗体设计思路包括构建双特异性抗体、嵌合抗体、抗独特型抗体和双功能抗体。不同类型构建人工单克隆抗体，或是封闭病毒感染所需的受体，或是激活特异型的细胞，从而发挥其调节免疫杀伤病毒的作用。例如最近发现 $CD8^+$ T 细胞表面的 PD-1 分子的表达水平决定 $CD8^+$T 细胞的活性。$CD8^+$ T 细胞在病毒清除中发挥着决定性的作用，病毒持续性感染如 HCV，HIV 往往伴随着 $CD8^+$ T 细胞的耗竭。而 PD-1 的高表达导致病毒的持续感染。在小鼠模型中用 PD-1 的抗体封闭 PD-1 能恢复 $CD8^+$ T 细胞的功能，设计针对 PD-1 的特异型抗体将为持续性病毒感染的治疗提供了新的方向。

（二）治疗性疫苗

治疗性疫苗（therapeutic vaccine）是指在已感染病原生物或患某些疾病的机体中，通过给机体接种疫苗成分诱生机体产生特异性免疫应答，以达到治疗或防止疾病恶化的一种免疫治疗制品。其历史最早可追溯到巴斯德（Pasteur）于 1885 年发明的狂犬病疫苗。他用狂犬疫苗接种已被狂犬咬伤但尚未发病的患者，以防止发生致死性的狂犬病。主要机制可能为通过反复多次注射狂犬疫苗而诱生的特异性机体免疫应答可有效地阻止病毒进入中枢神经系统，最终达到治疗效果。对母亲为乙型肝炎病毒携带者所娩出的婴儿注射乙肝疫苗，实际上也可作为广义的治疗性疫苗来认识。治疗性疫苗的研制与应用在病毒方面已开展了对人类免疫缺陷病毒（HIV）、单纯疱疹病毒（HSV）、乙肝病毒（HBV）感染等的治疗性疫苗研制，包括 DNA 疫苗，病毒载体疫苗，乙肝表面抗原-抗体复合型治疗疫苗及治疗性（合成肽）等。已有的临床研究结果显示，部分治疗性疫苗具有治疗作用，如法国学者对 18 名艾滋病患者进行了疫苗临床试验，结果显示，在试验开始后的 4 个月里，所有患者体内约 80% 的艾滋病病毒被杀灭，免疫细胞大量增加。1 年后有 8 名患者血液中的艾滋病病毒减少了 90% 以上，其中 4 人血液中的每毫升病毒含量不超过 1000 个单位，达到了不传染的程度。尽管如此，研究还发现研制的疫苗上存在反跳等缺点，因为 1 年后另外 10 名患者的艾滋病病毒数量又逐渐增多。对治疗性疫苗效果的确认还有待进行更大范围的人体试验，以获得更确切的数据。

（三）免疫细胞的修饰与回输

获得性免疫在机体抵抗病毒感染的过程中起到十分重要的作用。而获得性免疫是依赖于免疫细胞正常功能的发挥所实现的；另一方面过强的细胞免疫反应将损伤机体组织，机体存在负调机制控制免疫反应。参与抗病毒感染及调节的免疫细胞包括特异性杀伤性T细胞、抗原提呈细胞、调节性T细胞等。在慢性病毒感染过程中常存在免疫细胞功能的异常，如抗原提呈细胞功能下降、调节性T细胞数目增多和功能亢进等。所以对自体免疫细胞进行体外修饰与回输是抗病毒免疫治疗的新的途径。例如调节性T细胞 T_{reg} 是一类表面标记为 $CD4^+$ $CD25^+$ 的T细胞亚群。其中，诱导性 T_{reg} 如 T_R1（T_H3），可能通过封闭 $CD4^+$ T细胞的共刺激分子形成；自然性 T_{reg} 与T细胞一样在胸腺中发育成熟。T_{reg} 细胞可能通过抑制 $CD8^+$T细胞的活性导致病毒的持续性感染，体外CD25抗体删除 T_{reg} 细胞可以恢复 $CD8^+$ T细胞的活性，可能作为HBV及HCV的持续性感染治疗的一种方式。临床上使用自体淋巴细胞与IL-2共培养后进行回输，可以使HBeAg/HBV-DNA转阴率达到75%。我国学者使用HBsAg冲击树突状细胞治疗慢性HBV病人也取得了一定疗效。

三、基因治疗

基因治疗（gene therapy）就是以各种基因转移手段将野生型或正常的基因导入人体细胞，通过基因在细胞内表达所产生的转录或翻译产物发挥其治疗作用。它从分子生物学方法入手，根据病毒基因序列和功能，寻求既能干扰病毒复制与表达、又对正常细胞代谢无影响的策略，具有选择性好、用量少、高效无毒等特点。已有的治疗策略包括：反义核酸技术（反义寡聚核苷酸、反义RNA、核酶）、RNA干扰技术、免疫基因技术、负显性抑制剂、细胞自杀基因、诱饵RNA等。例如以双链RNA介导的靶基因mRNA的降解为主要原理的siRNA技术。siRNA在低等生物中可作为一种先天免疫的机制，在果蝇的抗病毒感染中发挥作用。利用针对病毒基因的siRNA在细胞模型中已非常有效的抑制多种病毒的复制。针对病毒不同基因型间保守序列还能克服基因型不同带来的IFN抗性之类的问题。在小鼠模型中siRNA与脂质混合后能有效的被上皮细胞摄取从而有效地阻止性途径传播的HSV-2的感染，其有效期达9天。基因治疗为有限的病毒治疗技术提供了新的手段，从而给诸如HIV在内的病毒性疾病的治疗提供了新的希望。

（李擎天）

第二十六章 呼吸道病毒

概　　述

呼吸道病毒是指一大类能侵犯呼吸道引起呼吸道局部病变或仅以呼吸道为侵入门户，主要引起呼吸道外组织器官病变的病毒（表 26-1）。呼吸道病毒包括正黏病毒科（Orthomyxoviridae）中的流感病毒；副黏病毒科（Paramyxoviridae）中的副流感病毒、呼吸道合胞病毒、麻疹病毒、腮腺炎病毒以及其他病毒科中的一些病毒，如腺病毒、风疹病毒、鼻病毒、冠状病毒和呼肠病毒等。据统计，90%以上急性呼吸道感染由病毒引起。

表 26-1　呼吸道病毒及其引起的主要疾病

科	种	引起的主要疾病
RNA 病毒		
正黏病毒	甲、乙、丙型流感病毒	流感
副黏病毒	副流感病毒 1~5 型	普通感冒、支气管炎等
	麻疹病毒	麻疹
	腮腺炎病毒	流行性腮腺炎
	呼吸道合胞病毒	婴儿支气管炎、支气管肺炎
	间质性肺炎病毒	间质性肺炎
披膜病毒	风疹病毒	风疹、先天性风疹综合征
小 RNA 病毒	鼻病毒	急性上呼吸道感染、普通感冒
	柯萨奇病毒	疱疹性咽峡炎、胸痛
冠状病毒	冠状病毒	普通感冒及上呼吸道感染
	SARS 冠状病毒	严重急性呼吸综合征(SARS)
DNA 病毒		
疱疹病毒	单纯疱疹病毒Ⅰ型	龈口炎
	水痘-带状疱疹病毒	水痘、带状疱疹
	EB 病毒	传染性单核细胞增多症
腺病毒	腺病毒	咽炎、肺炎

第一节　正黏病毒

正黏病毒（Orthomyxoviridae）是指某些具有包膜、分节段 RNA，并对人或部分动物红细胞表面的黏蛋白有亲和性的病毒。正、副黏病毒的差别在于其核酸是否分节段，分节段者为正黏病毒，不分节段者为副黏病毒。其实正黏病毒只有流行性感冒病毒（influenza virus，简称流感病毒）一个种。

流行性感冒病毒有甲（A）乙（B）丙（C）三型，引起人和动物（猪、马、海洋哺乳动物和禽类等）流行性感冒（简称流感）。其中于 1933 年首次分离出的甲型流感病毒最为重要，是流行最为频繁和引起真正全球人类流感流行的重要病原体。其中最著名的是发生于 1918~1919 年的流感世界大流行，只有澳洲未曾被波及，世界人口（当时 20 亿）的 50%被感染，死亡人数至少有 2000 万，平均死亡率 3%，高于第一次世界大战死亡的总人数。

一、生物学性状

（一）形态与结构

呈球形或丝状，球形直径 80~120nm，新分离株丝状多于球形，有时可达 4000nm 左右（图 26-1）。

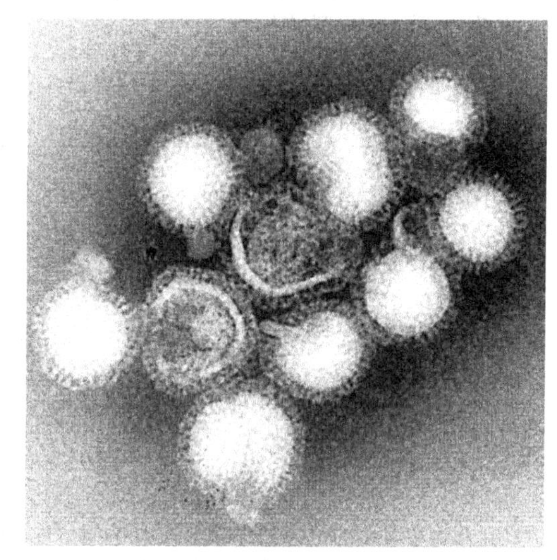

图 26-1　甲型流行性感冒病毒H3N2（×315000）

流感病毒的核衣壳呈螺旋对称，有包膜，单链分节段 RNA 病毒（图 26-2）。

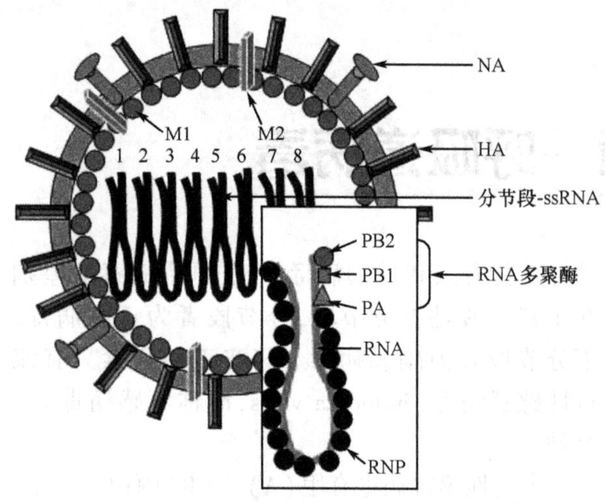

图 26-2 甲型流感病毒结构示意图

1. 核心 病毒核酸为分节段的单链负股 RNA，甲型、乙型流感病毒分 8 个节段，丙型分 7 个节段。甲型、乙型流感病毒 1～6 个节段编码单个蛋白，分别为 PB2、PB1、PA、HA、NP 和 NA；第 7 和第 8 个节段都编码 2 个蛋白，分别为 M1、M2 和 NS1、NS2（表 26-2）。这一特点使病毒在复制中易发生基因重配，导致新病毒株的出现。流感病毒基因组总长度为13 600核苷酸，各片段长度范围在 890～2340 核苷酸。与每个 RNA 节段结合的是核蛋白（nucleoprotein，NP）和组成 RNA 聚合酶蛋白的 3 个亚基即 PA、PB1 和 PB2。RNA 节段、NP 和 RNA 聚合酶共同形成核糖核蛋白（ribonucleoprotein，RNP），即核衣壳，呈螺旋对称排列。病毒核蛋白为可溶性抗原，抗原性稳定，未发现变异，具有型特异性。

表 26-2 流感病毒基因片段及所编码蛋白

（Murray *et al*，2005）

基因节段*	编码蛋白	蛋白功能
1	PB2	聚合酶组分
2	PB1	聚合酶组分
3	PA	聚合酶组分
4	HA	血凝素，为病毒黏附蛋白、融合蛋白，是中和抗体的靶位
5	NP	核蛋白，为病毒衣壳
6	NA	神经氨酸酶，水解唾液酸并促进病毒释放
7#	M1	基质蛋白，为结构蛋白，与核衣壳和包膜作用促进装配
	M2	膜蛋白，有质子通道功能，是金刚烷胺的靶位，促进脱壳和 HA 的产生
8#	NS1	非结构蛋白，抑制细胞 mRNA 的翻译
	NS2	非结构蛋白，功能不详

* 按基因片段的大小降序排列；#编码两种 mRNA

2. 包膜 流感病毒包膜有两层结构，内层为病毒基因编码的基质蛋白 M1，它的存在增加了包膜的硬度和厚度，并可促进病毒装配。包膜外层为来自宿主细胞的脂质双层膜，M2 为嵌于包膜中的膜蛋白，有质子通道功能，促进脱壳和 HA 的产生。M1 和 M2 蛋白抗原性稳定，亦具有型特异性。甲型和乙型流感病毒包膜上面镶嵌有两种由病毒基因编码的糖蛋白刺突：血凝素（hemagglutinin，HA）和神经氨酸酶（neuraminidase，NA），两者数量之比为 5∶1。它们是划分流感病毒亚型的依据，抗原性极易变异。

（1）HA：占病毒蛋白的 25%，与病毒吸附和穿入宿主细胞有关。呈柱状，为三聚体，每个单体的原始肽链 HA0 必须经细胞蛋白酶裂解活化，形成二硫键连接的 HA1 和 HA2 两个亚单位，病毒才具有感染性。HA1 可与上皮细胞表面寡聚糖末端的唾液酸受体结合而达到病毒对细胞的吸附作用；HA2 疏水端具有膜融合活性，因而病毒经 HA1 吸附被吞饮后，HA2 可促进病毒包膜与内体膜的融合释放核衣壳。HA 能与人、鸡、豚鼠等多种红细胞表面 *N*-乙酰神经氨酸（唾液酸）受体结合引起红细胞凝集（简称血凝）。HA 具有免疫原性，为保护性抗原，其诱导的相应抗体称血凝抑制抗体，能抑制血凝现象和中和病毒感染性，为保护性抗体。

（2）NA：占病毒蛋白的 5%，由四个亚单位组成的四聚体，呈蘑菇状，头部含有酶活性中心和四个抗原位点。酶活性作用于宿主细胞表面糖蛋白末端神经氨酸与相邻糖基的联结链，使其断裂，破坏细胞膜上病毒特异性受体，使病毒从感染细胞膜上解离，有利于成熟病毒的释放和集聚病毒的扩散。NA 具有抗原性，其相应抗体能抑制酶的水解作用，但不能中和病毒的感染性。

（二）病毒的复制

病毒经 HA 首先吸附到上皮细胞表面寡聚糖末端的唾液酸受体上，细胞通过吞饮使病毒进入内体，通过 HA2 的作用和 M2 的酸化作用，病毒包膜与内体膜发生融合，病毒脱壳，RNP 移行至细胞核。与大多数其他 RNA 病毒不同，流感病毒基因组的转录和复制均在核内完成。在病毒聚合酶作用下，转录 mRNA。流感病毒 mRNA 转录的特点是需要宿主 mRNA 5′端甲基化的帽（m7GpppXm）作为引物才能转录。帽的取得是由病毒编码的，帽依赖的 RNA 酶从宿主细胞 mRNA 上切取获得的。所有基因组节段都被转录成5′端带有帽,3′端带有polyA尾的mRNA进入胞质,翻译成病毒蛋白质。其中HA、NA在内质网和高尔基体被糖基化,最后被运送到细胞膜表面。随后,在核内每个基因节段复制出正链RNA,以此为模板,再复制出子代负链RNA,进入胞质,与聚合酶和NP结合,装配成RNP,经内衬有M1蛋白、表面嵌有HA、NA和M2蛋白的细胞膜部位出芽释放(图26-3)。一个复制周期约8小时。

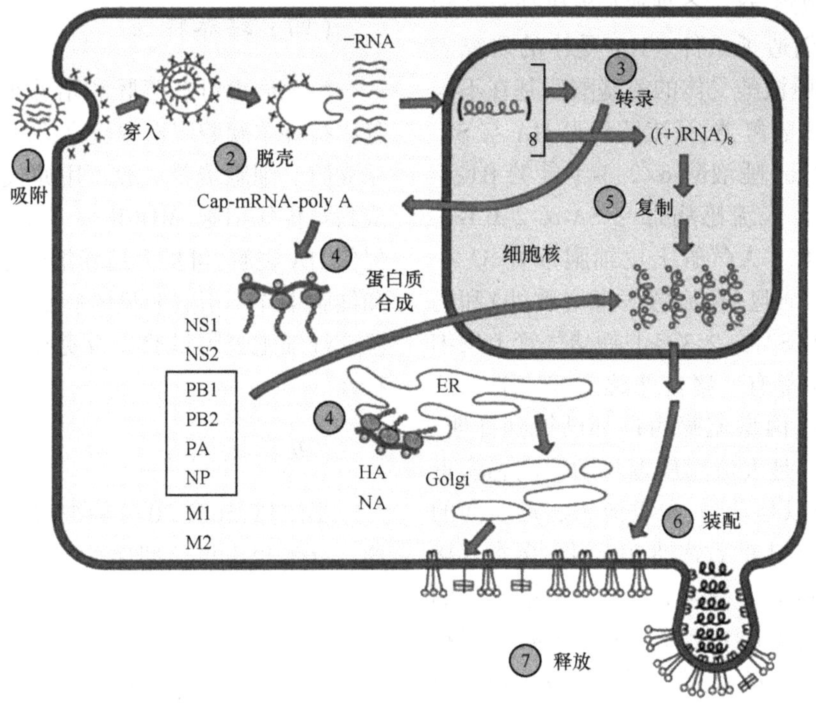

图26-3 甲型流感病毒的复制(Murray *et al*,2005)

(三) 分型、命名与变异

根据NP、M1和M2蛋白抗原性的不同可将流感病毒分为甲、乙、丙三型;甲型又可根据HA和NA抗原性不同,再区分为若干亚型,目前从禽类已鉴定出15个HA亚型(H1—H15),9个NA亚型(N1—N9)。近一个世纪,在人间流行的主要有H1、H2、H3和N1、N2几个亚型,但已有报道H5N1、H9N2禽流感病毒可感染人。乙型、丙型流感病毒至今尚未发现亚型。流感病毒HA和NA易发生变异,HA变得更快。流感病毒抗原变异有两种形式:①抗原漂移(antigenic drift),为基因突变,其变异幅度小,HA、NA氨基酸的变异率小于1%,属量变,由点突变所造成,并与人群选择力有关,每2~5年出现一个新的变异株(亚型内变异),引起A型和B型流感周期性的局部中、小型流行;②抗原转换(antigenic shift),为基因重配,变异幅度大,HA氨基酸的变异率为20%~50%,属质变,导致新亚型的出现。由于人群完全失去免疫力,每次新亚型出现都曾引起世界性的流感暴发流行,随后该亚型进入抗原漂移阶段,直至新亚型出现才终止流行。

近一个世纪,甲型流感病毒已经历过数次重大变异(表26-3)。

表26-3 甲型流感病毒抗原转换引起的世界性流行

流行年代	亚型类别	代表株*
1918	H0N1(原甲型)	A/PR/8/34(H0N1)
1947	HIN1(亚甲型)	A/FM/1/47(HIN1)
1957	H2N2(亚洲甲型)	A/Singapore/1/57(H2N2)
1968	H3N2(香港甲型)	A/HongKong/1/68(H3N2)
1977	H1N1 H3N2(香港甲型与新甲型)	A/USSR/90/77(H1N1)

*病毒分离株命名法:型别/宿主(人则省略)/分离地点/病毒株序号/分离年代(HA与NA亚型)

1977年,H1N1又重新出现,感染者无一不是30岁以下青年人,表明过去的感染具有保护作用。与以前新亚型出现不一样,这次H1N1没有完全取代H3N2,而是与其共同流行,加之B型,三型交替流行至今。1998年由于甲3亚型(A3,H3N2)国际代表株发生变异,由武汉株变为悉尼株,人群普遍对该株缺乏免疫力,造成该株在亚洲部分地区和次年在西欧等地区的暴发流行。乙型流感病毒无抗原转换的变异。

种系变异的研究表明，所有哺乳动物的流感病毒均来源于禽类（如鸭）。而猪和某些哺乳动物在新亚型的出现中起关键作用，猪对人、哺乳动物和禽类流感病毒均敏感，这给各种亚型流感病毒在猪中进行基因重配创造了条件。HA受体的研究表明，不同HA亚型唾液酸受体的氨基酸残基在不同宿主中不同。大多数禽类、马流感病毒HA与SA-α-2、3-Gal-β1、4-Glu（唾液酸-α-2、3-半乳糖-β1、4-葡萄糖）受体结合，人流感病毒与SA-α-2、6-Gal-β1、4-Glu受体结合。人气管上皮细胞带有SA-α-2、6-Gal，鸭肠上皮细胞（禽流感病毒增殖处）和马气管上皮细胞带有SA-α-2、3-Gal，而猪气管上皮细胞两种类型的SA都有。猪自然感染或实验性感染禽类、人类甲型、丙型流感病毒都已得到证明。因此抗原转换可以是人流感病毒与动物流感病毒的基因重配；也可以是动物、禽类流感病毒之间的基因重配，产生了对人的致病性，由动物、禽类直接传给人。回顾性血清学调查表明，1918年流行的流感病毒与猪流感H1N1相关。另有记载表明在人流感暴发流行之前有马、鸽流感的爆发。每次流感病毒亚型之间的基因重配导致新亚型的出现，并引发了流感的世界性大流行。禽类被认为是流感病毒的储存库，虽禽流感一般不能在人间直接传播，但感染的鸡经鸭可传给猪，在猪中进行病毒重配则可传给人，再引起人间流行。1997年，香港发生禽流感，为H5N1，波及大批鸡群，同时发生20例禽流感病人，死亡6例。自此以后，特别是2003年以来，H5N1感染人的数量不断增加，死亡患者超过140余人（截至2006年8月底）。与其他大流行毒株不同，H5N1并非来自基因重配，而且致病性强，可由禽类直接传染给人。除H5N1外，所有引起流感大流行的新亚型都是禽流感病毒与人流感病毒发生抗原转换的结果（图26-4）。

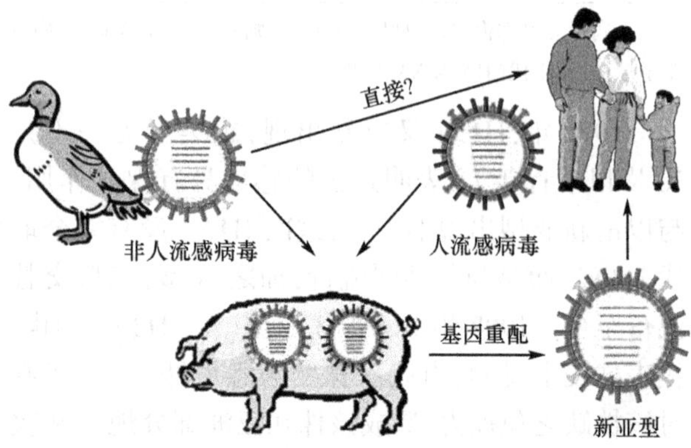

图26-4 甲型流感病毒抗原转换的机制

关于流感大流行的起源，还有一种理论认为是旧毒株的重现。研究表明早在1946年左右在人群中消失的原甲型（H0N1，代表株A/PR/8/34），在我国人群中仍有活动。

（四）培养特性

流感病毒可在鸡胚和培养细胞中增殖。初次分离接种羊膜腔阳性率较高，传代适应后可移种于尿囊腔。细胞培养一般可用原代猴肾细胞（PMK）或狗肾传代细胞（MDCK）。在培养液中加入胰酶，促使HA裂解，可扩大培养细胞范围。病毒在鸡胚和细胞中均不引起明显的病变，需用红细胞凝集试验或红细胞吸附试验以及免疫学方法证实病毒的存在。

（五）抵抗力

不耐热，56℃ 30分钟被灭活，0～4℃能存活数周，-70℃以下可长期保存；对干燥、紫外线、乙醚、甲醛、乳酸等敏感。

二、致病性

传染源是病人和隐性感染者。儿童为最易感人群。病毒主要经飞沫、气溶胶在人与人之间直接传播，也可通过手和物体接触间接传播。在我国，冬季为流行期。传染性强，最严重者可致病毒性肺炎，但50%感染后无症状。

病毒起初引起上呼吸道局部感染，在呼吸道上皮细胞内增殖，引起黏液分泌细胞、具纤毛细胞和其他上皮细胞产生空泡变性、纤毛丧失最终坏死脱落，导致呼吸道黏膜屏障功能丧失。病毒的NA可水解保护性黏液层中黏蛋白的唾液酸残基，从而降低黏度，使细胞表面受体暴露，有利于病毒扩散至下呼吸道。因此，严重者扩散至下呼吸道可引起病毒性肺炎。病毒感染主要局限于呼吸道是因为能水解血凝素的蛋白酶分布于该部位。尽管病毒感染有全身症状，但是病毒仅在局部增殖，一般不入血。全身症状与病毒感染刺激机体产生的干扰素和免疫细胞释放的细胞因子有关（图26-5）。

潜伏期1～4天，突然发病，有畏寒、发热、头疼、肌痛、厌食、乏力、鼻塞、流涕、咽痛和咳嗽等症状。热度可高达38～40℃，持续1～5天，平均3天。小儿温度比成人高，可发生抽搐或谵妄；呕吐、腹痛、腹泻较常见。年老体弱、免疫、心肺功能不全

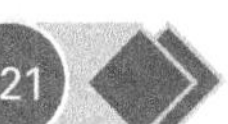

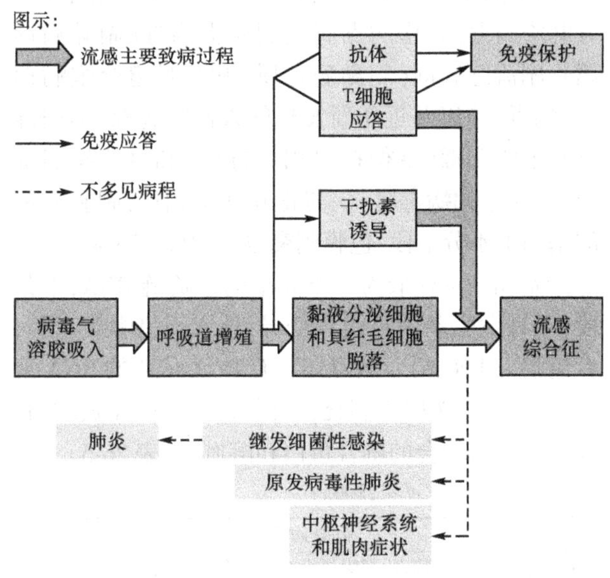

图 26-5 流感病毒的致病机制(Murray *et al*,2005)

者和婴幼儿在感染后 5~10 天,易并发细菌性继发感染,特别是肺炎,常危及生命。常见的细菌是肺炎链球菌、金黄色葡萄球菌和流感嗜血杆菌等。超过 90% 的死亡率发生在 65 岁以上患者。

三、免 疫 性

流感病毒感染可引起针对 HA、NA、NP、PB2 和 M1 的病毒特异性体液和细胞免疫。抗-HA 为中和抗体,包括 IgG、IgM 和 sIgA,在抗感染中起主要作用。其中,局部中和抗体 sIgA 和血清中和抗体在预防感染和阻止疾病发生中有重要作用。血清抗-HA中和抗体可持续几十年,对同型病毒有牢固免疫力;对型内变异株的交叉免疫可持续 4~7 年,但亚型间无交叉免疫。抗-NA 抗体与对降低疾病的严重程度和减少病毒的传播有关,因此也有保护性。而抗其他病毒蛋白的抗体没有保护性。细胞免疫应答主要是细胞毒性 T 细胞裂解感染细胞。特异性的 T 细胞可产生广泛的亚型间交叉免疫,决定病毒的清除和疾病的恢复。因此,T 细胞记忆有助于抵御不同亚型的感染。

四、微生物学检查法

在流感暴发流行时,根据典型症状即可作出临床诊断。实验室检查主要用于鉴别诊断和分型,特别是监测新变异株的出现、预测流行趋势和提出疫苗预防建议。检查方法包括:

(一) 病毒分离与鉴定

取急性期患者咽漱液或鼻咽拭,接种 PMK、MDCK传代细胞或鸡胚。用细胞培养分离病毒时,要使用无血清培养基,防止血清中非特异性病毒抑制因子的存在,另外要加入胰酶,可水解活化 HA,有助于复制病毒的扩散。7 天后用血凝试验检测细胞培养液。血凝试验阴性者,必须盲传 3 代,防止病毒初始分离时生长缓慢而造成假阴性结果。血凝试验阳性者,再经血凝抑制试验鉴别病毒的型别和亚型。

(二) 血清学诊断

如恢复期抗体效价较急性期增高 4 倍或以上,即有诊断价值。血清学试验包括亚型和株特异的血凝抑制试验和中和试验,型特异的补体结合试验和抗原特异确定的 ELISA 法。血凝抑制试验在流感病毒血清学诊断中最为常用。补体结合试验可检测血清中出现早、消失快的 NP 和 M1 抗体,用于近期感染的诊断。

(三) 快速诊断

用免疫荧光法或 ELISA 法直接从病人呼吸道分泌物、脱落细胞中检测抗原。用 RT-PCR、序列分析或血凝抑制试验检测病毒核酸和进行分型测定。

五、防 治 原 则

流行期间应尽量避免人群聚集,公共场所每 100 立方米空间可用 2~4ml 乳酸加 10 倍水混匀,加热熏蒸,能灭活空气中的流感病毒。免疫接种是预防流感最有效的方法,但必须与当前流行株的型别基本相同。

1941 年美国首先批准使用鸡胚培养的流感病毒灭活疫苗;目前较多使用较多的为三价灭活疫苗(甲型二个亚型和一个乙型)。20 世纪 60 年代出现裂解疫苗;20 世纪 70~80 年代研制成毒粒亚单位和表面抗原(HA 和 NA)疫苗,并于 1980 年在英国首次批准使用。减毒活疫苗最近作为鼻腔喷雾药已在临床使用。这种三价疫苗的最适生长温度是 25℃,可刺激机体产生更自然的保护作用,包括细胞免疫、抗体和局部黏膜 sIgA。

流感尚无特效疗法,盐酸金刚烷胺及其衍生物甲基金刚烷胺可用于预防甲型流感,其作用机制主要是抑制病毒的穿入和脱壳,作用的靶位是 M2 蛋白。但这两种药物对乙型和丙型流感没有治疗作用。扎那米韦(zanamivir)和奥塞米韦(oseltamivir)是病毒NA的抑制剂,对甲型和乙型流感均有效。此外,干扰素滴鼻及中药板蓝根、大青叶等有一定疗效。

第二节 副黏病毒

副黏病毒科(Paramyxoviridae)目前包括三个属:麻疹病毒属(Morbillivirus)、副黏病毒属(Paramyxovirus)和肺病毒属(Pneumovirus)。2002年国际病毒分类委员会(ICTV)执委会在休斯敦病毒会议中建议,副黏病毒科新增一个属:亨德拉尼帕病毒属(Henipavirus)。其中引起人类感染的重要病原体有麻疹病毒(麻疹病毒属)、腮腺炎病毒(副黏病毒属)、副流感病毒(副黏病毒属)和呼吸道合胞病毒(肺病毒属)以及近年新发现的人偏肺病毒(肺病毒属)、尼帕病毒(亨德拉尼帕病毒属)和亨德拉病毒(亨德拉尼帕病毒属)。与正黏病毒相比,副黏病毒的基因组不分节段,包膜刺突也不同(表26-4)。

副黏病毒核酸为一条完整的单负链RNA,不分段,不易发生基因重组和变异,核衣壳呈螺旋对称,有包膜(图26-6)。病毒体含有RNA依赖的RNA聚合酶,包膜中镶嵌着刺突,包括血凝素、神经氨酸酶,或引起细胞融合的融合蛋白和溶血素(表26-5)。

表26-4 正黏病毒与副黏病毒的主要性状(Murray *et al*,2005)

性状	正黏病毒	副黏病毒
病毒种类	流感病毒甲、乙、丙型	麻疹病毒、腮腺炎病毒、呼吸道合胞病毒和副流感病毒
基因组	单负链RNA,分节段	单负链RNA,不分节段
RNA聚合酶	+	+
衣壳	螺旋对称	螺旋对称
包膜	+	+
大小	小(110nm)	大(150nm)
刺突	HA和NA表达于不同的刺突	HA和NA表达于相同的刺突*
形成巨细胞	–	+

*不同的副黏病毒仍有差别(表26-5)

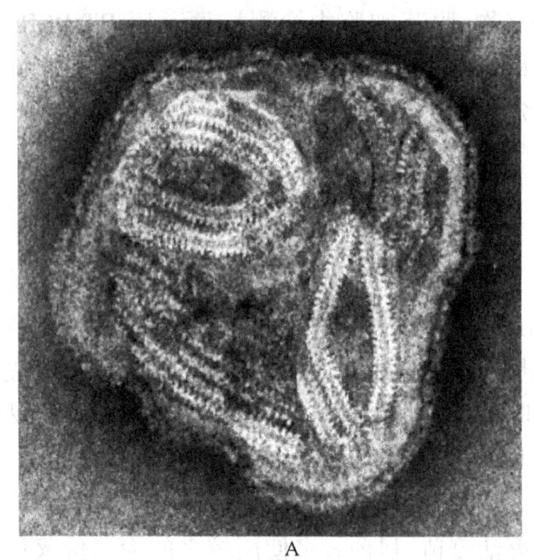

A

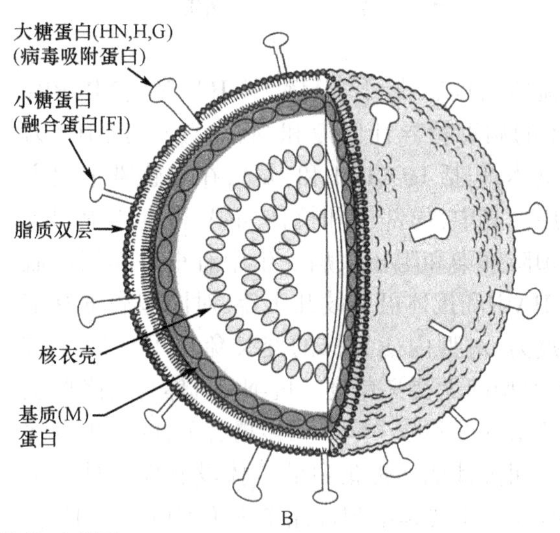

B

图26-6 副黏病毒电镜形态和结构示意图(Murray *et al*,2005)

A. 副黏病毒;B. 副黏病毒结构示意图

表26-5 副粘病毒刺突的性状

病毒	血凝素	神经氨酸酶	融合蛋白①
麻疹病毒	+	–	+
腮腺炎病毒②	+	+	+
呼吸道合胞病毒	–	–	+
副流感病毒②	+	+	+

①麻疹病毒和腮腺炎病毒的融合蛋白也就是溶血素;②在腮腺炎病毒和副流感病毒中,血凝素和神经氨酸酶表达于相同的刺突,而融合蛋白表达于另一刺突。

一、麻疹病毒

麻疹病毒(measles virus)是麻疹的病原体。麻疹是儿童时期最为常见的急性传染病,发病率几乎达100%,常因并发症的发生导致死亡。据WHO估计,疫苗前时代,全世界每年大约有1.3亿儿童患病,700万~800万儿童死亡。1959年,我国麻疹

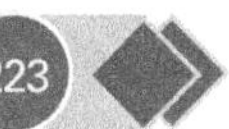

病例高达900多万,死亡26万。我国自1965年应用减毒活疫苗以来,麻疹的发病率显著下降。但目前在世界上未进行免疫接种的人群中,麻疹仍是儿童死亡的一种主要病因。

麻疹病毒的核衣壳和基因组RNA属于典型的副黏病毒特征(表26-4)。病毒体有两种糖蛋白刺突(表26-5),即血凝素H和融合蛋白F(即溶血素)。血凝素可凝集猴红细胞,能与宿主细胞受体结合;融合蛋白具有溶血和使细胞发生融合形成多核巨细胞的活性。血凝素和融合蛋白是中和抗原,可诱导中和抗体。

麻疹病毒只有一个血清型。但20世纪80年代以来,各国都有关于麻疹病毒抗原性变异的报道。核苷酸序列分析表明,麻疹病毒存在着基因漂移。

(一) 致病性与免疫性

人是麻疹病毒的唯一自然宿主,急性期患者为传染源,通过飞沫直接或鼻腔分泌物污染玩具、用具等感染易感人群。冬春季发病率最高。潜伏期约10~14天,病毒先在呼吸道上皮细胞内增殖,然后进入血流,出现第一次病毒血症,病毒随血流侵入全身淋巴组织和单核-吞噬细胞系统,在其细胞内增殖后,再次入血形成第二次病毒血症,此时眼结膜、口腔黏膜、皮肤、呼吸道、消化道、泌尿道、小血管受染产生病变,表现为细胞融合成多核巨细胞,核内和胞质内形成嗜酸性包涵体等。少数病例病毒尚可侵犯中枢神经系统。CD46为麻疹病毒受体,人红细胞以外的组织细胞大多有CD46。临床表现除高热、畏光、还有鼻炎、眼结膜炎、咳嗽三个主要前驱症状,此时病人传染性最强。发病2天后,口颊黏膜出现Koplik斑,为周围绕有红晕的灰白色小点,对临床早期诊断有一定意义。随后1~2天,全身皮肤相继出现红色斑丘疹,先是颈部,然后为躯干,最后到四肢,出疹期病情最严重。4天后消退、脱屑。麻疹一般可治愈。但患者抵抗力低下,护理不当,死亡率亦可高至25%以上。最严重的并发症为脑炎,发病率为0.5%~1.0%,其中死亡率为5%~30%。最常见的并发症为肺炎,占麻疹死亡率的60%。

亚急性硬化性全脑炎是麻疹晚期神经中枢系统并发症,发生率为0.6~2.2/10万。从麻疹发展到SSPE平均7年,患者大脑功能发生渐进性衰退,表现为反应迟钝、精神异常,运动障碍,病程6~9个月,最后导致昏迷死亡。SSPE患者血液和脑脊液中有异常高水平的麻疹病毒抗体,但病毒分离困难。现认为患者脑组织中麻疹病毒为缺陷病毒,特别是M基因突变,导致M蛋白不能合成。

麻疹自然感染后一般免疫力牢固,抗体可持续终生,母亲抗体能保护新生儿。其中抗H抗体和抗F抗体在抵抗麻疹病毒再感染中有重要作用。麻疹的恢复主要靠细胞免疫,T细胞缺陷者会产生麻疹持续感染,导致死亡。但细胞免疫也是引起麻疹出疹、麻疹后脑炎的原因。此外,麻疹感染(包括麻疹减毒活疫苗)还可引起暂时性免疫抑制,如Ⅳ型超敏反应、OT试验的阴转和对新抗原免疫应答的减弱。

(二) 微生物学检查法

临床诊断一般无需进行实验室检查。病毒分离可采取前驱期呼吸道标本和血液标本接种原代人或猴肾细胞;亦可采取呼吸道、尿沉淀物用免疫荧光法检查病毒抗原、观察多核巨细胞及包涵体;血清学诊断应包括双份血清或检测IgM。此外,亦可进行核酸杂交和RT-PCR。

(三) 防治原则

鸡胚细胞麻疹病毒减毒活疫苗是当前最有效疫苗之一。为此,WHO已将消灭麻疹列入继消灭脊髓灰质炎后的主要目标。我国于1958年首次从麻疹病人分离到病原体,1965年制成减毒活疫苗,仅比世界上第一疫苗株晚3年。初次免疫我国定在8月龄,接种后,抗体阳转率达90%以上,但免疫力仅维持10~15年,因此7岁时必须进行再次免疫。自实施常规免疫接种以来,麻疹发病率大幅度下降,全国已降至10/10万左右,有的地区连续多年小于1/10万。

对接触麻疹的易感者,可紧急用丙种球蛋白或胎盘球蛋白进行人工被动免疫,防止发病或减轻症状。

二、腮腺炎病毒

腮腺炎病毒(mumps virus)是流行性腮腺炎的病原体。呈世界性分布。

腮腺炎病毒的核衣壳和基因组RNA属于典型的副黏病毒特征(表26-4)。病毒体有两种糖蛋白刺突(表26-5),即HN蛋白和融合蛋白F(即溶血素)。腮腺炎病毒的HA和NA活性集中于HN蛋白上;融合蛋白具有溶血和使细胞发生融合形成多核巨细胞的活性。

腮腺炎病毒只有一个血清型,人是其唯一宿主。抗-HA 抗体是中和抗体。病毒内部的核衣壳蛋白是可溶性抗原,可用于补体结合试验进行诊断。

(一) 致病性与免疫性

病毒通过飞沫或人与人直接传播。学龄儿童为易感者,好发于冬春季节。潜伏期 2~3 周,病毒侵入呼吸道上皮细胞和面部局部淋巴结内增殖后,进入血流再通过血液侵入腮腺及其他器官,如睾丸、卵巢、胰腺、肾脏、和中枢神经系统等。主要症状为一侧或双侧腮腺肿大,有发热、肌痛和乏力等。病程 1~2 周。30% 感染后无症状,青春期感染者,男性易合并睾丸炎(25%),女性易合并卵巢炎,病毒性脑炎亦常见。

病后可获得牢固的免疫力。婴儿可从母体获得被动免疫,故 6 个月内的婴儿很少感染腮腺炎病毒。

(二) 微生物学检查法

典型病例无需实验室检查即可作出诊断。若需要,可取患者唾液、尿液或脑脊液进行病毒分离。腮腺炎病毒易在鸡胚羊膜腔、鸡胚细胞或猴肾细胞内增殖,形成多核巨细胞,但细胞病变不明显,常用豚鼠红细胞进行血吸附试验证实病毒增殖。血清学诊断包括检测病毒特异性的 IgM 或≥4 倍上升的 IgG。血凝抑制试验、ELISA 和免疫荧光亦可检测病毒抗原或抗体。

(三) 防治原则

及时隔离患者,防止传播。疫苗接种是唯一有效的预防措施,目前使用的为减毒活疫苗,可产生长期免疫效果。在美国等国家已将腮腺炎病毒、麻疹病毒、风疹病毒组成了三联疫苗(MMR)。我国目前使用的是 S97 株生产的单价减毒活疫苗。

三、副流感病毒

副流感病毒(parainfluenza virus)可引起儿童的急性喉气管支气管炎、细支气管炎和肺炎以及类似普通感冒的成人感染。有 4 个血清型。1、2、3 型副流感病毒是仅次于呼吸道合胞病毒在婴幼儿中引起严重下呼吸道感染的重要病原,与喉气管支气管炎密切相关。4 型仅在儿童和成人中引起温和的上呼吸道感染。1 型和 3 型亦是医院内感染的重要病原体。

副流感病毒的核衣壳和基因组 RNA 属于典型的副黏病毒特征(表 26-4)。病毒体有两种糖蛋白刺突(表 26-5),即 HN 蛋白和融合蛋白 F。副流感病毒的 HA 和 NA 活性集中于 HN 蛋白上;融合蛋白具有使细胞发生融合形成多核巨细胞的活性。

病毒普遍存在,流行有季节性,通过飞沫或人与人接触传播。初次感染多发生在 5 岁以下,病毒在上呼吸道上皮细胞内增殖,引起病毒血症。约有 25% 的病例病毒可扩散到下呼吸道,引起细支气管炎和肺炎,2% ~ 3% 可引起严重的哮吼(急性喉气管支气管炎)。2 岁以下婴幼儿易引起下呼吸道感染,成人则以上呼吸道感染多见。保护性免疫包括细胞免疫和 sIgA,但持续时间短,再感染常见。

四、呼吸道合胞病毒

呼吸道合胞病毒(respiratory syncytial virus, RSV)是在婴幼儿中引起致死性急性呼吸道感染的最重要的病原因子,典型的是细支气管炎和肺炎,但在较大儿童和成人主要引起上呼吸道感染。

呼吸道合胞病毒的核衣壳和基因组 RNA 属于典型的副黏病毒特征(表 26-4)。病毒体只有一种糖蛋白刺突即融合蛋白 F,缺乏 HA 和 NA(表 26-5)。融合蛋白具有使细胞发生融合形成多核巨细胞的活性。

人和黑猩猩是呼吸道合胞病毒的自然宿主。多年来,一直认为呼吸道合胞病毒只有一个血清型。现通过单克隆抗体试验已证实,呼吸道合胞病毒有两个血清型:A、B 亚型。抗-F 抗体是中和抗体。

呼吸道合胞病毒通过手、污染物品和呼吸道传播,每年冬季均有流行,至 4 岁时,几乎每个人都受过感染。

病毒感染局限于呼吸道,不产生病毒血症。病毒侵入呼吸道上皮细胞内增殖,引起细胞融合,进而扩散至下呼吸道。病毒引起婴儿严重呼吸道感染的致病机制主要是病理免疫损伤。支气管和细支气管坏死物与黏液、纤维等结集在一起,很易阻塞婴幼儿狭窄的气道,导致严重的细支气管炎和肺炎,造成死亡。呼吸道合胞病毒也是医院内感染的重要病原体。

呼吸道合胞病毒感染后,免疫力不强,自然感染不能防止再感染。母体通过胎盘传给胎儿的抗体亦不能防止婴儿感染。至今未有安全有效的预防疫苗,灭活疫苗接种反而会使感染更加严重。

五、人偏肺病毒

人偏肺病毒(human metapneumovirus, hMPV)或称人间质肺病毒,由 van den Hoogen BG 等于 2001 年首次从患急性呼吸道疾病的幼儿中分离到。现已发现其他年龄组也可感染。人偏肺病毒感染占婴儿急性呼吸道疾病的 7%~10%,是导致儿童呼吸道感染的常见病因之一,仅次于呼吸道合胞病毒,位居第二位。

RT-PCR 法是检测肺病毒属病毒最重要的方法。这种病毒并未被早发现的原因就是,它在体外细胞培养时不生长。这种病毒是普遍存在的,几乎所有 5 岁儿童都经历过感染,血清试验呈阳性。

人偏肺病毒感染类似于呼吸道合胞病毒,有无症状感染、普通感冒样疾病或严重的细支气管炎和肺炎。约 15%的儿童感冒也是由人偏肺病毒导致的,其中约三分之一的儿童感冒并发中耳炎。临床症状通常包括咳嗽、咽痛、流鼻涕和高热。约 10%人偏肺病毒患者出现哮鸣、呼吸困难、肺炎、细支气管炎和支气管炎。人偏肺病毒的诊断不能采用呼吸道病毒常规检测技术,必须应用 RT-PCR 法。

六、尼帕病毒和亨德拉病毒

尼帕病毒(nipah virus)和亨德拉病毒(hendra virus)是两种人畜共患的副黏病毒科新成员。其动物感染范围很广,包括人、猪、狗、猫、马和其他哺乳动物。种系发生研究显示尼帕病毒和亨德拉病毒的亲缘关系很近,且具有高病死率的特点,与副黏病毒科其他病毒明显不同,因而这两种病毒被归类为副黏病毒科独立的一个新属亨德拉尼帕病毒属。

尼帕病毒于 1999 年 Chua 等首次从马来西亚尼帕镇脑炎患者的脑脊液中分离到。尼帕病毒的形态具有多样性,病毒体大小从 120~500nm 不等。该病毒基因组不分节段,全长为 18 246 个核苷酸,包括 6 个结构基因,编码 6 种主要结构蛋白。从基因组 3′端开始依次编码核蛋白(N)、磷蛋白(P)、基质蛋白(M)、融合蛋白(F)、糖蛋白(G)和大蛋白(L)。包膜上有 G 蛋白和 F 蛋白。G 蛋白与细胞表面受体结合,并且与 F 蛋白共同作用,诱导病毒包膜和细胞膜发生融合。但 G 蛋白无血凝素神经氨酸酶活性。

马来大狐蝠是尼帕病毒的自然宿主。猪通过食用狐蝠污染的果实而受感染。人类通过接触受感染猪的体液或呼吸道气溶胶而感染病毒,临床症状包括发热、头痛、心动过速、脑炎、呼吸困难等,死亡率高达 40%。RT-PCR 法用以检测固定或新鲜组织、脑脊液等样本中的病毒,也有助于从细胞培养物中检测病毒。需要强调的是,尼帕病毒是世界上最危险的病毒之一,美国已将其定为与埃博拉病毒同属于生物安全级别最高的第四级,并归类为与汉坦病毒相同的生物恐怖级别(C 类),仅次于炭疽和霍乱。至今尚无有效的治疗方法。

亨德拉病毒曾被称为马麻疹病毒,于 1994 年首次从澳大利亚亨德拉镇暴发的一种严重感染马和人的致死性呼吸道疾病中分离出而得名。亨德拉病毒的超显微结构显示,病毒体大小不均(38~600nm),表面有两个长度不一的双绒毛纤突(15 和 18nm)。狐蝠(如灰首狐蝠、中央狐蝠和眼镜狐蝠等)是亨德拉病毒的自然宿主。亨德拉病毒主要感染马和人,而人感染主要是因为接触病马的组织或体液所致,临床表现为严重的流感样症状。发病初期有显著的呼吸道症状,伴有发热和肌痛,有的出现神经症状,常表现中度脑膜脑炎。严重的呼吸困难、高死亡率和人接触性感染是其典型特征。

常规细胞培养可用于病毒分离。免疫荧光法和 RT-PCR 等可用于检测组织中的病毒抗原或病毒的细胞培养物。EI ISA 和血清中和试验是诊断亨德拉病比较可靠的血清学方法。亨德拉病毒目前仅在澳大利亚有报道。

第三节 风疹病毒

风疹病毒(rubella virus)属披膜病毒科(Togaviridae),是风疹(又名德国麻疹)的病原体。1962 年 Parkman 等利用猴肾细胞首次分离成功。病毒呈不规则球形,直径 50~65nm。核衣壳为二十面体对称,有包膜。核心为单正链 RNA。基因组全长 9.7kb,包含两个 ORF:5′端的 ORF 编码 4 个非结构蛋白(NS);3′端的 ORF 编码一条含 1063 个氨基酸的结构蛋白前体,经酶切加工后产生 3 个结构蛋白:即包膜糖蛋白 El、E2 和衣壳蛋白 C。E1 蛋白具有血凝活性(HA)和溶血活性(HL)。风疹病毒不耐热,对脂溶剂敏感,紫外线可使其失活。

风疹病毒只有一个血清型,人是病毒唯一的自然宿主。

病毒经呼吸道传播,在局部淋巴结增殖后,经病毒血症播散全身。儿童是主要易感者,其他人群亦可感染。潜伏期 14~21 天,儿童症状主要表现为发热,麻疹样出疹,但较轻,伴耳后和枕下淋巴结肿大。成人感染症状较严重,除出疹外,还有关节炎和关节疼痛、血小板减少、出疹后脑炎等。病后大多预后良好。风疹病毒感染最严重的问题是能垂直传播导致胎儿先天性感染。我国约 5% 育龄妇女在儿童期未感染过风疹病毒,仍为易感者。孕妇在孕期 20 周内感染风疹病毒对胎儿危害最大,胎儿细胞的正常生长、有丝分裂和染色体结构可因感染而发生变化,从而导致流产或死胎。病毒还可引起胎儿发生先天性风疹综合征(congenital rubella syndrome,CRS),出生后表现为先天性心脏病、先天性耳聋、白内障等畸性及其他风疹综合征,如黄疸性肝炎、肝肿大、肺炎、脑膜脑炎等。病毒感染孕妇时间越早,胎儿发生 CRS 的概率越高,如孕期 1~4 周的概率为 58%,5~8 周为 35%,9~12 周为 15%,13~16 周为 7%。

隐性感染或显性感染后机体可获得持久免疫力,孕妇血清抗体有保护胎儿免受风疹病毒感染的作用。抗-E1 抗体能诱导中和抗体,在抗病毒免疫中起主要作用。抗-E2 抗体也具有中和抗体性质。

孕妇的风疹早期诊断,对优生优育非常重要。常用 ELISA 或血凝抑制试验检测孕妇血清中特异性 IgM,阳性可认为是近期感染。

减毒活疫苗接种是预防风疹的有效措施,免疫保护一般持续 7~10 年。育龄妇女和少女应接种疫苗。国外常将风疹减毒与麻疹、腮腺炎组合成三联疫苗(MMR)使用。我国自己研制的风疹减毒活疫苗 BRDⅡ免疫原性良好,现已正式投产。风疹基因工程亚单位疫苗、合成肽疫苗等新型疫苗正在研制中。

第四节 腺 病 毒

腺病毒(adenovirus)属于腺病毒科(Adenoviridae),约有 100 余血清型。其中能感染人类的哺乳动物腺病毒属(Mastadenovirus)至少有 51 个型别。根据病毒的凝血性和序列的相似性可将人腺病毒分 A—F6 种。腺病毒能引起眼、呼吸道、胃肠道和尿道感染。少数型别可在淋巴样和腺样细胞中引起潜伏感染和在啮齿动物细胞中引起转化感染。

一、生物学特性

为双链 DNA 无包膜病毒,直径 70~90nm。核衣壳呈二十面体立体对称(图 26-7)。衣壳由 252 个壳粒组成,其中二十面体 12 个顶角的壳粒称五邻体,五邻体上各有一条长为 10~30nm 纤突,其末端膨大呈小球状。纤突含有病毒吸附蛋白和型特异性抗原,还具有血凝性。其余 240 个壳粒为六邻体。病毒基因组为线状双链 DNA,全长 34~48kb,编码多种结构蛋白和非结构蛋白。非结构蛋白包括六个早期功能蛋白(E1A、E1B、E2A、E2B、E3 和 E4)和两个与结构蛋白装配和 DNA 包装有关的晚期功能蛋白(52K 和Ⅵa2)。结构蛋白包括核心蛋白和衣壳蛋白。pⅤ、pⅦ、μ 和末端蛋白 TP 为核心蛋白。衣壳由主要衣壳蛋白和小衣壳蛋白组成:六邻体(pⅡ)、五邻体(pⅢ)和纤突(pⅣ)构成主要衣壳蛋白;小衣壳蛋白包括 pⅢa、pⅥ、pⅧ、pⅨ和 pⅩ等 8 个蛋白。

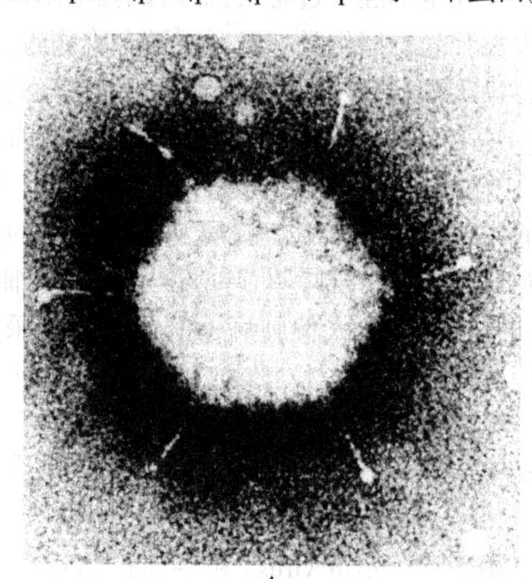

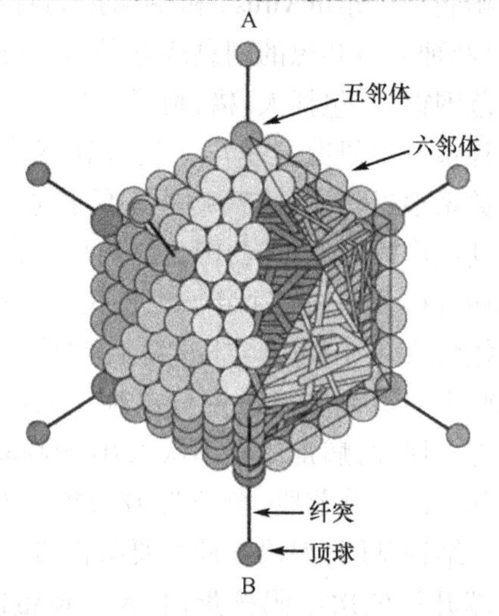

图 26-7 腺病毒电镜形态和结构示意图
A. 腺病毒(Brooks *et al*, 2004);B. 腺病毒结构示意图(Murray *et al*, 2005)

二、致病性与免疫性

腺病毒主要经粪-口途径传播,也可经飞沫和

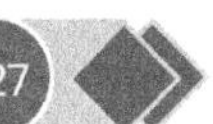

污染物感染。大多数人腺病毒经摄入后在肠道上皮细胞内增殖，通常引起亚临床感染。约二分之一的腺病毒血清型可引起多种临床疾病。一种血清型可引起不同的临床疾病，不同血清型也可引起相同的临床表现(表 26-6)。

1. 呼吸道感染　腺病毒感染占所有呼吸道疾病的 2%～5%，主要包括以下四种疾病。

(1) 急性发热性咽炎：以婴儿和儿童多见，由 C 种 1、2、5、6 型病毒引起，出现咳嗽、鼻塞、发热和咽痛等症状。

(2) 咽结膜热：主要由 B 种 3、7 型病毒引起，症状与急性发热性咽炎类似，但常同时伴有结膜炎。咽结膜热有暴发流行的可能，如游泳池结膜炎，预后尚好。

(3) 急性呼吸道感染：主要由 4、7 型病毒引起，也可见于 3 型。常在军队的新兵中流行，多因疲劳和聚集所致。主要表现为咽炎、发热、咳嗽和全身不适。

(4) 肺炎：多由 3、7 型病毒引起，约占儿童肺炎的 10%。婴幼儿患腺病毒肺炎的死亡率占8%～10%。腺病毒肺炎也是军队中急性呼吸道感染的并发症。

表 26-6　人腺病毒种及其引起的疾病(周正任等，2003)

病毒种	主要血清型别	引起的疾病
A	12、18、31	儿童急性出血性膀胱炎、胃肠炎
B	3、7、14	咽结膜热
	3、7、14、21	急性呼吸道感染
	3、7	肺炎、急性发热性咽炎
	11、12	急性出血性膀胱炎
	34、35	弥漫性肺炎、尿道潴留
C	1、2、5、6	小儿急性发热性咽炎、淋巴组织的潜伏感染
	1、2、5	肝移植后儿童肝炎
D	8、19、37	流行性角膜炎
E	4	急性发热性呼吸道感染、肺炎
F	40、41	胃肠炎

2. 眼部感染　滤泡性结膜炎可由多种腺病毒引起，具有自限性。流行性角膜结膜炎多由 8、19、37 型病毒引起，具有高度传染性，症状表现为急性结膜炎后伴随角膜炎。

3. 胃肠道感染　40、41 型病毒引起小儿胃肠炎与腹泻，占小儿病毒性胃肠炎的 5%～15%。C 种腺病毒可引起婴儿期肠套叠。

4. 其他感染　11、12 型病毒可引起儿童急性出血性膀胱炎。37 型能引起女性宫颈炎和男性尿道炎，可由性传播导致。免疫抑制患者可经受各种机会性的严重腺病毒感染。1～7 型病毒可引起移植患者严重肺炎甚至死亡。艾滋病患者的病毒性腹泻三分之一由腺病毒引起，其中主要是 35 型。

腺病毒感染后可产生中和抗体，获得对同型病毒的持久免疫力。

三、微生物学检查法与防治原则

常用病毒分离法。取急性期患者咽拭、眼结膜分泌物，接种原代人胚胎肾细胞后传代 HeLa 细胞等上皮样细胞，根据细胞肿胀、变圆、聚集成葡萄串状等典型病变再用血凝抑制试验和中和试验鉴定型别。此外，亦可采用补体结合试验、血凝抑制试验和中和试验进行血清学诊断，采集患者急性期和恢复期双份血清进行检测，若恢复期血清抗体效价比急性期增长 4 倍或以上，有诊断价值。还可用 PCR 法检测标本和体液中的病毒。目前尚无理想疫苗和有效药物。

第五节　冠状病毒

冠状病毒(coronavirus)属于冠状病毒科(Coronaviridae)冠状病毒属(*Coronavirus*)。根据 2004 年国际病毒分类委员(ICTV)的第 8 次分类报告，该属包括四种人冠状病毒和多种动物冠状病毒，如人呼吸道冠状病毒 229E 和 OC43 、人肠道冠状病毒、SARS-CoV 冠状病毒、猪流行性腹泻冠状病毒、猫肠道冠状病毒、狗冠状病毒和禽传染性支气管炎冠状病毒等。

冠状病毒是有包膜的 RNA 病毒。包膜上有排列间隔较宽的突起，使整个病毒颗粒外形如日冕或冠状，故名。人冠状病毒是引起普通感冒最重要的病毒之一，占 10%～15%，仅次于鼻病毒。也可引起婴儿胃肠炎。2003 年 3 月鉴定了一种新的人冠状病毒 SARS-CoV，是引起严重急性呼吸综合征(severe acute respiratory syndrome，SARS)世界流行的病原体。

一、形态与结构

不规则球形，直径为 120～160nm，核心为单正链 RNA,不分节段,核衣壳呈螺旋对称,有包膜,包膜上有刺突(图 26-8)。基因组为线状单链 RNA,全长 27~32kb。病毒结构蛋白包括核衣壳蛋白 N、基质蛋白 M 和刺突蛋白 S。某些病毒还有具凝血和乙酰酯酶活性的糖蛋白 HE。常规细胞培养分离病毒困难,通常用人胚气管及鼻甲黏膜进行器官培养,或用人胚肾、肺或肠原代细胞进行分离。

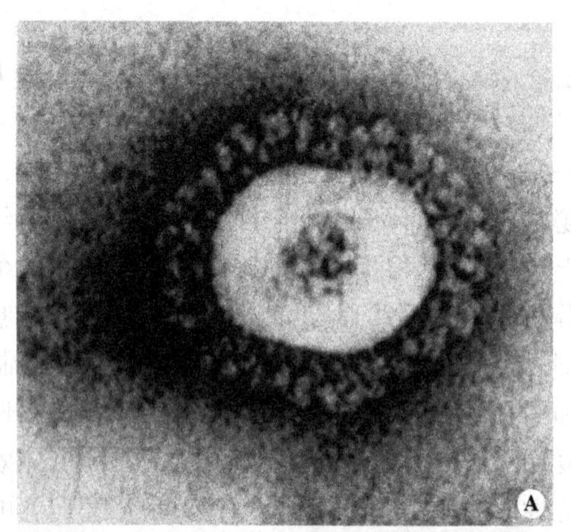

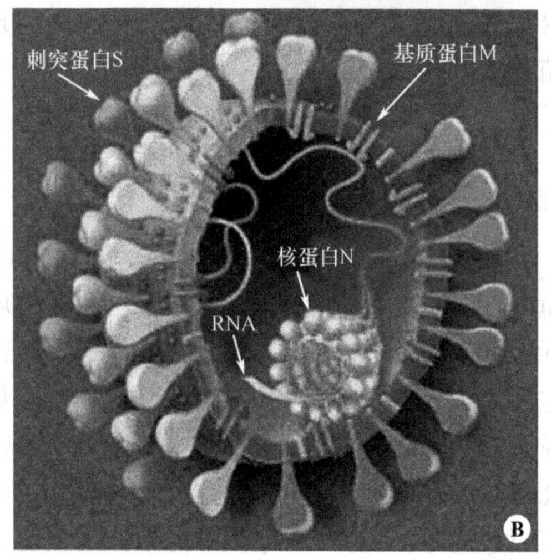

图 26-8 冠状病毒电镜形态和结构示意图
A. 人冠状病毒(Brooks *et al*, 2004);B. 冠状病毒结构示意图(Murray *et al*, 2005)

二、致病性与免疫性

病毒易经气溶胶和飞沫传播。因为病毒增殖的最适温度为 33~35℃,所以感染一般局限在上呼吸道。潜伏期 2~5 天,多种人冠状病毒引起类似感冒的上呼吸道感染,下呼吸道感染少见,但可使原有慢性呼吸道感染如哮喘、支气管炎等加重,甚至引起肺炎。各年龄组均可发病,婴幼儿为主。冬春季可散发或暴发流行。病后免疫力不强,尽管血清抗体存在,再感染仍可发生。冠状病毒还与人类腹泻和胃肠炎有关。

而 SARS-CoV 冠状病毒可引起严重的呼吸道疾病——SARS,能导致肺炎和进行性呼吸衰竭。潜伏期一般 4~5 天,临床以发热为首发症状,体温高于 38℃,可伴有全身不适、头痛等,继而出现干咳、胸闷气短等症状。肺部 X 线片出现明显病理变化,双侧或单侧有阴影。严重者肺部病变进展很快,出现急性呼吸窘迫和进行性呼吸衰竭,死亡率约 10%。2002 年 11 月至 2003 年 6 月暴发流行 SARS,由广东佛山市首报病例后蔓延到香港,然后在世界上许多国家形成流行态势。全世界有 32 个国家和地区出现疫情,发病人数达 8465 人,死亡 919 人,平均死亡率为 11%;我国内地发病人数为 5327 人,死亡 349 人,死亡率约 7%(截至 2003 年 8 月 7 日)。病毒感染后,机体可产生特异性抗体,有保护作用。

三、微生物学检查法

除了 SARS-CoV 冠状病毒外,其他冠状病毒一般不进行实验室诊断。常规细胞培养分离人冠状病毒困难。但 SARS-CoV 可用 Vero 细胞进行分离鉴定,为防止感染,此实验必须在 BSL-3 实验室进行。可用 RT-PCR 快速诊断 SARS-CoV 核酸。免疫荧光法、ELISA 可用于患者血清中病毒抗体检测。

四、防治原则

预防和控制 SARS-CoV 冠状病毒的措施在于对患者和疑似病例进行及时严格地隔离和治疗,避免与外界人员和医务工作者直接接触,从而防止 SARS 在人群中传播。目前尚无疫苗和特异性药物用于防治 SARS-CoV 冠状病毒。

第六节 鼻病毒

鼻病毒(rhinovirus)是小 RNA 病毒科(Picornaviridae)成员之一,球形,直径 28~30nm,为单正股 RNA 病毒,核衣壳呈二十面体立体对称,无包膜。至少有 100 个血清型。能在人二倍体成纤维细胞中生长,最适温度为 33℃。对酸敏感,pH3.0 迅速

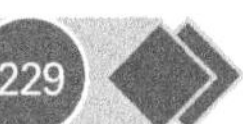

失活，该特征能与肠道病毒相区别。对干燥和去污剂不敏感。

鼻病毒是普通感冒和上呼吸道感染最重要的病原体，引起至少50%的上呼吸道感染，具有自限性并不会引起严重疾病。婴幼儿和有慢性呼吸道疾患者，常导致支气管炎和支气管肺炎。手是最主要的传播媒介，其次为飞沫传播。病毒经鼻、口、眼进入体内，主要在鼻咽腔中复制。与肠道病毒不同，鼻病毒不能在胃肠道增殖。早秋和晚春为发病季节。潜伏期1～2天，临床症状有打喷嚏、咳嗽、流鼻涕、鼻塞、咽痛、头痛和全身不适。感染后可产生局部sIgA，对同型病毒有免疫力。由于病毒型别多和存在抗原漂移现象，鼻病毒的免疫非常短暂，再感染极为常见。

第七节　呼肠病毒

呼肠病毒(reovirus)归属于呼肠病毒科，为双链RNA，分10个片段，双层蛋白质衣壳，呈二十面体立体对称，无包膜。病毒直径60～80nm，有3个血清型。大多数人在儿童期被感染，且多呈亚临床状态。健康儿童和患发热或腹泻的幼儿均能分离到呼肠病毒。

人志愿者试验发现，呼肠病毒与人的疾病之间没有明确的因果关系。以前认为，显性感染包括轻度上呼吸道疾病和胃肠道疾病等。在受试的志愿者中，呼肠病毒更容易从粪便而不是鼻腔或咽部分离到。有报道婴儿的胆道闭锁与3型呼肠病毒相关。

(黄孝天)

第二十七章 胃肠道感染病毒

胃肠道感染病毒(gastrointestinal infection virus)是指一大类通过胃肠道感染与传播的病毒，主要包括肠道病毒(enterovirus)、轮状病毒(rotavirus)、杯状病毒(calicivirus)、肠道腺病毒(enteric adenovirus)和星状病毒(astrovirus)等。其中肠道病毒主要引起脊髓灰质炎和心肌炎等肠道外感染性疾病；而其他病毒主要引起病毒性胃肠炎(viral gastroenteritis)等肠道内感染性疾病，表现为腹泻、呕吐等症状，又称为急性胃肠炎病毒(acute gastrointestinal virus)。胃肠道感染病毒的主要种类及其所致疾病如表 27-1。

表 27-1 主要胃肠道感染病毒及其所致疾病

病毒科	核酸类型	主要种类	所致疾病
小 RNA 病毒科	线形、单正链 RNA	脊髓灰质炎病毒	脊髓灰质炎
		柯萨奇病毒 A 组	类脊髓灰质炎、脑膜炎、疱疹性咽峡炎、手足口病等
		柯萨奇病毒 B 组	脑膜炎、心肌炎和心包炎、流行性胸痛等
		埃可病毒	脑膜炎、普通感冒、出疹性发热等
		肠道病毒 68 型	小儿肺炎、支气管炎
		肠道病毒 70 型	急性出血性结膜炎等
		肠道病毒 71 型	手足口病、脑膜炎等
		双埃可病毒*	无菌性脑膜炎、脑炎、呼吸和神经系统疾病
呼肠病毒科	分节段、线形、双链 RNA	轮状病毒	婴幼儿腹泻、成人腹泻
杯状病毒科	线形、单正链 RNA	诺瓦克病毒	腹泻
星状病毒科	线形、单正链 RNA	星形病毒	腹泻
腺病毒科	线形、双链 DNA	腺病毒 40、41 型	腹泻

* 双埃可病毒属(parechovirus)有 16 个型，其中Ⅰ和Ⅱ型为先前命名为埃可病毒 22 和 23 型，后发现其生物学特性和分子特征都与肠道病毒属有显著差别，因此另立为双埃可病毒属，该病毒属也可在呼吸道和消化道繁殖，可引起与肠道病毒类似疾病

第一节 肠道病毒

肠道病毒(enterovirus)属于小 RNA 病毒科(Picornaviridae)肠道病毒属(*Enterovirus*)。能引起人类致病的肠道病毒有多种，包括脊髓灰质炎病毒和人肠道病毒 A、B、C、D。根据交叉中和试验，至少有 71 个血清型。与其同科并引起人类致病的病毒还有鼻病毒及甲型肝炎病毒。人类肠道病毒主要包括：

(1) 脊髓灰质炎病毒(poliovirus)有 1、2、3 三型；

(2) 柯萨奇病毒(coxsackievirus)分 A、B 两组，A 组包括 1~22，24 型；B 组包括 1~6 型；

(3) 人肠道致细胞病变孤儿病毒(简称埃可病毒)(enteric cytopathogenic human orphan virus, ECHO)包括 1~9，11~21，24~27，29~33 型。

(4) 新肠道病毒，为 1969 年后陆续分离到的，包括 68~ 71 型。

一、生物学性状

(一) 脊髓灰质炎病毒

1. 形态与结构 直径 28nm 的球形颗粒，核衣壳呈二十面体立体对称，无包膜(图 27-1)。病毒衣壳由 60 个相同的壳粒组成，排列为 12 个五聚体，每个壳粒由 VP1、VP2 、VP3 和 VP4 四种蛋白组成。

2. 基因组特征 基因组为单正链 RNA，长约 7. 4kb，两端为保守的非编码区，与其他肠道病毒的同源性非常显著，中间为连续开放读码框架。此外，5′端共价结合一小分子蛋白质 Vpg(约 7kD)，

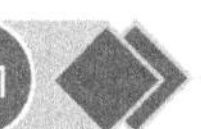

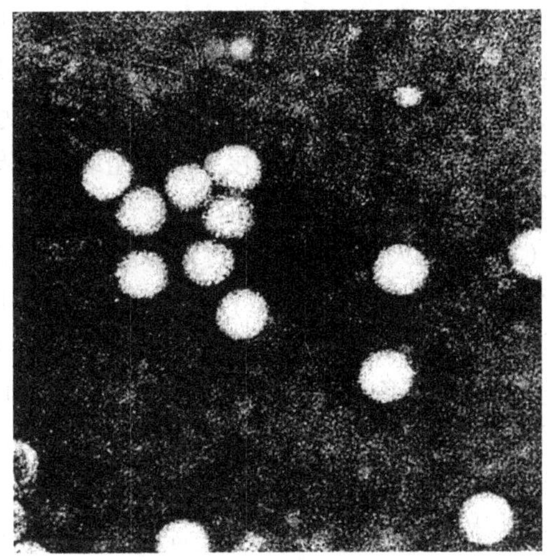

脊髓灰质炎病毒(Ryan *et al*, 2004)

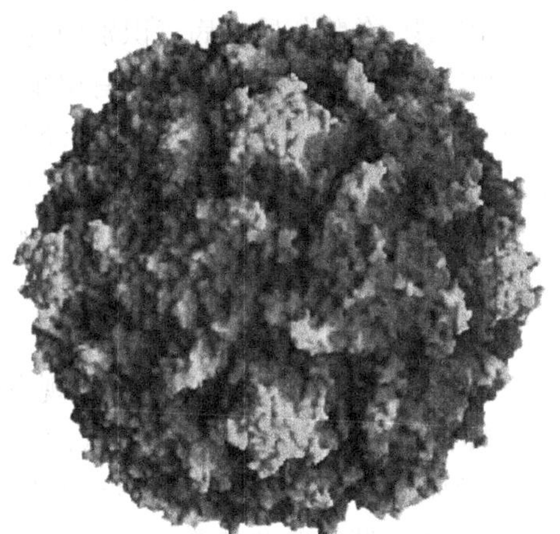

Ⅰ型脊髓灰质炎病毒结构示意图
(Muckelbauer *et al*, 1995)

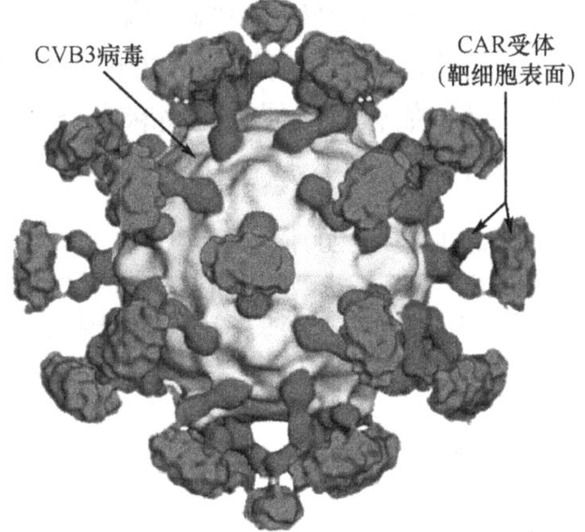

柯萨奇B3病毒和靶细胞受体CAR的作用
(He *et al*, 2001)

图 27-1 肠道病毒电镜形态、结构示意图和靶细胞受体的作用

与病毒 RNA 合成和基因组装配有关；3′端带有 polyA 尾(约 50 核苷酸)，加强了病毒的感染性。病毒 RNA 编码病毒结构蛋白 VP1～VP4 和功能蛋白。VP1、VP2 和 VP3 均暴露在病毒衣壳的表面，带有中和抗原位点，VP1 还与病毒吸附有关；VP4 位于衣壳内部，一旦病毒 VP1 与受体结合后，VP4 即被释出，衣壳松动，病毒基因组脱壳穿入。功能蛋白至少包括依赖 RNA 的 RNA 聚合酶和两种蛋白酶。

3. 病毒的复制 病毒与宿主细胞受体的特异性相互作用决定了感染的组织趋向性。病毒表面的 VP1 蛋白上形成的峡谷(canyon)样结构是与细胞受体结合的位点。病毒感染时，首先与细胞表面特异性受体结合，完成吸附过程，然后导致病毒空间构型改变，丢失 VP4，最终脱去衣壳，基因组 RNA 进入胞质。病毒 RNA 为感染性核酸，进入细胞后，可直接起 mRNA 作用，转译出一个约 2200 个氨基酸的大分子多聚蛋白(polyprotein)，经酶切后形成病毒结构蛋白 VP1～VP4 和功能蛋白如依赖 RNA 的 RNA 聚合酶。病毒基因组的复制在细胞质中完成。以病毒 RNA 为模板转录成互补 RNA (负链)，再以负链 RNA 为模板转录出多个子代病毒 RNA。部分子代病毒 RNA 作为模板翻译出大量子代病毒蛋白。各种衣壳蛋白经裂解成熟后组装成壳粒，进一步形成五聚体，12 个五聚体形成空衣壳，RNA 进入空衣壳后，最终完成病毒体的装配。最后，病毒经裂解细胞而释放。

4. 抵抗力 病毒对理化因素的抵抗力较强，在污水和粪便中可存活数月；在胃肠道能耐受胃酸，蛋白酶和胆汁的作用；在 pH3～9 时稳定，对热、去污剂均有一定抗性，在室温下可存活数日，但 50℃可迅速破坏病毒，1mol/L $MgCl_2$ 溶液或其他二价阳离子，能显著提高病毒对热的抵抗力。

肠道病毒在环境中广泛存在，但是通常对水质监测时只以细菌数为指标，并不能充分的反映是否有潜在的病毒性感染疾病的传播。

(二) 柯萨奇病毒、埃可病毒

柯萨奇病毒(coxsachievirus)包括 A 和 B 两组，其中 A 组有 23 个血清型(1～22 和 24 血清型)，B 组有 6 个血清型。埃可病毒即人肠道致细胞病变孤儿病毒(enteric cytopathogenic human orphan virus，ECHO)，因分离病毒时期致病性不明而得名，包括 1～9，11～21，24～27，29～33 型，其中第 10 型、第 28 型和第 34 型被重新分类为呼肠孤病毒 1 型(reovirus 1 型)、鼻病毒 1 型(rhinovirus 1)和柯萨奇病毒 A 组 24 型；第 22 和 23 型被分类为双埃可病毒 1 型和 2 型。

柯萨奇病毒、埃可病毒的形态、结构和基因组及理化性状等与脊髓灰质炎病毒相似，但在致细胞病变以及对乳鼠或猴的致病性方面有差别（表27-2）。柯萨奇病毒A组感染乳鼠产生广泛性骨骼肌炎，引起迟缓性麻痹，而柯萨奇病毒B组感染乳鼠产生局灶性肌炎，引起痉挛性麻痹，并常伴有心肌炎、脑炎和棕色脂肪坏死等。

表27-2 肠道病毒的致细胞病变及其对动物的致病性特点

	脊髓灰质炎病毒（1~3型）	柯萨奇病毒A组（1~24型）*	柯萨奇病毒B组（1~6型）	埃可病毒（1~23型）
致细胞病变	+	-	+	+
对乳鼠致病性	-	+	+	-
对猴致病性	+	-	-	-

*：柯萨奇病毒A组中A7、A9、A16和A24有致细胞病变作用，A7和A14对猴有致病性。

（三）新型肠道病毒

新型肠道病毒是指1969年以来分离并鉴定的肠道病毒，主要包括新型肠道病毒68、69、70、71型。这些病毒具有与其他肠道病毒相似的形态、结构与理化特性，并可以在猴肾细胞增殖。

二、致 病 性

与其名称相反，肠道病毒在肠道中增殖，但通常不引起肠道疾病。90%以上肠道病毒感染为隐性感染或只出现轻微的上呼吸道感染或流感样症状。不同肠道病毒可引起相同的临床症状，同一种病毒可引起几种不同的临床疾病（表27-3）。夏秋季是肠道病毒的主要流行时期，传播主要通过粪-口途径，也可通过呼吸道，病毒在人体内均可引起两次病毒血症，但不同病毒侵染的把组织不同导致引起不同的临床症状（图27-2）。

（1）脊髓灰质炎病毒的传染源是患者和无症状带毒者，其中85%由Ⅰ型脊髓灰质炎病毒引起。病毒传播主要通过粪-口途径，潜伏期一般为1~2周，侵犯脊髓前角运动神经细胞，导致弛缓性肢体麻痹，多见于儿童，故亦称小儿麻痹症。病毒以上呼吸道、咽喉和肠道为侵入门户，先在局部黏膜和咽、扁桃体等淋巴组织和肠道集合淋巴结中初步增殖，然后释放入血，形成第一次病毒血症，扩散至带有受体的靶组织，脊髓灰质炎病毒识别的受体为免疫球蛋白超家族的细胞黏附分子，只有很少的组织表达这种受体，如脊髓前角细胞、背根神经节细胞、运动神经元、骨骼肌细胞和淋巴细胞等，因而限制了它的感染范围。病毒在把组织中再次增殖后，引起第二次病毒血症和临床症状。机体免疫力的强弱显著影响其结局。至少90%的感染者表现为隐性感染；约5%产生流产感染。病人只出现发热、头痛、乏力、咽痛和呕吐等非特异性症状，并迅速恢复；在1%~2%的病人，病毒侵入中枢神经系统和脑膜，产生非麻痹型脊髓灰质炎或无菌性脑膜炎，患者除有上述非特异性症状外，还有颈背强直、肌痉挛等症状。只有0.1%~2.0%的病人产生最严重的结局，包括暂时性肢体麻痹，永久性弛缓性肢体麻痹，以及极少数患者发展为延髓麻痹，导致呼吸、心脏衰竭死亡。

表27-3 肠道病毒型别及其引起的常见疾病（Brooks *et al*, 2004）

综合征	脊髓灰质炎病毒	柯萨奇病毒 A组	柯萨奇病毒 B组	埃可病毒	新肠道病毒
神经系统					
无菌性脑膜炎	1~3	大多数	1~6	大多数	71
麻痹症	1~3	7、9	2~5	2、4、6、9、11、30	70、71
脑炎		2、5~7、9	1~5	2、6、9、19	70、71
皮肤和黏膜					
疱疹性咽峡炎		2~6、8、10			71
手足口病		5、10、16			71
皮疹		大多数	5	2、4、6、9、11、16、18	
心脏和肌肉					
胸痛			1~5	1、6、9	
心肌炎心包炎			1~5	1、6、9、19	

续表

综合征	脊髓灰质炎病毒	柯萨奇病毒 A组	柯萨奇病毒 B组	埃可病毒	新肠道病毒
眼					
急性出血性结膜炎		24			70
呼吸道					
感冒		21、24	1、3~5	4、9、11、20、25	
肺炎			4、5		68
婴儿肺炎		9、16			
肺水肿					71
胃肠道					
腹泻		18、20~22、24		大多数	
肝炎		4、9	5	4、9	
其他					
不明发热	1-3		1~6		
婴儿全身感染			1~5		
糖尿病			3、4		
病毒感染后疲劳综合征			B组		

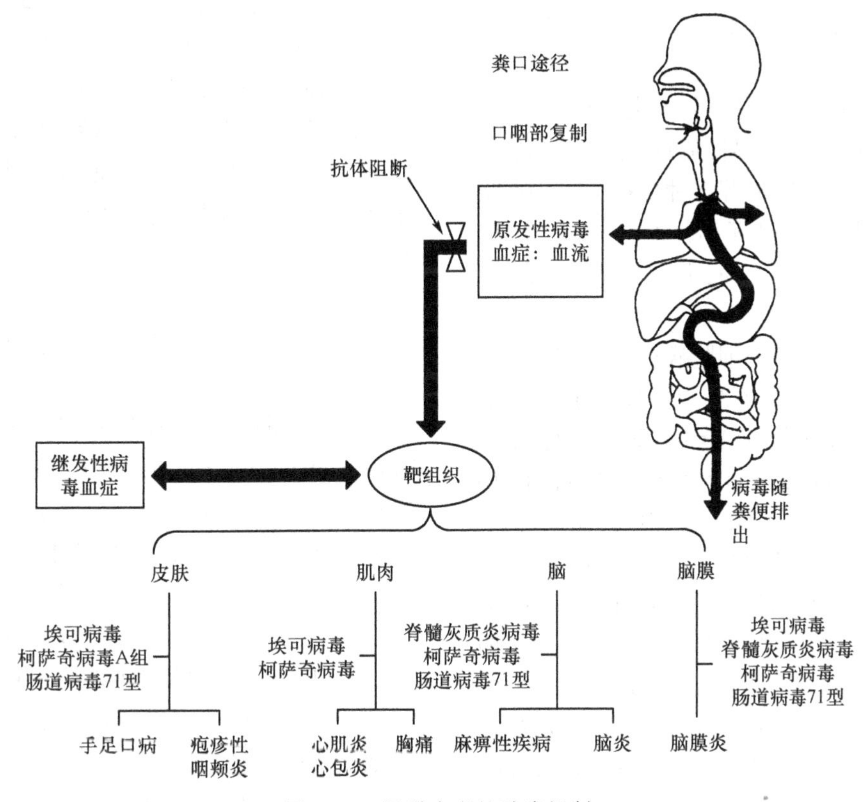

图 27-2　肠道病毒的致病机制

麻痹型脊髓灰质炎特征为非对称性弛缓性肢体麻痹，伴感觉完全丧失。轻者可能只累及数组肌肉，重者可四肢完全麻痹。暂时性肢体麻痹可少至只有几天，大多在6个月至2年内能恢复。脊髓灰质炎流行期间，扁桃体摘除、拔牙等手术或其他疫苗接种可增加麻痹病例的发生。

由于有效的疫苗预防，脊髓灰质炎病毒野毒株的感染已显著减少，甚至罕见，但曾有疫苗相关麻痹型脊髓灰质炎病例的出现应引起足够的重视。由于减毒疫苗的毒力回复，疫苗相关麻痹型脊髓灰质炎可由2型和3型引起。

（2）柯萨奇病毒、ECHO病毒识别的受体在组织和细胞中分布广泛,包括中枢神经系统、心、肺、胰、黏膜、皮肤和其他系统,因而引起的疾病谱复杂,如散发性类脊髓灰质炎麻痹症、暴发性的脑膜炎、脑炎、发热、皮疹和轻型上呼吸道感染。其中疱疹性咽峡炎主要由柯萨奇A组病毒某些血清型引起,典型的症状是在软腭、悬雍垂周围出现水泡性溃疡损伤。流行性胸痛常由柯萨奇B组病毒引起,症状为突发性发热和单侧胸痛。心肌炎和心包炎主要由柯萨奇B组病毒引起。在婴儿室可引起暴发流行,死亡率高。散发流行于成人和儿童。

(3)新型肠道病毒68型分离自呼吸道感染的患儿,与儿童支气管炎和肺炎有关,新型肠道病毒69型分离自健康儿童的直肠标本,致病性不明。

新型肠道病毒70型直接感染眼结膜,是人类急性出血型结膜炎(acute hemorrhagic conjunctivitis)的病原体。该病俗称"红眼病",以点状或片状的突发性结膜下出血为特征,主要通过接触传播,传染性强,成人患者多见。潜伏期为1~2天,临床病程1~2周,以干扰素滴眼等对症治疗为主。

新型肠道病毒71型是引起人类中枢神经系统感染的重要病原体,呈世界性流行,主要引起脑炎、脑膜炎以及类脊髓灰质炎等多种疾病,严重感染可引起死亡。在日本、瑞典等部分地区,该病毒还可引起手足口病的流行与传播,主要表现为患者口腔黏膜溃疡。

大多数肠道病毒为杀细胞病毒,直接对靶细胞产生溶解性感染。各年龄组均可感染肠道病毒。脊髓灰质炎病毒和柯萨奇A组病毒引起的成人疾病往往比儿童严重;而柯萨奇B组病毒和某些ECHO病毒(特别是ECHO11)则相反,儿童感染后的病情比成人严重。几乎所有的肠道病毒都与无菌性脑膜炎、脑炎和轻瘫有关。无菌性脑膜炎表现为发热、头痛和脑膜刺激等症状,除伴有脑炎或感染一岁以下的婴儿外,通常无明显危害。ECHO3、11、18、19型和新肠道病毒71型曾引起过暴发流行。手足口病主要由柯萨奇病毒A16引起,71型也引起过多次流行。特点为手足口舌上水泡性损伤。眼病见于由A24引起的急性结膜炎和70型引起的急性出血性结膜炎。此外,肠道病毒感染可能还与病毒感染后疲劳综合征、糖尿病相关。

三、免 疫 性

肠道病毒感染后,机体可获得长期而牢固型的特异性免疫。在保护性免疫中抗体具有重要作用。sIgA可阻止病毒在咽喉部、肠道内的吸附和初步增殖;血清中和抗体IgM、IgG可阻止病毒向靶组织扩散和随后引起的疾病。中和抗体在病毒感染后2~6周达高峰,并能持续多年,甚至终生。母亲血液中IgG抗体可经胎盘传给胎儿,故出生6个月内的婴儿较少发病。

四、微生物学检查法

1. 病毒分离与鉴定 除柯萨奇A组病毒少数型别必须在乳鼠中增殖外,其他肠道病毒能在猴肾原代和传代细胞、某些人源性传代细胞中生长,并产生细胞病变。可用中和试验进一步鉴定其型别。标本包括血液、咽拭和粪便等。但脑脊液不能用于分离脊髓灰质炎病毒。

2. 血清学试验 用发病早期和恢复期双份血清进行中和试验,若血清抗体有4倍或以上增长,则有诊断意义。亦可检测其IgM。但由于柯萨奇病毒和ECHO病毒型别多,此法不适用。

此外,用RT-PCR法可检测病毒基因组的存在而进行快速诊断。同时可根据毒株核苷酸组成或序列的差异,或酶切位点的不同等来区别疫苗株与野毒株。

五、防 治 原 则

脊髓灰质炎疫苗有两种:灭活脊髓灰质炎疫苗(inactivated polio vaccine,IPV,Salk疫苗)和口服脊髓灰质炎减毒活疫苗(live attenuated oral polio vaccine,OPV,Sabin疫苗)。自从IPV和OPV分别于20世纪50年代中期和60年代初期问世并广泛应用以来,脊髓灰质炎发病率急剧下降,绝大多数发达国家已消灭了脊髓灰质炎野毒株,但在非洲、中东和亚洲发展中国家仍有野毒株的存在,因此疫苗主动免疫应继续加强,尽早实现WHO提出的年在全球消灭脊髓灰质炎的宿愿。

目前,IPV和OPV都是三价混合疫苗(TIPV或TOPV),免疫后都可获得抗三个血清型脊髓灰质炎感染的免疫力。

IPV不能产生肠道免疫,接种剂量大,使用不方便,免疫接种面必须广泛等缺点使其在世界范围内很快被OPV所代替。事实上20世纪80年代后期最初的灭活疫苗已改进为抗原性较好的增效

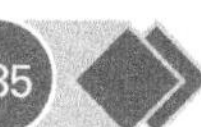

IPV，三价疫苗接种后，抗三个型别抗体的产生率为99%~100%，也能诱导低水平的黏膜免疫。芬兰、法国、荷兰、挪威、瑞典使用IPV后已控制并消灭了脊髓灰质炎，证明了IPV的效果。

OPV口服免疫类似自然感染，既可诱发血清抗体，预防麻痹型脊髓灰质炎的产生，又可刺激肠道局部产生sIgA，阻止野毒株在肠道的增殖和人群中的流行。此外，口服疫苗后OPV在咽部存留1~2周，从粪便中排出达几周，因而疫苗病毒的传播使接触者形成间接免疫。我国自1986年实行卫生部颁布的2月龄开始连服三次TOPV，每次间隔一个月，4岁时加强一次的免疫程序可保持持久免疫力。1998年后我国已未发现野毒株，2001年10月世界卫生组织宣布我国为亚太地区消灭脊髓灰质炎的第二批国家之一。但近些年国际上发生了多起脊灰疫苗衍生病毒（VDPV）的循环，特别是与我国接壤的印度、巴基斯坦、阿富汗等国家仍存在脊灰野病毒流行，2010年邻近塔吉克斯坦更是发生了输入性脊灰野病毒引起的暴发流行，对我国维持无脊灰状态带来严峻挑战。

由于OPV热稳定性差，保存、运输、使用要求高，有毒力回复的可能，特别是从1979年以来，美国所发生的麻痹型脊髓灰质炎都与疫苗株有关，因而亦称之为疫苗相关麻痹型脊髓灰质炎（VAPP）。目前，VAPP国内外时有发生（1/400万）。因此，新的免疫程序建议最初两次免疫使用IPV以排除VAPP发生的危险。

人工被动免疫可用于脊髓灰质炎的预防。对流行期间与患者有过亲密接触的易感者注射丙种球蛋白作紧急预防，可望避免发病或减轻症状。

除脊髓灰质炎病毒外的其他肠道病毒尚无疫苗可用。

第二节 急性胃肠炎病毒

胃肠炎是人类最常见的一种疾病，除细菌、寄生虫等病原体外，大多数胃肠炎由病毒引起（表27-4）。这些病毒分别属于四个不同的病毒科：呼肠病毒科（Reoviridae）的轮状病毒（rotavirus），杯状病毒科（Caliciviridae）的SRSV和“经典”人类杯状病毒；腺病毒科（Adenoviridae）的肠道腺病毒40、41、42和星状病毒科（Astroviridae）的星状病毒（astrovirus）。它们所致的胃肠炎临床表现相似，主要为腹泻与呕吐，但流行方式却明显分为两种：5岁以内的小儿腹泻和与年龄无关的暴发流行。

表27-4 人类急性胃肠炎病毒分类及其引起的疾病

（Brooks *et al*，2001）

病毒	大小（nm）	引起的疾病
轮状病毒		
A种	70	流行性婴幼儿严重腹泻（全球范围），最主要的病因
B种	70	儿童和成人腹泻（仅中国）
C种	70	散发儿童腹泻
肠道腺病毒	70~80	流行性婴幼儿严重腹泻（全球范围），第二位的病因
杯状病毒	27~38	散发婴幼儿和儿童腹泻
星状病毒	30	散发婴幼儿和儿童腹泻

一、轮状病毒

轮状病毒（rotavirus）是由澳大利亚学者Bishop等在1973年首次在急性非细菌性胃肠炎儿童十二指肠黏膜超薄切片中发现，是引起婴幼儿腹泻的重要病原体。1983年我国学者发现了成人腹泻轮状病毒。

（一）生物学性状

1. 形态 球形，直径60~80nm，二十面体立体对称，双层衣壳，无包膜，负染后在电镜下观察，病毒外形呈车轮状，故名（图27-3）。

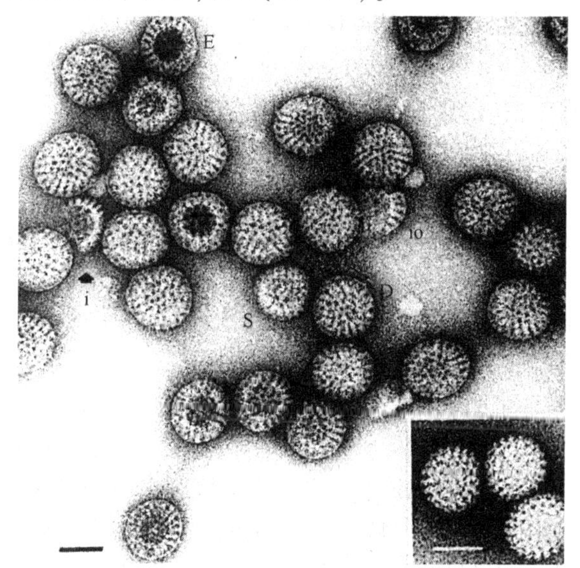

图27-3 轮状病毒（Brooks *et al*，2004）

D. 双层衣壳病毒颗粒；S. 单层衣壳病毒颗粒；E. 空衣壳；i. 内层衣壳片断；io. 包含内外衣壳的片断

右下角：经过十二烷基磺酸钠处理后的单层衣壳病毒颗粒（单位长度：50nm）

2. 基因组及其编码的蛋白质 分节段、双链RNA病毒。基因组全长约18 550 bp,由11个基因片段组成。每个片段含一个开放读码框架,分别编码6个结构蛋白(VP1、VP2、VP3、VP4、VP6、VP7)和5个非结构蛋白(NSP1~NSP5)。VP6位于内衣壳,为种和亚种特异性抗原;VP4和VP7位于外衣壳,决定病毒血清型,VP7为糖蛋白,是中和抗原,VP4为病毒的血凝素,亦为重要的中和抗原。VP1~VP3位于核心,分别为病毒聚合酶、转录酶和帽相关蛋白。

非结构蛋白为病毒酶或调节蛋白,在病毒复制中起主要作用。

3. 分型 根据内衣壳VP6的抗原性,轮状病毒可分为A、B、C、D、E、F、G 7个种。A种轮状病毒根据VP6又分为4个亚种(Ⅰ、Ⅱ、Ⅰ+Ⅱ、非Ⅰ非Ⅱ)。另外A种根据表面中和抗原VP7和VP4分14个G血清型(VP7为糖蛋白)和19个P血清型(VP4为蛋白)。

4. 抵抗力 在粪便中存活数天到数周。耐乙醚、酸、碱和反复冻融,pH适应范围广(pH3.5~10)。在室温下相对稳定,55℃ 30分钟可被灭活。

(二)致病性和免疫性

1. 致病性 轮状病毒呈世界性分布,A—C种轮状病毒能引起人类和动物腹泻,D—G种只引起动物腹泻。A种轮状病毒最为常见,主要流行的血清型为G1P8、G2P4、G3P8和G4P8,是引起6个月至2岁婴幼儿严重胃肠炎的主要病原体,占病毒性胃肠炎的80%以上,是导致婴幼儿死亡的主要原因之一。年长儿童和成人常呈无症状感染。

传染源是病人和无症状带毒者,病人每克粪便中排出的病毒体可达10^{10}个,病毒主要经粪—口途径传播,还可通过呼吸道传播。温带地区晚秋和冬季是疾病发生的主要季节,在我国常称为“秋季腹泻”,但热带地区的季节性不明显。

病毒侵入人体后,在胃肠道先被部分消化,失去外衣壳,裂解NSP4,产生感染性亚病毒颗粒(infectious subviral particle,ISVP)后在小肠黏膜绒毛细胞内增殖。病毒非结构蛋白VP4为主要致病因子,引起微绒毛萎缩、变短、脱落,造成细胞溶解死亡;刺激腺窝细胞增生、分泌功能增强,使水和电解质分泌增加,重吸收减少,导致严重腹泻。潜伏期为24~48小时,突然发病,发热、恶心、呕吐、非血性水样腹泻,每日可达5~10次,一般为自限性,可完全恢复。重者可出现脱水和酸中毒,若不及时治疗,是导致婴儿死亡的主要原因。

B种病毒可在年长儿童和成人中产生暴发流行,但至今仅在我国有过报道。1982~1983年,该种病毒在我国东北,西北矿区青壮年工人中引发了大规模霍乱样腹泻流行,患者达数十万人。

C种病毒对人的致病性类似A种,但发病率很低。

2. 免疫性 感染后机体可产生型特异性抗体IgM、IgG和sIgA,对同型病毒有保护作用。其中肠道sIgA最为重要。抗体对异型只有部分保护作用,由于婴幼儿免疫系统发育尚不完善,sIgA含量低,故病愈后仍可重复感染。细胞免疫亦有交叉保护作用。

(三)微生物学检查法

尽管大多数病毒性胃肠炎的诊断不需借助实验室,但实验室诊断有助于轮状病毒确诊和分型。

1. 检测病毒或病毒抗原 由于在腹泻高峰时,患者粪便中存在大量病毒颗粒,运用电镜、ELISA或乳胶凝集试验很容易检出病毒或其抗原。轮状病毒有特殊形态结构,应用直接电镜检查,其诊断率达90%~95%。放射免疫技术或间接ELISA法可检测轮状病毒,既可定量亦能进行G、P分型。

2. 分子生物学检测技术 使用聚丙烯酰胺凝胶电泳法。轮状病毒基因组节段在聚丙烯酰胺凝胶电泳中由于迁移率的不同而形成特征性的电泳图谱,不同的轮状病毒,电泳图谱不同。据此可对轮状病毒进行快速诊断。根据A、B、C三种轮状病毒11个基因片段特殊分布图形进行分析判断,在临床诊断和流行病学调查中有重要意义。

使用RT-PCR法不仅检测灵敏度高,利用引物设计技术还可进行G、P分型。

3. 细胞培养 轮状病毒可在原代猴肾细胞、传代MA104猴肾上皮细胞等中增殖,胰酶预处理病毒可加强其对细胞的感染性,但因病毒培养困难,程序较复杂,非临床诊断常用方法。

(四)防治原则

主要是控制传染源,切断传播途径,严密消毒可能污染的物品。另外,洗手也很重要。治疗主要是及时输液,纠正电解质平衡等支持疗法,以减少婴儿的死亡率。特异性减毒活疫苗和基因重组疫苗正在研究中。

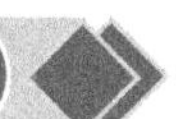

二、肠道腺病毒

肠道腺病毒(enteric adenovirus,EAd)40和41型已证实是引起婴儿病毒性腹泻的第二位病原体。根据DNA同源性和血凝性,它们归属于人类腺病毒F种,其形态结构、基因组成、复制特点、致病和免疫与其他腺病毒基本一致,但不易在通常用于分离腺病毒的细胞中增殖,后用腺病毒5型DNA转染的人胚肾细胞,能持续表达E1A和E1B的Graham细胞才分离成功。我国学者应用A549细胞分离40型亦获得成功。世界各地均有小儿腺病毒胃肠炎报告,主要经粪-口传播,易侵犯5岁以下小儿,引起腹泻,很少有发热或呼吸道症状。四季均可发病,以夏季多见。

三、杯状病毒

杯状病毒是一种具有典型杯状形态的圆形、无包膜的RNA病毒。引起人类疾病的常见的杯状病毒是诺瓦克病毒(Norwalk virus)。杯状病毒科(Caliciviridae)包括4个属,其中诺如病毒(Norovirus,NV)属,诺瓦克病毒(Norwalk Viruses,NV)是其原型代表株;札如病毒(Sapovirus,SV)属,在日本发现的札幌样病毒(Sapporo-like Virus,SLV)是其原型代表株,合称为人类杯状病毒(Human calicivirus,HuCV)。诺瓦克病毒最早是从1968年在美国诺瓦克市暴发的一次急性腹泻的患者粪便中分离的病原。此后,世界各地陆续自胃肠炎患者粪便中分离出多种形态与之相似但抗原性略异的病毒样颗粒,均以发现地点命名,如:Hawaii Virus(HV)、Snow Mountain Virus(SMV)、Mexico Virus(MxV)Southampton Virus(SOV)等,先是称为小圆结构病毒(Small Round Structural Virus,SRSV),后称为诺瓦克样病毒(Norwalk-like virus,NLV)直至2002年8月第八届国际病毒命名委员会批准名称为诺如病毒(Norovirus,NV)。

杯状病毒科的特点是球形,直径为26~35nm,无包膜,表面粗糙,呈二十面体对称。基因组为正单链RNA,7.3~7.7kb,有三个开放读码框架。只有一种衣壳蛋白。尚不能细胞培养,也无合适动物模型。

诺瓦克病毒是世界上引起非细菌性胃肠炎暴发流行最重要的病原体,血清学研究也证实这一点。流行季节为冬季,可累及任何年龄组,学校、家庭、医院、度假村等集体机构均可发生流行。在美国成人无菌性急性胃肠炎的暴发中有42%由该类病毒引起,我国尚未有暴发流行的报道。病人、隐性感染者、健康带毒者为传染源。粪—口为主要传播途径,其次为呼吸道。诺瓦克病毒的传染性强,表现为低剂量传染,10个病毒颗粒即可致病。病毒在外界环境中相对稳定,污染的水源和食物,尤其是海产品是引起流行的重要原因。

诺瓦克病毒感染引起小肠绒毛轻度萎缩和黏膜上皮细胞的破坏。潜伏期约24小时,突然发病,恶心、呕吐、腹痛和轻度腹泻,呈自限性,无死亡发生。感染后可产生相应抗体。Norwalk病毒血清流行病学调研表明5岁以下抗体阳性率为20%,18~35岁为45%,45~65岁为55%~60%,亦有高达89.7%的报道。但在发展中国家,到5岁时抗体检出率几乎达100%。抗体保护作用不明确。

免疫电镜可用于从粪便中浓缩和鉴定病毒。放射免疫技术和ELISA可用于检测病毒和病毒抗原。放射免疫技术和ELISA也可用于检测诺瓦克病毒抗体,但检测其他杯状病毒抗体尚有困难。RT-PCR技术广泛用于检测人杯状病毒。

四、星状病毒

哺乳动物星状病毒属(Mammoastrovirus)包括人、哺乳动物和鸟类星状病毒。人星状病毒于1975年从腹泻婴儿粪便中分离得到,球形,直径约30nm,无包膜,电镜下表面结构呈星形,有5~6个角。核酸为单正链RNA,7.0kb,两端为非编码区,中间有三个重叠的开放读码框架。在有胰酶存在下星状病毒可在某些培养细胞(如大肠癌细胞)中生长并产生CPE。

该病毒呈世界性分布,粪-口传播,易感者为5岁以下婴幼儿,其中5%~20%为隐性感染。在温带地区,冬季为流行季节,但发病率只占病毒性腹泻的2.8%。

病毒侵犯十二指肠黏膜细胞,并在其中大量增殖,造成细胞死亡,释放病毒于肠腔中。在急性期,粪中病毒可达10^{10}病毒体/克,是医院内感染的主要病原体。潜伏期3~4天,症状包括发热、头痛、恶心、腹泻,后者可持续2~3天,甚至更长。感染后可产生抗体,3~4岁的儿童抗体阳性率为64%,5~10岁可达87%,抗体有保护作用,免疫力较牢固。

(沈　利)

第二十八章 肝炎病毒

肝炎病毒(hepatitis virus)是引起病毒性肝炎的病原体。目前病毒性肝炎被世界卫生组织(WHO)列为全球第九大引起死亡的疾病;在我国,病毒性肝炎发病数位居法定管理传染病的第一位,仅慢性乙型肝炎病毒感染者就达1.2亿。全面了解肝炎病毒生物学特性及致病特点,采取以切断传播途径为主的综合防治措施,做好易感人群的保护,可以有助于控制或减少疾病发生和进展。

目前公认的人类肝炎病毒主要有五种,甲型肝炎病毒(hepatitis A virus, HAV)、乙型肝炎病毒(HBV)、丙型肝炎病毒(HCV)、丁型肝炎病毒(HDV)和戊型肝炎病毒(HEV)。HAV呈球形,无包膜,核酸为单链RNA,属于小RNA病毒科,现被分类为新的病毒属——嗜肝病毒属(Hepatovirus)。HBV呈球形,具有双层外壳结构,外层相当一般病毒的包膜,核酸为双链DNA,1983年被独立命名为嗜肝DNA病毒科。HCV是一类单正链RNA病毒,曾被称为非肠道途径传播的非甲非乙型肝炎病毒,1991年被归属于黄病毒科。HDV是一类缺陷型病毒,只有与HBV共生时才能复制增殖。HEV为单正链RNA病毒,过去曾称为肠道传播的非甲非乙型肝炎病毒,属杯状病毒科。

上述5种病毒主要分别通过消化道和血源性两种途径传播,其中HAV与HEV病毒由消化道传播,只引起急性肝炎,不转为慢性肝炎或慢性携带者;HBV与HCV均由输血、血制品或注射器污染而传播,除引起急性肝炎外,可致慢性肝炎,并与肝硬化及肝癌相关;HDV为一种依赖HBV辅助方能复制的缺陷病毒,其传播途径与HBV相同。近年来还发现一些可能与人类肝炎相关的病毒如庚型肝炎病毒(HGV)和TT型肝炎病毒(TTV)等。此外,还有一些病毒如巨细胞病毒、EB病毒、黄热病病毒、单纯疱疹病毒、风疹病毒等也可引起肝炎,但肝炎只是其全身器官损害中的肝脏表现,而非以肝脏为主的特异性的损害,故不列入肝炎病毒范畴。

第一节 甲型肝炎病毒

甲型肝炎病毒(HAV)是甲型肝炎的病原体,1973年Feinstone采用免疫电镜技术在肝炎急性期患者粪便中发现该病毒。HAV属小RNA病毒科,曾被命名为肠道病毒72型,因基因序列及理化特性上与肠病毒差异较大,现被分类为新的病毒属——嗜肝病毒属(Hepatovirus)。

一、生物学性状

(一)形态与结构

甲型肝炎病毒形态、大小与肠道病毒相似,病毒颗粒无包膜,直径约为27nm,呈球形,二十面体立体对称(图28-1)。HAV对理化因素有较强的抵抗力,比肠道病毒更耐热耐酸,60℃ 1小时不被灭活,pH1.0室温环境中2小时仍保持感染性,对紫外线、甲醛和含氯消毒剂敏感。

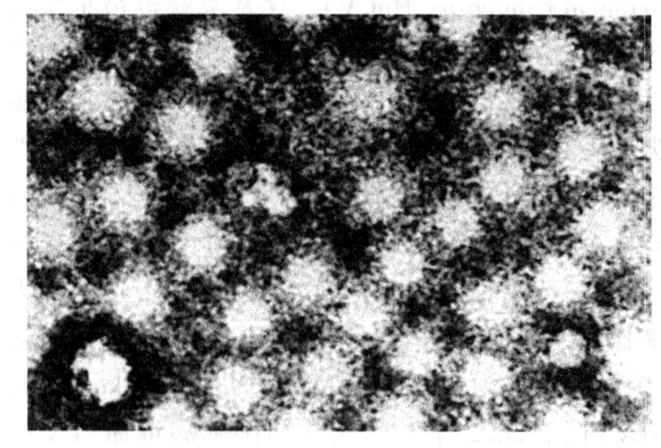

图28-1 甲型肝炎病毒(Brroks *et al*, 2005)

(二)基因组特征

甲型肝炎病毒的基因组为线性单正链RNA,长约7 500个核苷酸,由5′末端非编码区、编码区和3′末端非编码区组成,在3′末端非编码区末端还有40~80个核苷酸的polyA尾巴。HAV仅有一个开放读码框架(ORF),编码一约含2 200个氨基酸的HAV前体蛋白,分成P_1、P_2及P_3三个区。病毒

衣壳蛋白位于 P_1 区,转录及基因调控蛋白位于 P_2 区,病毒蛋白酶(3C)和 RNA 聚合酶(3D)位于 P_3 区(图 28-2)。经病毒蛋白酶裂解后,P_1 区形成 VP_1、VP_2、VP_3 及 VP_4 多肽,组成衣壳蛋白包围并保护核酸。病毒的衣壳蛋白(HAV Ag)具抗原性,可诱生中和抗体。HAV 至少存在 7 个基因型,但迄今只发现一种血清型。

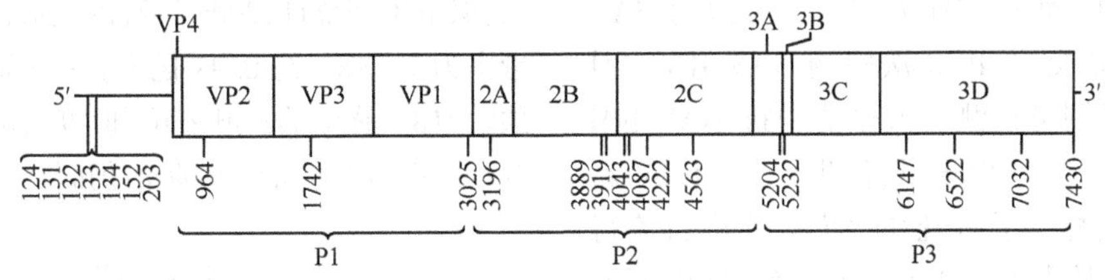

图 28-2 甲型肝炎病毒基因组结构示意图

(三)感染模型与细胞培养

甲型肝炎病毒可感染黑猩猩、狨猴、猕猴,我国猕猴属中的红面猴也对 HAV 易感。经口或静脉注射可使上述动物发生肝炎。在潜伏期和急性期早期,HAV 可随粪便排出,恢复期血清中能检出 HAV 的相应抗体。动物模型主要用于研究致病、免疫机制及对减毒活疫苗的毒力和免疫效果考核。

甲型肝炎病毒可在原代狨猴肝细胞、传代恒河猴胚肾细胞、非洲绿猴胚肾细胞、人胚肺二倍体细胞及肝癌细胞株等多种细胞中增殖。病毒在培养细胞中增殖非常缓慢,不引起细胞病变。自标本中分离 HAV 常需数周甚至数月,并很难获得大量病毒。应用免疫荧光染色法,可检出细胞培养中的 HAV;亦可将培养细胞裂解后,用放射免疫法检测 HAV。

二、致病性与免疫性

(一)传染源与传播途径

甲型肝炎病毒的传染源为病人和隐性感染者,主要通过粪-口途径传播。病毒随患者粪便排出体外,通过污染水源、食物、海产品(毛蚶等)、食具等传播而造成散发性流行或大流行。由于 HAV 比肠道病毒更耐热、耐一般消毒剂,故可在污染的废水、海水及食品中存活数月或更久。1988 年上海曾发生因食用 HAV 污染的毛蚶而暴发甲型肝炎流行,患者多达 30 余万,危害十分严重。甲型肝炎的潜伏期为 15~50 天,病毒常在患者转氨酶升高前 5~6 天就存在于患者的血液和粪便中。发病 2 周后随着肠道中抗-HAV IgA 及血清中抗-HAV IgM/IgG 的产生,粪便中不再排出病毒。HAV 感染后多为隐性感染,不出现明显的症状和体征,但粪便中有病毒排出,因此隐性感染者是重要的传染源。

(二)致病机制与免疫

甲型肝炎病毒经口通过胃肠道侵入人体,最终侵犯靶器官肝脏,其主要复制场所为肝细胞,但决定这种组织嗜性的因素尚不明确。HAV 的宿主细胞受体尚未确定,体外实验提示可能为 I 型糖蛋白。目前认为,HAV 在肝细胞中增殖缓慢,不直接引起细胞病变,其引起肝细胞损伤的机制主要与免疫病理反应有关。

在甲型肝炎的显性感染或隐性感染中,机体都可产生抗-HAV 的 IgM 和 IgG 抗体。前者在急性期和恢复早期出现;后者在恢复后期出现,并可维持多年,对病毒的再感染有免疫力(图 28-3)。甲型肝炎的预后较好,一般为急性、自限性疾病;3%~20% 的甲肝患者可能复发,但复发时症状一般较轻,病程 6~40 周不等;一般不发展成为慢性肝炎。

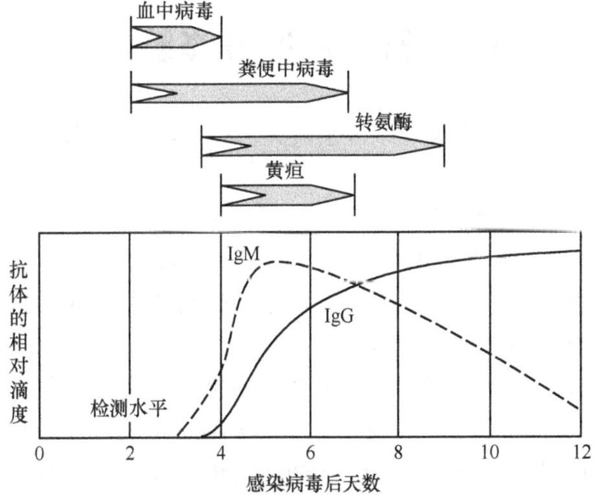

图 28-3 甲型肝炎的临床表现与血清学反应

三、微生物学检查法

甲型肝炎患者一般不进行病原学分离检查，微生物学检查以测定病毒抗体为主。也可检测 HAV 抗原，或用核酸杂交法、PCR 法检测 HAV RNA，但不常用。感染早期可检测病人血清中抗-HAV IgM（RIA 或 ELISA 法），它出现早，消失快，是 HAV 新近感染的重要指标。了解既往感染史或进行流行病学调查、检测群体中抗-HAV 阳性率，分析人群的免疫力，则需检测抗-HAV IgG。对于接种甲肝疫苗者，在注射前后及随访过程中需检测中和型抗-HAV。

四、防治原则

甲型肝炎病毒主要通过粪便污染饮食和水源经口传染。加强卫生宣教工作和饮食业卫生管理，管理好粪便，保护水源，是预防甲肝的主要环节。患者的排泄物、食具、物品和床单衣物等，要认真消毒处理。丙种球蛋白注射对甲肝有被动免疫预防作用。在潜伏期，肌内注射丙种球蛋白（0.02～0.12ml/kg 体重），能预防或减轻临床症状。甲肝疫苗可有效预防甲肝，分为减毒活疫苗和灭活疫苗两大类，灭活疫苗稳定性相对较好，不良反应较少，是世界卫生组织推荐使用的疫苗，但价格较减毒活疫苗高。

甲肝感染多呈自限性，无需特殊治疗，主要采取对症治疗、保证营养，一般不需要住院以及严格卧床。

第二节 乙型肝炎病毒

乙型肝炎病毒（hepatitis B virus，HBV）的发现源于 1963 年 Blumberg 在研究人类血清蛋白的多态性时，观察到澳大利亚土著人血清中有一种未知抗原，称之为澳洲抗原（Australia antigen）；四年后，该抗原被发现与非甲型肝炎相关，称为肝炎相关抗原（hepatitis associated antigen，HAA）；1970 年，Dane 在非甲型肝炎病人血清中鉴定证实了包覆有该抗原的乙型肝炎病毒颗粒（Dane particle）的存在，从而 HBV 被确认；1976 年，Blumberg 因乙肝表面抗原（HBsAg）的发现被授予了诺贝尔生理学和医学奖。HBV 属于嗜肝 DNA 病毒科（Hepadnaviridae），以血源性传播为主，其感染除可引起急、慢性肝炎外，还与肝硬化及肝细胞癌的发生相关。HBV 在世界范围内传播，全球有慢性乙肝患者及无症状 HBV 携带者约 3.5 亿，我国是 HBV 感染的高流行区，据卫生部统计，2006 年我国人群乙肝表面抗原携带率为 7.18%（约 0.93 亿人）。目前尽管已有用于预防 HBV 感染的乙肝疫苗，但疫苗的普及接种及现有乙肝患者及携带者的防治仍面临着很大的问题。

一、生物学性状

（一）形态与结构

在 HBV 感染者的血清中电镜观察发现有三种形态的病毒相关颗粒，即大球形颗粒、小球形颗粒和管形颗粒。

1.大球形颗粒 亦称为 Dane 颗粒，是具有感染性的完整成熟的 HBV，呈球形，直径为 42nm，具有双层衣壳（图 28-4，图 28-5）。其外衣壳相当于一般病毒的包膜，由来源于宿主细胞的脂质双层和病毒编码的包膜蛋白 HBsAg 组成。用去垢剂去除病毒的外衣壳，可暴露一电子密度较大的核心结构，其表面为病毒的内衣壳，内衣壳蛋白为 HBV 核心蛋白或称为核心抗原（hepatitis B core antigen，HBcAg），内部核心为病毒的 DNA 和 DNA 聚合酶（polymerase）。

2.小球形颗粒 直径为 22nm，成分为 HBsAg，是由 HBV 在肝细胞内复制时产生过剩的 HBsAg 装配而成。不含病毒核酸 DNA 及 DNA 聚合酶，无感染性，大量存在于血液中。

3. 管形颗粒 成分与小球形颗粒相同，长 100～500nm，直径 22nm，亦存在于血液中。这种颗粒是由小球形颗粒"串联而成"，无感染性。

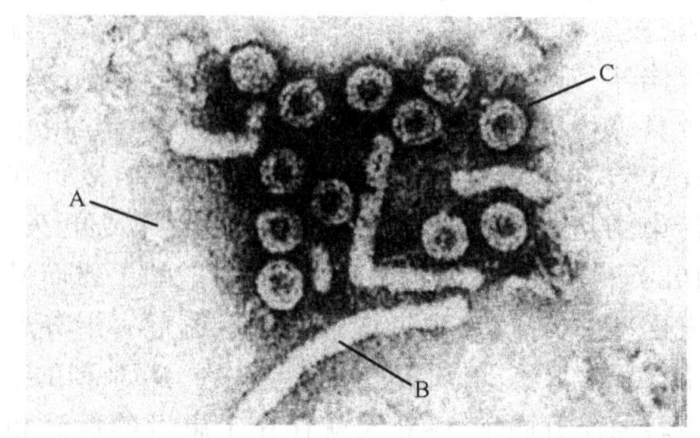

图 28-4 乙型肝炎病毒（Brooks *et al*，2004）
A. 多形性小球颗粒（20～22nm）；B. 管形颗粒；C. Dane 颗粒（42nm）

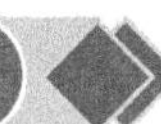

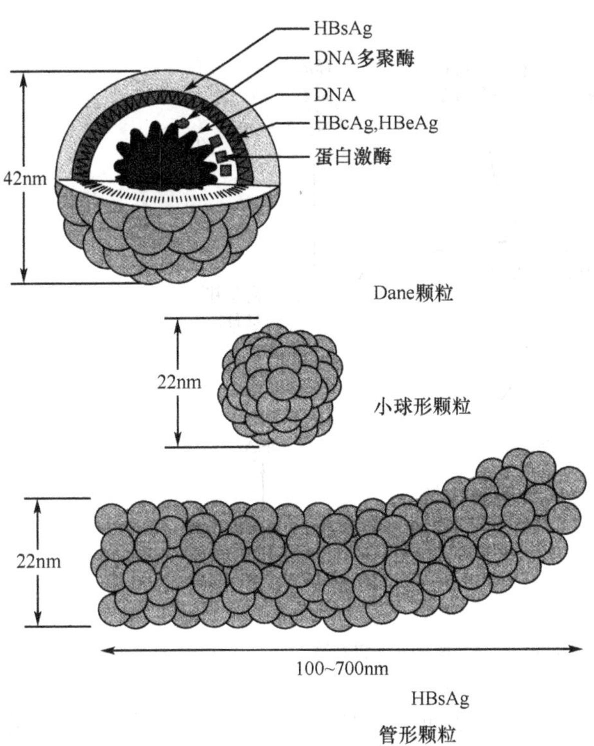

图 28-5 乙型肝炎病毒模式图(Murry *et al*, 1998)

(二) 基因组特征

HBV DNA 的结构特殊,为环状、部分双链 DNA(图 28-6),由长链和短链组成。长链为负链,具有固定的长度,约为 3200 个核苷酸;短链为正链,长度可变,约为长链的 50%~99%。两链 DNA 的 5′末端有长达 250~300 个互补的碱基,通过碱基配对构成环状 DNA 结构。

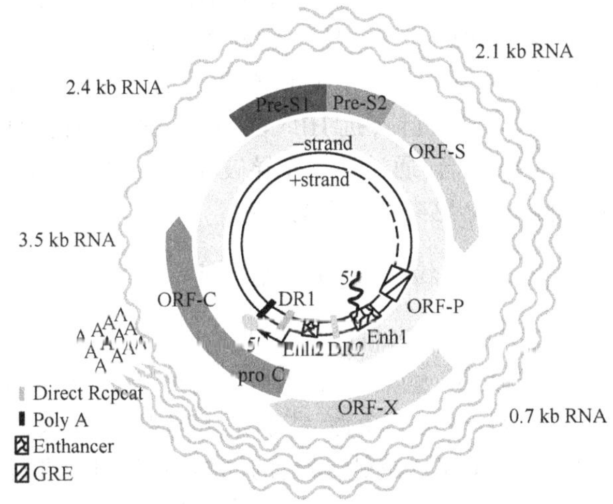

图 28-6 乙型肝炎病毒基因结构模式图(Liang *et al*, 2009)

HBV 基因组包括至少四个开放阅读框(open reading frame,ORF),包括 S,C,P 和 X。他们至少能转录出四种不同大小的 mRNA,分别是长度约为 3.5 kb 的 Precore RNA 和前基因组 RNA(Pregenomic RNA,pgRNA),2.4 kb 的 PreS1/S2/S RNA,2.1 kb 的 PreS2/S RNA 和 0.7 kb 的 X RNA。Precore RNA 编码的前体蛋白经切割加工后形成 e 抗原(hepatitis B e antigen,HBeAg),为病毒的非结构蛋白,可分泌到血循环中。pgRNA 编码 HBcAg 和 DNA 聚合酶,他们在病毒 DNA 复制中发挥关键作用。PreS1/S2/S RNA 和 PreS2/S RNA 分别编码大包膜蛋白(HBV large surface protein,LHBs)和中包膜蛋白(HBV middle surface protein,MHBs),更重要的是他们两者均可编码大量的小包膜蛋白(HBV small surface protein,SHBs),由于病毒的包膜蛋白(或 HBsAg)主要是 SHBs,有时候就把 SHBs 称为 HBsAg,他们可分泌到血流中。X RNA 编码 HBx,能促进病毒的复制并与肝癌的发生与发展有关。

(三) 病毒的复制

HBV 的复制尚未完全清楚,其主要过程如下(图 28-7):

(1) HBV 吸附并进入肝细胞后,脱去衣壳,病毒的 DNA 进入肝细胞核内。

(2) 在 DNA 聚合酶的催化下,以负链 DNA 为模板,延长修补正链 DNA 裂隙区,使形成完整的环状双链 DNA,即共价闭合环状双链 DNA(convalently closed circular double-stranded DNA,cccDNA)。

(3) 双链 DNA 继而形成超螺旋环状 DNA,在细胞 RNA 聚合酶的作用下,以负链 DNA 为模板,转录上述四种 mRNA。其中 pgRNA 除了翻译出核心蛋白和 DNA 聚合酶外,还作为 HBV DNA 复制的模板,故亦称其为前基因组 RNA。

(4) 病毒的 pgRNA,DNA 聚合酶和一些宿主辅助因子被核心蛋白包裹组装成病毒核心颗粒(core particle)。

(5) 在病毒 DNA 聚合酶的逆转录酶活性作用下,以 pgRNA 为模板,逆转录出全长的 HBV DNA 负链。在负链 DNA 合成过程中,pgRNA 被 DNA 聚合酶的水解酶活性作用下降解。

(6) 病毒以新合成的负链 DNA 为模板,在 DNA 聚合酶的依赖 DNA 的 DNA 聚合酶活性作用下复制互补的正链 DNA。

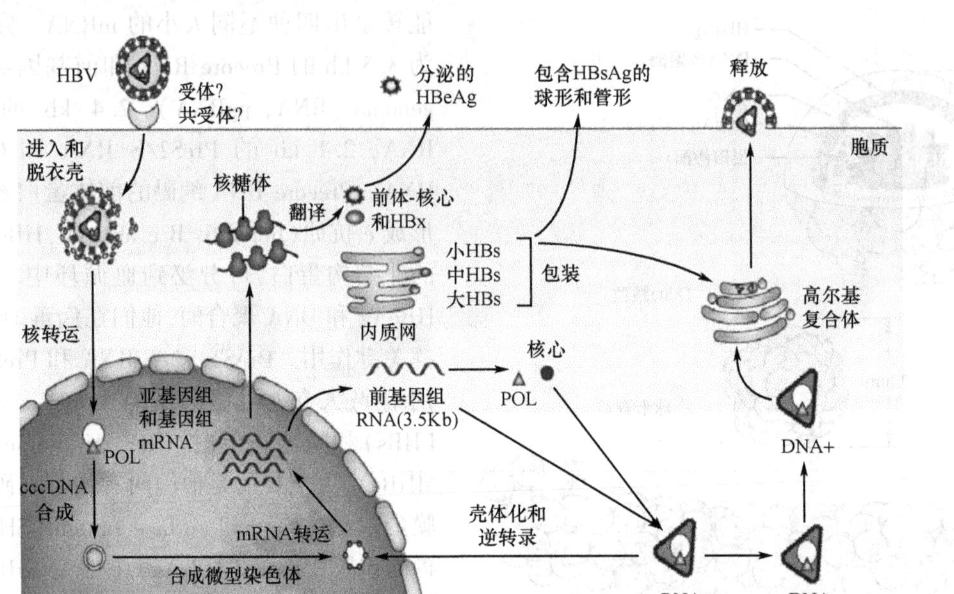

图 28-7 HBV 复制周期示意图(Rehermann, B *et al*, 2005)

(7) 复制中的正链 DNA(长短不等)与完整的负链 DNA 结合并包装于内衣壳中,再包上外衣壳成为病毒体,从细胞质释放至细胞外。

(四) 抗原组成

1.表面抗原(HBsAg) HBsAg 是 HBV 外衣壳的主要组成部分,由于 HBV 存在着大量的不包括病毒核酸的空颗粒,因此 HBsAg 并不能反映病毒的复制程度以及传染性强弱、预后等问题,仅能作为 HBV 感染的主要标志。此外,近年来研究发现,血循环中存在的大量 HBsAg 颗粒,能够调节机体的免疫功能,可能与 HBV 感染的慢性化相关。HBsAg 具有抗原性,可引起机体产生特异的中和性抗体,是乙肝疫苗的最主要成分。

HBsAg 存在不同的血清型。传统上,按照 HBsAg 的血清型对 HBV 进行亚型分类,即 adr、adw、ayr、ayw。其中 a 为各亚型共同的抗原特异决定簇,而 d/y 和 w/r 为二组互相排斥的决定簇。因为具有共同的 a 抗原,故制备疫苗时各亚型间有交叉保护作用。目前,HBV 主要依据 S 的全基因序列进行亚型分类。

2.核心抗原(HBcAg) 是 HBV 核心颗粒的唯一的结构蛋白,高度磷酸化,其外被病毒外衣壳所覆盖,故不易在血循环中检出。HBcAg 的抗原性很强,能刺激机体产生强而持久的抗体,但此抗体为非保护性抗体。HBcAb 阳性是体内存在 HBV 病毒颗粒的直接标志,代表着 HBV 的活跃复制。HBcAg 可通过 MHC -I 类分子的提呈表达于感染的肝细胞表面,能被杀伤性 T 细胞识别,在清除 HBV 感染细胞中有重要作用。HBcAg 也具有免疫调节作用,近年来研究表明,HBcAg 可拮抗干扰素信号通路,以利于病毒建立持续性的感染。

3.e 抗原(HBeAg) HBeAg 为可溶性蛋白,产生后分泌入血,通常在病毒大量复制时产生,故为 HBV 复制及具有强感染性的一个指标。HBeAg 不是乙肝病毒组装和复制所必需的,目前推测其可以诱导免疫耐受,是 HBV 逃避人体免疫攻击的一种手段。近年来研究表明,HBeAg 编码基因可发生终止密码子的突变,导致 HBeAg 的表达缺失,出现 HBeAg 阴性而病毒大量增殖的情况。因此,对于 HBeAg 阴性的患者,要注意检测其血中的病毒 DNA 含量,以全面了解病情判断预后。HBeAg 可刺激机体产生抗体,抗 HBe 能与受染肝细胞表面的 HBeAg 结合,通过补体介导破坏受染的肝细胞,对清除 HBV 感染有一定的作用。

(五) 动物模型与细胞培养

乙型肝炎病毒目前仍未建立起在生物学分类上与人类相近、感染率高、维持时间长、经济适用的动物模型。灵长类动物,特别是黑猩猩,是对人乙肝病毒(HHBV)敏感性最高的动物,故常用来进行 HBV 的致病机制研究和疫苗效价及安全性评价。但黑猩猩的来源短缺,难以广泛应用。目前应用比较广泛的是大、小鼠 HBV 感染模型,包括通过显微注射构建的 HBV 转基因小鼠模型,通过尾静脉注射构建的急性 HBV 感染小鼠模型和人肝嵌合鼠模

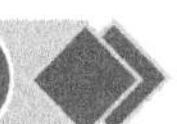

型,他们能应用于抗病毒药物的筛选或者免疫应答机制的研究,但又都存在着一定的局限性。此外,还有禽类嗜肝 DNA 病毒模型(鸭)和土拨鼠 DNA 病毒模型及树鼩模型等。

由于 HBV 的宿主范围狭窄而缺少动物模型,因此细胞模型的建立和应用就成为 HBV 研究的必要条件。但是 HBV 严格的宿主特异性和组织特异性,也限制了合适的体外细胞模型的建立。目前,用于体外研究 HBV 的细胞模型主要是人原代肝细胞和肝癌细胞来源的细胞系。人原代肝细胞能够支持 HBV 的自然感染和复制,但是其来源有限且不能够长时间培养,而肝癌细胞系不能完全支持 HBV 的自然感染。

(六) 抵抗力

HBV 对外界环境的抵抗力较强,对低温、干燥、紫外线均有耐受性。不能被 70% 乙醇灭活,因此这一常用的消毒方法并不能用于 HBV 的消毒。高压灭菌法、100℃加热 10 分钟和环氧乙烷等均可灭活 HBV,0.5% 过氧乙酸溶液、5% 次氯酸钠溶液亦可用于消毒。但应指出,在对外界抵抗力方面,HBV 的传染性和 HBsAg 的抗原性并不一致,上述消毒手段仅能使 HBV 失去传染性,但仍可保留 HBsAg 的抗原性。

二、致病性与免疫性

(一) 传染源

主要传染源是患者或无症状 HBsAg 携带者。乙型肝炎的潜伏期较长(30~160 天),不论在潜伏期、急性期或慢性活动初期,病人血清都有传染性。HBsAg 携带者因无症状,不易被察觉,其作为传染源的危害性比患者更甚。

(二) 传播途径

乙肝病毒传播途径主要是经血或者注射途径传播。凡含有 HBV 的血液或者体液(唾液、乳汁、羊水、精液和分泌物等)直接进入或通过破损的皮肤、黏膜进入体内皆可造成传播。此外,母婴传播和性途径也可传播 HBV。

1.血液、血制品等传播 HBV 在血流中大量存在,而人又对之极易感,故只需极少量污染血进入人体即可导致感染。输血、注射、外科或牙科手术、针刺、共用剃刀或牙刷、皮肤黏膜的微小损伤均可传播。唾液中曾被检出过 HBV DNA,据认为来自血液,通过牙龈浆液而进入口腔,其含量仅为血清的百分之一至万分之一。医院内污染的器械(如牙科、妇产科器械)亦可致医院内传播。

2.母-婴传播 主要是围产期感染,即分娩经产道时,通过婴儿的微小伤口受母体的病毒感染或通过哺乳传播,该类型的传播在我国发生率较高。少数婴儿在母体子宫内已被感染,表现为出生时已呈 HBsAg 阳性。此外,通过哺乳也可能造成传播。婴儿出生时立即注射疫苗和高效价乙肝免疫球蛋白能很好地阻断大部分的母婴传播。

3.性传播 在精液和阴道分泌物中也可存在有 HBV,性接触也可导致 HBV 的传播。

4. 生活密切接触传播 HBV 感染具有一定的家庭聚集性。HBV 感染可通过日常密切接触传播给家庭成员。通过唾液、公用牙刷和剃须刀等均可能引起 HBV 感染。

(三) 致病性与免疫机制

乙型肝炎的临床表现呈多样性,可由无症状带病毒至急性肝炎、慢性肝炎、重症肝炎等。病毒不仅存在于肝内,也存在于脾脏和血细胞等。

一般认为,病毒在细胞内增殖对肝细胞的直接破坏作用不大,不是引起肝脏器官组织损害和功能异常的主要原因,机体对肝脏的免疫病理损害是引起肝炎的主要原因。HBV 在肝细胞内增殖可使细胞膜表面存在 HBsAg、HBeAg 或 HBcAg,病毒抗原致敏的 T 细胞对胞膜表面带有病毒抗原的靶细胞可起杀伤效应以清除病毒。这种由 CTL 介导的效应有双重性:既清除病毒,也造成肝细胞的损伤。细胞免疫应答的强弱与临床过程的轻重及转归有密切关系:当患者体内存在大量高强度和多特异性 HBV 特异性 CTL 时,CTL 会通过其杀伤机制(颗粒酶和穿孔素)和非杀伤性机制(r 干扰素和肿瘤坏死因子)清除被 HBV 感染的细胞,临床上表现为急性感染。当机体的免疫细胞亢进,CTL 应答过度释放出大量的细胞因子如肿瘤坏死因子,白细胞介素 6 等造成大量的肝细胞死亡和肝功能衰竭,可表现为重症肝炎。相反如果这些 HBV 特异性 T 细胞发生功能性损伤(如 Bim 介导的凋亡,PD-1,TIM-3,CTLA-4 等抑制性分子的上调),患者体内很难检测出 HBV 特异性 CTL 的存在,HBV 病毒则不能被清除,临床上表现为慢性感染。最近报道,在慢性感染的患者肝脏中有大量的非特异性 CTL 浸润,这些非特异性 CTL 与受损的 HBV 特异性 CTL 共同造成了肝脏炎症,长期的慢性肝炎会发展成肝硬化和肝癌。

在部分乙型肝炎患者血循环中,常可检出 HBsAg 及抗-HBs 的免疫复合物,该免疫复合物在重症爆发性肝炎患者中较多地被发现。免疫复合物大量沉积于肝内,可使肝毛细管栓塞,并可诱导产生肿瘤坏死因子导致急性肝坏死,临床表现为重症肝炎。此外,免疫复合物可沉积于肾小球基底膜、关节滑液囊等,激活补体,导致Ⅲ型超敏反应,故患者可伴有肾小球肾炎、关节炎等肝外损害。

HBV 感染肝细胞后,细胞膜上除有病毒特异性抗原外,还会引起肝细胞表面自身抗原发生改变,暴露出肝特异性脂蛋白抗原(liver specific protein, LSP)。LSP 可作为自身抗原诱导机体产生针对肝细胞组分的自身免疫反应,通过 CTL 的杀伤作用或释放淋巴因子的直接或间接作用,损害肝细胞。自身免疫反应引起的慢性肝炎患者血清中,常可测及 LSP 抗体或抗核抗体、抗平滑肌抗体等自身抗体。

病毒可通过产生多种类型的变异不同程度地逃避宿主的免疫压力,其中最主要的变异有 S 基因的 a 表位变异和 C 基因的 Pre C 变异。S 基因的 a 表位变异主要发生在 587 位核苷酸由 G 变为 A,从而使 HBsAg 的第 145 位氨基酸由精氨酸变为甘氨酸。该变异不影响病毒结合肝细胞进行复制但使病毒逃脱了抗-HBs 的中和作用。此外,该变异还可使 HBsAg 的免疫检测结果变成阴性,造成假阴性。另一个重要的变异是 C 基因中 Pre C 区出现终止密码子的变异,即 1896 位核苷酸由 G 变成 A,导致 Pre C 第 28 位密码子由 TGG 变成终止子 TAG 而不能合成 HBeAg,使病毒逃避 HBe 引发的体液及细胞免疫。此外,HBV 病毒会在其 CTL 表位的几个关键氨基酸位点(如 HLA 锚定位点,TCR 识别位点)发生 CTL 逃逸性突变来逃避宿主的 CTL 攻击。

(四) HBV 与原发性肝癌

人群流行病学研究显示,HBsAg 携带者较无 HBV 感染者,发生肝癌的危险性高 217 倍。肝癌组织检测发现有 HBV DNA 的整合,整合的 HBV 基因片段有 50% 左右为负链 DNA 5′末端片段,即 X 基因片段。因 X 蛋白(HBxAg)可反式激活细胞内癌基因,故 HBV 可能是致癌的启动因子,经一系列过程后导致肝癌的发生。

三、微生物学检查法

(一) 乙型肝炎抗原、抗体检测

目前主要用血清学方法检测 HBsAg、抗-HBs、HBeAg、抗-HBe 及抗-HBc(俗称“两对半”),以 RIA 和 ELISA 最为敏感。此外还常检测 PreS1,但抗-Pre S1或抗-Pre S2 的检测不常用。HBcAg 仅存在于病毒颗粒内部及肝细胞内,也不用于常规检查。HBsAg 的检测较为重要,可发现无症状携带者,是献血员筛选的必检指标。近年来,PCR 检测 HBV DNA 已广泛用于乙肝临床诊断和药物治疗效果监测,以荧光定量 PCR 法最常用。

(二) 乙型肝炎抗原、抗体检测结果的分析

HBV 抗原、抗体的血清学标志与临床关系较为复杂,必须对几项指标同时分析,方能有助于临床判断(表 28-1,图 28-8)。

表 28-1 HBV 抗原、抗体检测结果的临床分析

HBsAg	HBeAg	抗-HBs	抗-HBe	抗-HBc	结果分析
+	-	-	-	-	无症状携带者
+	+	-	-	-	急性乙型肝炎,或无症状携带者
+	+	-	-	+	急性或慢性乙型肝炎(传染性强,“大三阳”)
+	-	-	+	+	急性感染趋向恢复或慢性肝炎缓解中(“小三阳”)
-	-	+	+	+	既往感染恢复期
-	-	+	+	-	既往感染恢复期
-	-	-	-	+	既往感染或“窗口期”
-	-	+	-	-	既往感染或接种过疫苗

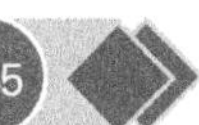

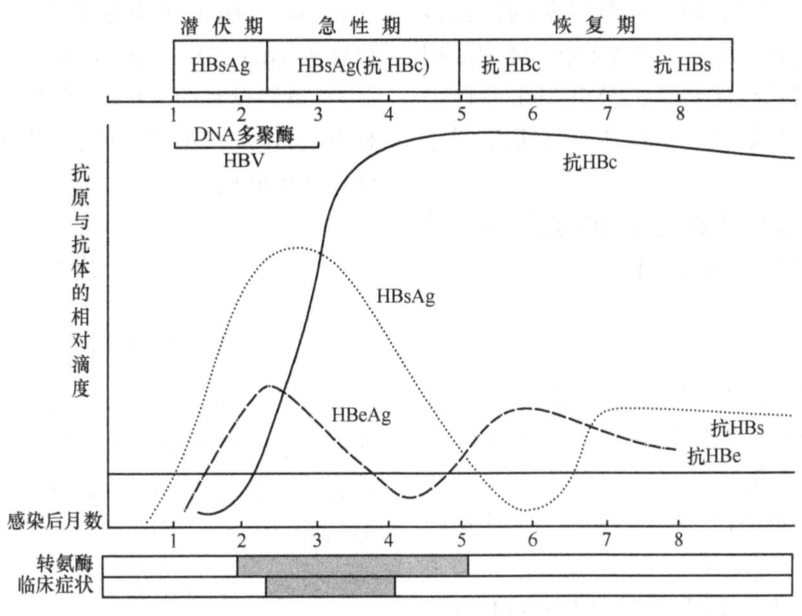

图 28-8　急性乙型肝炎感染的临床表现与血清学反应

1.HBsAg　是最早出现的血清学指标，阳性见于急性肝炎、慢性肝炎及携带者。急性肝炎恢复后，HBsAg 一般在 1~4 个月消失，若持续 6 个月以上则认为转化为慢性肝炎。HBsAg 携带者的血清 ALT 水平均在正常范围内，其中非活动性 HBsAg 携带者的肝组织病理学检查可发现轻微病变，但无临床症状。携带者可长期呈 HBsAg 阳性，伴或不伴 HBeAg 阳性及 HBV DNA 阳性，其中 HBV DNA 阳性的携带者具有很强的传染性，部分可发展为肝硬化和(或)肝癌。HBsAg 是病毒感染后产生最多的病毒抗原，对其检测能很敏感地发现乙肝病毒的感染，因此是献血筛查必检指标，对其检测能很有效地预防 HBV 的输血传播。由于目前的一些免疫学检测试剂会对 S 基因变异株产生的 HBsAg 漏检，因此，对高度疑似的病人应进行 HBV DNA 检测。Pre S1 和 Pre S2 抗原也可用免疫学方法检测，其阳性表明 HBV 的活跃复制，与 HBV DNA 的阳性呈很好的相关性。

2.抗-HBs(HBsAb)　HBsAb 是中和抗体，对同型病毒的再感染具有保护作用。阳性提示患者已恢复或痊愈，抗-HBs 效价高者预后更好。HBsAb 亦是 HBsAg 疫苗免疫成功的标志。在 S 基因变异株感染的病例中，可同时出现 HBsAg 和抗-HBs 阳性。此外，亦可检测抗-Pre S1 和抗-Pre S2，意义与抗-HBs 相同。

3.HBeAg　阳性表示 HBV 在肝脏内活跃复制，提示病情严重及传染性强。如转为阴性，表示病毒复制受到抑制。该指标与 HBV DNA 有很好的相关性。在 Pre C 和(或)C 基因基本核心区启动子变异的病例中，HBeAg 的表达低下或不表达致检测呈阴性，此时定量检测 HBV DNA 对病情的判断有很大的帮助。

4.抗-HBe(HBeAb)　阳性表示机体已获得一定的免疫力[排除 C 基因和(或)Pre C 基因变异的情况]，病毒的活跃复制受到抑制，传染性下降，但并不表示病毒一定被清除。在部分慢性感染者中，该指标会与 HBeAg 交替出现阳性。

5.HBcAg　该抗原被 HBsAg 包裹于 HBV 的内部，需通过特殊处理将表面 HBsAg 去除后方可被检测到，因此该指标不作常规检测。

6.抗-HBc(HBcAb)　HBcAg 抗原性较强，HBV 感染早期即可刺激机体产生抗 HBc，其中抗-HBc IgM提示近期病毒存在活跃复制。此外，急性感染恢复期及慢性持续性感染机体会产生持久的抗-HBc IgG。

7.血清 HBV DNA 检测　应用核酸杂交法或 PCR 法检测血清中有无 HBV DNA。该指标阳性表示血液中存在具有传染性的完整病毒颗粒。PCR 法检测 HBV DNA 很敏感且一般不受病毒变异的影响。目前，临床广泛采用实时定量 PCR 和 bDNA(支链 DNA)方法定量检测 HBV DNA，对评价病毒复制情况以及监测药物治疗效果有重要意义。

四、防治原则

针对乙肝传播的三个主要途径，加强对供血员的筛选；普及一次性注射器具（包括针灸的针具）；严格消毒病人的血液、分泌物和排泄物，接触的用品及注射器和针头等；注意个人公共卫生及性卫生；对 HBsAg 阳性孕妇应尽量减少新生儿暴露于母血的机会。

除应用以上“切断传播途径”的方法，对特殊人群可采取如下特异性预防措施。

（一）主动免疫

接种乙肝疫苗是预防 HBV 感染最有效的方法。乙型肝炎疫苗全程需接种 3 针，按照 0、1、6 个月程序。乙型肝炎疫苗的接种对象主要是新生儿（在出生 24 小时内），其次为婴幼儿，15 岁以下未免疫人群和高危人群。对于免疫功能低下或无应答者，应增加疫苗的接种剂量（如 60μg）和针次。第一代疫苗为乙肝 HBsAg 血源疫苗，第二代为编码 HBsAg 基因工程疫苗，其优点是可以大量制备且排除了血源疫苗中可能存在的未知病毒感染。

（二）被动免疫

含高效价抗-HBs 的人血清免疫球蛋白（HBIG）可用于被动免疫预防，针对紧急情况处理，及 HBsAg 阳性母亲的新生儿（应在出生后 24 小时内注射）。

乙肝的治疗至今尚无根治方法，慢性乙型肝炎治疗主要包括抗病毒、免疫调节、抗炎和抗氧化、抗纤维化和对症治疗。其中规范的抗病毒治疗是关键，临床用药包括核苷（酸）类药物（包括拉米夫定、阿德福韦酯、恩替卡韦、替比夫定和国内暂未上市的替诺福韦酯），普通干扰素 α 及聚乙二醇干扰素 α。清热解毒、活血化瘀的中草药等对于改善临床症状和肝功能指标有一定效果，但尚需设计严谨、执行严格的大样本随机对照临床研究来验证其抗病毒效果。目前国内外研究者正在进行多中心实验以优化临床治疗方案，并研制新型的免疫治疗（如治疗性疫苗）或抗病毒制剂，以进一步有效控制慢性乙型肝炎。

第三节　丙型肝炎病毒

丙型肝炎病毒（HCV）过去被称为肠道外传播的非甲非乙型肝炎病毒，于 1989 年被克隆出基因组序列并正式命名，1991 年被归为黄病毒科（Flaviviridae）。HCV 感染极易慢性化，全球约 3% 的人口感染 HCV，75%～85% 的感染者将发展成为慢性肝炎，虽然没有明显的症状，但经过二三十年的病程发展，10%～20% 的感染者可发生肝硬化、终末期肝病甚至肝癌。

一、生物学性状

（一）形态与结构

丙型肝炎病毒是一类具有包膜的 RNA 病毒。在浓缩的感染者血清及体外细胞培养中均观察到形态基本相似的 HCV 病毒样颗粒，颗粒大致呈球形，表面有突起，直径 55～65nm。

（二）基因组特征

丙型肝炎病毒基因组为线性单正链 RNA，长约 9.6kb，由 5′非编码区、编码区和 3′非编码区组成。5′非编码区和 Core 蛋白的部分基因含有内在核糖体进入位点（internal ribosome entry site，IRES）序列，以帽结构非依赖（cap-independent）的方式介导病毒多蛋白前体的翻译；3′非编码区为 HCV 复制起始位点所在，在病毒复制和翻译调控中发挥重要作用；病毒基因组仅有一个开放读码框架（ORF），编码大小为 3010～3033 个氨基酸的多聚蛋白前体，该前体蛋白在宿主信号肽酶及病毒蛋白酶作用下，切割产生病毒的 10 个结构与非结构蛋白，包括：核心蛋白（Core）、包膜蛋白-1（E1）、包膜蛋白-2（E2）、p7 蛋白、非结构蛋白-2（NS2）、非结构蛋白-3（NS3）、非结构蛋白-4A（NS4A）、非结构蛋白-4B（NS4B）、非结构蛋白-5A（NS5A）和非结构蛋白-5B（NS5B），前三种为病毒结构蛋白，构成 HCV 的衣壳及包膜；后六种为病毒非结构蛋白，在病毒蛋白的成熟和基因复制中起关键作用。核心蛋白组成病毒的核衣壳，并被认为与 HCV 致癌等多种病毒致病性相关；包膜蛋白 E1 和 E2 具有高度变异性，与病毒的免疫逃逸相关；p7 蛋白为离子通道，与病毒装配相关，但属于结构或非结构蛋白尚有争论；非结构蛋白-2 为疏水膜蛋白，其本身与非结构蛋白 3 共同负责催化 NS2-3 之间的切割；非结构蛋白 3 具有蛋白酶和解旋酶活性，负责 HCV 多聚蛋白前体上 NS3 之后的多个位点切割，也可切割某些细胞蛋白，被认为与病毒免疫逃逸相关；非结构 4A 为 NS3 丝氨酸蛋白酶的辅酶；非结构蛋白 4B 为膜蛋白，参与病毒复制复合体形成；非结构

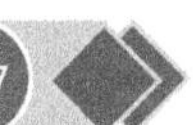

蛋白 5A 参与病毒复制、包装释放等多个环节的调控;非结构蛋白 5B 为病毒的 RNA 依赖的 RNA 聚合酶,是病毒 RNA 复制的关键酶(图 28-9)。

HCV 基因组高度变异,依据基因序列的差异,可将 HCV 毒株分为 6 个基因型、11 个亚型,欧美流行株多为 1a、1b、2a、2b 和 3a;4a 主要流行于中东地区;南非和香港以 5a 和 6a 为主,中国大陆 1b 和 2a 多见且以 1b 型为主。

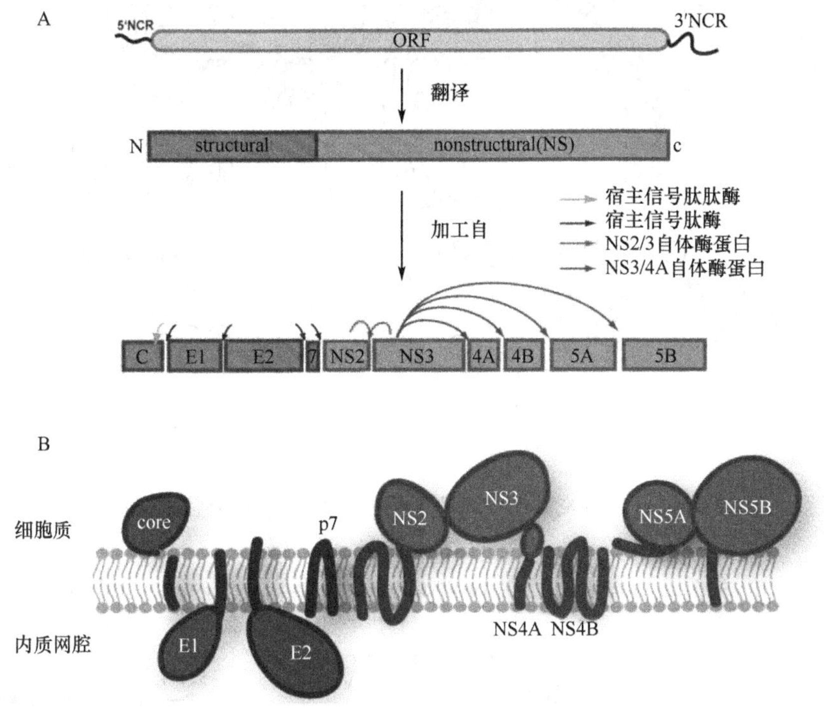

图 28-9　丙型肝炎病毒基因组组成、多聚蛋白加工示意图(Tellinghuisen TL *et al*,2007)

C. 核心蛋白基因;E. 包膜蛋白基因;NS. 非结构蛋白基因

(三) 病毒复制

一般认为 HCV 复制机制与其他黄热病毒属成员及正链 RNA 病毒相似,即病毒通过结合细胞表面受体分子(CD81,SR-BI,occludin 等)进入细胞并脱衣壳后首先在胞质或胞质特定膜结构内翻译产生病毒蛋白,然后在特定区域(通常是核周膜结构、脂筏等)形成膜包裹的复制复合体(membranous web),先合成与原编码链互补的全基因负链 RNA(Minus RNA),然后以此负链 RNA 为模板复制病毒正链 RNA,用来继续翻译蛋白、复制 RNA 或包装形成病毒颗粒(图 28-10)。

(四) 动物模型与细胞培养

黑猩猩是早期 HCV 研究唯一的动物模型。近年来又发展出人源化肝脏的免疫缺陷小鼠以及表达人 HCV 受体的转基因小鼠等小动物模型用于 HCV 研究。

血清来源的 HCV 可以感染原代肝细胞,但无法长期传代。自 1999 年 HCV 1b 型亚基因型复制子模型建立以来,多种基因型的复制子系统已广泛地应用于 HCV 复制机制研究,并在抗病毒药物研发中发挥重要作用。HCV 假病毒颗粒(HCVpp)则被应用与病毒受体及病毒入胞过程的研究。2005 年,以 HCV 2a 型 JFH1 病毒株为基础建立了细胞培养感染系统(HCVcc),有力地推动了对 HCV 包括早期病毒进入及晚期病毒包装和释放在内的整个生活周期各环节的研究(图 28-11)。

二、致病性与免疫性

(一) 致病性

丙型肝炎病毒主要经输血或血制品传播,性接触传播和母婴传播也是重要的传播途径。传染源为病人及亚临床感染者。同性恋者、静脉药瘾者及接受血液透析的患者为高危人群。HCV 感染易形成持续感染,75%~85% 的感染会慢性化。病毒感染引起急性或慢性丙型肝炎,表现为黄疸、血清谷丙转氨酶(ALT)升高等。多数患者不出现症状或

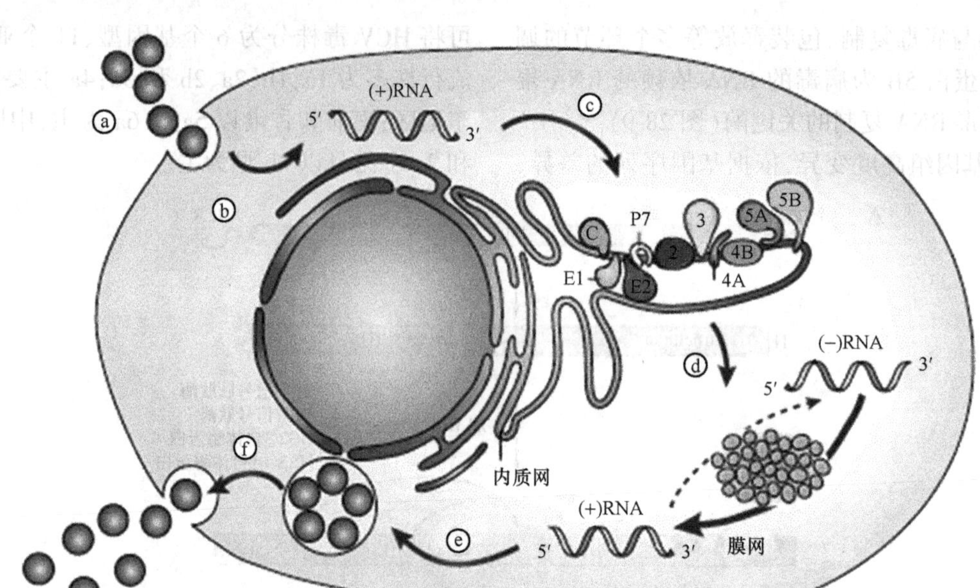

图 28-10 丙型肝炎病毒生活周期示意图(Moradpour D *et al*,2007)

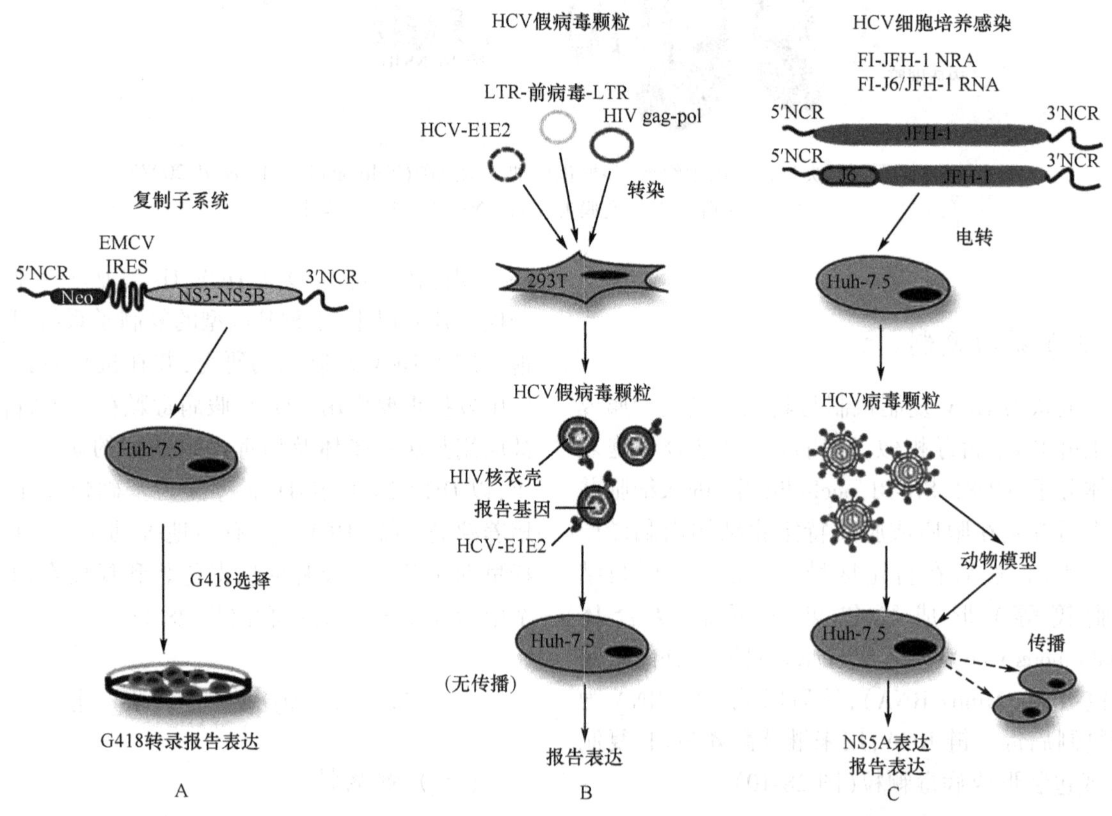

图 28-11 丙型肝炎病毒亚基因组复制子(A)、假病毒颗粒(B)及细胞培养感染系统(C)示意图(Tellinghuisen TL *et al*,2007)

症状轻微,发病时已呈慢性过程。慢性丙型肝炎的表现亦轻重不等,约 20% 可逐渐发展至肝硬化或肝癌。

目前认为 HCV 的致病机制与病毒的直接致病作用和宿主的免疫病理损伤相关。HCV 直接致病作用可能为病毒在肝细胞内复制,导致细胞结构功能改变或病毒干扰肝细胞蛋白代谢和正常功能,引起细胞病变、坏死或凋亡。研究发现免疫因素也是 HCV 感染时肝细胞损伤致病的重要机制。如 CTL 攻击病毒感染的细胞所致的肝细胞损伤在慢性

HCV 感染中占重要作用。

(二) 免疫性

HCV 感染患者体内先后出现 IgM 和 IgG 型抗体(图 28-12),产生低度免疫力,对同一毒株攻击可能有一定的免疫力,但由于 HCV 基因组易变异而导致抗原性改变,同一个体内会出现大量准种(免疫逃逸株),故抗 HCV 抗体无法有效清除病毒。目前认为 HCV 感染后产生的细胞免疫主要参与肝细胞损伤,而不能提供有效的免疫保护。

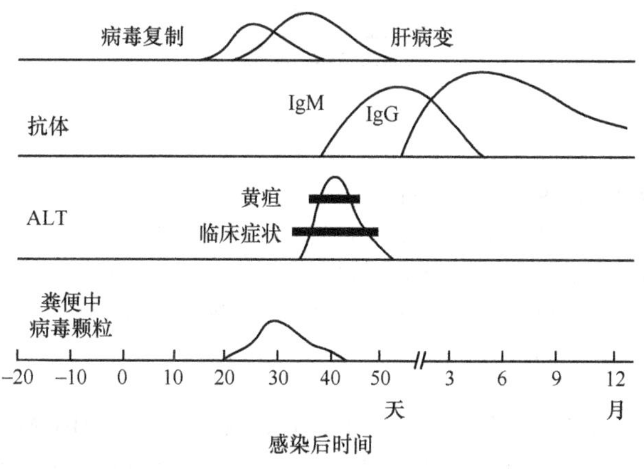

图 28-12 丙型肝炎病毒感染与实验室检查

三、微生物学检查

目前临床 HCV 检测包括 HCV 抗体检测、抗原检测以及病毒 RNA 的定性和定量检测。抗 HCV 抗体检测是诊断 HCV 感染最常用的实验室方法,用于筛选献血员、诊断丙型肝炎以及评价治疗效果。一般采用基因重组克隆表达的 HCV 蛋白或合成多肽(如 core、NS3 等)作为抗原,通过 ELISA 法、放射免疫法检测抗 HCV IgG 或 IgM。若抗 HCV IgM 阳性则可提示近期感染,作出早期诊断。检测 HCV 抗原主要用于早期诊断及疗效监测。通过套式 RT-PCR 可检出病人血清中极微量的 HCV RNA;而定量 PCR 则可获得标本中的病毒 RNA 拷贝数,用于疗效监测评估。

四、防治原则

严格筛选献血员和加强血制品管理,切断传播途径尤其是控制输血传播是目前丙型肝炎最主要的预防措施。我国已规定,抗-HCV 检测是过筛献血员和血制品的必须步骤。

HCV 高度变异性以及包膜蛋白免疫性不强等因素给疫苗研究带来很多困难,目前尚无有效的 HCV 疫苗。而特异性免疫球蛋白用作被动免疫也无明显效果。

长效干扰素联合利巴韦林是目前临床治疗 HCV 感染患者的首选方案,但对不同型别的 HCV 病毒感染疗效差异较大。目前欧美制药公司已开发出多种针对 HCV 病毒蛋白(如 NS3-4A 蛋白酶、NS5A 以及 NS5B)的特异性抑制剂,部分药物已进入后期临床试验,具有较好的疗效,这些药物有助于抑制病毒复制、清除 HCV,将成为丙型肝炎治疗的重要方向。

第四节 丁型肝炎病毒

1977 年,Rizzetto 用免疫荧光法检测严重乙型肝炎患者的肝组织切片时,发现肝细胞内除 HBcAg 外,还有一种新抗原,当时称为 δ 抗原或 δ 因子。此后通过黑猩猩等实验证实这是一种不能独立复制的缺陷病毒,必须在 HBV 等嗜肝 DNA 病毒辅助下才能复制,现已正式命名为丁型肝炎病毒(HDV),归类于 δ 病毒属(Deltavirus genus)。

一、生物学性状

HDV 呈球形,直径为 36nm,基因组为一单链环状 RNA,长度仅 1.7kb。HDV RNA 只编码一种蛋白即 HDV 抗原(HDAg),编码该抗原的 RNA 链为基因组的互补链,故 HDV 是负链 RNA 病毒。HDAg 可刺激机体产生抗体,在感染者血清中检出 HDV RNA 或抗-HD。应用制备的抗-HD 还可对肝组织切片染色,以检测 HDAg。

HDV 颗粒的包膜由 HBV 包膜(HBsAg)构成,颗粒内含 HDV RNA 及与之结合的 HDAg(图 28-13)。HDV 基因组(负链)及与其互补的正链均具有核酶的功能,可以自身切割。HDV 复制依赖于感染细胞内的 RNA 依赖的 RNA 聚合酶(聚合酶Ⅰ、Ⅱ、Ⅲ均有一定作用)。HBsAg 构成的衣壳可防止 HDV RNA 的水解,在 HDV 致病中起重要作用,但它并非为 HDV 的基因产物,而是由同时感染的 HBV 所提供。HDAg 分子量约为 6.8×10^4,有 24kD Small-HDAg 和 27kD large-HDAg(P24 和 P27)两种多肽形式,主要位于肝细胞内,在血清中出现早、消失快(维持 2 周左右),常不易检测到。HDV 与乙型肝炎的传播方式相似。HDV 与 HBV

重叠感染后,可促使肝损害加重,并易发展为慢性活动性肝炎、肝硬化和重型肝炎。HDV 主要经血传播。黑猩猩及土拨鼠可作为 HDV 研究的实验动物模型。

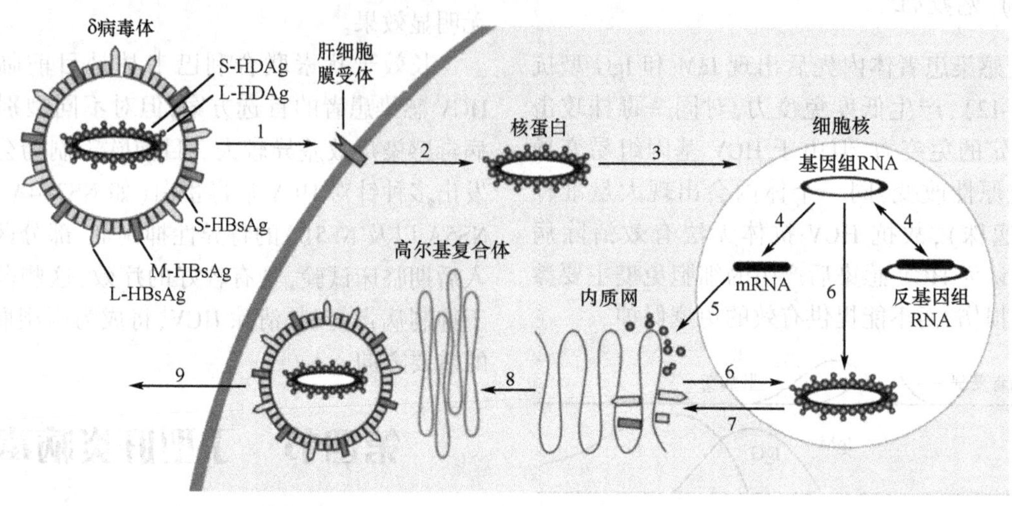

图 28-13 HDV 复制过程（Hughes SA et al. 2011）

1. HDV 病毒与肝细胞表面受体结合;2. 病毒 RNA-HDAg 进入细胞;3. RNP 入核;4. 基因组 RNA 在核中转录形成 antigenomic RNA(作为模板产生新的环状基因组 RNA)和 mRNA(包含开放阅读框);5. mRNA 出核在细胞质的内质网上翻译形成新的 HDAg;6. HDAg 入核促进形成新的 RNPs;7. RNPs 出核与 HBV 包装蛋白组装形成新的病毒颗粒;8. 病毒颗粒再加工;9. 病毒释放用于感染新的细胞

二、致病性与免疫性

流行病学调查表明,HDV 感染呈世界性分布,全球 3.5 亿 HBV 携带者中有 1500 万已感染 HDV 病毒,我国以四川等西南地区较多见。动物实验与临床研究表明,HDV 的感染需同时或先有 HBV 或其他嗜肝 DNA 病毒感染的基础。HDV 与 HBV 的同时感染称为共同感染(急性丁型肝炎);发生在 HBV 先感染基础上的感染称为重叠感染（慢性丁型肝炎)。在 HDV 感染早期,HDAg 主要存在于肝细胞核内,随后出现 HDAg 抗原血症。HDAg 刺激机体产生特异性抗-HDV,初为 IgM 型,随后是 IgG 型抗体。在慢性感染过程中所检出的抗体常以 lgG 为主。大量临床资料表明,HDV 感染常可导致 HBV 感染者的症状加重与病情恶化,故在发生重症肝炎时,应注意有无 HBV 伴 HDV 的共同感染。由于 HDV 是缺陷病毒,如能抑制乙肝病毒,则 HDV 亦不能复制。

三、微生物学检查法与防治原则

HDV 感染后 2 周产生抗-HDV IgM,一个月达到高峰,随之迅速下降。抗-HDV IgG 产生较迟,在恢复期出现。丁肝抗体不能清除病毒,如持续高效价,可作为慢性丁肝的指标。一般可用免疫荧光法、RIA 或 ELISA 检测肝组织或血清中的 HDAg,但患者标本应先经去垢剂处理,以除去表面的 HBsAg,暴露出 HDAg。还可用免疫组化法检测肝组织中 HDAg 以及用 HDV cDNA 探针检测血清中 HDV-RNA,此法灵敏度高,可提高血清 HDV 检出率。

迄今,对 HDV 感染尚无特效治疗药物,有报道长疗程的干扰素治疗,可改善患者的症状。切断 HDV 的传播途径是主要预防措施之一,HDV 与 HBV 有相同的传播途径,预防乙肝的措施同样适用于丁肝。如尽量避免反复输血或使用血制品,戒除药瘾,严格注射器、针头与针灸针的消毒,认真做好病人的早期诊断与隔离,患者排泄物与用品的消毒等。此外,防止医源性传播对本病的预防也甚重要。接种 HBV 疫苗也可预防 HDV 感染。

第五节 戊型肝炎病毒

戊型肝炎病毒(HEV)曾被称为消化道传播的非甲非乙型肝炎病毒。1955 年印度暴发流行急性肝炎,当时误认为是甲型肝炎病毒所致。20 世纪 70 年代初建立了 HAV 的检测方法,重新对当时肝炎患者的血清进行检测,结果未发现抗-HAV IgM 或 IgG 效价升高,因此确定该次流行为消化道传播的非甲非乙型肝炎病毒所致。1986 年,我国新疆南部地区发生戊型肝炎流行,约 12 万人发病, 700 余人死亡,是迄今世界上最大的一次戊型肝炎流

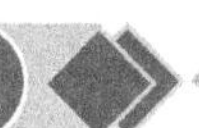

行。1989 年，Reyes 等成功克隆了该病毒基因组 cDNA，并正式命名为戊型肝炎病毒。

一、生物学特性

HEV 原属于杯状病毒科（Caliciviridae），但由于其基因组结构与杆状病毒科典型成员有明显差异，2009 年国际病毒分类学会建议将其归为新建立的肝炎病毒科（Hepeviridae）、肝炎病毒属（Hepevirus）的唯一成员。病毒体呈球状，无包膜，平均直径为 32～34nm，表面有锯齿状刻缺和突起，形似杯状。该病毒对高盐、氯化铯、氯仿等敏感；在 -70～8℃中易裂解，但在液氮中保存稳定。HEV 能够感染人以及食蟹猴原代肝细胞，在 Huh7 等肝来源细胞系中也能进行复制，但总体来说体外复制效率较低。多种灵长类动物（如恒河猴、食蟹猴、非洲绿猴、绢毛猴及黑猩猩等）可感染 HEV。HEV 基因组为单正链 RNA，全长约 7. 5kb，具有 poly A 尾，共有 3 个 ORF，最长的第一个 ORF 约 5kb，编码病毒复制所需的依赖 RNA 的 RNA 聚合酶等非结构蛋白。第二个 ORF 长约 2kb，含有编码病毒核衣壳的基因。第三个 ORF 只有 300 余个核苷酸，与第一、二 ORF 有部分重叠（图 28-14）。

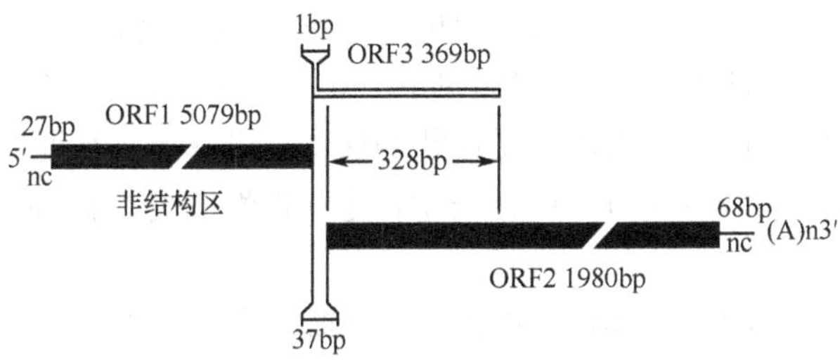

图 28-14　戊型肝炎病毒的基因结构图

已知 HEV 有四个主要的基因型，包括基因型 1（亚洲，北非），基因型 2（墨西哥，南部非洲），基因型 3（南北美，欧洲，亚洲）和基因型 4（亚洲）。虽然一些证据表明 HEV 很早以前在全球不同区域散布并形成区域性传播，但由于近年人口、牲畜的流动，不同型别的 HEV 已经传播到其他区域。

二、致　病　性

HEV 主要经粪—口途径传播，潜伏期为 10～60 天，平均为 40 天。经胃肠道进入血液，在肝内复制，经肝细胞释放到血液和胆汁中，然后经粪便排出体外。人感染后可表现为临床型和亚临床型（成人中多见临床型），病毒随粪便排出，污染水源、食物和周围环境而发生传播。1986 年我国新疆南部戊型肝炎的爆发流行系污染水源传播所致。潜伏期末和急性期初的病人粪便排毒量最大，传染性最强，是本病的主要传染源。HEV 通过对肝细胞的直接损伤和免疫病理作用，引起肝细胞的炎症或坏死。临床上表现为急性戊型肝炎（包括急性黄疸型和无黄疸型）、重症肝炎以及胆汁淤滞性肝炎。多数患者于发病后 6 周即好转并痊愈，不发展为慢性肝炎。孕妇感染 HEV 后病情常较重，尤以怀孕 6～9 个月最为严重，常发生流产或死胎，病死率达 10%～20%。

三、微生物学检查法

对 HEV 的感染最好作病原学诊断，否则很难与甲型肝炎相区别。可用电镜或免疫电镜技术检测患者粪便中的 HEV 病毒颗粒，也可用 RT-PCR 法检测粪便或胆汁中的 HEV RNA。目前，临床诊断常用的方法是检查血清中的抗-HEV IgM 或 IgG，如抗-HEV IgM 阳性，则可确诊患者受 HEV 感染；如血清中存在抗-HEV IgG，则不能排除是既往感染；因为抗-HEV IgG 在血中持续存在的时间可达数月至数年。

第六节　庚型肝炎病毒与 TT 型肝炎病毒

一、庚型肝炎病毒

庚型肝炎病毒（HGV）亦称 GBV-C，是 1995 年发现的一种怀疑与输血后肝炎相关的病毒。HCV 和 HEV 被鉴定后，部分肝炎患者的病原体仍然不明，称为非甲-戊型（non-A-E）肝炎病毒。1995 年，美国科学家采用代表性差异分析法（representational difference analysis，RDA），从接种非甲-戊型（non-A-E）肝炎患者血清的狷猴（tamarin）中克隆了 2 个病毒的全基因组序列：GBV-A 和 GBV-B，但这两种病毒均不能在人标本中检测到。根据 GBV-A、GBV-B 和 HCV 的 NS3 基因保守区设计引物，最终从病人标本中扩增出 GBV-C 的基因序列。与此同时，美国另一实验室也在患者中克隆了与非甲-戊型肝炎病毒相关的全基因组序列，称为 HGV。GBV-C 与 HGV 的核苷酸及氨基酸同源性分别约为 85% 和 95%，是同种病毒的不同分离株，因此，此病毒被称为 GBV-C/HGV。

(一) 生物学特性

GBV-C/HGV 与 HCV 同属黄病毒家族成员,基因组结构也与 HCV 相似,不同毒株基因组序列长度不一,一般长 9103 ~9329 kb,为单正链 RNA 病毒(图 28-15)。基因组仅有一个开放读码框架(ORF),编码一由 2873~2910 个氨基酸组成的多蛋白前体,该前体蛋白经病毒和宿主细胞蛋白酶水解后,可形成病毒的结构蛋白和非结构蛋白。在 ORF 的两侧分别为 5′-非编码区(5′-NCR)和 3′-非编码区(3′-NCR)。基因组 5′ 端的结构基因编码包膜蛋白(E1、E2)。与 HCV 不同的是,GBV-C/HGV 的 E1 和 E2 基因区并非基因高变区,E2 蛋白的糖基化比例也远低于 HCV 的 E2 蛋白,前者含 3 个潜在的糖基化位点,而后者有 11 个。对于编码核心蛋白(core 蛋白)的基因区域,目前仍不确定。GBV-C/HGV 3′端的非结构基因区编码病毒的功能蛋白,分别为 NS2、NS3、NS4、NS5a 和 NS5b。其中,NS2 区编码蛋白酶,NS3 区编码病毒解旋酶、锌蛋白酶和丝氨酸蛋白酶,NS5b 编码 RNA 依赖的 RNA 聚合酶。

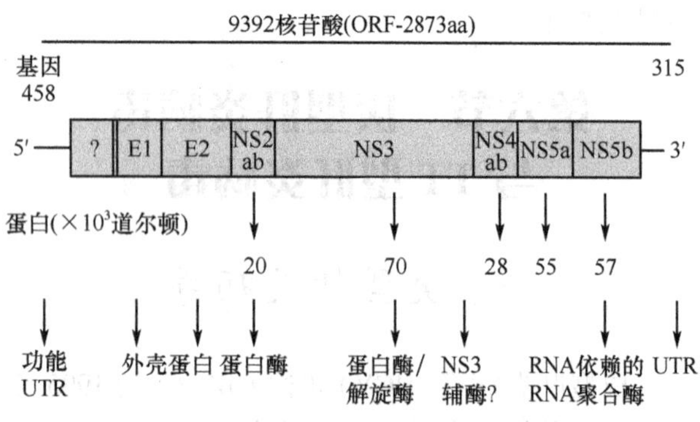

图 28-15 GBV-C/HGV RNA 基因组结构及编码蛋白功能(Kim JP *et al* J Viral Hepat,1997)

不同 GBV-C/HGV 病毒株之间的基因序列差异在 12%左右。根据基因组的限制性片段长度多态性分析(RFLP),将 GBV-C/HGV 分为 6 个基因型;其中 1 型为 GBV-C 型,多分布于西非人群;2 型(含 2a 型和 2b 型)为 GBV-C/HGV 型,多见于北美洲和欧洲;3、4 和 5 型主要见于亚洲、东南亚和南非等人群中。根据 5′-NCR 的基因序列,最近又从印度尼西亚分离株中确认第 6 型。

(二) 流行病学特征

GBV-C/HGV 主要经输血或血制品途径传播,也存在母-婴垂直传播、静脉注射毒品和性传播等途径,常与其他经血传播的病毒 HBV、HCV 或 HIV 等合并感染。GBV-C/HGV RNA 在人群中的检出率因不同国家和地区而不同,平均检出率为 1.7%,而献血员中的检出率高达 4.8%。研究表明,血液透析和使用高剂量的血制品是感染 GBV-C/HGV 的高危因素之一。母婴垂直传播的可能性也被证实,新生儿可在产道内被感染,但通过剖宫产措施可有效降低母婴传播的几率。新生儿在出生后也有被感染的可能性,89%的 GBV-C/HGV 阳性的新生儿是出生后 3 个月内被感染的,而母亲体内病毒载量的高低与新生儿感染几率成正相关。另外,性传播也是一个重要途径,在同性恋和性工作者中 GBV-C/HGVRNA 的检出率高达 13.4%~63.0%和 13.9%~24.8%,在 HIV 感染者中的检出率也高达 27%左右。

(三) 致病性与免疫性

GBV-C/HGV 感染的临床症状通常为亚临床型或无黄疸型肝炎,伴随正常水平或轻度升高的转氨酶活性。GBV-C/GBV-C/HGV 相关肝炎中,75%的病人具有正常的生化指标,但也有 GBV-C/HGV 感染导致急性肝炎、暴发型肝炎、慢性肝炎及肝纤维化的报道。GBV-C/HGV 感染所致肝炎的急性发病期 14~20 天,其转归可为三类,即清除病毒、转为慢性肝炎以及无症状的病毒携带状态。但是,对于 GBV-C/HGV 感染能否建立慢性肝炎,目前尚存争议。

GBV-C/HGV 单独感染时临床症状不明显,肝脏损害程度较轻,病理表现为局灶性炎症和轻微的炎性浸润。但是,GBV-C/HGV 与 HBV、HCV 和 HDV 的共感染率远高于 GBV-C/HGV 单独感染率。GBV-C/HGV 与 HBV 或 HCV 共感染情况下,其临床症状、生化指标和肝组织病理改变的严重程度与 HBV 或 HCV 单独感染无明显差异。同时,GBV-C/HGV 的共感染对慢性丙型肝炎的病程和治疗效果也没有显著的影响。然而,GBV-C/HGV 与 HIV 共感染情况下,艾滋病病人的死亡率降低,临床指标改善,高效抗逆转录病毒治疗的效果却显著提高。研究 GBV-C/HGV 产生这一正面效应的原因,发现其病毒包膜蛋白能与 T 细胞表面的 CD81 分子结合而诱导细胞产生 RANTES 分子,而分泌的 RANTES 进一步与 HIV 的受体 CCR5 结合从而阻断 HIV 穿入靶细胞。

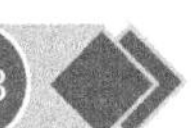

尽管GBV-C/HGV感染可致肝炎发生，但对于其致病机理尚不清楚，特别对GBV-C/HGV是否具有肝细胞嗜性存在争议。研究发现，病人血清中的GBV-C/HGV病毒载量往往高于肝组织，而且有三分之一的血清GBV-C/HGV RNA阳性的病人，其肝组织中检测不到病毒RNA。进一步发现，病人肝组织中的GBV-C/HGV RNA并非病毒负链RNA，提示此病毒在肝细胞中处于非复制状态。同时，体内外实验证实GBV-C/HGV可在外周血单个核细胞（PBMC）、脾脏细胞、骨髓细胞和血管内皮细胞中复制，而PBMC很可能是GBV-C/HGV在体内最初的复制场所。

机体感染GBV-C/HGV后，可产生多种抗体，其中E2抗体最为重要，被认为是一种中和抗体，其消长与GBV-C/HGV病毒血症呈负相关，是GBV-C/HGV被清除及疾病恢复的标志。在免疫力正常的人群中，60%~75%的人能自发产生GBV-C/HGV抗体而结束病毒感染。E2抗体一旦产生，可在体内长期存在，阻止机体被再次感染。

（四）微生物学检查

GBV-C/HGV感染的诊断以逆转录-聚合酶链式反应（RT-PCR）方法检测GBV-C/HGV RNA为主。针对病毒的NS3、NS5、5′NCR或E2基因区设计引物建立RT-PCR检测方法，检测灵敏度在100~200个基因拷贝每毫升左右。如联合使用多种引物进行检测，可进一步提高GBV-C/HGV RNA检测的准确性。除了病人血清中可常规检测到GBV-C/HGV RNA外，病人的肝细胞、外周血淋巴细胞、单核细胞和血管内皮细胞中也可检测到病毒RNA。GBV-C/HGV感染的血清学检测方法目前尚不成熟，由于E2抗体的出现同GBV-C/HGV RNA的消失相关，可将E2抗体作为GBV-C/HGV感染恢复的重要指标，在正常人群中检测出E2抗体可被视为既往感染。

GBV-C/HGV仍有很多问题尚待研究，如是否存在核心蛋白，是否具肝细胞嗜性，是否为人类肝炎的致病因子等。鉴于GBV-C/HGV RNA在人群中有较高的阳性率，应继续加强对其致病、变异、检测及传播的研究。

二、TT型肝炎病毒

TT型肝炎病毒（transfusion transmitted virus）是1997年日本科学家从一例输血后非甲-庚型肝炎病人（T. T.）血清中获得的一类新的DNA病毒，遂以病人名字命名为TT型肝炎病毒（TTV），同时又与输血传播的病毒（transfusion transmitted virus，TTV）的称谓相巧合，也是一种被怀疑的引起输血传播相关肝炎的新型病毒。

（一）生物学特性

TTV为无包膜的单负链环状DNA病毒，病毒体呈球形，直径为30~32nm，浮力密度为1.31~1.34g/ml，归属于圆环病毒科、指环病毒属（Circoviridae family 、Anellovirus genus）。TTV基因组长约3.8kb，含有两个开放读码框架（ORF1和ORF2），分别编码770个和202个氨基酸。ORF1的N端为富含精氨酸的亲水区，ORF2编码非结构蛋白。根据TTV基因组第1902~2257位核苷酸之间的356bp序列，可将TTV分为2型共4个亚型，即G1a、G1b、G2a和G2b。

（二）致病性

TTV主要通过输血或血制品传播，致病机制尚不明确。据报道，TTV DNA在献血员、肝硬化、肝癌和血友病患者中的检出率分别约为12%，48%，39%及46%；在非甲-庚型慢性肝炎和非甲-庚型暴发型肝炎中的检出率分别约为46%和47%；在ALT正常和异常献血员中的阳性率分别为16.8%和34%；在急性肝炎、急性暴发型肝炎、亚急性暴发型肝炎、慢性肝炎、活动性肝硬化、慢性重型肝炎和原发性肝癌中的阳性率分别为30.8%、12.5%、42.9%、33.3%、22.2%、25.0%和25.0%。我国学者最近的研究表明，TTV在我国自然人群中的病原携带率高达7.1%~12.4%。TTV可与HCV混合感染，伴ALT暂时或持续性升高，且TTV DNA消长与ALT水平正相关。部分TTV感染者ALT正常，但肝组织中仍可见灶性坏死、汇管区炎症以及脂肪变性等。除经血传播外，还可能存在消化道传播，因在有些患者粪便中检测到TTV DNA。

依据目前研究表明，TTV可能分布极广泛。生物学行为很可能类似HBV，既可以引发暴发性肝炎、急性肝炎、慢性肝炎，还可以造成慢性携带，而且，TTV的传播不仅限于输血和血液制品的使用，日常生活接触传极有可能是TTV传播的重要途径，是造成人群高比例携带的原因。目前，对TTV的嗜肝性与致病性等正在研究之中。

(三) 微生物学检查

TTV 感染的实验室诊断主要是采用 PCR 法检测患者血中 TTV DNA。由于 TTV DNA 在血清中含量极低,故需经巢式或半巢式 PCR 方能检出。也可采用原位杂交法以地高辛标记的 TTV DNA 作探针,对疑为 TTV 感染的非甲-庚型肝炎患者肝组织进行检测。

(袁正宏)

第二十九章 逆转录病毒

逆转录病毒科(Retroviridae)是一组含有逆转录酶(reverse transcriptase)的RNA病毒,包括α逆转录病毒属(Alpharetrovirus)、β逆转录病毒属(Betaretrovirus)、γ逆转录病毒属(Gammaretrovirus)、δ逆转录病毒属(Deltaretrovirus)、ε逆转录病毒属(Epsilonretrovirus)、慢病毒属(Lentivirus)和泡沫病毒属(Spumavirus)等七个属,其中对人致病的主要有慢病毒属中的人类免疫缺陷病毒(human immunodeficiency virus,HIV)和δ逆转录病毒属中的人类嗜T细胞病毒(human T-lymphotropic virus, HTLV)。此外,人及多种动物组织中可以检出逆转录病毒的基因序列,整合于细胞染色体上,称为内源性逆转录病毒(endogenous retrovirus)。它们与疾病的关系尚不清楚。

逆转录病毒具有以下共同特性:①病毒呈球形,有包膜,表面有刺突,直径80~110nm;②病毒基因组为两条相同+ssRNA,在5′端通过部分碱基互补配对形成二聚体;组成相似,均含有序列及功能相似的gag、pol和env等结构基因及多个调节基因;③病毒核心有逆转录酶(RNA依赖的DNA聚合酶)、整合酶;④病毒复制时,病毒复制特点为逆转录及整合,即以病毒RNA为模板,在逆转录酶的作用下首先合成DNA,DNA进入细胞核作为前病毒整合于宿主细胞的染色体上。

第一节 人类免疫缺陷病毒

人类免疫缺陷病毒是获得性免疫缺陷综合征(acquired immunodeficiency syndrome, AIDS)即艾滋病的病原体。AIDS于1981年被首次报道,1983年分离到HIV-1并鉴定。HIV包括HIV-1和HIV-2两型。两型病毒的核苷酸序列相差超过50%。通常所指的艾滋病病毒即HIV-1,HIV-2只在西非呈地区性流行。一旦感染HIV,将终身带病毒,如不经治疗,绝大多数人在十年内发生免疫缺陷所致的致死性机会感染。艾滋病已经成为全球最重要的公共卫生问题之一。

一、生物学性状

(一)形态与结构

HIV具有典型的慢病毒属的特征(图29-1)。①病毒体呈球形,直径80~100nm。②电镜下病毒内部有一致密的圆锥状核心,病毒核心含病毒RNA、逆转录酶、整合酶和蛋白酶。③核心颗粒外面为病毒的核衣壳,由内膜蛋白(p17)和衣壳蛋白(p24)组成;④最外层为病毒包膜,包括脂质双层膜和病毒糖蛋白外膜蛋白gpl20和穿膜蛋白gp41构成刺突。

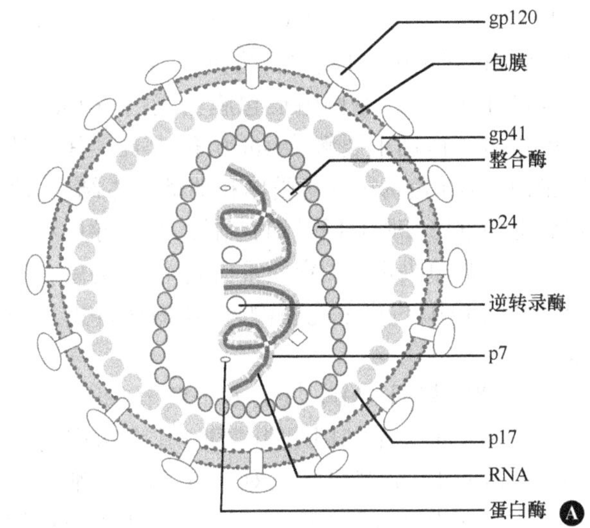

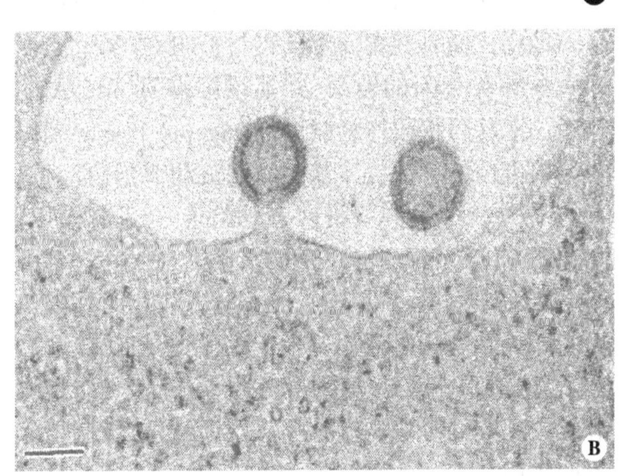

图29-1 HIV病毒颗粒(Brooks *et al*, 2004)

A. 病毒颗粒的模式图;B. 电镜下见HIV病毒颗粒从感染细胞内释放(单位长度:100nm)

（二）基因组特征

病毒基因组全长 9～10kb，比其他逆转录病毒复杂，含有 gag、pro、pol、env 四个结构基因以及 tat、rev、nef、vif、vpr、vpu 6 个调节基因。在病毒基因组的 5′端和 3′端为长末端重复序列（long terminal repeat，LTR）（图 29-2）。

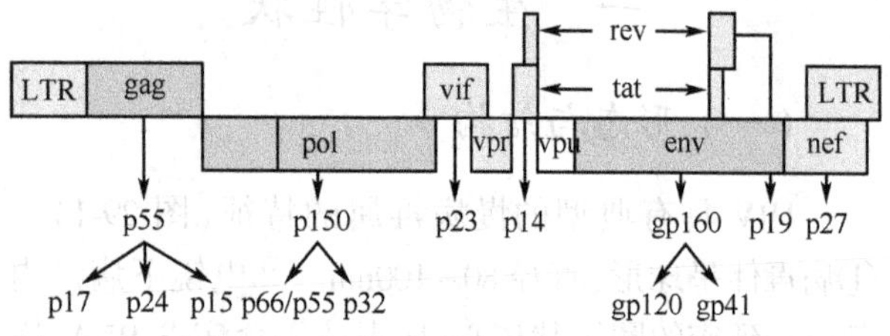

图 29-2 HIV 的基因组结构

1. 结构基因 gag 基因编码 55kD 的前体蛋白（p55），在 HIV 蛋白酶作用下进一步裂解为与 RNA 结合的核蛋白（p9）、衣壳蛋白（p24）和基质蛋白（p17）。pro 基因编码 HIV-1 蛋白酶。pol 基因编码逆转录酶（p66/p51）、整合酶和 RNA 酶 H。与病毒复制相关。env 基因编码包膜糖蛋白 gp160，在细胞蛋白酶作用下裂解为 gpl20 和 gp41。其中外膜蛋白 gpl20 负责病毒与受体和辅助受体结合，决定病毒的淋巴细胞和巨噬细胞嗜性，是诱导中和抗体的主要抗原决定簇。穿膜蛋白 gp41 借助融合肽介导病毒包膜与宿主胞膜融合，辅助病毒进入靶细胞。

2. 调节基因 HIV 共有 6 个调节基因，其中 tat、rev 和 nef 三个基因最为重要，其表达产物对 HIV 表达的正、负调节以及对维持 HIV 在细胞中复制的平衡均具有重要意义。如 tat 基因编码产物是一种反式激活的转录因子，与 LTR 结合后能促进病毒所有基因的转录，并能增强病毒 mRNA 的翻译；rev 基因编码产物能增加 gag、pol 和 env 编码的结构蛋白的合成；nef 基因编码负调节蛋白，对病毒的结构蛋白和调节蛋白表达均有负调节作用。此外还有 vif 、vpu、vpr 三个调节基因，其中 vif 基因产物能增强病毒体感染性，而 vpu 及 vpr 两基因产物能增强病毒的复制。基因组两端的 LTR 包含启动子、增强子、TATA 序列和多个与病毒及细胞调节蛋白反应的区域，它们对病毒基因组转录调控起关键作用。

（三）病毒的复制

1. HIV 的受体 全部慢病毒均以 CD4 分子作为受体。HIV 还需要辅助受体介导病毒包膜与靶细胞膜发生融合。一些趋化因子受体（又称趋化受体）可作为 HIV 的辅助受体，其中，趋化受体 CCR5 作为嗜巨噬细胞（M-tropic）HIV-1 的辅助受体，而 CXCR4 则是嗜淋巴细胞（T-tropic）HIV-1 的辅助受体。作为 HIV 辅助受体的趋化受体主要表达在淋巴细胞、巨噬细胞、胸腺细胞以及神经元和结肠及宫颈细胞表面。有 CCR5 基因缺失而导致蛋白突变的个体能不被 HIV-1 感染；而在其基因启动子区突变的个体可能延缓疾病进展。最近研究发现，肠道 HIV 感染可以以整合素 α4β7 作为受体；树突状细胞（DC）特异性植物凝集素 DC-SIGN（DC-specific intercellular-adhesion-molecule-3 grabbing nonintegrin）可以与 HIV-1 结合但不介导病毒侵入靶细胞，有助于将 HIV 从 DC 细胞转运至淋巴器官，从而增强 HIV-1 感染 T 细胞。

2. 病毒复制过程 HIV 的复制过程与其他逆转录病毒相似。首先 HIV 包膜刺突糖蛋白 gp120 与靶细胞上 CD4 受体及 CCR5（或 CXCR4）相互作用，并发生变构，活化病毒糖蛋白 gp41 的融合肽，介导病毒包膜与细胞膜发生融合，核衣壳进入细胞质内脱壳，释放出病毒 RNA 进行复制。在病毒自身逆转录酶的作用下，以病毒 RNA 为模板，经逆转录形成互补的负链 DNA，构成 RNA：DNA 中间体。中间体中的 RNA 被病毒 RNase H 水解，再以负链 DNA 为模板复制成双股 DNA。双股 DNA 进入细胞核，在病毒整合酶的作用下，病毒基因组整合于细胞染色体基因组，整合的双股病毒 DNA 称为前病毒（provirus）。前病毒以非活化形式可长期潜伏于宿主细胞中，随细胞分裂进入子代细胞。当各种因素刺激前病毒活化而进行自身转录时，LTR 有启动和增强转录作用。在宿主细胞 RNA 多聚酶Ⅱ作用下，病毒 DNA 转录形成 RNA。部分 RNA 经拼接成为 mRNA，另一部分 RNA 经加帽加尾作为子代病毒基因组 RNA。mRNA 先翻译成大分子多肽，在病毒蛋白酶的作用下，多肽被裂解并适当折叠成各种结构蛋白和调节蛋白。病毒子代 RNA 与结构蛋白装配成核衣壳，并从宿主细胞膜获得包膜组成完整的子代病毒。最后以出芽方式释放到细胞外（图 29-3）。

（四）病毒的分型和变异

根据 env 基因序列的差异可将目前全球流行的 HIV-1 分为 M、O 和 N 三组；其中 M 组又分 A—

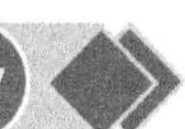

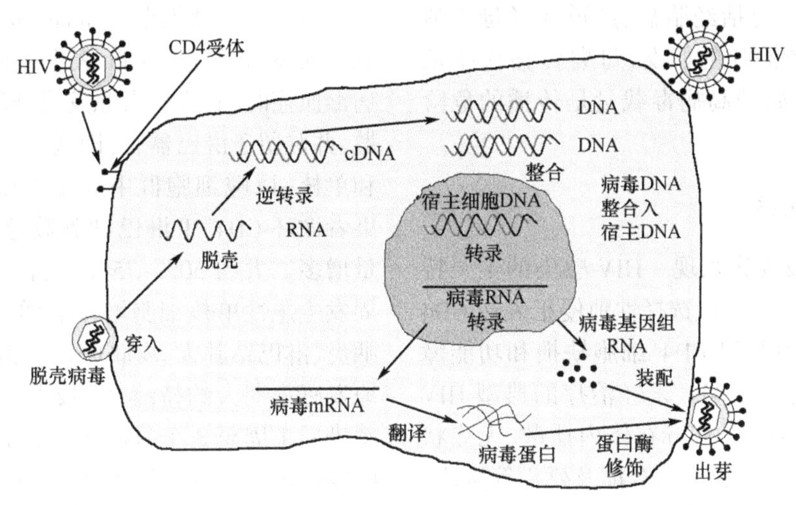

图 29-3　HIV 侵入靶细胞及复制过程示意图

J、CRF 等共十余个亚型和重组型；HIV-2 分为 A—E 五个亚型。各亚型内病毒也有高度异质性，在不同地区、不同流行时间及不同传播途径分布不同，我国主要流行亚型是 B，B′，B/C 重组型和 A/E 重组型。目前尚没有发现上述遗传学亚型与病毒血清学中和反应有对应关系，也没有证据表明不同亚型病毒的生物学特征和致病性不同。

HIV 基因组易发生变异，以 env 基因和调节基因 nef 变异性最大。因高度变异性，从同一个体可以分离到基因组不完全相同的 HIV 毒株。高频复制、逆转录酶较高的错配率且缺乏校正功能导致了 HIV-1 的高度变异。基因序列的变异导致编码氨基酸及相应抗原性的改变，因而导致 HIV 的免疫逃逸；同时，因包膜糖蛋白是最主要的中和抗原，其高度变异使疫苗研制面临很大困难。

（五）培养特性

HIV 感染宿主范围和细胞范围比较窄，仅感染表面有 CD4 分子的细胞。实验室常用正常人 T 细胞或病人自身分离出的 T 细胞经植物血凝素（PHA）刺激后培养 2～4 周分离病毒，也可用成人淋巴细胞白血病患者的 T 细胞来分离培养病毒。

目前还缺乏能如实反映人类 AIDS 的动物模型。HIV 只能感染黑猩猩，且只产生病毒血症和抗体，无免疫缺陷表现。某些猴免疫缺陷病毒（simian immunodeficiency virus，SIV）毒株感染恒河猴（rhesus macaque）发生高水平病毒复制以及类艾滋病样症状，用于进行 HIV 相关研究。

（六）抵抗力

HIV 对理化因素的抵抗力较弱，10% 家用漂白剂、50% 乙醇溶液、35% 异丙醇溶液、1% NP40 溶液、0.5% 多聚甲醛溶液、0.3% 过氧化氢溶液或 0.5% 来苏室温处理 10 分钟能完全灭活病毒。强酸和强碱（pH 1 和 13）均能使病毒失活。血中病毒在未经稀释的漂白剂中处理 30 秒能被灭活。液体和 10% 血清中的 HIV 经 56℃ 10 分钟能被有效灭活，但干燥的含蛋白质材料对病毒有保护作用。冻干血制品则须在 68℃ 加热 72 小时以确保其中的病毒被彻底灭活。

二、致病性与免疫性

（一）传染源与传播途径

艾滋病的传染源是 HIV 感染者和艾滋病患者。从其血液、精液、阴道分泌物、乳汁、脑脊髓液、骨髓、皮肤及中枢神经组织等标本中，均可分离到病毒，其中血液和精液中的病毒含量最高。主要传播方式有三种。

1. 性传播　即通过同性或异性间的性行为。由于炎症促进艾滋病毒跨黏膜屏障转移，因此，其他性传播疾病如梅毒、淋病或单纯疱疹 2 型等增加了性传播艾滋病毒的风险多达 100 倍。无症状病毒阳性的人可以传播病毒。滥交的同性恋活动已被确认为一个获得感染的主要危险因素，风险随着与不同性伴侣性接触的数量增多而增加。

2. 血液传播　即通过输入带 HIV 的血液或血制品、器官或骨髓移植、人工授精、静脉吸毒者共用污染的注射器及针头等方式。近年来，静脉吸毒已经占 AIDS 新发感染的重要比例。为确保安全血液供应，必须进行供血仔细检测。

3. 母婴传播 包括经胎盘、产道或经母乳喂养等方式。在未经治疗的妇女,母婴传播比率从13%~40%不等,产妇的高病毒载量是传播的危险因素。

(二) 所致疾病

1. 疾病过程及临床表现 HIV 感染的主要特点是该病毒侵入人体后,能选择性地侵犯表达 CD4 分子的细胞,从而引起以 $CD4^+$ 细胞缺损和功能障碍为中心的严重免疫缺陷。未经治疗的典型 HIV 感染通常经过原发感染、病毒在体内播散、无症状潜伏期、病毒持续增殖、临床综合征及死亡等阶段,大约持续 10 年,一般在发生典型临床症状后 2 年死亡(图 29-4)。

(1) 原发感染期(primary infection):HIV 初次感染人体后,经过 4~11 天进入病毒血症期。发生病毒血症时,病毒会由原发感染部位黏膜向机体扩散,并驻留于淋巴器官,即病毒开始在 $CD4^+$T 细胞和单核-巨噬细胞群中大量增殖和扩散。此时感染者循环 $CD4^+$ T 淋巴细胞数急剧下降,HIV 病毒量增多。大约 50%~75% 的病人会在感染后 3~6 周发生急性单核细胞增多症样表现,可出现发热、咽炎、淋巴结肿大、皮肤斑丘疹和黏膜溃疡等症状。原发感染期大约持续 8~12 周。特异性免疫会在感染后 1 周至 3 个月间出现,因此病毒血症下降,CD4 细胞数回升。然而,免疫反应并不能完全清除病毒,感染的淋巴细胞会在淋巴器官内持续存在。

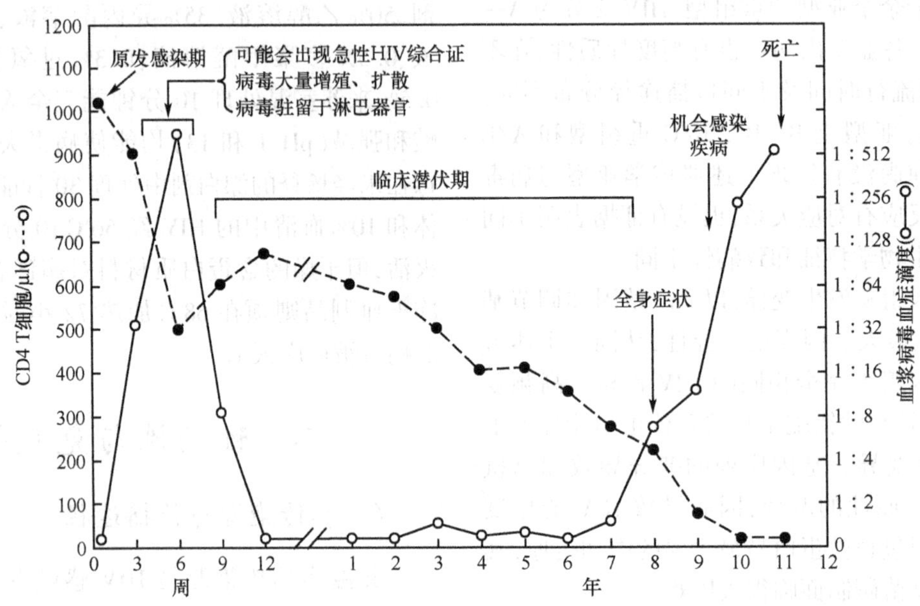

图 29-4 未经治疗的 HIV 感染典型过程(Brooks *et al*, 2004)

(2) 临床潜伏期(clinical latency):此期可持续长达 10 年,感染者一般无临床症状,少数有无痛性淋巴结肿大。在此期间 HIV 以前病毒形式整合于细胞染色体上,同时,持续高水平复制,病毒复制周期平均为 2.6 天。$CD4^+$ T 淋巴细胞更新速率也较高,生产性感染的 $CD4^+$ T 淋巴细胞半衰期大约 1.6 天。由于病毒高度活跃复制以及逆转录酶的高错误率,此期会产生大量突变病毒。由于免疫系统不能完全清除病毒,病毒持续存在,但外周血中病毒 RNA 拷贝数很低,常需用敏感方法才能检测出来。

(3) AIDS 相关综合征(AIDS-related complex, ARC):随着感染时间延长,体内病毒大量增加,$CD4^+$T 细胞数不断减少,免疫系统进行性损伤,慢性感染可迅速发展为艾滋病相关综合征,临床上出现发烧、盗汗、全身倦怠、慢性腹泻、皮疹及持续性淋巴肿大等 AIDS 的前驱症状。

关于引起 HIV 基因组活化、病毒由慢性感染状态转为大量增殖的因素尚未完全清楚。已知 HIV 基因中的 LTR 序列及 tat、rev 和 nef 三个调节基因在启动、加速或减缓病毒的 mRNA 转录中起关键作用。一些细胞因子、T 细胞有丝分裂原及其他病毒(如 HHV-6)的调节蛋白等因素与病毒 LTR 上的 NF-κB 等元件结合后,可以增强 HIV 在细胞中大量复制,进一步导致 $CD4^+$T 细胞数的大量减少和血循环中的 HIV 载量大量增加,最终造成免疫系统的完全破坏。

(4) AIDS 期:此期血浆中有高水平病毒,易被

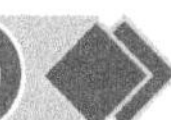

检出，且晚期病毒较早期病毒毒力和细胞病变作用更强。此时血液中嗜T细胞病毒株占优势。感染者出现严重的免疫抑制、各种严重而少见的机会感染和少见肿瘤特别是Kaposi肉瘤时，即进入了AIDS期。

1）机会感染：由于晚期HIV感染者免疫功能严重低下，一些对免疫正常的机体不引起严重疾病的致病因子造成的严重机会感染是AIDS患者的首要致死原因。一般当患者CD4细胞数高于200个/ml时不发生严重机会感染。最常见的机会感染包括：①原虫感染，如刚地弓形虫、隐孢子虫等；②真菌感染，如白假丝酵母菌、卡氏肺孢菌（*Pneumocystis carinii*）；③细菌，如鸟-胞内分枝杆菌复合群（MAC）、结核分枝杆菌等；④病毒，如巨细胞病毒、人类疱疹病毒-8型、EB病毒、HBV和HCV等。

2）恶性肿瘤：AIDS相关的恶性肿瘤包括Kaposi肉瘤（Kaposi's sarcoma）、非霍奇金淋巴瘤、肛门癌、宫颈癌及何杰金淋巴瘤（Hodgkin's lymphoma）等。其中Kaposi肉瘤与HHV-8感染相关；肛门癌及宫颈癌与HPV感染相关。

3）神经系统异常：40%~90%的病人会出现不同程度的中枢神经系统疾病，包括HIV脑病、外周神经病变、AIDS痴呆综合征等。AIDS痴呆综合征出现于25%~65%的病人，严重痴呆者通常于6个月内死亡。

整个感染期间病毒持续增殖并不断释放至血中，同时$CD4^+$细胞受到进行性破坏。因此血中病毒含量（即病毒载量，viral load）能反映病毒增殖情况，因而是预测病情、预后以及抗病毒药物治疗效果的指标；而$CD4^+$细胞计数则是预测机会感染的指标。

2. HIV损伤免疫系统的机制　HIV侵害的靶细胞主要是$CD4^+$细胞。当HIV与靶细胞接触时，病毒包膜糖蛋白gp120与靶细胞CD4受体结合，引起gp120分子构象改变，暴露出与辅助受体结合的区域，进而与辅助受体结合，导致gp41分子构象改变，其疏水性N末端融合肽（fusion peptide）插入靶细胞膜内，导致病毒包膜与细胞膜融合，病毒侵入细胞，病毒复制周期开始（图29-3）。由于病毒包膜糖蛋白的高度变异性，一般在HIV-1感染早期，体内嗜巨噬细胞病毒占优势，随着感染进展，嗜T细胞病毒逐渐增多，最后以嗜T细胞病毒为主，结果大量$CD4^+$ T细胞受病毒感染而遭破坏。造成以$CD4^+$ T细胞减少所致的细胞免疫功能低下及免疫调节功能紊乱。

（1）HIV损伤$CD4^+$细胞的机制：HIV感染损伤$CD4^+$细胞的机制比较复杂。以下几种机制可能参与作用：①受染细胞胞膜上表达的HIV糖蛋白抗原，能被特异性细胞毒性T细胞所识别，或与特异性抗体结合后，通过抗体依赖细胞介导的细胞毒作用而破坏细胞；②病毒增殖后期，由于包膜糖蛋白插入细胞膜或病毒从胞膜出芽释放，导致胞膜通透性增加而损伤细胞；③胞膜上有病毒糖蛋白表达的$CD4^+$细胞可与周围未受病毒感染的$CD4^+$细胞融合，形成多核巨细胞而导致细胞死亡；④病毒诱导自身免疫使T淋巴细胞损伤或功能障碍。HIV的gp120与细胞膜上的MHC-Ⅱ类分子有一同源区，故抗gp120的抗体能与这类T细胞起交叉反应，造成免疫病理损害；⑤此外，HIV感染后通过对$CD4^+$细胞的信号激活而导致细胞凋亡，可能亦是$CD4^+$细胞损伤机制之一；⑥病毒增殖时产生大量未整合的病毒DNA，对细胞的正常生物合成活性有干扰作用。$CD4^+$ T细胞能导致机体多种反应，包括巨噬细胞活化，诱导细胞毒性T细胞、NK细胞和B细胞功能，诱导淋巴细胞及造血细胞生长和分化的细胞因子分泌。因此$CD4^+$细胞的损伤会导致免疫功能全面受损。

（2）$CD4^+$ T细胞和记忆细胞感染：当大量$CD4^+$ T细胞被破坏死亡时，有少量感染T细胞转变为静止状态的记忆T细胞，这些细胞内的病毒基因没有或只有极微量表达，进入长期稳定的潜伏状态，成为病毒库。静止T细胞能逃避抗病毒药物，自身衰减缓慢，可以长期存在，因此，HIV难以从体内彻底清除。

（3）单核/巨噬细胞感染：单核/巨噬细胞表达CD4分子和趋化受体CCR5，在感染早期，体内以巨噬细胞亲嗜性HIV为主。单核/巨噬细胞是HIV在体内长期保存的部位，并由这些细胞将病毒播散至其他器官，侵犯中枢神经系统、肺、肠等器官而致病。感染的巨噬细胞可持续性释放病毒。感染的单核/巨噬细胞进入脑组织释放对神经元有毒性的细胞因子和趋化因子，导致脑组织炎性细胞浸润，是AIDS神经系统损伤的基础。而肺泡巨噬细胞的受累则是AIDS肺炎的基础。

（4）中枢神经感染：感染后期神经系统异常表现较多见，40%~90%的病人会出现不同程度的中枢神经系统疾病，包括HIV脑病、外周神经病变、AIDS痴呆综合征等。脑内最易感的细胞为单核/

巨噬细胞细胞。病毒可能通过感染的单核细胞进入脑内，或释放细胞因子导致炎症性神经细胞毒性。HIV 非常少见于神经元、少突胶质细胞和星型细胞中。

另外，在病程早期，由于 B 淋巴细胞的多克隆性激活，血清免疫球蛋白的水平往往增高；但随着疾病的进展，B 细胞的功能亦受到影响，对抗原的抗体应答能力下降。

（三）免疫性

迄今为止，对 HIV 感染介导的免疫应答机制仍不清楚。

HIV 感染后，机体可产生抗 HIV 多种蛋白的抗体，其中针对病毒包膜的一些抗体是中和抗体，具有保护作用，能在急性感染期降低血清中的病毒量，不能完全清除体内病毒。中和抗体滴度通常较低。多数抗包膜抗体为非中和抗体。由于包膜糖蛋白高度糖基化，糖侧链能够阻碍中和抗体与包膜抗原结合；同时，由于病毒包膜抗原高度变异，变异的病毒不能被已经存在的中和抗体所识别，由此产生了 HIV 的"中和逃逸"。HIV 感染也刺激机体产生细胞免疫应答。CTL 反应针对 env、gag、pol 和 nef 等基因的产物，几乎所有感染者都产生包膜特异性 CTL 反应，但随着感染进程下降。CTL 对杀伤 HIV 感染的细胞和阻止病毒经细胞接触而扩散有重要作用，但不能彻底清除体内潜伏感染细胞。NK 细胞、抗体依赖性细胞介导的细胞毒作用（ADCC）等也可检测到。

尽管机体产生对 HIV 的细胞和体液免疫应答，HIV 仍不断在体内活跃复制，构成持续感染状态。

三、微生物学检查法

HIV 感染的实验室诊断方法有两大类：一类是测定抗体，是目前最常应用的方法；另一类是测定病毒及其组分。目前，诊断感染采用抗体检测包括初筛和确认实验。

（一）检测抗体

一般 HIV 感染后血清抗体阳转的平均时间为 3~4 周，大多数人可在感染后 6~12 周内检测到抗体。常用酶联免疫法（EIA）进行初筛试验，阳性者须进行重复试验，重复试验阳性者须进行确认试验以排除假阳性。确认试验常用特异性强的蛋白印迹试验（Western blot）。此法可检出针对 HIV 不同结构蛋白的抗体。一般检测到两种 HIV 抗原的抗体（如 p24 和包膜糖蛋白 gp120 或 gp41 抗体）方可肯定诊断。

在实验室条件简陋不能进行常规 EIA 检测时可采用快速检测试剂盒，如免疫斑点试验（immunodot）方法等。

（二）检测病毒及其组分

1. 病毒分离及鉴定 需 4~6 周。因费时且昂贵、分离成功困难，故不用于 HIV 感染的临床诊断。取新鲜分离的正常人淋巴细胞，用有丝分裂原（PHA）刺激并培养 3~4 天后，接种病人的血液单核细胞、骨髓细胞、血浆或脑脊液等标本。培养过程中需定期换液和补加 PHA 处理的新鲜正常人淋巴细胞。也可用传代 T 细胞株 H9、CEM 进行病毒分离。培养 2~4 周后，如出现不同程度 CPE，尤其见到多核巨细胞，则说明有病毒增殖。无论是否出现 CPE，都需要再用免疫学方法检测 HIV p24 抗原，或用生化反应检测培养液中逆转录酶活性进行鉴定，也可用电镜检测 HIV 颗粒进行鉴定。

2. 测定病毒抗原 常用 ELISA 法检测 HIV 的衣壳蛋白 p24。这种抗原通常出现于急性感染期。在潜伏期中常为阴性；待感染进展，艾滋病症状出现时，p24 抗原含量又可重新上升。

3. 测定病毒核酸 应用 PCR 法检测 HIV 的前病毒 DNA，可确定细胞中 HIV 潜伏感染情况。也可用 RT-PCR 方法检测标本中病毒 RNA。血浆中 HIVRNA 的拷贝数代表病毒载量，其与疾病进展速率和预后高度相关，比 $CD4^+$T 细胞计数更能有效反映抗病毒治疗效果。病毒载量和 $CD4^+$T 细胞计数用于评估 HIV 感染进程、确定抗病毒治疗方案以及监测抗病毒治疗效果。对于小于 18 个月的 HIV-1 感染母亲所生婴儿，由于有来自母体的抗体，常采用检测血浆 HIV-1 RNA 或外周血细胞中 DNA 进行诊断。

四、防治原则

（一）综合措施

由于没有疫苗预防，药物不能完全控制，因此避免高危行为是唯一能够减少和消除 HIV 感染的途径。由于所有感染者都将永久带毒并发生

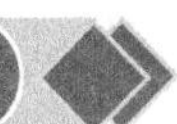

AIDS,而且虽然无症状,这些人可能会将病毒传播给他人,因此,感染后应定期跟踪检查。根据 HIV 的传播方式,应该采取如下措施从行为上预防感染:①任何与单一固定的 HIV 阴性伴侣以外的性行为都应该使用安全套保护;②感染者应避免捐赠血液、血浆、身体器官、其他组织或精子;不共用未经灭菌处理的针头或注射器,牙科器械在患者之间用也应加热消毒,避免共用牙刷、剃须刀;③妇女一旦暴露,应在怀孕前进行抗体检查,阳性者应尽量避免怀孕;HIV 阳性的母亲应尽量避免母乳喂养以防止将病毒传染给婴儿。

(二) 抗病毒治疗

抗逆转录病毒治疗(anti-retroviral therapy, ART)是目前广泛应用的有效方法。目前,临床上用于治疗艾滋病的药物分为四类:①逆转录酶抑制剂,包括核苷类逆转录酶抑制剂如齐多夫定(AZT)、双脱氧胸苷(ddC)、双脱氧肌苷(ddI)和拉米夫定(3TC),非核苷类逆转录酶抑制剂,如 delavirdine 和 nevirapine;这类药物干扰 HIV 的 DNA 合成;②蛋白酶抑制剂,如 saquinavir、ritonavir、indinavir 和 nelfinavir;这类药物抑制 HIV 蛋白酶,使病毒多肽不能被裂解而影响病毒的成熟与装配;③融合抑制剂(如 T-20)和病毒侵入抑制剂(2007 年首次获 FDA 批准),此类药物能抑制病毒进入靶细胞。④整合酶抑制剂,能干扰病毒复制。1996 年,将核苷类和(或)非核苷类逆转录酶抑制剂与蛋白酶抑制剂组合成二联或三联疗法的高效抗逆转录病毒治疗(highly active anti-retroviral therapy, HAART)开始采用(又称鸡尾酒疗法)。HAART 针对 HIV 复制周期的两个关键环节,能有效抑制病毒复制,使血中病毒水平快速下降至难以检出的水平;也能降低淋巴器官中病毒含量;使机体针对机会致病病原体的免疫反应得以恢复并且延长病人的存活期。然而,HAART 却不能将病人体内的 HIV 彻底清除,病毒在感染细胞中持续存在,一旦中断治疗或治疗失效,潜伏的病毒又会大量增殖起来。

病毒高度变异导致耐药毒株出现并传播,影响治疗效果。在 2004 年和 2005 年,在美国和欧洲发现,新确诊的 HIV-1 感染和治疗过的病人携带抗药性突变病毒的比率分别为 8% 和 10%;2002 年在美国,围产期感染的婴儿 19% 有抗药性突变病毒株。

HAART 的成功使艾滋病成为可治疗的慢性疾病,随着免疫功能的恢复,可以实现长期抑制病毒复制。然而,由于治疗必须持续终身且存在耐药性问题,药物昂贵,有较大副作用,相当多的病人则难以耐受长期治疗,世界上多数病人尚不可能受到治疗。

(三) 局部杀微生物剂

由于性传播为 HIV-1 感染的主要途径,因此世界各国正在努力研制和开发安全有效的外用杀微生物剂,防止艾滋病毒的性传播。但迄今为止,还没有经临床测试的有效候选化合物。

(四) HIV 疫苗

预防性疫苗是最有前景的控制 HIV 感染的策略,同时人们也在研究治疗性疫苗,以增强感染者抗 HIV 特异性免疫并延缓艾滋病进程。疫苗研究取得了相当大的进展,但迄今还没有一种理想的疫苗问世。疫苗研究面临着诸多困难:①HIV 减毒活疫苗或灭活疫苗因安全性问题受到怀疑;②HIV 基因快速变异及由此导致的病毒抗原性变异产生新的突变毒株特别是中和抵抗毒株,使中和抗体失效;③HIV 持续潜伏感染,而且,并非所有被感染细胞均表达病毒抗原;④对与 HIV 免疫保护相关的体液和细胞免疫机制缺乏了解;⑤缺乏合适的动物模型评价疫苗效果。

第二节　人类嗜 T 细胞病毒

人类嗜 T 细胞病毒 Ⅰ 型(HTLV-Ⅰ)和 Ⅱ 型(HTLV-Ⅱ)是 20 世纪 80 年代初期分别从 T 淋巴细胞白血病和毛细胞白血病患者的外周血淋巴细胞培养分离出的人类逆转录病毒,分类上属于 RNA 肿瘤病毒属,两者基因组同源性近 50%。

一、生物学性状

HTLV 在电镜下呈圆形,大小约 100nm。病毒包膜表面的刺突嵌有病毒特异的糖蛋白(gp46),能与细胞表面的 CD4 受体结合,与病毒的感染、侵入细胞有关。内层衣壳含 P24、P19 和 P15 三种结构蛋白。中心含病毒 RNA 及逆转录酶。病毒基因组两端均为 LTR,中间从 5′端至 3′端依次为 gag、pol、pro、env 四个结构基因和 tax、rex 两个调节基因。HTLV 结构基因功能与 HIV 的基本一致。tax

基因编码蛋白是一种反式激活因子,除有激活LTR、增加病毒基因的转录外,尚能激活细胞的IL-2基因和IL-2受体基因,使它们异常表达而促进细胞大量增长。rex基因编码的两种蛋白对病毒的结构蛋白和调节蛋白的表达有调节作用。

二、致 病 性

HTLV-Ⅰ可通过输血、共用注射器或性交等方式传播,亦可经胎盘、产道或哺乳等途径将病毒传给婴儿。该病毒除引起成人T细胞白血病外,尚能引起热带下肢痉挛性瘫痪和B细胞淋巴瘤。HTLV-Ⅱ则引起毛细胞白血病和慢性$CD4^+$细胞淋巴瘤。HTLV-Ⅰ和HTLV-Ⅱ仅感染$CD4^+$ T淋巴细胞并在其中生长,使受染的T细胞转化,最后发展成为T淋巴细胞白血病。HTLV-Ⅰ型是成人T细胞白血病(adult T-cell leukemia, ATL)的病原体。HTLV-Ⅰ的感染主要通过输血、注射、性接触等方式水平传播;也可通过胎盘、产道和哺乳等途径垂直传播。ATL多为40岁以上的成人发病。HTLV感染潜伏期长,多无临床症状,约有1/20感染者发生急性和慢性成人T细胞白血病。急性ATL主要症状为白细胞增多,淋巴结及肝、脾肿大,并可出现皮肤红斑,皮疹等皮肤及神经系统损伤等症状,而且血中乳酸脱氢酶、血钙、胆红素升高,预后不良。慢性ATL除白细胞数增多和皮肤症状外,仅少数病例有淋巴结、肝脾肿大症状,但血钙、胆红素不高。此外临床还分隐匿型和淋巴瘤型。HTLV-Ⅰ型除能引起ATL外,尚可引起HTLV-Ⅰ型相关脊髓病(HTLV-Ⅰ associated myelopathy, HAM)及热带痉挛性下肢轻瘫(tropical spastic paraparesis, TSP),两者总称HAM/TSP。HAM以女性居多,主要症状为慢性进行性步行障碍与排尿困难,有时伴有感觉障碍。

HTLV-Ⅱ型能引起毛细胞白血病和慢性CD4细胞淋巴瘤。

关于HTLV-Ⅰ和HTLV-Ⅱ以何种方式引起细胞恶变的机制还未完全清楚。这两种病毒与Rous鸡肉瘤病毒等急性RNA肿瘤病毒不同,它们的基因组均不含有已知的v-onc或c-onc。两种病毒与禽类白血病毒或鼠白血病毒等亚急性或慢性RNA肿瘤病毒不同,病毒基因组插入细胞基因组后,并不能激活与其相邻近的C-onc。目前认为,两种病毒所致的T淋巴细胞白血病,可能是一个多阶段的演变过程。病毒侵入$CD4^+$T淋巴细胞后,其基因组经逆向转录并以前病毒形式整合于细胞DNA中。在病毒复制过程中,通过tax基因产物的反式激活作用,$CD4^+$T细胞的IL-2基因与IL-2受体基因即异常表达,使感染病毒的$CD4^+$ T细胞大量增长,但并不引起细胞破坏。由于HTLV前病毒DNA在T细胞染色体上的整合并无特定细胞基因的限制,它们可以整合于不同的细胞染色体上,并使细胞转化成不同的克隆。当这些细胞继续增殖时,某一克隆中个别细胞的染色体如果发生突变,这个细胞就会演变成白血病细胞,随后由其不断增殖成T细胞白血病的细胞克隆。从HTLV感染$CD4^+$T细胞到形成白血病细胞克隆,一般需3~6周时间。

受HTLV感染的T淋巴细胞除引起细胞增生、转化及癌变外,其正常免疫功能亦受影响,主要引起免疫缺陷和多克隆性B细胞激活。

由HTLV-I引起的成人T细胞白血病在日本西南部、加勒比海地区、南美洲东北部和非洲一些地区呈地方性流行。最近我国亦发现福建省的沿海县市有少数成人T细胞白血病病例。当地人群血清HTLV-I抗体阳性率约为2%,表明福建省东部沿海县市是我国HTLV-I的流行区。

三、微生物学检查法与防治原则

检查HTLV-I或HTLV-II感染所用的病毒分离和抗体测定方法与检查HIV相似。应用免疫印迹法检测抗体可将HTLV-I、HTLV-II和HIV三种病毒的抗体相区别。目前尚没有研制出有效的HTLV疫苗。抗病毒药中,只有AZT有一定的治疗效果。

(凌　虹)

第三十章 疱疹病毒

疱疹病毒(herpesviruses, HPV)是一群中等大小的双链DNA病毒,有100个以上成员,根据其理化性质分为α、β、γ三个亚科。α疱疹病毒(如单纯疱疹病毒、水痘-带状疱疹病毒)增殖速度快,能引起细胞病变。β疱疹病毒(如巨细胞病毒),生长周期长,感染细胞形成巨细胞。γ疱疹病毒(如EB病毒),感染的靶细胞是淋巴样细胞,可引起淋巴增生。疱疹病毒感染的宿主范围广泛,可感染人类和其他脊椎动物。引起人类疾病的疱疹病毒见表30-1。疱疹病毒主要侵犯外胚层来源的组织,包括皮肤、黏膜和神经组织。感染部位和引起的疾病多种多样,并有潜伏感染的趋向,严重威胁人类健康。

表 30-1 人类疱疹病毒的种类及其所致的主要疾病

正式命名	常用名	潜伏部位	所致疾病
人类疱疹病毒1型(HHV-1)	单纯疱疹病毒1型(HSV-1)	三叉神经节、颈上神经节	唇疱疹、口龈炎、角结膜炎等
人类疱疹病毒2型(HHV-2)	单纯疱疹病毒2型(HSV-2)	腰骶神经节	生殖器疱疹、新生儿疱疹
人类疱疹病毒3型(HHV-3)	水痘-带状疱疹病毒(VZV)	脊髓后根及感觉神经节	水痘、带状疱疹、肺炎、脑炎
人类疱疹病毒4型(HHV-4)	EB病毒(EBV)	淋巴组织	传染性单核细胞增多症、Burkitt淋巴瘤、鼻咽癌
人类疱疹病毒5型(HHV-5)	巨细胞病毒(CMV)	腺体、肾、白细胞	巨细胞包涵体病、肝炎、肺炎及先天性畸形
人类疱疹病毒6型(HHV-6)	人类疱疹病毒6型	同CMV	婴儿急疹、间质性肺炎等
人类疱疹病毒7型(HHV-7)	人类疱疹病毒7型	同CMV	未确定
人类疱疹病毒8型(HHV-8)	人类疱疹病毒8型	同EBV	Kaposi肉瘤
猕猴疱疹病毒1	猿猴B病毒	同HSV	脊髓炎、出血性脑炎

疱疹病毒的共同特点如下:

1. 病毒体 为直径150~200nm的球形,核衣壳是由162个壳微粒组成的20面体立体对称(图30-1)。基因组由线性双链DNA组成。病毒体中含有35种以上的蛋白质。核壳周围有一层由病毒结构蛋白无定形聚集而成的内膜(tegument)。最外层为包膜,其表面含有病毒的糖蛋白和Fc受体。各型基因组结构不同,详见图30-2。

2. 复制 病毒通过包膜糖蛋白与易感细胞表面受体结合,病毒包膜与细胞膜融合,核衣壳穿越胞质进入核孔,在核内进行DNA复制及衣壳装配。新合成的病毒DNA分子进入衣壳,核衣壳再经细胞内质网腔运至细胞表面获得胞膜而释放。

除EBV、HHV-6、HHV-7嗜淋巴细胞外,人疱疹病毒均能感染人二倍体成纤维细胞,在核内复制,并出现包涵体(inclusion body)及多核巨细胞等细胞病变。病毒可通过细胞间桥感染邻近细胞,进行蔓延。

3. 感染特点 病毒感染宿主细胞,可引起多种感染类型:

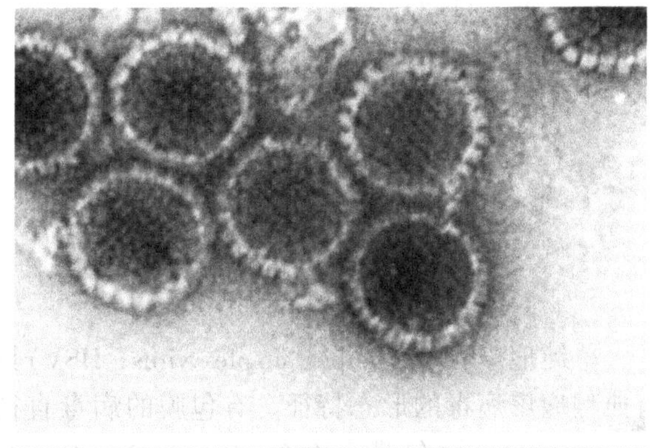

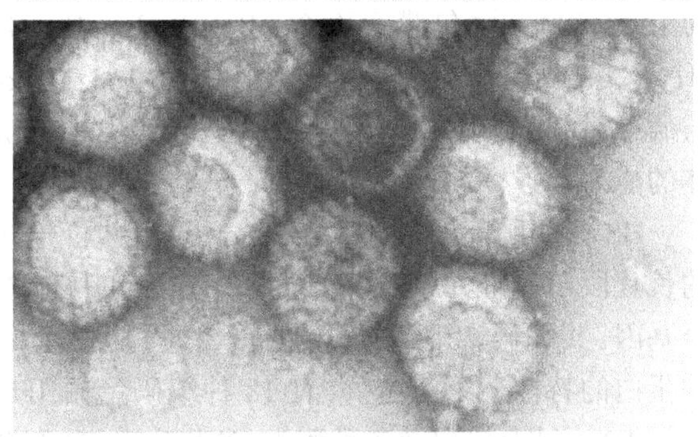

图 30-1 疱疹病毒电镜照片(Brooks *et al*, 2004)

（1）显性感染（apparent infection）：原发感染疱疹病毒，少数人可因病毒大量增殖导致细胞破坏，而出现临床症状。

（2）潜伏感染(latent infection)：病毒感染机体细胞后可建立潜伏感染状态，感染细胞内能检测到病毒的基因组，但检测不到病毒的颗粒。当机体受到外界不利因素的影响时，病毒可从潜伏状态被激活(reactivation)，表现为无症状的排出病毒。若被激活的病毒大量复制则使机体产生明显的临床症状，呈疾病状态，称其为复发(recurrence)。

（3）先天感染(congenital infection)：病毒经胎盘感染胎儿，可引起先天畸形，如巨细胞病毒。

（4）整合感染(integration infection)：病毒部分基因组可与宿主细胞 DNA 整合，导致细胞转化。与某些疱疹病毒致癌机制有关，如 EBV 等。

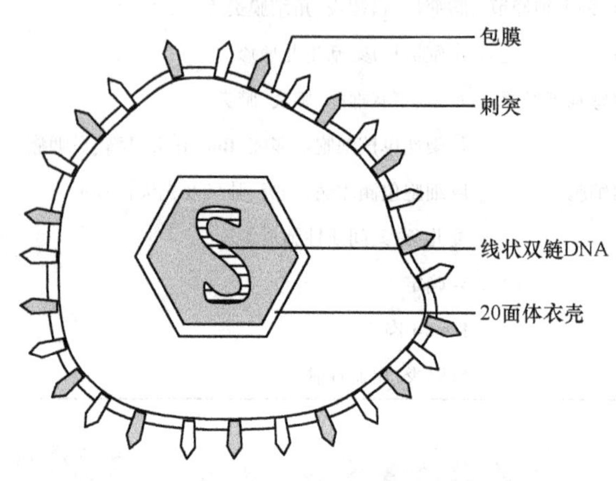

图 30-2　疱疹病毒结构图

第一节　单纯疱疹病毒

一、生物学性状

单纯疱疹病毒（herpes simplex virus，HSV）具有典型疱疹病毒的形态特征。有包膜的病毒直径为 150～200nm。包膜表面含 gB、gC、gD、gE、gG、gH、gI、gJ、gL 等十余种糖蛋白。其中 gB、gD、gH-gL 与病毒对细胞吸附/穿入有关，gD 诱导产生中和抗体的能力最强，可用于疫苗研制。

HSV 基因组为一线性 DNA 分子，由共价连接的长片段(L)和短片段(S)组成。基因组中有 72 个基因，共编码 70 多种各异的蛋白质，其中除 24 种蛋白的特性还不清楚外，有 18 种编码蛋白组成病毒 DNA 结合蛋白及各种酶类，参与病毒 DNA 合成、包装及核苷酸的代谢等。

HSV 可在多种细胞中生长，常用的细胞系有 BHK 细胞、Vero 细胞、HEp-2 细胞等。病毒初次分离时，原代乳兔肾细胞、人胚肺细胞较敏感。HSV 感染动物范围广泛，多种动物脑内接种可引起疱疹性脑炎，小鼠是足垫接种可引起中枢神经系统致死性感染，家兔角膜接种引起疱疹性角膜炎，豚鼠阴道内接种可引起宫颈炎和宫颈癌。接种鸡胚绒毛尿囊膜上，形成增殖性白色斑块。

根据生物化学、生物学、流行病学等可将 HSV 分为两个血清型，即 HSV-1 和 HSV-2，二者基因组相似，核苷酸序列有 50% 同源性，型间有共同抗原，也有特异性抗原，可用型特异性单克隆抗体作 ELISA、DNA 限制性酶切图谱分析及 DNA 杂交试验等方法来区分型别。

二、致病性与免疫性

人群中 HSV 感染非常普遍，患者和健康带毒者是传染源，主要通过直接密切接触和性接触传播，也可经呼吸道传播。HSV 经口腔、呼吸道、生殖道黏膜和破损皮肤等多种途径侵入机体，常见的临床表现是黏膜或皮肤局部集聚的疱疹，偶尔也可发生严重甚至致死的全身性疾病。典型的组织病理学变化是受感染细胞呈气球样变、核内包涵体和多核巨细胞的形成等。

（一）原发感染

6 个月以内婴儿多从母体通过胎盘获得抗体，约 90% 的初次感染者无临床症状，多为隐性感染。HSV-1 原发感染常发生于 1～15 岁，常见的有龈口炎，系在口颊黏膜和齿龈处发生成群疱疹，破裂后，覆盖一层坏死组织。此外可引起唇疱疹、湿疹样疱疹、疱疹性角膜炎、疱疹性脑炎等。HSV-2 的原发感染主要引起生殖器疱疹，男性表现为阴茎的水泡性溃疡损伤，女性为宫颈、外阴、阴道的水泡性溃疡损伤，比较严重，局部剧痛，可伴有发热、全身不适及淋巴结炎。

（二）潜伏与再发感染

HSV 原发感染产生免疫力后，将大部分病毒清除，部分病毒可沿神经髓鞘到达三叉神经节(HSV-1)和脊神经节(HSV-2)细胞中或周围星形神经胶质细胞内，以潜伏状态持续存在，与机体处于相对平衡，不引起临床症状。当机体发热、受寒、日晒、月经、情绪紧张、使用垂体或肾上腺皮质激素

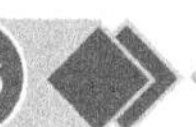

以及遭受某些细菌或病毒感染时，潜伏的病毒被激活增殖，沿神经纤维索下行至感觉神经末梢，至附近表皮细胞内继续增殖，引起复发性局部疱疹。其特点是每次复发病变往往发生于同一部位。最常见在唇鼻间皮肤与黏膜交界处出现成群的小疱疹。疱疹性角膜炎、疱疹性宫颈炎等亦可反复发作。

（三）先天性及新生儿感染

HSV 通过胎盘感染，影响胚胎细胞有丝分裂，易发生流产、造成胎儿畸形、智力低下等先天性疾病。40%~60%的新生儿在通过 HSV-2 感染的孕妇产道时可被感染，出现高热、呼吸困难和中枢神经系统病变。其中 60%~70%受染新生儿可因此而死亡，幸存者中出现后遗症率可达 95%。早期抗感染治疗可减少死亡率，剖宫产是避免生殖道感染的有效方法。

（四）致癌关系

一些调查研究表明 HSV-1 和 HSV-2 可能分别与唇癌、外阴癌及子宫颈癌有关，特别 HSV-1 作为宫颈癌的病因，曾受到人们重视，但近年研究表明人乳头瘤病毒与宫颈癌有更直接关系，因此宫颈癌成因也许是复杂的。

HSV 原发感染后 1 周左右血中可出现中和抗体，3~4 周达高峰，可持续多年。中和抗体在细胞外灭活病毒，对阻止病毒经血流播散和限制病程有一定作用，但不能消灭潜伏感染的病毒和阻止复发。机体抗 HSV 感染的免疫中，细胞免疫起更重要作用，NK 细胞可特异性杀死 HSV 感染细胞；在抗体参与下，介导 ADCC 效应亦可将 HSV 感染细胞裂解；细胞毒性 T 细胞和各种细胞因子（如干扰素等），在抗 HSV 感染中也有重要意义。

三、微生物学检查法

（一）病毒分离和鉴定

采取患者唾液、脊髓液及口腔、宫颈、阴道分泌液，或角膜结膜刮取物等接种易感细胞中培养 1~2 天，出现细胞肿胀、变圆、相互融合等病变，可作初步诊断。然后用免疫荧光法（IFA），酶免疫试验（EIA）进行鉴定，确诊 HSV。必要时可用 DNA 限制性内切酶图谱进行分型。

（二）抗原抗体检测

上述标本，用 IFA、EIA 等方法直接检测细胞内或分泌液中抗原，快速诊断 HSV 感染。用补体结合试验、ELISA 检测患者血清中的抗体，可用于原发感染诊断，但不能与复发感染区别。因人群 HSV 感染率高，广泛存在潜伏感染，血清中普遍含较高抗体水平，则复发感染时很难观察到抗体效价上升。而检测脊髓液抗体，对神经系统 HSV 感染的诊断有重要意义。

（三）DNA 检测

取病变组织或细胞，提取病毒 DNA，用 DNA 分子杂交法和 PCR 法检测 HSV 的 gB 糖蛋白基因来判断是否为 HSV 感染，这种方法已用于疑为 HSV 脑炎患者的诊断。

四、防治原则

由于 HSV 有致癌可能性，减毒活疫苗和死疫苗不宜用于人体。现研究中的各种疫苗如包膜蛋白（提纯的 gG、gD）亚单位疫苗，gB、gD 基因重组痘苗病毒疫苗和多肽疫苗，在动物试验中显示良好效果，有应用前景。孕妇产道 HSV-2 感染，分娩后可给新生儿注射丙种球蛋白作紧急预防。

碘苷（IDU）、阿糖胞苷（Ara-C）、阿糖腺苷（Ara-A）、索立夫定（BVDU）等治疗疱疹性角膜炎有效，与干扰素合用可提高效力。国内用 HSv gC gD 单克隆抗体制成滴眼液，用于治疗疱疹性角膜炎，取得显著疗效。阿昔洛韦（ACV）是对疱疹病毒选择性很强的药物。ACV 必须经 HSV 的胸苷激酶（TK）磷酸化为 ACV-MP，再经细胞酶作用为 ACV-TP。ACV-TP 对 dGTP 有极强的竞争性，可抑制病毒 DNA 合成。ACV 主要用于治疗生殖器疱疹感染，使局部排毒时间缩短，提早局部愈合。此外 ACV 还常用于治疗唇疱疹、疱疹性脑炎、新生儿疱疹、疱疹性角膜炎等，均有疗效。

第二节 水痘-带状疱疹病毒

水痘-带状疱疹病毒（varicella-zoster virus，VZV）可由同一种病毒引起两种不同的病症。在儿童初次感染引起水痘，而潜伏体内的病毒受到某些刺激后复发引起带状疱疹，多见于成年人和老年人。

一、生物学性状

本病毒基本性状与 HSV 相似，只有一个血清型。一般动物和鸡胚对 VZV 不敏感，在人成纤维细胞或猴的多种细胞中增殖，并缓慢产生细胞病变，形成多核巨细胞。受感染细胞核内，可见嗜酸性包涵体（图 30-3）。

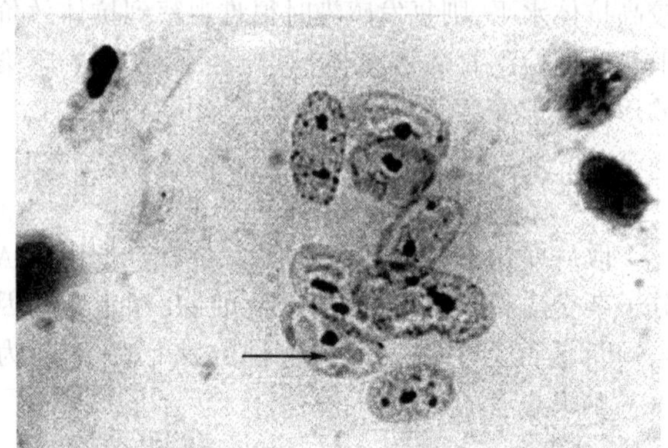

图 30-3 多核巨细胞及嗜酸性包涵体（×228）

二、致病性与免疫性

（一）水痘

水痘是具有高度传染性的儿童常见病，好发于2~6 岁，主要传染源是患者，病毒经呼吸道、口、咽、结膜、皮肤等处侵入人体。病毒先在局部淋巴结增殖，进入血液散布到各个内脏继续大量增殖。经2~3周潜伏期后，全身皮肤广泛发生丘疹，水疱疹和脓疱疹，皮疹分布主要是向心性，以躯干较多。皮疹内含大量病毒，感染的棘细胞（prickle cell）内生成嗜酸性核内包涵体和多核巨细胞。水痘消失后不遗留疤痕，病情一般较轻，但偶有并发间质性肺炎和感染后脑炎（0.1%）。细胞免疫缺陷、白血病、肾脏病或使用皮质激素、抗代谢药物的儿童，病情较严重。成人水痘症状较严重，常并发肺炎，死亡率较高。如孕妇患水痘除病情严重外，并可导致胎儿畸形、流产或死亡。

（二）带状疱疹

这是中老年人或有免疫缺陷和免疫抑制患者常见的一种疾病，是由潜伏在体内的 VZV 被激活所致。由于儿童时期患过水痘痊愈，病毒潜伏在脊髓后根神经节或颅神经的感觉神经节中，当机体受到某些刺激，如发热、受冷、机械压迫、使用免疫抑制剂、X 线照射、白血病及肿瘤等细胞免疫功能损害或低下时，导致潜伏病毒激活，病毒沿感觉神经轴索下行到达该神经所支配的皮肤细胞内增殖，在皮肤上沿着感觉神经的通路发生串联的水疱疹，形似带状，故名（图 30-4）。多发生于腰腹和面部。1~4周内局部痛觉非常敏感，有剧痛。并发症有脑脊髓炎和眼结膜炎等。

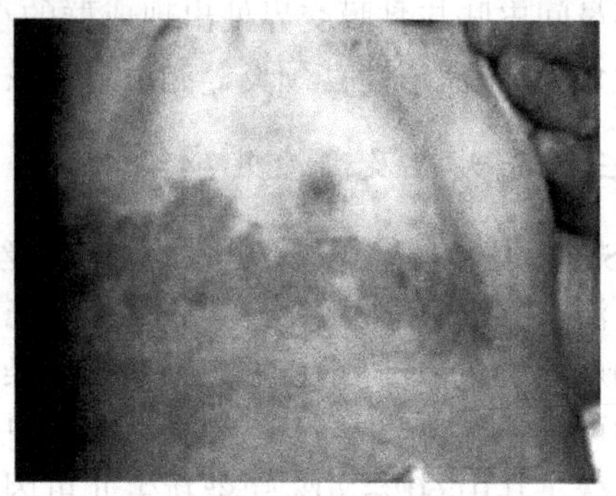

图 30-4 带状疱疹

（三）免疫性

患水痘后机体产生特异性体液免疫和细胞免疫，终身不再感染。但不能清除长期潜伏于神经节中的病毒，故不能阻止病毒被激活而发生带状疱疹。

三、微生物学检查法

水痘-带状疱疹的临床症状典型，一般不需作微生物学诊断。必要时可刮取疱疹基底部细胞涂片染色检查嗜酸性核内包涵体和多核巨细胞，亦可用膜抗原单克隆抗体进行免疫荧光或免疫酶染色检查细胞内抗原。或应用 PCR 扩增脑脊液中的 VZV DNA。

四、防治原则

水痘病毒减毒活疫苗预防水痘感染和传播有良好效果，经免疫的幼儿产生体液免疫和细胞免疫可维持数年，保护率较高。应用含特异抗体的水痘-带状疱疹免疫球蛋白（varicella-zoster immunoglobulin，VZIG），也有预防效果。阿昔洛韦、阿糖腺苷和高剂量干扰素可限制免疫功能低下的患者病情发展及缓解局部症状。

第三节 巨细胞病毒

巨细胞病毒（cytomegalovirus，CMV）曾称细胞包涵体病毒，由于感染的细胞肿大，并具有巨大的

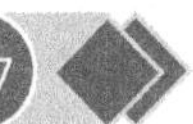

核内包涵体，故名。

一、生物学性状

CMV 具有典型的疱疹病毒形态，其 DNA 结构也与 HSV 相似，但病毒感染的宿主范围和细胞范围均狭窄，对宿主或培养细胞有高度的种特异性。人巨细胞病毒（HCMV）只能感染人，体外培养只能在人成纤维细胞中增殖，且增殖缓慢，复制周期长，初次分离培养需 30～40 天才出现细胞病变，其特点是细胞肿大、变圆、核变大，核内出现周围绕有一轮“晕”的大型嗜酸性包涵体，宛如“猫头鹰眼”状（图 30-5）。

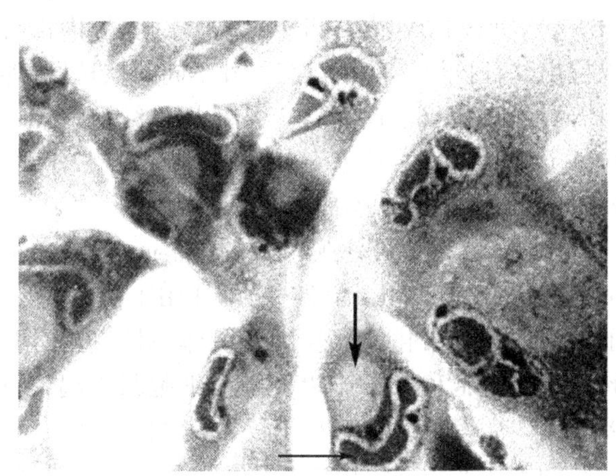

图 30-5　CMV 的嗜酸性包涵体（Brooks *et al*, 2004）
大箭头：胞质内包涵体（典型）；小箭头：核内包涵体

二、致病性与免疫性

CMV 在人群中感染非常广泛，我国成人感染率达 95% 以上，通常呈隐性感染，多数感染者无临床症状，但在一定条件下侵袭多个器官和系统可产生严重疾病。病毒可侵入肺、肝、肾、唾液腺、乳腺及其他腺体，以及多核白细胞和淋巴细胞，可长期或间断地自唾液、乳汁、汗液、血液、尿液、精液、子宫分泌物等多处排出病毒。通常经口腔、生殖道、胎盘、输血或器官移植等多途径传播。

（一）先天性感染

妊娠母体 CMV 感染可通过胎盘侵袭胎儿引起先天性感染，少数造成早产、流产、死产或出生后死亡。孕妇原发感染常引起胎儿和新生儿严重疾病，如巨细胞包涵体病（cytomegalic inclusion disease）。患儿可发生黄疸，肝脾肿大，血小板减少性紫癜及溶血性贫血。存活儿童常遗留永久性智力低下、神经肌肉运动障碍、耳聋和脉络膜视网膜炎等严重并发症。

（二）儿童及成人感染

通过哺乳、接吻、性接触、输血等感染，通常为亚临床型，有的也能导致异嗜性抗体阴性单核细胞增多症。由于妊娠、接受免疫抑制治疗、器官移植、肿瘤等因素激活潜伏在单核细胞、淋巴细胞中的病毒，引起单核细胞增多症、肝炎、间质性肺炎、视网膜炎、脑炎等。

（三）细胞转化与致癌潜能

经紫外线灭活的 CMV 可转化啮齿类动物胚胎成纤维细胞。在某些肿瘤如宫颈癌、结肠癌、前列腺癌、Kaposi 肉瘤中 CMV DNA 检出率高，CMV 抗体滴度亦高于正常人，在上述肿瘤建立的细胞株中还发现病毒颗粒，提示 CMV 与其他疱疹病毒一样，具有潜在致癌的可能性。

人体受 CMV 感染后，都能产生特异性的 IgM、IgG、IgA 类抗体，但并不能有效地防御 CMV 的感染。机体的细胞免疫功能对 CMV 感染的发生和发展起重要作用，细胞免疫缺陷者，可导致严重的和长期的 CMV 感染，并使机体的细胞免疫进一步受到抑制，如杀伤性 T 细胞活力下降、NK 细胞功能减低等。

三、微生物学检查法

（一）细胞学检查

唾液、尿液、子宫颈分泌液等标本离心沉淀，将脱落细胞用姬姆萨染色镜检，检查巨大细胞及核内和浆内嗜酸性包涵体，可作初步诊断。

（二）病毒分离

分离培养可将标本接种于人胚肺纤维母细胞中，由于 CMV 生长周期长，细胞病变出现慢，为了快速诊断，可将培养 24 小时的感染细胞固定，用 DNA 探针进行原位杂交，检测 CMV DNA。

（三）血清学检查

用 EIA 检测 lgM 抗体和 lgG 抗体，适用于早期感染和流行病学调查。IgG 抗体可终身持续存在，lgM 抗体与急性感染有关。

(四) 抗原检测

不论是初次感染或复发感染,当病毒血症时,可用葡聚糖液提取外周血单核细胞,制成涂片,加CMV单克隆抗体,采用免疫酶或荧光染色,检测细胞内CMV晚期磷蛋白抗原(late phosphoprotein antigen)pp65,可用于快速诊断。

(五) DNA检测

近年应用免疫印迹法和分子杂交技术直接从尿液及各种分泌物中检测CMV抗原和DNA是既迅速又敏感、准确的方法。

四、防治原则

丙氧鸟苷(ganciclovir, GCV)有防止CMV扩散作用。如与高滴度抗CMV免疫球蛋白合用,可降低骨髓移植的CMV肺炎并发症及死亡率,如果耐丙氧鸟苷的CMV感染可选用磷甲酸钠(foscarnet),虽能持久地减少CMV扩散,但效果比前者差。近年国外研制两种CMV减毒活疫苗(AD169和Towne125),在高危人群中试用证明其安全性,能诱导产生抗体,并对肾移植引起的严重CMV疾病有一定保护作用。但关于如何排除疫苗的致癌潜能的问题仍未完全解决。

第四节 EB 病 毒

EB病毒(Epstein-Barr virus, EBV)是Epstein和Barr于1964年在研究非洲儿童恶性淋巴瘤(Burkitt lymphoma)的病因时,从瘤细胞培养中发现的一种新病毒。电镜下其形态结构与疱疹病毒相似,但抗原性却不相同。EB病毒属人类疱疹病毒4型,在自然界广泛分布,人群普遍易感。

一、生物学性状

EB病毒的形态与其他疱疹病毒相似,圆形、直径180nm,基本结构含核样物、衣壳和包膜三部分。核样物为直径45nm的致密物,主要含双链线性DNA,基因组长172kb,编码约80种蛋白。衣壳为20面体立体对称,由162个壳微粒组成。包膜由感染细胞的核膜组成,其上有病毒编码的膜糖蛋白,有识别淋巴细胞膜上的EB病毒受体,及与细胞融合等功能。EBV是嗜B淋巴细胞的病毒,只有B淋巴细胞才是EBV的靶细胞。用EBV感染人的B淋巴细胞时,则能建立传代细胞系。一般用人脐带血淋巴细胞或外周血分离的淋巴细胞培养EBV。

(一) EBV的抗原系统

根据病毒生活周期时相所表达的产物,将EBV抗原分为3类:

1. 潜伏期抗原(latent phase antigen) 包括EBV核抗原和潜伏感染膜蛋白。

(1) EBV核抗原(EB nuclear antigen, EBNA):所有EBV感染和转化的B细胞核内都可以检出这种抗原。现已知有6种不同的核抗原,即EBNA1~EBNA6。EBNA1与维持感染细胞内EBV DNA以环状附加体(episome)形式存在有关,EBNA2与诱导B淋巴细胞转化有关。

(2) 潜伏感染膜蛋白(latent membrane protein, LMP):LMP有2种,即LMP1和LMP2。前者类似一种活化的生长因子受体,对致癌作用、转化上皮细胞和B细胞以及阻止细胞凋亡起着重要作用。后者是细胞酪氨酸激酶的底物,在潜伏感染及细胞恶变中的作用尚不清楚。

2. 早期抗原(early antigen, EA) 是非结构蛋白,其表达表明病毒复制开始,是感染细胞进入溶解性周期的标志。

3. 晚期抗原(late antigen, LA) 病毒的衣壳抗原(viral capsid antigen, VCA)和病毒的膜抗原(membrane antigen, MA),是在病毒增殖后期合成的结构蛋白,与病毒DNA组成EBV的核衣壳,最后在核膜出芽获得包膜装配成完整的病毒体。MA是中和性抗原,能诱导生成中和抗体。

(二) EBV与宿主细胞的相互关系

过去认为只有B细胞表面有EBV受体,但最近发现在腮腺管、咽部以及宫颈外的某些细胞上也有EBV受体。EBV在B细胞中可引起两种形式的感染:

1. 增殖性感染 EBV感染B细胞后,首先合成EA等病毒早期基因产物,接着是DNA复制、VCA和MA合成,最后组合成完整的病毒颗粒而释放。此时细胞也随之发生溶解或死亡。

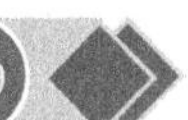

2. 非增殖性感染

(1) 潜伏感染:EBV 感染 B 细胞后,多数细胞中的病毒基因组处于潜伏状态,此时细胞只合成 EBNA 和 LMP。带有 EBV 基因组的 B 细胞,可获得在组织培养中维持长期生长和增生的能力,这一过程称为"转化"或永生化。在一定条件或某些诱导因子的作用下,潜伏感染细胞中的 EBV 基因组被激活而表达,转为增殖性感染。EBV 引起的细胞转化和多种疾病,与病毒的"感染-潜伏-激活"机制有密切关系。

(2) 恶性转化:受 EBV 感染和转化的 B 细胞,在不断分裂与增殖过程中,受到某些辅助因子的促发,个别细胞可发生染色体易位等异常变化,最后导致这些细胞转化为恶性肿瘤细胞。

二、致病性与免疫性

EB 病毒在人群中感染非常普遍,根据血清学调查,我国 3~5 岁儿童 EB 病毒 VCA-lgG 抗体阳性率达 90% 以上,幼儿感染后多数无明显症状,或引起轻症咽炎和上呼吸道感染。青年期发生原发感染,约有 50% 出现传染性单核细胞增多症。病毒主要通过唾液传播,也可经输血传染。EB 病毒在口咽部上皮细胞内增殖,然后感染 B 淋巴细胞,这些细胞大量进入血液循环而造成全身性感染。并可长期潜伏在人体淋巴组织中,当机体免疫功能低下时,潜伏的 EB 病毒活化形成复发感染。由 EBV 感染引起或与 EBV 感染有关疾病主要有四种:

(一) 传染性单核细胞增多症

传染性单核细胞增多症(infectious mononucleosis)是一种急性淋巴组织增生性疾病。多见于青春期初次感染 EBV 后发病。临床表现多样,但有三个典型症状:发热、咽炎和颈淋巴结肿大。随着疾病的发展,病毒可播散至其他淋巴结。肝脾肿大、肝功能异常,外周血单核细胞增多,并出现异型淋巴细胞。偶尔可累及中枢神经系统(如脑炎)。此外,某些先天性免疫缺陷的患儿中可呈现致死性传染性单核细胞增多症。

(二) 非洲儿童恶性淋巴瘤(Burkitt 淋巴瘤)

该病多见于 5~12 岁儿童,发生于中非新几内亚和美洲温热带地区呈地方性流行。好发部位为颜面、腭部。所有患者血清含 EBV 抗体,其中 80% 以上滴度高于正常人。在肿瘤组织中发现 EBV 基因组,故认为 EBV 与此病关系密切。

(三) 鼻咽癌

鼻咽癌(nasopharyngeal carcinoma,NPC)是与 EBV 密切相关的一种常见上皮细胞恶性肿瘤。中老年多见。国内外研究表明,EBV 与 NPC 密切相关表现在:世界各地的 NPC 活检组织中均检出病毒的基因组 DNA 和 EBNA 表达;患者血清中有高效价的 EBV 特异性 VCA-IgA 或 EA-IgA,这种抗体往往出现在临床肿瘤表现前。

(四) 淋巴增生性疾病

免疫缺陷患者易发生 EBV 感染诱发的淋巴增生性疾病(lymphoproliferative disease),并可致死。艾滋病患者易发生 EBV 相关疾病,如弥漫性多克隆淋巴瘤(diffuse polyclonal lymphoma)、淋巴细胞间质性肺炎以及舌多毛性黏膜白斑病。

人体感染 EBV 后能诱生抗 EBNA 抗体、抗 EA 抗体、抗 VCA 抗体及抗 MA 抗体。已证明抗 MA 抗体能中和 EBV。上述体液免疫系统能阻止外源性病毒感染,却不能消灭病毒的潜伏感染。一般认为细胞免疫(如 T 淋巴细胞的细胞毒反应)对病毒活化的"监视"和清除转化的 B 淋细胞起关键作用。原发感染后,机体产生的特异性抗体和免疫细胞,虽能防止外源性再感染,但不能完全清除潜伏在细胞中的病毒。在体内潜伏或呈低度增殖的病毒与宿主保持相对平衡状态,这种持续感染状态可保持终生。

三、微生物学检查法

EBV 分离培养困难,一般用血清学方法辅助诊断。在有条件实验室可用核酸杂交和 PCR 等方法检测细胞内 EBV 基因组及其表达产物。

(一) EBV 特异性抗体的检测

用免疫酶染色法或免疫荧光技术检出血清中 EBV lgG 抗体,可诊断为 EBV 近期感染。抗体滴度≥1∶10~1∶5 或滴度持续上升者,对鼻咽癌有辅助诊断意义。

（二）异嗜性抗体凝集试验

主要用于传染性单核细胞增多症的辅助诊断，患者于发病早期血清可出现 IgM 型抗体，能凝集绵羊红细胞，抗体效价超过 1∶80 有诊断意义。但要结合其他临床表现和实验室检查结果进行综合分析。

（三）特异性抗原及 EBV 核酸检测

应用间接免疫荧光法检测细胞中病毒核抗原 EBNA。应用核酸杂交和 PCR 检测病变组织中 EBV DNA，灵敏性和特异度均高。

四、防治原则

疫苗是预防 EBV 感染的最有效方法。目前有两种疫苗问世，其中之一为我国用基因工程方法构建的同时表达 EBV gp350 和 HBsAg 的痘苗疫苗，重点使用在鼻咽癌高发区。另一种为提纯病毒 gp350 膜蛋白疫苗，正在英国大学生中作小规模接种，以期观察该疫苗是否能降低传染性单核细胞增多症的发病率。阿昔洛韦（ACV）和丙氧鸟苷（DHPG）可抑制 EBV 复制，有一定疗效。

（王　玲）

第三十一章 黄病毒与出血热病毒

第一节 黄病毒

黄病毒科（Flaviviridae）的黄病毒属（Flavivirus）是一大群通过吸血的节肢动物（蚊、蜱、白蛉等）传播，具有包膜的单正链 RNA 病毒。在我国，主要的黄病毒属成员有乙型脑炎病毒、登革病毒、森林脑炎病毒。黄病毒属在病毒体形态结构、传播媒介以及所致疾病等方面与披膜病毒科中的甲组病毒属相似。但基因组结构及复制方式不同的甲病毒属主要分布在美洲和非洲；近年研究发现我国的新疆、云南、贵州等地区人群亦有不同程度的甲病毒属（辛德毕斯病毒、基孔肯雅病毒、东部马脑炎病毒）感染（表 31-1）。

表 31-1 归类于甲病毒属和黄病毒属的病毒

病毒	传播媒介	储存宿主	主要地理分布	疾病
甲病毒属（Alphavirus）				
东部马脑炎病毒	蚊	马、鸟类	美洲	脑炎
委内瑞拉脑炎病毒	蚊	马、驴	美洲	脑炎
辛德毕斯病毒	蚊	鸟类	非洲、澳大利亚	轻度不适
基孔肯雅病毒	蚊	人、猴	非洲、亚洲	发热、关节炎
黄病毒属（Flavivirus）				
乙型脑炎病毒	蚊	家畜、家禽	东南亚	脑炎
森林脑炎病毒	蜱	啮齿类动物	俄国、中国	脑炎
圣路易斯脑炎病毒	蚊	鸟类	美国	脑炎
登革病毒	蚊	猴	东南亚	出血热
黄热病病毒	蚊	猴	美洲、非洲	肝炎、出血热
西尼罗脑炎病毒	蚊	蚊	非洲、中东、印度	发热、脑炎、肝炎

一、乙型脑炎病毒

流行性乙型脑炎病毒（epidemic typeB encephalitis virus）简称乙脑病毒，该病毒经蚊虫叮咬传播，引起流行性乙型脑炎（简称乙脑），是严重危害人畜健康的传染病。1935 年首先在日本乙脑患者脑组织中分离获得，因此又称日本脑炎病毒（Japanese encephalitis virus，JEV）。1940 年我国从脑炎死亡病人的脑组织中分离出乙脑病毒，证实本病的存在。

（一）生物学特征

1. 形态结构 乙脑病毒属于黄病毒科的黄病毒属。病毒颗粒呈球形，直径为 30~40nm，内有衣壳（C）蛋白与核酸构成的核心，二十面立体对称，有包膜，表面有包膜（E）糖蛋白刺突，内有膜（M）蛋白，图 31-1。

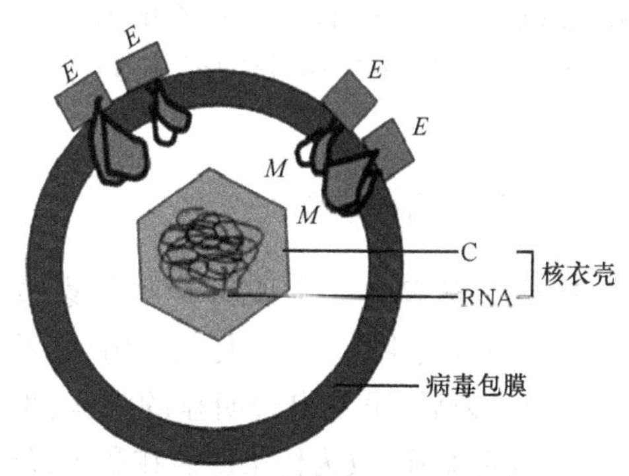

图 31-1 乙脑病毒结构示意图

基因组：病毒核心含单股正链 RNA，基因组全长 10976bp，只有一个开放读码框（open reading frame，ORF）。基因顺序为：5′cap-NCR-C-PrM-M-E-

NS1-NS2a-NS2b-NS3-NS4a-NS4b-NS5-3′NCR（cap：帽状结构，NCR：非编码区，C：核衣壳蛋白，PrM：前膜蛋白，M：膜蛋白，E：包膜糖蛋白；NS：非结构蛋白）。

病毒基因组5′端的帽子结构（m7GpppAmp），具有保护RNA5′末端免受核酸酶或磷酸酶的降解作用，并对翻译起始阶段有促进作用。C蛋白与M蛋白在病毒的包装和成熟过程中起重要作用。E蛋白决定病毒的细胞嗜性与毒力，参与病毒的复制。NSl存在于感染细胞表面，能诱导机体产生细胞免疫。NS2可能与膜功能有关。NS3蛋白存在感染的细胞膜上，对病毒RNA的复制有十分重要的作用。NS4蛋白可能与膜结构有关。NS5蛋白具有RNA多聚酶的作用，参与病毒的复制过程。

2. 培养特征 最敏感动物是乳鼠。幼鼠脑内接种病毒后，经3～5日潜伏期，出现耸毛、神经系统兴奋性增高及肢体痉挛等症状，1周左右转入麻痹期而死亡。受感染的鼠脑组织含有大量病毒。病毒接种在鸡胚卵黄囊，常于48小时后增殖达高峰。可在幼仓鼠肾细胞（BHK-21）、白蚊伊蚊细胞（C6/36）及非洲绿猴肾细胞（Vero）等细胞中增殖，并引起细胞病变。

3. 免疫原性 抗原性稳定。E蛋白含有中和抗原表位和型特异性表位，并具有血凝活性，能刺激机体产生中和抗体和血凝抑制抗体，能凝集雏鸡、鸽、鹅和绵羊的红细胞。用单克隆抗体做交叉血凝抑制试验证实，E糖蛋白与黄病毒属其他成员如墨里山谷脑炎病毒（MurrayValleyencephalitisvirus）、西尼罗脑炎病毒（West Nile virus）、圣路易脑炎病毒（St. louisencephalitisvirus）有交叉抗原性。

4. 抵抗力 乙脑病毒对酸、乙醚和氯仿等脂溶剂敏感，不耐热，56℃30分钟或100℃2分钟均可灭活。

（二）流行病学特征

1. 传染源与宿主 主要传染源是家畜和禽类，包括带毒的猪、牛、羊、马、犬、鸡、鸭、鹅及蝙蝠等。动物受感染后，虽不出现明显的症状，但携带病毒，出现病毒血症，成为传染源。在我国，幼猪是最重要的传染源和中间宿主。

2. 传播媒介 在我国，三带喙库蚊是主要传播媒介。此外，白纹伊蚊、刺扰伊蚊和骚扰阿蚊也可带毒。蚊虫叮咬带毒的动物，吸血后，病毒在中肠上皮细胞中增殖，然后进入血腔并移行至唾液腺，通过叮咬易感动物而传播。蚊子可带毒乙脑病毒越冬，并经卵传代，因此蚊子即是传播媒介，又是储存宿主。我国南方乙脑的流行高峰在6～7月，华北和东北地区则为8～9月，都与各地蚊密度的高峰相一致。

3. 易感人群 人群对乙脑病毒普遍易感，多为隐性感染。感染后，可产生牢固免疫力。

（三）致病性与免疫性

当带毒蚊虫叮咬人时，病毒随蚊虫唾液传入人体。先在毛细血管内皮细胞及局部淋巴结等处的细胞中增殖，随后少量病毒进入血流成为短暂的第一次病毒血症，病人出现发热症状。病毒随血流播散到肝、脾的单核巨噬细胞中继续大量增殖，经10天左右潜伏期，再次入血，引起第二次病毒血症，出现发热、寒战及全身不适等症状。绝大多数感染者病情不再继续发展，成为顿挫感染，数日后自愈。极少数病人病毒穿过血脑屏障侵入脑组织，损伤脑实质和脑膜，表现为高热、剧烈头痛、频繁呕吐、惊厥或昏迷等严重的中枢神经系统症状，死亡率高达10%左右。5%～20%的病人恢复后仍可留下后痴呆、偏瘫、失语、智力减退等后遗症。

机体对乙脑病毒的免疫，以体液免疫为主，但完整的血脑屏障和细胞免疫也起重要作用。感染后1周左右即产生lgM型中和抗体，感染后2周，lgM抗体达高峰，并出现lgG型中和抗体及血凝抑制抗体。lgG型抗体可维持数年之久。感染后3～4周出现补体结合抗体，但无保护作用，半年后逐渐消失。乙脑病后免疫力稳定而持久，隐性感染同样可获得免疫力。病毒感染的早期，病毒可诱导单核巨噬细胞分泌某些细胞因子，导致血脑屏障通透性增加，使病毒易于侵入，而且也可损伤组织，加重炎症反应，促进脑组织的病理损伤。

（四）微生物学检查法

1. 病毒的分离培养

（1）细胞培养：将发病初期患者血液、脑脊液和尸检脑组织接种C6/36、BHK-21、Vero等细胞。观察细胞病变、用鹅血红细胞吸附试验或乙脑病毒单克隆抗体免疫荧光检测进行病毒鉴定。

（2）动物接种：乳鼠脑内接种，但敏感性低于细胞培养法。

2. 免疫学检查

（1）病毒抗原检测：免疫荧光和ELISA均可用

于发病初期患者血液及脑脊液中乙脑病毒抗原的检测,阳性结果有早期诊断意义。

(2)抗体的检测:

1)特异性IgM抗体测定:采用IgM抗体捕获的ELISA法检测患者血清或脑脊液中的特异性IgM抗体,可作为早期诊断的指标。

2)血凝抑制试验:血凝抑制抗体于感染后第5天出现,第2周达高峰,维持1年以上。因此,适用于临床诊断和流行病学调查。由于此抗体与同属的病毒有弱的交叉反应,有时会出现假阳性结果。

3)补体结合试验:单份血清滴度1∶2为可疑,1∶4为阳性,1∶16以上有诊断价值;双份血清抗体滴度4倍或以上升高可以确诊。因补体结合抗体出现较晚,故不能作为早期诊断,一般用于回顾性诊断和流行病学调查。

4)中和试验:本试验的特异性和敏感性均很高,但因中和抗体产生较晚、持续时间长,一般用于血清流行病学调查和新分离病毒的鉴定。

3. 病毒核酸的检查 RT-PCR技术检测乙脑病毒特异性核酸片段是一种特异而敏感的诊断方法,可用于乙脑的早期快速诊断。

(五)防治原则

1. 控制传染源,切断传播途径 搞好环境卫生,防蚊灭蚊是预防本病的有效措施。此外,猪是乙脑病毒的主要传染源和中间宿主,因此必须做好猪的管理,有条件时可给幼猪接种疫苗,可降低乙脑的发病率。

2. 保护易感人群 对易感人群进行接种灭活疫苗或减毒活疫苗。

二、登革病毒

登革病毒(dengue virus)是引起登革热(dengue fever, DF)、登革出血热(dengue hemorrhagic fever, DHF)/登革休克综合征(dengue shook syndrome, DSS)的病原体。登革病毒感染广泛分布于热带、亚热带地区。我国广东、海南、福建及广西等地区均有此病发生。

(一)生物学特性

登革病毒在分类学上属于黄病毒属,其形态结构与乙脑病毒相似,病毒颗粒呈球形,直径约55nm,核心为单正链RNA,核衣壳为20面体立体对称,外层为镶嵌包膜糖蛋白E刺突的双层脂质包膜。

根据病毒包膜E蛋白的抗原性不同,分为1~4个血清型。各型病毒之间抗原性有交叉。病毒包膜E蛋白的抗原决定簇既可以诱导宿主产生保护性的中和抗体和血凝抑制抗体。非结构蛋白NS1和NS3均具有免疫反应性和免疫原性,可以诱导小鼠产生针对同型病毒的保护性免疫。

该病毒可在多种哺乳动物和昆虫来源的细胞中生长,但根据病毒型别、细胞种类及传代次数的不同,可引起不同程度的细胞病变作用。1~3日龄的小鼠对登革病毒最敏感,脑内接种1周后可发病死亡。

(二)致病性与免疫性

在自然界,登革病毒储存于人和灵长类动物体内,通过埃及伊蚊和白纹伊蚊等传播,引起猴↔蚊↔人的循环传播途径。

病毒感染人体后,先在毛细血管内皮细胞及单核巨噬细胞系统中增殖,经血流扩散,引起两种不同临床类型的疾病:即DF和DHF/DSS。DF为自限性疾病,病情较轻,主要表现为发热、头痛、全身肌肉和关节酸痛、淋巴结肿大及出皮疹等症状;DHF/DSS多发生于再次感染异型登革病毒的患者或母亲抗登革病毒抗体阳性的婴儿,发病初期有典型DF的症状,随后病情迅速发展,表现为皮肤大片紫癜及瘀斑、消化道出血等,并进一步发展为出血性休克,死亡率高。

可能发病机制是:抗体依赖的增强(antibody dependent enhancement, ADE)作用:单核巨噬细胞为登革病毒的靶细胞,初次感染登革病毒后机体可产生非中和类IgG抗体,当再次感染同型或异型登革病毒时,病毒与非中和类抗体形成免疫复合物,并通过IgG的Fc受体(FcR)结合而进入细胞繁殖,引起单核巨噬细胞感染。这些感染的细胞可以携带病毒播散,引起全身性的感染。其次,病毒感染可诱导单核细胞或活化的T细胞释放IL-2、TNF及IFN-γ等炎性细胞因子,使毛细血管通透性增加,血浆渗出,引起出血和休克等严重症状。此外,大量登革病毒抗原与抗体在血循环中所形成的免疫复合物,可激活补体系统而引起血管通透性增高,与出血和休克的发生亦有关系。

(三)微生物学检查法

1. 病毒分离培养 病人发病第1~3天,常呈现病毒血症,病毒滴度亦较高,故可采取病人早期血清接种白纹伊蚊 C6/36 株细胞以分离病毒，然后经型特异性中和试验或血凝抑制试验加以鉴定。

2. 血清学检测 采取患者早期与恢复期血清测定血凝抑制抗体(HI)或补体结合抗体(CF)，如恢复期单份标本补体结合抗体效价达到 1∶32 以上有诊断意义；双份血清效价递升 4 倍以上，则有诊断意义。近年应用抗体捕获的 ELISA 法及斑点免疫测定法检测登革热病人血清的特异性 IgM 抗体，比 IgG 抗体更早出现，发病第 5 天抗体阳性率为 80%，至第 6~10 天达 99%。

3. 病毒核酸的检测 应用 RT-PCR 技术检测登革病毒核酸，可用于快速诊断病毒的分型。

(四) 防治原则

目前登革病毒疫苗尚未研制成功，无特效药物治疗登革病毒感染。防蚊、灭蚊是预防登革热的主要手段。

三、森林脑炎病毒

森林脑炎病毒(forest encephalitis virus)由蜱传播，在春夏季节流行于俄罗斯及我国东北森林地带，故又称俄罗斯春夏脑炎病毒(Russian spring-summer encephalitis virus)。该病毒引起的森林脑炎为自然疫源性疾病。

该病毒的生物学性状与乙脑病毒近似。分类学上属于黄病毒属。动物感染范较广，小鼠的敏感性最高，多种途径均能感染。脑内注射能使豚鼠或地鼠发生脑炎，此特点可与乙脑病毒鉴别。该病毒在原代鸡胚细胞和地鼠肾传代细胞培养中生长并引起病变。不同来源的毒株，其毒力差异较大，但抗原性较一致。森林脑炎患者的血清与乙型脑炎和圣路易脑炎患者血清在血凝抑制试验中有交叉反应。

野生啮齿动物及鸟类是主要传染源。病毒在蜱体内增殖，并可经卵传代，也可由蜱携带病毒越冬。因此，蜱即是传播媒介，又是储存宿主。在自然界，由蜱传染森林中的兽类和野鸟，在动物中间循环。易感人群进入林区被蜱叮咬而感染。近年发现此病毒亦可通过胃肠道传播。感染病毒的山羊可通过乳汁排出病毒，摄入病毒污染的乳品亦可引起感染。实验室工作人员和与感染动物密切接触者也可经吸入受染病毒的气溶胶，引起感染。人感染后经 7~14 天潜伏期突然发病，出现高热、头痛、昏睡、肌肉萎缩麻痹等症状，病死率约 30%。病后免疫力持久。

预防此病，首先是加强防蜱灭蜱。第二，可给有关人员接种灭活疫苗，效果良好。第三，在林区工作时应做好个人防护，以防被蜱叮咬。

四、西尼罗病毒

西尼罗病毒(West Nile virus, WNV)，在分类学上属于黄病毒科的黄病毒属，引起西尼罗热。该类病毒广泛分布于非洲、中东、东南亚、欧洲及澳大利亚。该病毒的核酸为不分节段的单股正链 RNA。病人、隐性感染者及受感染鸟类为其传染源。伊蚊和库蚊是主要的传播媒介。蚊子吸血受感染后，病毒在唾液腺及神经细胞中大量增殖，一周左右即具传染性，并可终生带毒。人群普遍易感，儿童发病者居多。病毒感染的潜伏期一般为 3~12 天。约 80% 为隐性感染，少数人引起西尼罗热及西尼罗脑炎两种临床表现。西尼罗热病人以急性发热、头疼、肌肉疼痛、乏力、出皮疹及淋巴结肿大等为主要特征，持续 3~6 天，预后良好。西尼罗脑炎起病急骤，体温 39°C 以上，头晕、头痛剧烈、恶心、呕吐、嗜睡、伴有颈项强直及深浅反射异常等神经系统症状，重者可出现惊厥、昏迷及呼吸衰竭，死亡率高。

第二节 出血热病毒

病毒性出血热(viral hemorrhagic fever, VHF)是一类由病毒引起的，以发热和出血为主要症状的疾病。引起出血热的病原体称为出血热病毒(hemorrhagic fever virus)，分属于 5 个病毒科(表 31-2)，均为自然疫源性疾病。在我国主要有汉坦病毒、新疆出血热病毒及登革病毒等。近年在非洲由马堡病毒、埃博拉病毒引起的出血热，发病急、病情重且死亡率高，已引起世界关注。

表 31-2 人类出血热病毒分类

病毒类属	病毒	媒介	疾病	分布
布尼亚病毒科	汉坦病毒	啮齿动物	肾综合征出血热	亚洲、欧洲、美洲、非洲
	新疆出血热病毒	蜱	新疆出血热	中国新疆

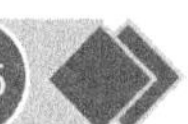

续表

病毒类属	病毒	媒介	疾病	分布
	Rift 山谷热病毒	蚊	Rift 山谷热	非洲
黄病毒科	登革病毒	蚊	登革出血热	东南亚、南美
	黄热病病毒	蚊	黄热病	非洲、南美
	Kyasanur 森林热病毒	蜱	Kyasanur 森林热	印度
	Omsk 出血热病毒	蜱	Omsk 出血热	西伯利亚
披膜病毒科	Chikungunya 病毒	蚊	Chikungunya 热	非洲、东南亚
沙粒病毒科	Lassa 病毒	啮齿动物	Lassa 热	西非
	Junin 病毒	啮齿动物	阿根廷出血热	南美
	Machupo 病毒	啮齿动物	玻利维亚出血热	南美
线状病毒科	Marburg 病毒	未确定	Marburg 热	非洲、欧洲
	Ebola 病毒	未确定	Ebola 热	非洲

一、汉坦病毒

汉坦病毒(Hantavirus)是流行性出血热的病原体,属布尼亚病毒科(Bunyaviridae)。根据其抗原性及基因结构特征的不同,可区分为10多个型(表31-3)。其中汉滩病毒、多布拉伐-贝尔格莱德病毒、汉城病毒和普马拉病毒为肾综合征出血热(hemorrhagic fever with renal syndrome, HFRS)的病原体,辛诺柏病毒等病毒为汉坦病毒肺综合征(hantavirus pulmonary syndrome, HPS)的病原体。汉坦病毒最先在1978年从韩国汉滩河附近流行性出血热疫区捕获的黑线姬鼠肺组织中分离出。为区别属及型的名称,在中译名上分别称为“汉坦病毒”与“汉滩病毒”(hantaan virus)。

表31-3　与人类致病相关的汉坦病毒型别

病毒型	原始宿主	人类疾病	地理分布
汉滩病毒(Hantaan virus)	黑线姬鼠	HFRS(重)	亚洲东部、欧洲东部
多布拉伐-贝尔格莱德病毒(Dobra-va-Belgrade virus)	黄颈姬鼠	HFRS(重)	欧洲东部(巴尔干半岛)
汉城病毒(Seoul virus)	褐家鼠	HFRS(中)	亚洲东部、世界各地海港
普马拉病毒(Puumala virus)	棕背鼠	HFRS(轻)	欧洲北部、东部
辛诺柏病毒(Sin Nombre virus)	鹿鼠	HPS	美国西南部、西部
Black Creek Canal (BCC) virus	棉鼠	HPS	北美
El Morl Canyan(ELMC) virus	巢鼠	HPS	北美
Bayou(BAY) virus	米鼠	HPS	北美

(一)生物学特性

1. 形态结构　病毒颗粒呈圆形、椭圆形或多形态性,平均直径约120nm。核酸为单负链RNA,分为L、M、S三个基因节段,L节段编码病毒的RNA聚合酶,与复制转录有关;M节段编码糖蛋白G1和G2,G1、G2上均存在血凝素抗原和中和抗原决定簇,构成包膜表面镶嵌的刺突,凝集鹅红细胞的活性在pH5.6~6.4范围最强;S节段编码核衣壳蛋白(N),具有很强的免疫原性,可刺激机体的体液免疫和细胞免疫应答(图31-2)。

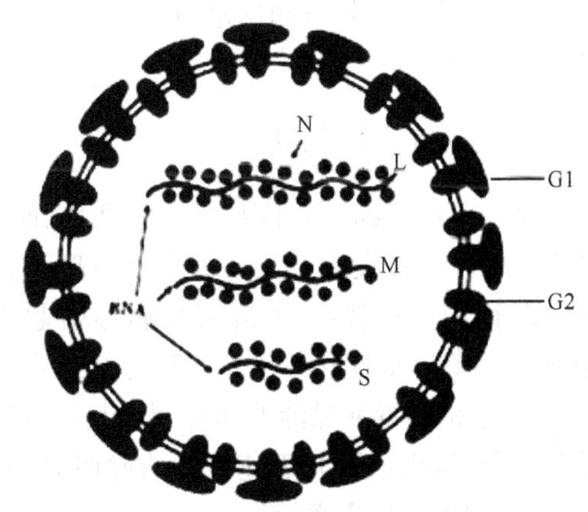

图31-2　汉坦病毒的结构模式图

2. 培养特性 汉坦病毒可在金黄地鼠肾细胞（GHKC）、长爪沙鼠肾细胞（MGKC）及非洲绿猴肾细胞（Vero-E6）等多种细胞中增殖。病毒增殖缓慢，一般不引起明显的细胞病变，常用免疫荧光法测定感染细胞质内存在的病毒抗原作为病毒增殖的指标。感染细胞质内形成独特包涵体（即由病毒核壳蛋白及RNA构成）。

易感动物有多种，如黑线姬鼠、乳鼠、大鼠和金地鼠等。感染动物无明显症状，接种后10天左右可在鼠肺、肾、肝等脏器发现大量的病毒。乳鼠脑内接种后，可发生严重的脑炎而死亡。

3. 抗原分型 汉坦病毒的抗原性特异，与其他出血热病毒及布尼雅病毒科其他属的病毒无抗原交叉。不同地区及不同动物宿主分离的汉坦病毒的基因核苷酸序列和抗原性有差异，据此可将汉滩病毒分为14个不同的型别。

4. 抵抗力 病毒对脂溶剂敏感，对酸（pH<5.0）、热的抵抗力弱，60°C 30分钟被灭活。

（二）流行病学特征

1. 传染源与储存宿主 传染源为啮齿类动物，姬鼠、家鼠及鹿鼠等20余种啮齿动物自然携带病毒，

2. 传播途径 可能的途径有5种，包括呼吸道、消化道、伤口、胎盘和虫螨的传播。即携带病毒的动物通过唾液、尿及粪便等排出病毒污染环境，人或动物通过呼吸道、消化道摄取或直接接触感染动物而受感染；感染病毒的孕妇有可能经胎盘将病毒传给胎儿；病毒还可经螨类传播。

3. 易感人群 人类普遍易感，在疫区多为显性感染，隐性感染率3.5%~4.3%。

4. 流行特征 流行性出血热有明显的地区性和季节性，与鼠类的分布和活动有关，我国发病高峰多在11~12月。

（三）致病性与免疫性

汉坦病毒对毛细血管内皮细胞及免疫细胞有较强的亲嗜性和侵袭力。汉滩病毒、汉城病毒、普马拉病毒和多布拉伐-贝尔格莱德病毒引起以高热、出血、肾脏损害和免疫功能紊乱为突出表现的HFRS。辛诺柏病毒和黑港渠病毒则引起以双侧肺弥漫性浸润、间质水肿并迅速发展为呼吸窘迫、衰竭为特征的HPS，病死率较高。

病毒侵入人体约经2周潜伏期后，急性起病，典型临床症状为高热、出血和肾损害。发病初期患者眼结膜、咽部、软腭等处充血，软腭、腋下、前胸等处有出血点，常伴有三痛（头痛、眼眶痛、腰痛）和三红（面、颈、上胸部潮红）。几天后病情加重，表现为多脏器出血及肾衰竭。典型的临床经过分为五期：发热期、低血压（休克）期、少尿期、多尿期及恢复期。

本病的发病机制尚未完全清楚，可能的机制包括：病毒的直接作用；该病毒可感染人体的各种细胞，病毒在细胞质内增殖造成脏器和组织细胞的损伤，并作用于血管引起血管舒缩功能障碍、微循环障碍及血管通透性增高等；其次，免疫病理反应的参与；在发病早期，体内出现大量的循环免疫复合物沉积于血管、肾小球基底膜及肾小管等处，激活补体，导致肾脏的免疫病理损伤，亦是造成出血的原因之一。此外，Ⅰ型超敏反应和细胞免疫反应也参与病毒的致病过程。

HFRS患者感染后抗体出现早，病后第2天即可检出血清中IgM抗体，7~10天达高峰；IgG抗体在病后第4天出现，10~14天达高峰，可持续多年。故病后可获持久免疫力。

（四）微生物学检查法

1. 病毒分离 取病人急性期血液、尸检病死者脏器和感染动物的肺、肾等组织，接种于Vero E6细胞，培养7~14天后，用免疫荧光法检测细胞内病毒特异性抗原，作为病毒增殖的指标，胞质内出现黄绿色颗粒荧光为阳性。黑线姬鼠、大鼠或初生乳鼠接种标本后，在肺组织中可检查特异性病毒抗原。

2. 血清学诊断 将感染病毒的鼠肺抗原或细胞培养抗原涂片，进行间接免疫荧光染色法检测病人血清中的病毒特异性IgM或IgG抗体。单份血清IgM抗体阳性或双份血清IgG抗体效价呈4倍或以上增高者，有诊断意义。应用抗体捕获ELISA法检测特异性IgM，其敏感性与特异性均高，适用于早期诊断。

3. 病毒核酸检查 用同位素、生物素等标记的病毒基因S或M节段为特异性探针，与待检标本进行核酸杂交试验，或者用RT-PCR法检测病毒RNA进行汉坦病毒感染的辅助诊断。

（五）防治原则

1. 控制传染源 积极采取有效措施防鼠、灭

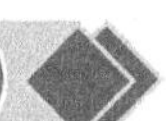

鼠,并注意处理鼠的排泄物,加强实验动物的管理。注意个人防护,避免与啮齿类动物密切接触,并防止经呼吸道或消化道摄入啮齿类动物的排泄物、污染物等而被感染。

2. 预防接种　我国主要使用灭活病毒疫苗进行预防接种。

二、克里米亚-刚果出血热病毒

此病毒是1945年首次在克里米亚半岛人体内分离得到,1956年又从刚果儿童体内分离到病毒,故称为克里米亚-刚果出血热病毒(Crimean-Congo hemorrhagic fever virus,CCHFV)。我国在1966年从新疆塔里木盆地出血热病人的血液、尸体的肝、脾、肾,以及在疫区捕获的硬蜱中分离到,被称为新疆出血热病毒(Xinjiang hemorrhagic fever virus,XHFV)。因此,新疆出血热病毒是CCHFV在新疆地区的流行。

病毒颗粒呈圆形或椭圆形,直径为90~120nm,病毒结构、培养特性和抵抗力与汉坦病毒相似,但抗原性,传播方式、致病性却不相同。

克里米亚-刚果出血热是一种自然疫源性疾病,主要发生于有硬蜱活动的荒漠牧场。野生动物(啮齿类动物)和家畜(羊、牛、马、骆驼、狐狸和塔里木兔等)是储存宿主和传染源。亚洲璃眼蜱(hyalomma asiaticum)是传播媒介,因病毒在蜱体内增殖经卵传代而成为储存宿主。

本病发生有明显的季节性,由于蜱在每年的4~5月期间大量增殖,此时也是人群发病的高峰。人体感染途径主要有虫媒传播,人体被带毒硬蜱叮咬而感染;动物源性传播,与感染的动物、其代谢产物或分泌物接触而感染;人与人传播,与感染者的血液、代谢产物、分泌物及气溶胶接触而感染。病毒侵入人体,可在血管内皮细胞增殖,通过病毒血症向全身播散。毛细血管的损伤引起血浆和红细胞渗出,出现发热、全身疼痛、皮肤黏膜出血点、便血、血尿和低血压休克等临床表现。病后可获得持久免疫力。

防治措施主要包括防蜱咬和灭蜱,严格隔离病人,并对病人血液、分泌物、排出物等要进行消毒处理,避免直接接触病人的血液等而被感染。用灭活疫苗具有一定的预防效果。

三、埃博拉病毒

该病毒是埃博拉热(Ebola fever)的病原体。属于丝状病毒科(Filoviridae)的丝状病毒属(filovirus)。病毒颗粒具有多形性,呈管状、丝状或索状等,直径为80nm,长度约1400nm;病毒核酸为单负链RNA,核衣壳螺旋对称,外被包膜,包膜表面有7nm长的刺突。

埃博拉病毒在猴群中传播,通过猴传给人,并在人群间传播和流行。病毒通过皮肤黏膜侵入宿主,主要在肝内增殖,也可在血管内皮细胞、单核/巨噬细胞及肾皮质细胞等增殖,导致血管内皮细胞损伤,组织细胞溶解、器官坏死和严重的病毒血症。病毒感染经过3~7天的潜伏期后,突然发病;早期出现流感样非特异症状(如发热、肌肉疼痛等),发病后5~7天出现严重的出血,伴有剧烈腹泻、呕吐和皮肤淤斑;发病后7~16天出现因休克、多器官功能障碍而死亡,病死率高达50~80%。

该病毒是高度危险的病原体,必须在专门的实验设施内进行病毒的分离与鉴定。目前在非洲疫区主要通过检测病毒的特异性IgM和IgG抗体以及检查病毒抗原或核酸等进行诊断。

重要的防治措施是加强对感染者的隔离以及对实验室和医护人员的防护,避免接触感染者的血液、分泌物等以减少被感染的机会。

(李淑英)

第三十二章 人乳头瘤病毒

人乳头瘤病毒(human papillomavirus, HPV)归乳多空病毒科(Papovaviridae)乳头瘤病毒属(Papillomavirus)。主要引起人类皮肤黏膜的增生性病变,引发多种良性乳头状瘤或疣,如皮肤、黏膜的寻常疣、扁平疣和尖锐湿疣等,某些型别的HPV感染还具潜在的致癌性,如高危性HPV(16型、18型等)与子宫颈癌等恶性肿瘤的发生密切相关。

一、生物学特性

(一)形态与结构

HPV呈球形,直径为52~55nm,20面立体对称,无包膜。病毒衣壳由72个壳微粒组成(图32-1)。病毒基因组为双链环状DNA,长约8kb,以共价闭合的超螺旋结构、开放的环状结构及线性分子3种形式存在。按功能可分为早期区(E区)、晚期区(L区)和非编码区(NCR)三个区域。E区分为E_1~E_7七个开放读码框(ORF),编码早期蛋白(E_1~E_7),其中E_1、E_2与病毒复制、转录调控有关,而E_5、E_6和E_7与感染细胞的转化及肿瘤的形成密切相关。L区分为L_1和L_2两个ORF,分别编码主要衣壳蛋白和次要衣壳蛋白。NCR是E区与L区之间含600~900bp的DNA片段,不编码蛋白,主要负责转录和复制的调控。

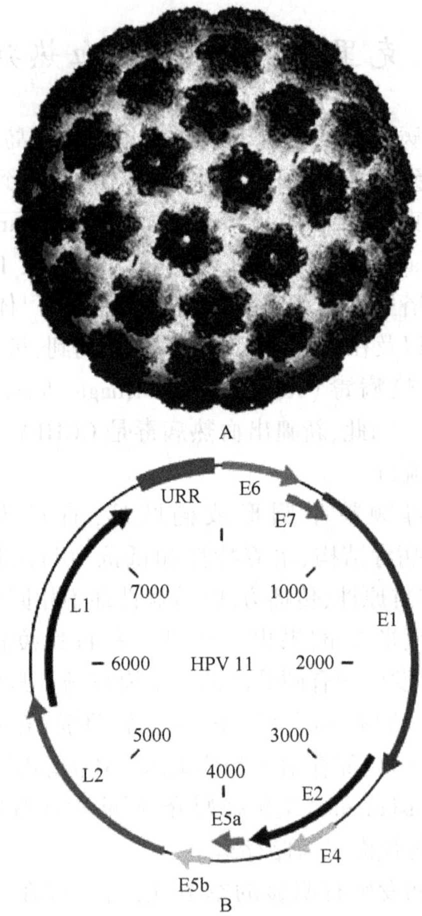

图32-1 人乳头瘤病毒及基因组模式图

A. 人乳头瘤病毒模式图(表面可见子粒);
B. HPV 11基因组

(二)分型

通过对HPV克隆基因的DNA杂交试验及酶谱分析来确定HPV的型别。以核苷酸同源性少于50%定为新型别,至今已鉴定出100多型。凡同源性大于50%,但限制性内切酶片段不同的称为亚型。HPV各型之间有共同抗原,即属特异性抗原,存在于L_1蛋白,它与牛乳头病毒(BPV)有交叉反应。L_2蛋白为型特异性抗原,各型间不发生交叉反应。HPV的不同型别与体内特定感染部位和病变有关,有人根据致病特征将HPV分为高危型与低危型两种类型。

(三)组织亲嗜性

HPV对人皮肤和黏膜上皮细胞有高度的亲嗜性。HPV不能感染动物,在体外的细胞培养迄今尚未成功。病毒在宿主细胞中的复制依赖于细胞的分化阶段,这可能是由于病毒复制周期的某些阶段需要依赖上皮细胞特殊阶段的细胞因子。增殖的病毒只能在感染皮肤上层的细胞核中检测到,在基底层细胞仅发现低拷贝的病毒核酸。病毒DNA的合成主要发生在棘层和颗粒层,衣壳抗原的表达则局限在上皮细胞的最上层。病毒复制能诱导上皮增殖,表皮变厚,伴有棘层增生和某种程度的表皮角化,在颗粒层常出现嗜碱性核内包涵体。上皮的增殖形成乳头状瘤,也称为疣。

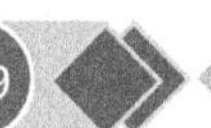

二、致病性与免疫性

HPV 的传播主要通过直接接触感染者的病损部位或间接接触被病毒污染的物品。生殖器感染主要由性交传播。新生儿可在通过产道时受感染。病毒感染仅停留于局部皮肤和黏膜中,不产生病毒血症。

不同型的 HPV 侵犯的部位和所致疾病也不尽相同(表 32-1)。例如尖锐湿疣主要由 HPV-6、11 型引起,也可以由 1、2 等型所致,HPV-1、2、4 型是跖疣和寻常疣的病因;HPV-3、10 型引起扁平疣等。

近年研究表明,HPV-16、18、31 和 33 等型别可引起宫颈内瘤样变,组织学变化可由宫颈上皮的不典型增生至原位癌,严重者可发展为浸润癌。

HPV 在细胞中存在的方式与其诱导细胞恶变能力密切相关。在 HPV 相关良性病变中,病毒 DNA 多以游离状态存在;而在大多数的宫颈癌组织中的病毒以整合状态存在。由 HPV 基因组编码的产物中,E_6和 E_7蛋白具有癌基因的功能,其作用机制是 E_6和 E_7可以分别和细胞中的 P53 蛋白和 rb 基因产物 $P110^{rb}$蛋白相结合,干扰了这两种抑癌基因产物抑制细胞分裂和增长的功能,使细胞从正常向恶性转变。

有关 HPV 免疫应答的研究较少。HPV 感染后,可以产生特异性抗体,但该抗体没有保护作用。非特异性细胞免疫异常者,如免疫抑制、免疫缺陷及皮肤超敏反应低下者,青年扁平疣的患病率高。

表 32-1　HPV 型别与人类疾病的关系

HPV 型别	相关疾病
1、4	跖疣
1、2、4	寻常疣
3、10	扁平疣
7	屠夫寻常疣
5、8、9、12、14、15、17、19～25、36	疣状表皮增生异常
6、11	喉乳头瘤、口腔乳头瘤
6、11	尖锐湿疣
16、18、31、33	宫颈上皮内瘤与宫颈癌

三、微生物学检查法

近来,用免疫组化方法检测病变组织中的 HPV 抗原,用核酸杂交法和 PCR 法检测 HPV 的 DNA 序列,已被广泛用于疣的确诊和 HPV 致病关系的研究。但 HPV 的血清学检查尚未普遍开展,现正研究试用基因工程表达的 HPV 晚期蛋白检查病人血清中抗体。

四、防 治 原 则

对于寻常疣和尖锐湿疣可通过局部药物治疗,或者以冷冻、电灼、激光及手术等疗法去除。2006 年,第一个用以预防 HPV6、11、16 和 18 型引起的宫颈癌和生殖器官癌前病变的重组疫苗(GARDASIL)获得美国食品及药品管理局(FDA)的上市批准,使 HPV 感染的预防工作有了重大突破。

(张文军)

第三十三章　狂犬病病毒

狂犬病(rabies)是一种人兽共患的烈性传染病,流行于世界80多个国家和地区。狂犬病病毒(rabies virus, RV)是一种嗜神经性病毒,几乎所有的温血动物对狂犬病病毒都很敏感,主要在野生动物(如狼、狐狸、臭鼬、浣熊、蝙蝠等)及家畜(如犬、猫等)中传播。人主要是被病兽或带毒动物咬伤而受感染,99 %的人患狂犬病与犬狂犬病有关。一旦受染,如不及时采取有效防治措施,可导致严重的中枢神经系统损害,病死率高,据WHO最新公布,全球每年死于狂犬病的患者3万~7万人。

一、生物学特性

(一)形态与结构

狂犬病病毒归弹状病毒科(Rhabdoviridae)狂犬病毒属(Lyssavirus)。病毒外形呈子弹状,大小约75nm×180nm。病毒颗粒主要由核衣壳与包膜两部分组成,中心为螺旋形对称的核衣壳,由单负链RNA与核蛋白(NP)、L蛋白及Ns蛋白等共同组成;外面为脂质包膜,其表面嵌有糖蛋白(G蛋白)刺突;在包膜与核衣壳之间还存在一层由基质蛋白(MP)组成的内膜(图33-1)。

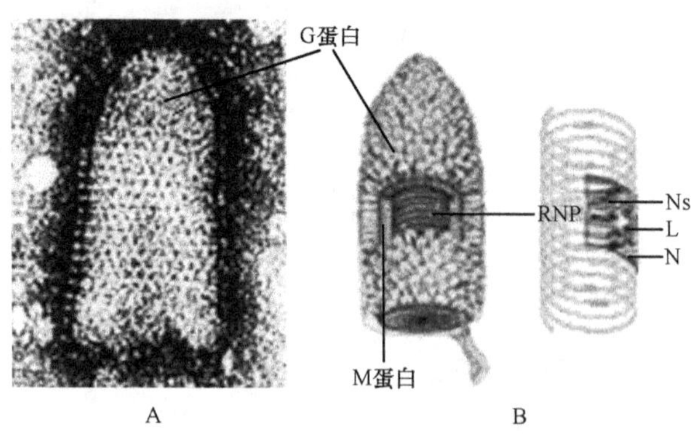

图33-1　狂犬病病毒电镜观察与结构模式图(Ryan *et al*, 2004)

A. 电镜图;B. 结构模式图

(二)基因组特征

狂犬病毒基因组为单股线状、不分阶段的负链RNA,长约12kb,含有5个开放读码框(ORF),从3′端到5′端依次编码N、Ns、M、G和L共5种结构蛋白。NP是病毒中最稳定的蛋白,且能高效表达。在病毒复制过程中与基因组RNA紧密结合成核糖核蛋白(ribonucleoprotein, RNP)。N蛋白抗原性强,是诱导机体细胞免疫的主要成分,但不能刺激机体产生中和抗体;具有属抗原特异性,不同毒株间N蛋白的抗原性相同,可用抗N蛋白单抗进行狂犬病病毒分子流行病学研究。Ns蛋白又称P蛋白,为一种磷酸化蛋白,与L蛋白相互作用构成完整的转录酶活性,在病毒转录和复制中起主要作用。M蛋白是狂犬病病毒最小的结构蛋白,在病毒核衣壳和包膜之间起连接作用。L蛋白分子量最大,是一种RNA聚合酶,与RNP相互作用,形成有活性的核糖核蛋白复合物。G蛋白是一种糖蛋白,构成包膜表面的刺突,是病毒的主要表面抗原,能刺激机体产生中和抗体、血凝抑制抗体和细胞免疫应答,并且是狂犬病病毒与细胞受体结合的结构,因此是病毒的主要保护性抗原,与病毒的致病性及免疫性密切相关。

(三)培养特性

病毒能在多种细胞包括原代细胞、传代细胞和二倍体细胞株中增殖,如鸡胚、地鼠肾细胞、人二倍体成纤维细胞等。一般不引起细胞病变,需用荧光抗体染色法显示病毒的存在。在易感动物或人的中枢神经细胞,主要是大脑海马回的锥体细胞中增殖时,可以在胞质内形成一个或多个、圆形或椭圆形、直径为20~30nm的嗜酸性包涵体,称内基小体(Negri body)(图33-2)。通过检查动物或人脑组织标本中的内基小体,可以辅助诊断狂犬病。

(四)遗传变异性

过去认为,狂犬病病毒只有一个血清型,从世界各地分离的病毒株抗原性均无差异。但近年发现,从不同动物分离的病毒株在细胞培养中的生长特点,对实验动物毒力的强弱,以及病毒包膜的G蛋白抗原结构均存在明显差异。利用病毒G和N

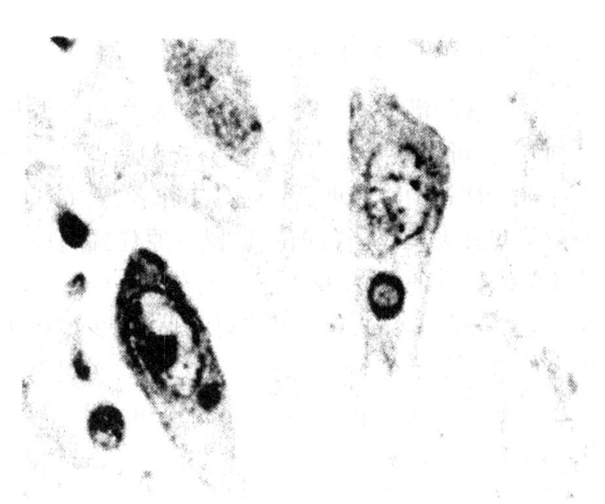

图 33-2　神经细胞胞质中狂犬病病毒内基小体
(Ryan *et al*, 2004)

蛋白制备的单抗分析可对病毒抗原性变异进行鉴定。从自然感染的动物体内分离到的狂犬病病毒称为野毒株(wild strain)或街毒株(street strain),这种毒株的特点是接种动物发病所需的潜伏期长,毒力强,脑外途径接种后易侵入脑组织和唾液腺内;将野毒株在家兔脑内连续传代后,病毒对家兔致病的潜伏期可以随传代次数的增加而逐渐缩短;传代至 50 代左右时,潜伏期可由原来的 4 周左右缩短为 4～6 天;但继续进行传代,潜伏期不再缩短。这种毒力变异的病毒株称为固定毒株(fixed strain),其对人或犬的致病性明显减弱,从脑外途径对犬进行接种时,不能侵入脑神经组织引起狂犬病,巴斯德首先创用固定毒株制成减毒活疫苗,预防狂犬病。

(五) 抵抗力

对热、紫外线、日光、干燥的抵抗力弱。加温 40℃ 1 小时或 60℃ 30 分钟即灭活,也易被强酸、强碱、甲醛、碘、乙酸、乙醚、肥皂水及离子型和非离子型去污剂灭活;但在-70℃或冷冻干燥条件下能存活数年。

二、致病性与免疫性

狂犬病病毒能感染多种动物,如犬、猫、牛、羊、猪等家畜以及狼、狐狸、鹿、臭鼬、野鼠、松鼠等野生动物;拉丁美洲的吸血蝙蝠及欧美的食虫蝙蝠等还可携带病毒而不表现症状,因此,此种蝙蝠可能是病毒在自然界的重要储存宿主。

人患狂犬病主要是被患病动物咬伤所致,但亦可因破损皮肤黏膜接触含病毒材料而致感染。在动物发病前 5 天,在唾液中可含有病毒。人被其咬伤后,病毒通过伤口进入体内。潜伏期一般为 1～3 个月,但亦有短至 1 周或长达数年才出现症状者,其长短取决于被咬伤部位与头部的远近及伤口内感染的病毒量。进入体内的病毒在肌纤维细胞中增殖,由神经末梢沿神经轴索上行至中枢神经系统,在神经细胞内增殖并引起中枢神经系统损伤,然后又沿传出神经扩散至唾液腺和其他组织,包括泪腺、视网膜、角膜、鼻黏膜、舌味蕾、皮脂腺、毛囊、心肌、骨骼肌、肺、肝和肾上腺等。人发病时的典型临床表现是神经兴奋性增高,吞咽或饮水时喉头肌肉发生痉挛,甚至闻水声或其他轻微刺激均可引起痉挛发作,故又称恐水病(hydrophobia)。这种兴奋期典型症状经 3～5 天后,病人转入麻痹期,最后因昏迷、呼吸及循环衰竭而死亡。病死率几乎达 100%。

机体感染狂犬病病毒后可诱导产生中和抗体和特异性 $CD4^+$ 辅助性 T 细胞和 $CD8^+$ 细胞毒性 T 细胞。中和抗体有中和游离状态的病毒、阻断病毒进入神经细胞内的作用。接种疫苗所获得的防止发病效果可能与此有关。但抗体对已进入神经细胞内的病毒难以发挥作用,同时也可能产生免疫病理反应而加重病情。杀伤性 T 淋巴细胞特异性地作用于病毒的蛋白抗原,引起病毒溶解;单核细胞产生的 IFN 和 IL-2 具有抑制病毒复制和抵抗病毒攻击的作用。

三、微生物学检查法

人被犬或其他动物咬伤后,检查动物是否患有狂犬病,对采取防治措施极为重要。一般不宜将动物立即杀死,应将其捕获隔离观察。若经 7～10天不发病,一般可认为该动物不是狂犬病或咬人时唾液中尚无狂犬病病毒。若观察期间发病,即将其杀死,取脑海马回部位组织涂片,用免疫荧光抗体法检查病毒抗原,同时作组织切片检查内基小体。

对狂犬病患者的生前诊断可取唾液沉渣涂片、睑及颊皮肤活检,用免疫荧光抗体法检查病毒抗原,但一般阳性率不高。最近应用逆转录 PCR 法检测标本中的狂犬病病毒 RNA,此法敏感、快速和特异,值得在有条件的实验室推广应用。

四、防 治 原 则

捕杀野犬,加强家犬管理,注射犬用疫苗,是预防狂犬病的主要措施。人被动物咬伤后,应采取下列预防措施:

(一) 伤口处理

立即用20%肥皂水、0.1%苯扎溴铵溶液或清水反复冲洗伤口,再用70%乙醇溶液及碘酒涂擦。

(二) 被动免疫

用高效价抗狂犬病病毒血清于伤口周围与底部行浸润注射及肌注,剂量为40IU/kg。如与狂犬病疫苗联用效果更佳。

(三) 疫苗接种

狂犬病的潜伏期一般较长,人被咬伤后如及早接种疫苗,可以预防发病。一些有接触病毒危险的人员,如兽医、动物管理员和野外工作者等,亦应用疫苗预防感染。我国目前用地鼠肾原代细胞或二倍体细胞培养制备的灭活病毒疫苗,于第1、3、7、14、28天各肌注1ml,免疫效果好,副作用少。近年国内外研究以痘苗病毒或腺病毒为载体,构建能表达狂犬病病毒G蛋白的基因重组疫苗,已开始分别在志愿者人体及动物中试用。它们的免疫效果及安全性尚在观察中。

(张文军)

第三十四章 痘病毒和细小病毒

第一节 痘 病 毒

痘病毒(poxvirus)是所有病毒中最大、最复杂的一类病毒,光学显微镜下可见。根据宿主范围,将痘病毒科(Poxviridae)分成两个亚科,其中脊椎动物痘病毒亚科(Chordopoxvirinae)又分成8个属。引起人类疾病的痘病毒主要为正痘病毒属(Orthopoxvirus)和副痘病毒属(Parapoxvirus)的成员,部分属于雅塔痘病毒属(Yatapoxvirus)和软疣痘病毒属(Molluscipoxvirus);大多数通过直接接触或吸入传播,引起皮肤痘疱样损害,相对较为温和,但少数引起严重的甚至致死性的全身感染。对人类危害最严重的是正痘病毒属的天花病毒(smallpox virus),历史上多次全球性的天花大流行,给人类造成了严重的灾难。中国人很早就发明了预防天花的人痘接种法,后来Jenner又将其发展为牛痘接种法。借助于牛痘和痘苗的免疫接种,人类终于在1979年彻底根除了天花。虽然天花病毒被消灭了,但其他一些痘病毒,包括牛痘病毒(cowpox virus)、猴痘病毒(monkeypox virus)、人传染性软疣病毒等亦能引起人类疾病,有些甚至引起天花样的疾病流行。2003年美国先后有6个州报告猴痘病毒感染暴发流行,引起全世界的关注。

痘病毒呈圆角砖形或卵圆形,大小为400nm×230nm(图34-1);外层为30nm的双层脂蛋白包膜,围绕匀质的核心体,其结构复杂,含有大量的多肽和酶,电镜负染观察可见其核心如哑铃形,中间凹陷,两侧各有一个侧体。病毒基因组为线形dsDNA,不同属病毒的核酸长度不同,130~375kb,一般在中央区120kb为保守区,编码与病毒增殖相关的酶类,在基因组的两端均有反向末端重复序列。抗原性复杂,同一属病毒具有共同的核蛋白抗原,但属间仍存在血清学交叉反应。痘病毒可在鸡胚绒毛尿囊膜、人羊膜传代细胞、HeLa、Vero等组织培养细胞中增殖,复制过程全部在细胞质内完成。病毒不耐热,加热60℃ 10分钟、一般消毒剂和紫外线均可使之灭活,但耐干燥和低温,在土壤、痂皮和衣被上可存活数月到1年半,在低温下可存活数年。

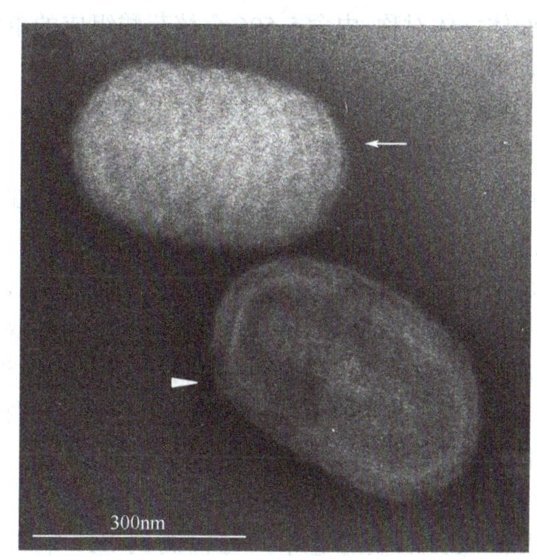

图34-1 痘苗病毒的结构(Spehner D *et al*, *J Virol.* 2004)

痘病毒中,除天花病毒和软疣病毒是人类特有的病毒外,其他感染人的痘病毒均为人畜共患病原体。猴痘病毒的自然宿主是猴和猿类,兔和小鼠为易感的实验动物,据报道美国猴痘流行的传染源来自非洲受感染的土拨鼠。

在人类,猴痘病毒主要感染未接种牛痘疫苗的儿童,主要通过直接接触感染的动物而传播。潜伏期约12日(7~17日),起病后表现为发热、乏力、头痛、肌肉痛、淋巴结肿大;一般在3日内头面、躯干或四肢皮肤出现水疱疹,渐发展为脓疱疹,最后干燥结痂,病程2~4周。非洲的病死率1%~10%。可通过病毒分离、PCR、电镜或免疫组织化学证实猴痘病毒的存在来确诊。

接种牛痘疫苗对猴痘病毒感染有预防作用。目前美国疾病控制预防中心建议接触受感染动物或患者的高危人群接种牛痘疫苗。

第二节 人类细小病毒B19

人类细小病毒B19(human parvovirus B19, B19)是20世纪70年代中期才被发现的一种对人有致病性的、体积最小和结构最简单的DNA病毒,是引起儿童传染性红斑（erythema infectiosum，EI）的病原体，也与胎儿水肿、自然流产、死胎、多关节炎、慢性纯红再障、血小板减少性紫癜、粒细胞减少症、噬血细胞综合征及川崎病等10余种人类疾病密切相关；归类于细小病毒科（Parvoviridae），细小病毒亚科（Parvoviriae）的红病毒属（Erythrovirus）。

B19病毒呈球形，无包膜，直径20~26nm；衣壳20面体立体对称，内含5 596个核苷酸组成的单链DNA，编码两种衣壳蛋白和一种非结构蛋白。

B19病毒对人红细胞具有高度亲嗜性。病毒受体为红细胞表面的糖脂抗原（血型P抗原），该抗原成分可表达于红细胞系前体细胞、成熟红细胞、巨核细胞、内皮细胞、胎盘、胎儿肝和心脏。病毒的转录、复制及装配均在宿主细胞核内完成，且病毒不能刺激静止期细胞启动DNA的合成，故宿主细胞代谢的"S"期是病毒复制所必需的条件。病毒可在新鲜人类骨髓细胞、胎儿肝细胞、红白血病细胞、外周血细胞或脐血细胞内增殖。

B19病毒感染成世界范围分布，约60%以上的成人和90%以上的老年人可检测到B19病毒抗体，但感染多发生于学龄儿童；主要通过呼吸道传播，也可通过血制品或输血传播；妊娠妇女感染后可通过胎盘传给胎儿。30%~40%的感染者可无临床症状。

病毒经飞沫侵入上呼吸道在局部增殖后，经血循环扩散至骨髓。病毒在骨髓中的红系前体细胞中增殖，产生溶细胞感染而导致红细胞生成障碍。大量病毒侵入血流形成病毒血症，此时病人出现流感样症状，病毒随病人的呼吸道分泌物排出体外。约经1周后随着免疫抗体生成，病毒血症终止，但病毒与抗体在血循环中形成的免疫复合物可引起面颊及四肢皮肤的红斑性斑丘疹。成人感染可致多发性关节炎。慢性溶血性贫血病人发生B19病毒感染后，因红系前体细胞大量破坏和网状细胞减少而促发严重的再生障碍性贫血危象。血清抗体阴性的孕妇发生B19病毒感染后，病毒通过胎盘侵袭胎儿，引致严重贫血及流产。但尚未有证据表明B19病毒可引起先天性畸形。

B19病毒不能用组织培养的方法分离鉴定，实验室诊断最敏感的方法是检测病毒DNA，可用斑点杂交、原位杂交和PCR方法检测血清、血细胞、组织标本和呼吸道分泌物中的病毒DNA；对传染性红斑和再障危象可用ELISA法查病毒特异性IgM，在红疹出现1~2天内多数病人血清中可测出B19 IgM抗体。目前尚无有效的抗B19药物，亦无预防疫苗。

（张文军）

第三十五章 朊 粒

1982 年 S. B. Prusiner 以叙利亚仓鼠为实验材料，发现羊瘙痒病(scrapie)的病原体是一种蛋白质，不含核酸，其最主要成分是一种蛋白酶抗性蛋白，命名为朊粒(Prion 或 Prion Protein, PrP)，该名称来源于 Proteinaceous infectious viron。Prusiner 因此项发现更新了医学感染的概念，获 1997 年的诺贝尔生理与医学奖。

一、生物学性状

朊粒(或朊粒)与常规病毒一样，有可滤过性、传染性、致病性、对宿主范围的特异性，但它比已知的最小的常规病毒还小得多(约 25nm)。电镜下观察不到朊粒的结构，且不呈现免疫效应，不诱发干扰素产生，也不受干扰作用。朊粒对人类最大的威胁是可以导致人类和家畜患中枢神经系统退化性病变，最终不治而亡。因此世界卫生组织将朊粒病和艾滋病并立为世纪之交危害人体健康的顽疾。

人的朊粒蛋白基因定位于 20 号染色体短臂上，基因的全长为 759kb，包括 2 个外显子，无内含子，编码 253 个氨基酸。在正常情况下，此基因编码产生细胞朊蛋白(cellular prion protein, PrP^{C})，PrP^{C} 以 α 螺旋为主，对蛋白酶 K 敏感，主要表达在神经元细胞中，具有维持系统功能的作用，没有致病性。PrP^{C} 构型发生变化时形成有致病性的朊蛋白，也称为羊瘙痒病朊蛋白(scrapie isoform of PrP^{C}，PrP^{SC}) PrP^{SC} 以 β 折叠为主，对蛋白酶 K 有抗性，仅存在于感染的人和动物组织中，具有致病性和传染性，PrP^{C} 和 PrP^{SC} 氨基酸序列完全一致，根本差别在于空间构象的差异。有研究表明，人 PrP 基因的第 102、178、198、200 位的点突变，与遗传性克-雅病的发生相关。PrP^{SC} 分子量为 27 000～30 000，是构成朊粒的基本单位，电镜下见不到病毒粒子的结构；经负染后才见到聚集而成的棒状体，其大小约为(10～250)mm×(100～200)nm。通过研究发现，朊粒对理化因素抵抗力很强，如紫外线照射、电离辐射、超声波以及 80～100℃ 高温，均有相当的耐受能力。对化学试剂与生化试剂，如甲醛、羟胺、核酸酶类等表现出强抗性(图 35-1)。

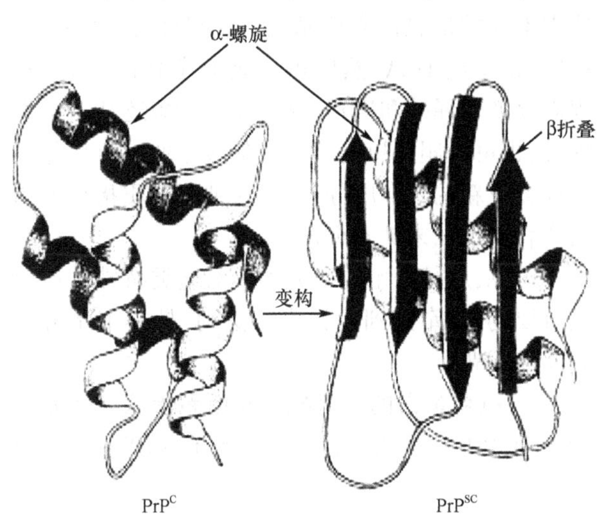

图 35-1 PrP^{C} 与 PrP^{SC} 的三维结构

二、致病性与免疫性

虽然作为传染性海绵脑病(朊粒病)原型的绵羊痒病已有 260 多年历史，但直至 1982 年 Prusiner 首次提出朊粒假说人们才认识到它的病原物。目前，其假说中蛋白质致病部分已为大多科学家接受，但朊粒的感染途径、增殖方式仍存在争议。

1. 传染途径 研究认为人感染朊粒病有三种可能途径：一是遗传突变，使朊粒蛋白失去细胞型而易于折叠成致病型；二是医源性感染，如角膜转移手术中的捐献者为朊粒的感染者，注射用的人生长激素和促性腺激素是提取于朊粒病患者的腺垂体；三是饮食感染，如食用朊粒病患者的脑组织。亦有科学家提出自然得病学说，认为 PrP^{SC} 可能是 PrP^{C} 翻译后转变而成的。

2. 朊粒蛋白增殖的可能机制 大多学者认为有一编码朊粒氨基酸序列的基因组，但此 DNA 不存在于朊粒中，而是正常哺乳动物基因组的一部分。朊粒的感染可活化或改变这一基因，使之转译出蛋白质。亦有人认为朊粒中存在某种小的核酸片段，它可能是基因活化的扳机。此片段插入到寄主细胞染色体的 PrP 基因前面，即在此基因转录起始位点之前，插入的核酸片段可作为基因表达的启动子或强化子。如果朊粒本身只含有蛋白质，PrP本身可能结合到DNA控制PrP基因转录的区域而起到同样的作用。大多数结合到DNA上的蛋白质都趋向于阻遏基因的表达，但一种蛋白质刺激其本身合成的现象并不是没有先例。

此外，有少数学者认为朊粒是通过与生物中心法则不同的信息流来增殖的。它可能先由PrP转译成RNA或DNA，然后再合成子代PrP。这一过程需要逆转译酶和逆转录酶，前一种酶还从未被发现过，也可大胆设想朊粒的氨基酸序列可直接作为模板合成新的蛋白质分子，但这种蛋白质指导的蛋白质合成也从未被发现过。

可见，朊粒增殖的研究不仅对这类特殊病原物是重要的，还牵连到生物中心法则，是一个十分有意义的问题。

3. 朊粒蛋白的致病机制及所致疾病 正常动物仅有PrP^{C}，疯牛病病例则既有PrP^{C}，又含有PrP^{SC}，当动物受PrP^{SC}感染后，PrP^{SC}由淋巴细胞带入中枢神经系统，或者直接进入中枢神经系统（如脑内注射PrP^{SC}时），使得进入的PrP^{SC}影响正常组织中的PrP^{C}，PrP^{C}存在于神经元、神经胶质细胞和其他一些细胞，属于糖磷脂酰肌醇锚定蛋白，集中在膜上的脂筏中，对蛋白酶和高温敏感，可能和细胞信号转导有关。动物被感染后，发生错误折叠的PrP^{SC}蛋白堆积在脑组织中，形成不溶的淀粉样蛋白沉淀，无法被蛋白酶分解，引起神经细胞凋亡（apoptosis）。

目前对蛋白质感染因子的增殖方式有两种解释（图35-2），一是异二聚体模型（heterodimer model），认为PrP^{SC}分子能与PrP^{C}分子相结合，诱使PrP^{C}转变成PrP^{SC}，从而形成了PrP^{SC}二聚体，于是一个PrP^{SC}分子就变成了2个PrP^{SC}分子，如此倍增不已。另一种解释是晶种模型（seeding model），认为PrP^{C}分子本身有向PrP^{SC}转变的倾向（一种平衡反应），PrP^{SC}能像晶种一样，稳定PrP^{C}的构象，形成淀粉样蛋白沉淀，然后碎裂后又变成新的晶种。

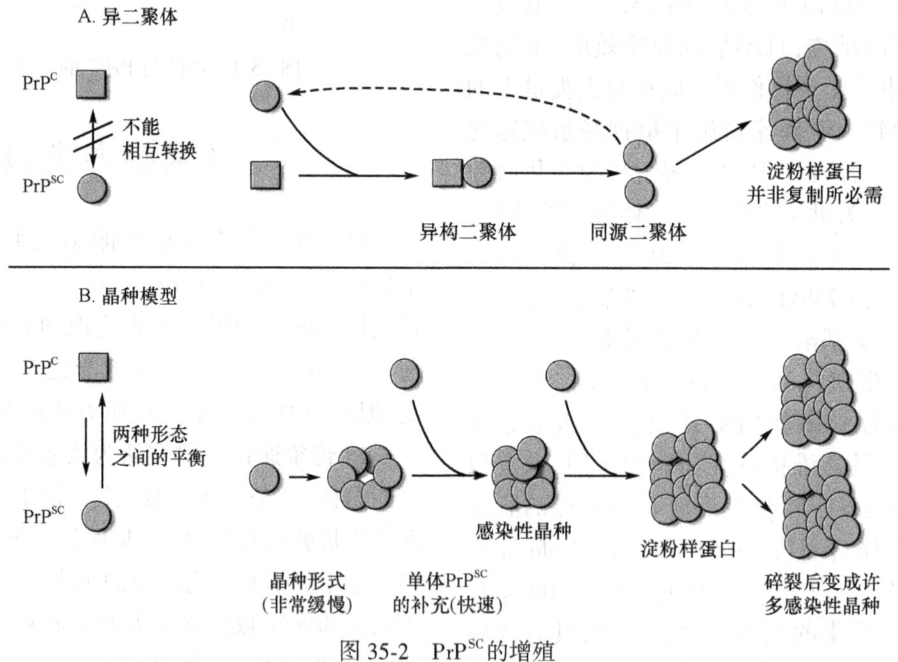

图35-2 PrP^{SC}的增殖

1982年普鲁宰纳提出了朊粒致病的"蛋白质构象致病假说"，以后魏斯曼等人对其逐步完善。其要点如下：①朊粒蛋白有两种构象：细胞型（正常型PrP^{C}）和搔痒型（致病型PrP^{SC}）。两者的主要区别在于其空间构象上的差异。PrP^{C}仅存在a螺旋，而PrP^{SC}有多个β折叠存在，后者溶解度低，且抗蛋白酶解；②PrP^{SC}可胁迫PrP^{C}转化为PrP^{SC}，实现自我复制，并产生病理效应；③基因突变可导致细胞型PrP^{C}中的α螺旋结构不稳定，至一定量时产生自发性转化，β片层增加，最终变为PrP^{SC}型，并通过多米诺效应倍增致病。

朊粒能引起人和动物的可转移性神经退化疾病，这些疾病的共同特征是使生物体产生认知和运动功能的严重衰退直至死亡。其临床表现为脑组织的海绵体化、空泡化、星形胶质细胞和微小胶质细胞的形成以及致病型蛋白积累，无免疫反应。朊粒引起的疾病主要是传染性海绵状脑病（transmissible spongiform encephalopathy，TSF）。下面介绍主

要的人和动物 prion 病。

(一) 羊瘙痒病(scrapie of sheep and goat)

是最先被发现的传染性海绵状脑病,发生于绵羊和山羊。病羊以消瘦、步态不稳、脱毛、麻痹等为临床特征;并因病羊瘙痒常在围栏上摩擦身体而得此病名。病死率极高,病理改变为典型的海绵状脑病病理特征。

(二) 牛海绵状脑病

牛海绵状脑病俗称疯牛病(mad cow disease),1986 年首先在英国报道,目前,疯牛病已蔓延到其他 12 个欧洲国家,美国、日本及加拿大等国也有个别报道。该病潜伏期一般为 4~5 年,发病初期以体重减轻,产奶量下降,体质差为主要症状;随后出现明显的运动失调、震颤等神经系统症状。因常出现感觉过敏、恐惧、甚至狂躁,故俗称为疯牛病。病理变化具有 TSE 的特征。

根据流行病学调查分析,认为病原体来源于羊或牛内脏、肉、骨粉制作的饲料。1988 年 6 月英国明文规定疯牛病为疫情报告的病种,并于同年 7 月立法禁止用反刍动物来源的蛋白质物质喂养牛等动物,并屠杀病牛和疑似病牛。自那以后,疯牛病的发病率呈逐渐降低趋势。

(三) 库鲁病 (Kuru disease)

此病是过去发生于大洋洲巴布亚新几内亚高原 Fore 部落里土著人的一种中枢神经系统进行性、慢性、退化性疾病。研究证明此病的发生与原始愚昧的宗教祭祀仪式食尸有关,病原因子可能通过皮肤黏膜(鼻咽部、胃肠道及眼结膜)而传染。本病潜伏期一般为数年,最长可达 30 年。一旦发病,病情呈慢性、进行性,直至死亡。临床表现早期以共济失调、颤抖等神经系统症状为主,故称 kuru(当地土语为颤抖之意)病;晚期表现为痴呆、四肢瘫痪,最后多因继发感染死亡。病损部位主要在中枢神经系统,以小脑最严重,大脑病损广泛,但较轻。病理特征与动物海绵状脑病十分相似。Gajdusek 等在 20 世纪 60 年代首次将 kuru 病死者脑组织滤液感染并传代于猩猩和多种猴类而获得成功;以后其他学者又成功建立了雪貂及小鼠等动物模型,证明此病与羊瘙痒病和人克-雅病属同种病原因子,为 prion 及其疾病的研究奠定了坚实的科学基础。Gajdusek 因此荣获 1976 年诺贝尔医学奖。

(四) 克-雅病(Creutzfeldt-Jakob disease, CJD)

本病又称为皮质纹状体脊髓变性病或亚急性海绵状脑病或传染性痴呆病(transmissible dementia)。由 Creutzfeld 和 Jakob 两位神经病理学家分别于 1920 年和 1921 年首先报道,故得名为 CJD。此病是人类最常见的海绵状脑病,呈世界性分布,好发年龄多在 50~75 岁间。该病常为散发性,约占 85%,其传播途径不明;其次为家族性,约占 15%;偶为医源性传播。家族性患者具有家族性常染色体的显性遗传,已证明在遗传性患者家族中均有编码 PrP 基因的突变。医源性传播主要与外科手术特别是神经外科手术时器械消毒灭菌不彻底、角膜或硬脑膜等移植或注射从人尸体脑垂体提取制备的生长激素与促性腺激素等有关。该病潜伏期 1.5~10 年,甚至长达 40 年以上。典型临床表现为进行性发展的痴呆、肌痉挛、小脑共济失调、运动性失语,并迅速发展为半瘫、癫痫,甚至昏迷。患者最终于发现症状后一年内死于感染或中枢神经系统功能衰竭。其病理学改变与库鲁病相似。海绵状脑病的病理学特征是该病重要诊断依据之一。

(五) 克雅病变种(variant CJD, vCJD)

本病是 1996 年 3 月 20 日由英国 CJD 监视中心首先报道的一种新发现的人类传染性海绵状脑病。首先报道的 10 个病例均发生于英国,随后在法国、德国、爱尔兰及俄罗斯等国家也有病例报道。该病多发生于 18~40 岁的年轻人,临床症状以精神异常为主,表现为焦虑、孤僻、萎靡及其他异常行为;晚期出现痴呆、锥体束与锥体外束综合征。vCJD 与典型 CJD 在易感年龄、临床症状与病程、脑电图与影像学以及病理学改变等方面有区别,故将该病称为 CJD 的变种。大量研究资料证实人的 vCJD 与疯牛病密切相关,具有高度的时空吻合性。

三、微生物学检查法

分离 Kuru 病毒可用猴、羊、貂、猫及豚鼠等动物进行感染试验,但用动物分离人朊粒成功率较低,最近制备的含有人 PrP 基因的转基因小鼠对人朊粒敏感,但用动物分离朊粒的时间的较长,一般需 200 天以上,不适于实验室检查。目前仍以病理检查作为诊断朊粒感染的手段。主要的检查方法有：

1. 病理学诊断 取可疑病例的脑组织，经96%甲醛固定液处理后制备病理组织切片，苏木素-伊红染色后，观察脑组织的特征性病理变化。可见海绵状病变稀疏地分布于整个大脑皮层，神经元消失，星状细胞增生，典型病变为融合性海绵状空泡，空泡周围有大量淀粉样斑块，在HE染色中清晰可见。

免疫组化法：PrP^{C}和PrP^{SC}氨基酸序列完全一致，特异性抗体无法区分这两种蛋白，所有要先用蛋白酶K处理，破坏PrP^{C}，然后再用PrP的单克隆抗体作免疫酶染色。光镜下发现脑组织有红色斑点着为阳性。

2. 免疫印迹法 蛋白印迹（Western blotting）检测PrP^{SC}是常用而敏感的方法。先用蛋白酶K处理脑组织，用PrP单抗或多抗进行免疫杂交、最后用酶标抗体进行染色。

3. 基因分析 从病人外周血白细胞提取DNA，对Prion基因进行分子遗传学分析，可协助诊断遗传性Prion病。

四、防 治 原 则

朊粒感染所致疾病目前均无治疗方法，故应及早建立长期监督、监测和报道疫情的机构，采取有效措施，杜绝PrP的传入和扩散。如①克雅病的传播可因角膜移植、神经外科手术，尸体解剖和应用人垂体激素等，故应注意医源性感染；②禁止用任何动物脏器（尤其脑、脊髓、视网膜等）加工成牛或其他动物的饲料，加强进口牛、羊制品和饲料的检疫；③由于朊粒对理化因子的抵抗力强，高压灭菌时需134℃，处理1小时，手术器械须用1mol/L NaOH溶液处理1小时，清洗后再行高压灭菌；对带有PrP^{SC}的提取液、血液等要用10%漂白粉溶液或5%次氯酸钠溶液处理2小时以上，使其失去传染性。医护人员及实验室研究人员应严格遵守安全操作规程，加强防范意识，注意自我保护。

（黄红莹　何　平）

第三篇　医学真菌学

第三十六章　真菌学概述

真菌(fungus)是一大类细胞核高度分化,有核膜和核仁,胞质内有完整的细胞器;不含叶绿素,无根、茎、叶分化的真核细胞型微生物。

真菌不同于细菌等原核生物,它有较完整的细胞结构:有核膜和核仁,有DNA和组蛋白组成的线状染色体;细胞质中有内质网、高尔基体和线粒体;细胞壁不含肽聚糖。也不同于植物,它不含叶绿素,不能进行光合作用,无根、茎、叶的分化,细胞壁的主要成分为几丁质,而植物则为纤维素。真菌和动物一样是异养型生物,它们必须从外界环境中吸取有机物质才能生存。但真菌与动物获取营养物质的方式有所不同。动物一般是先摄取,再消化,称为消化型生物;而真菌却释放多种水解酶至体外,先把各种底物降解成小分子,然后再把它们吸收至体内,称为吸收型生物。

真菌是一个庞大的生物群体,自然界大约有10万余种。大多数真菌不仅对人类无害,甚至有益。它们分解有机物,在自然界的物质循环中发挥重要作用;它们被广泛用于食品发酵、酿酒、制酱、生产抗生素和免疫抑制剂等药物。但有些真菌可感染植物和动物组织。目前发现在一定条件下引起人类疾病的真菌只有数百种,常见的有50~100种。近年来,由于抗生素、激素、抗癌药物等的大量使用,造成机体内正常菌群失调或免疫功能低下,真菌感染明显增多。

第一节　真菌的生物学性状

一、真菌的形态与结构

真菌可分为单细胞的酵母(yeast)和多细胞的霉菌(mold)两大类。此外真菌还包括一类宏观的实质性结构如木耳、蘑菇等,但由于它们与医学关系不甚密切,故不在本书中讨论。

酵母呈圆形或卵圆形。外形与细菌相似,但较大,其直径为葡萄球菌的数倍,5~8μm。医学上常见的有新生隐球菌、假丝酵母菌。霉菌由菌丝和孢子组成,故又称为丝状菌(filamentous fungus)。有些真菌可因环境条件改变而发生丝状菌或酵母两种形态的互变,称为二相性真菌(dimorphic fungus)。如组织胞浆菌、皮炎芽生菌等,它们在普通培养基上环境温度培养时一般呈丝状菌形态,在体内或在液体中生长时则常常呈现酵母状态。

(一) 菌丝(hypha)

大多数霉菌在适宜培养基上生长时能长出中空、细长的微管(横径2~10μm),称菌丝,菌丝又能长出许多分枝,交织成团,称菌丝体(mycelium)。伸入培养基中吸取营养的部分称营养菌丝体(vegetative mycelium),突出于培养基表面生长部分称气生菌丝体(aerial mycelium),其中产生孢子的则称为生殖菌丝体(reproductive mycelium)。气生菌丝体常带有许多孢子。

大部分菌丝间隔一定空间距离有横隔,称隔膜(septum)。隔膜中有小孔,可允许胞质通过。隔膜将一条菌丝分隔为数个细胞,横隔之间为一个细胞,可含一至数个核。有隔膜的菌丝称为有隔菌丝(septate hypha),如皮肤癣菌、曲霉等。有些真菌菌丝中无横隔,一条菌丝即为一个细胞,其中可含多个细胞核,无隔膜的菌丝称为无隔菌丝(nonseptate hypha),如毛霉和根霉等(图36-1,图36-2)。

不同的霉菌可有不同形态的菌丝,如球拍状、结节状、梳状、鹿角状等,菌丝的形态有助于鉴别不同种类的霉菌,如黄癣菌有鹿角状菌丝,羊毛状小孢子菌可产生球拍状菌丝。但有时不同的霉菌也能产生相同形的菌丝。

(二) 孢子

孢子(spore)是真菌的繁殖器官,一条菌丝上

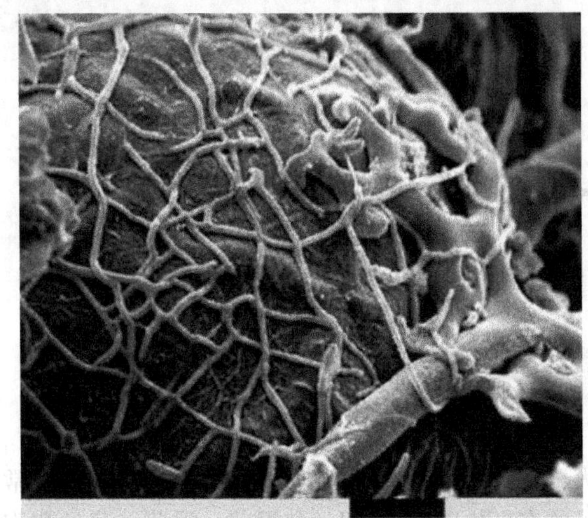
图 36-1 叶片上的真菌菌丝

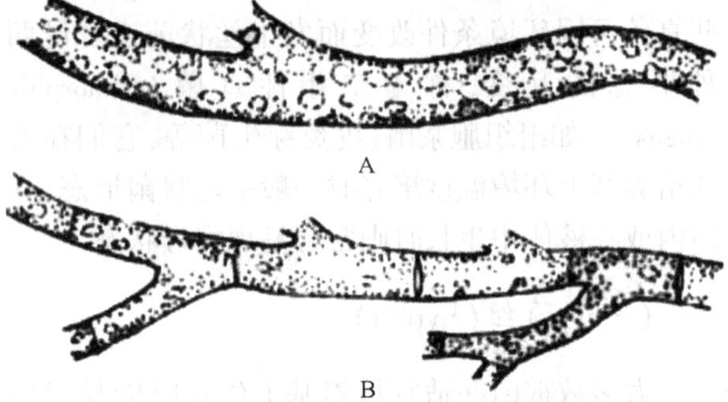

图 36-2 无隔菌丝及有隔菌丝示意图
A. 无隔菌丝;B. 有隔菌丝

可长出多个孢子,在环境条件适宜时,孢子又可伸出芽管,发育成菌丝体。

真菌孢子可分为有性孢子和无性孢子。

有性孢子是指真菌通过同一菌体或不同菌体上两个细胞融合,并经减数分裂而形成的孢子,如接合孢子(zygospore)、子囊孢子(ascospore)和担子孢子(basidiospore)。接合孢子是一种体积较大、胞壁较厚的孢子。子囊孢子在一种称为子囊的结构内形成。担子孢子通常在一种称为孢子台的基座顶端形成。

无性孢子不发生细胞间融合,它们一般由真菌菌丝通过有丝分裂方式产生,因此在遗传形状上与其前代完全相同。真菌产生的无性孢子主要有以下几种:

1. 分生孢子(conidium) 由菌丝末端细胞分裂形成,也可在菌丝侧面出芽形成,它又可分为体积较大,由多个细胞组成的大分生孢子和体积较小,只含一个细胞的小分生孢子。

2. 孢子囊孢子(sporangiospore) 菌丝末端膨大形成孢子囊,囊内细胞经有丝分裂产生许多孢子,孢子成熟则破囊而出。

3. 芽生孢子(blastospore) 由菌丝体细胞出芽生成,常见于单细胞真菌。一般芽生孢子长到一定大小即与母体脱离,若不脱离则形成假菌丝,如假丝酵母。

4. 厚膜孢子(clamydospore) 可由菌丝细胞分化形成。在不利环境下菌丝细胞内胞质浓缩,胞壁增厚,抵抗力增强。当环境有利时,厚膜孢子又可出芽繁殖,如假丝酵母。

5. 关节孢子(arthrospore) 在陈旧的培养物中,菌丝细胞壁变厚,形成长方形的节段,呈链状排列,如球孢子菌(图 36-3)。

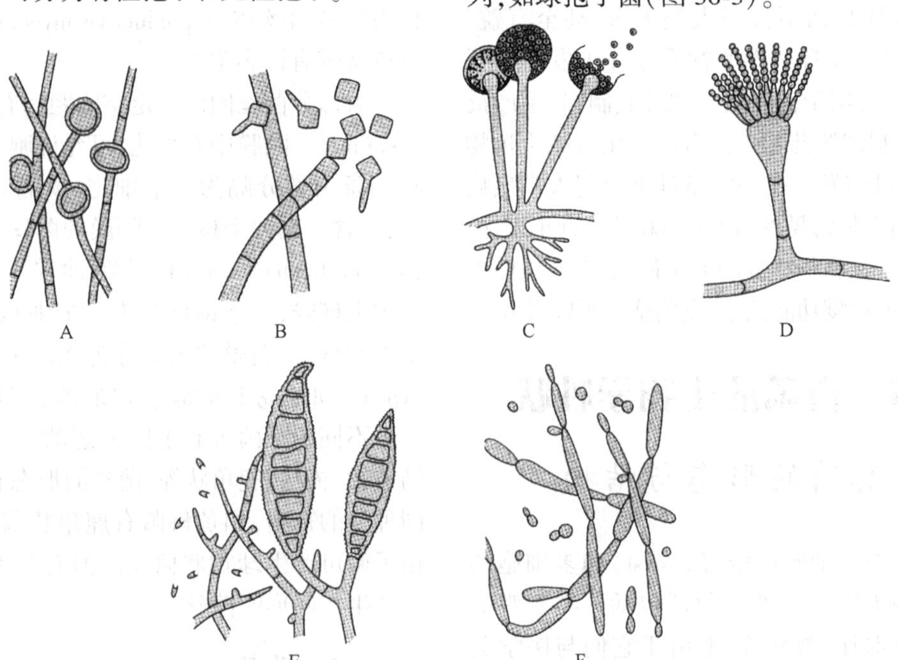

图 36-3 真菌的无性孢子(Brooks *et al*, 2004)
A. 厚膜孢子;B. 关节孢子;C. 孢子囊孢子(根霉);D. 小分生孢子(曲霉);E. 小分生孢子和大分生孢子;F. 芽生孢子

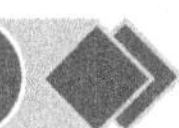

大多真菌可通过产生有性孢子和无性孢子两种不同方式进行繁殖。如子囊菌(ascomycetes)既可通过有性繁殖方式产生子囊孢子，也可经出芽方式产生分生孢子；接合菌(zygomycetes)既可通过有性繁殖方式产生接合孢子，也可经无性繁殖方式产生孢子囊孢子。病原性真菌大多形成无性孢子，无性孢子的形状、颜色和排列有助于真菌的鉴别。还有些真菌至今尚未发现有性繁殖期，这类真菌称为未知菌类(deutermycotina)或不完全真菌(imperfect fungi)，如白假丝酵母、粗球孢子菌等。

孢子从母体真菌释放可具有主动和被动两种方式。在风和水等外力作用下，使孢子同母体脱离的方式称为被动释放方式。菌丝的某些部位变得脆弱，内部压力却明显增加，最终导致孢子的释放，称为主动释放方式。

真菌孢子易于传播，它们对不利环境的抵抗力要强于菌丝体，因此孢子大大增强了真菌的生存能力。但真菌孢子的抵抗力又明显弱于细菌的芽孢，它们于60~70℃短时间加热即可死亡。

真菌细胞壁和细胞膜的结构特点在医学上具有重要意义。真菌细胞壁中不含肽聚糖，其主要成分为几丁质(一种由*N*-乙酰葡糖胺长链组成的多糖)和葡聚糖，因此真菌对青霉素或头孢菌素不敏感，但对作用于葡聚糖的抗真菌药卡泊芬净(caspofungin)敏感。另外，真菌细胞膜中主要含麦角固醇(ergosterol)，这不同于人类细胞膜中的胆固醇，因此它们对两性霉素B和某些唑类药物如氟康唑、酮康唑等敏感。

二、真菌的生长

真菌的营养方式主要有3种。①腐生方式：利用死的动、植物和微生物残体生存；②寄生方式：寄生在动、植物的活组织内，同时对被寄生物产生不利影响；③共生方式：寄生在动、植物的活组织内，同时对被寄生物产生有益影响。大多真菌主要以腐生方式生长，但许多在医学上有重要意义的真菌均为寄生菌，如白假丝酵母、新生隐球菌等均为人体条件致病菌。

大多数真菌是需氧菌。少数真菌可利用发酵旁路途径在低氧环境中生存，它们属兼性厌氧菌。另在污水和污物的处理器中还发现了一些厌氧性真菌。

真菌的营养要求不高，在一般培养基上均能生长。实验室常用沙保(Sabouraud)培养基。此培养基主要含有蛋白胨、葡萄糖和琼脂。由于该培养基的pH较低(pH5.0~6.0)，并常含有氯霉素和放线菌酮，可抑制细菌生长而有利于真菌的生长。有些病原性真菌如白假丝酵母、组织胞浆菌、新生隐球菌等需先用血琼脂平板培养，待生长后移种沙保培养基，并同时做玻片小培养，以观察自然状态下的形态结构。培养浅部真菌的最适温度为22~28℃，但某些深部真菌在37℃生长最好。真菌培养亦需较高的湿度与氧。

真菌的繁殖能力强，但生长速度比细菌慢，常需1~4周才能形成菌落。真菌的菌落有三种类型。

1. 酵母型菌落(yeast type colony) 多数单细胞真菌的菌落特征，类似细菌菌落，但菌落体积较大。一般为光滑、湿润、柔软、边缘整齐、不透明、乳白色的圆形菌落，如新生隐球菌菌落。

2. 类酵母型菌落(yeast-like type colony) 外观类似酵母型菌落，但有假菌丝伸入培养基中。如白假丝酵母落(图36-4)。

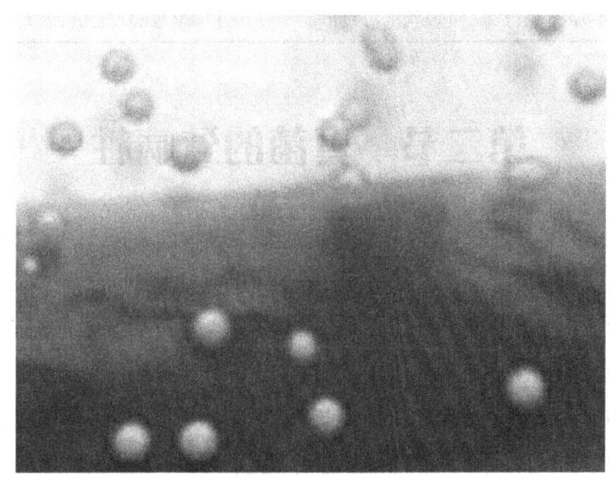

图36-4 类酵母型菌落(白假丝酵母)

3. 丝状菌落(filamentous type colony) 为多细胞真菌的菌落特征。菌落较大，由许多疏松的菌丝体构成。菌落可呈棉絮状、绒毛状或粉末状等。丝状菌落的形态、结构和颜色在鉴定真菌时有重要参考价值(图36-5)。

三、真菌的抵抗力

真菌的菌丝和孢子均不耐热，一般于60~70℃一小时即可被杀死。对干燥、紫外线和多种化学消毒剂耐受性较强，但对1%~3%苯酚溶液、

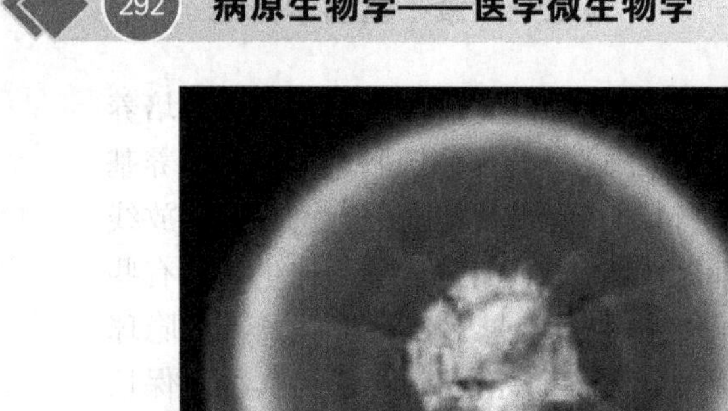
图 36-5 丝状菌落

2.5%碘酒、2%结晶紫和10%甲醛溶液则较敏感。真菌对常用的抗生素如青霉素、链霉素及磺胺类药物不敏感,但制霉菌素、两性霉素B、酮康唑等对多种真菌有抑制作用。

四、真菌的分类

真菌的分类主要根据它们有性繁殖的方式,同时也结合形态学以及无性繁殖的方式。与医学有关的真菌主要有四个亚门。通过有性繁殖方式分别产生子囊孢子、接合孢子和担子孢子的真菌分别称为接合菌亚门(Zygomycotina)、子囊菌亚门(Ascomycotina)和担子菌亚门(Basidiomyotina),此外是因未发现其有性阶段而人为划分的半知菌亚门(Deutermycotina 或 fungus imperfecti)。真菌各亚门的代表菌及其主要性状见表36-1。

表 36-1 真菌的分类及其主要性状

亚门	代表菌	有性孢子	菌丝	生长地	致人类疾病
子囊菌	链孢霉菌,组织胞浆菌	子囊孢子	有隔	土壤,腐烂植物	癣,组织胞浆菌病,芽生菌病
接合菌	毛霉,根霉	接合孢子	无隔	土壤,腐烂植物	毛霉病,根霉病
担子菌	新生隐球菌,蘑菇,伞菌	担子孢子	有隔	土壤,腐烂植物	隐球菌病,蘑菇中毒
半知菌	青霉,白假丝酵母,曲霉	不明	有隔	土壤,腐烂植物,动物体表面	念珠菌病,毛孢子菌病,表皮癣菌病,球孢子菌病等

第二节 真菌的致病性

与细菌、病毒相比,真菌的致病力一般较弱,但它们也能通过多个途径、多种机制使机体患病。由致病性真菌和条件致病性真菌引起的疾病统称真菌病(mycoses)。真菌产生的一些毒素进入人体还可导致全身或某些脏器的中毒症状,有的甚至可能致癌。此外,真菌感染还可能引发各类超敏反应。

一、致病性真菌感染

主要是外源性侵袭机体而致病,包括皮肤、皮下组织真菌感染和全身或深部真菌感染。浅部真菌如皮肤癣菌等有嗜角质性,能产生角蛋白酶和脂酶分解角蛋白和细胞脂质,并在局部大量繁殖后通过机械刺激和代谢产物的作用,引起局部炎症和病变。二相性真菌如荚膜组织胞浆菌、皮炎芽生菌等进入机体后转换成酵母型,它们在巨噬细胞中不被杀灭反而繁殖扩散,从而引起慢性组织肉芽肿和组织溃疡坏死。

二、条件致病性真菌感染

主要是一些内源性真菌引起,如假丝酵母菌、新生隐球菌、曲霉、毛霉等。感染多发生在机体免疫力降低时,如长期应用广谱抗生素、皮质激素、放化疗患者、肿瘤、糖尿病、艾滋病、免疫缺陷患者等。例如白假丝酵母属于人体的正常菌群,但抗生素使用不当时可大量生长引起疾病。

三、真菌中毒症

某些真菌污染作物、粮食、饲料和餐品后,可产生真菌毒素(mycotoxins),动物和人摄入后可引起急性或慢性中毒,称为真菌中毒症(mycotoxicosis)。不同真菌毒素作用的靶组织不同,例如杂色曲霉毒素主要为肝脏,赭曲霉毒素主要为肾脏,展青霉毒素主要为神经系统。黄曲霉毒素对肝、脑、肾均有明显毒性作用。在我国真菌毒素所致人畜中毒常有发生,如霉变甘蔗中节菱孢菌可产生毒素3-硝基丙酸,食入后可引起抽搐、昏迷等神经系统病变症状;食用含有镰刀菌毒素的赤霉麦可引起肝、肾、脑

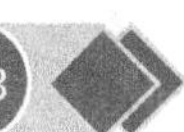

中毒等。

真菌中毒和一般细菌性或病毒性感染有所不同，它是在粮食和食物中产生毒素，因而受环境条件及饮食习惯等因素的影响，发病有地区性与季节性，但没有传染性。

四、真菌毒素与肿瘤

已证实某些动物和人类肿瘤与真菌毒素有关，如已证明赭曲霉毒素（ochratoxin）可致小鼠肾癌，镰刀菌 T-2 毒素可诱发大鼠胃癌、胰腺癌、垂体和脑肿瘤，展青霉素经皮下注射可引起大鼠肉瘤等。在所有真菌毒素中对环境污染最严重，对人畜危害最大的是黄曲霉毒素（aflatoxin，AF），它主要由黄曲霉、寄生曲霉等少数曲霉产生，以污染玉米、花生、坚果等农作物及其制品为主。AF 是一类结构相似的化合物的总称，其基本结构都含有一个二呋喃环和一个氧杂萘邻酮（香豆素），其中以 AFB1 的产量和毒性为最大，动物试验已证明它是已知致癌化学物质中毒性最强的一种。AF 能诱导 P53 抑癌基因突变，导致 P53 蛋白缺失，使肝细胞生长失控，引发肝癌。此外它也能引起肾、胃、支气管、腺体和皮下组织的癌肿。

五、真菌超敏反应性疾病

真菌孢子常散布于空气中，敏感患者吸入或食入时，可引起各种类型超敏反应性疾病，如荨麻疹、变态反应性皮炎、鼻炎、哮喘等。临床上常见的“皮真菌疹（dermatophytids）”就是一种真菌抗原刺激机体产生的超敏反应。它们出现的部位常常并非是真菌感染部位，例如足的真菌感染可引起手指瘙痒和丘疹。若取标本作微生物检查，常检测不到菌丝，但如以真菌抽提物为抗原给患者作皮肤试验则可显示阳性。

第三节　抗真菌感染免疫

机体的抗真菌感染免疫同其他抗病原微生物感染一样，也包括天然免疫和获得性免疫，两者互相补充，共同配合，缺一不可。

一、天然免疫

完整的皮肤黏膜屏障可有效阻挡真菌及其孢子的侵入。皮脂腺分泌的脂肪酸有杀真菌的作用。儿童头皮脂肪酸分泌量比成人少，故易患头癣。手足汗较多而掌跖部缺乏皮脂腺的人，易患手足癣。正常菌群也有拮抗真菌的作用，如果滥用广谱抗生素引起菌群失调，内源性真菌就会大量生长而造成感染。

中性粒细胞具有吞噬和杀灭真菌的作用。一种促癣吞噬肽（tuftsin）可结合到中性粒细胞膜上，提高其吞噬和杀灭真菌的活性。中性粒细胞杀灭真菌的机制是吞噬过程触发呼吸爆发，形成 H_2O_2、次氯酸等，以及释放颗粒中的防御素等。中性粒细胞减少患者，易患播散性念珠菌病和侵袭性烟曲霉病。巨噬细胞在抗真菌感染中也有一定作用，但不如中性粒细胞。NK 细胞有抑制新生隐球菌和巴西副球孢子菌生长的作用。

真菌组分是补体替代途径的强激活剂，但真菌能抵抗补体攻膜复合物（membrane attack complex，MAC）的杀伤。补体活化产生的 C3a、C5a 可招引炎性细胞至感染部位。

二、获得性免疫

真菌感染可诱导机体产生特异性细胞免疫和体液免疫，其中又以细胞免疫为主。特异性抗体可阻止真菌与宿主细胞或组织的黏附，并提高吞噬细胞对真菌的吞噬率。特异性细胞免疫中 $CD4^+T$ 细胞产生并释放 IFN-γ 和 IL-2 等细胞因子，激活巨噬细胞、NK 细胞和 CTL 等，参与对真菌的杀灭。AIDS、肿瘤患者和长期使用免疫抑制剂者的细胞免疫功能低下，故易受播散性真菌感染。

第四节　真菌感染的实验室诊断

与细菌的检查方法相类似，真菌感染的实验室诊断方法包括直接显微镜检查真菌形态、真菌的分离培养与鉴定、检测真菌的抗原与抗体及真菌毒素检测等。可根据不同的标本种类和检查目的采用相应的检查方法。

一、标本的采集

应在用药前采集标本，浅部感染真菌的检查可用 70% 乙醇溶液棉球擦拭局部后取皮屑、毛发、指（趾）甲屑等标本。深部感染真菌的检查可根据病情取痰，血液、脑脊液、淋巴结穿刺液等标本，液体标本可用离心方法富集待检菌，取材时注意无菌操作，及时送检。

二、直接显微镜检查

直接镜检对于真菌病的诊断较细菌更为重要。将皮屑、毛发、指(趾)甲屑等标本置载玻片上，滴加10% KOH溶液少许，加盖玻片后在火焰上微微加热，使被检组织溶解，角质软化，标本显得清晰透明。真菌细胞壁中因含几丁质和各种复杂多糖，因而可耐受碱处理。然后在低倍或高倍镜下检查菌丝和孢子。皮肤癣检查常用湿标本，不需染色；疑似假丝酵母可用革兰法染色；隐球菌感染可墨汁负染后镜检。

三、分离培养

直接镜检不能确诊时应做真菌培养。由于真菌在不同培养条件下形成的菌落及菌体形态会有较大差别，故鉴定时应用统一的沙保培养基，并控制好其他各种实验条件。皮肤、毛发、甲屑等标本先经70%乙醇溶液或2%苯酚溶液浸泡2~3分钟以杀死杂菌，用无菌盐水洗净后接种于含放线菌酮(抑制腐生真菌生长)和氯霉素(抑制细菌生长)的沙保培养基(隐球菌对这两种药物敏感，应避免使用)。培养时放置25~28℃温箱数日至数周，然后观察菌落特征。为观察自然状态下真菌的形态结构，必要时可做玻片小培养，即是在无菌玻片上放置一小块沙保培养基，在培养基边缘接种待检真菌，盖上盖玻片后置温箱培养约一周，直接于镜下或用乳酚棉蓝染色后置显微镜下观察真菌的形态、结构和排列等特征。此外也可利用真菌不同生化反应特性，应用鉴别培养基鉴定不同的真菌，目前在临床上已用于假丝酵母的检测。

四、真菌抗原和抗体的检测

深部感染真菌的辅助诊断。常用方法有凝集试验、沉淀试验、补体结合试验、ELISA和放射免疫测定等。例如可用乳胶凝集试验检测病人血清和脑脊液中荚膜多糖抗原。对于抗体的检测，被检者血清中抗体的效价须较正常效价有明显升高才有诊断意义。

五、核酸检测

检测真菌核酸可进行快速诊断。可用PCR检测临床标本(血液、痰液等)中的特异真菌DNA，也可将PCR与核酸多态性分析结合的方法，如PCR限制性酶切片段长度多态性分析(PCR-RFLP)和随机扩增多态性DNA(RAPD等)方法。此外还可用DNA探针检测与鉴定真菌核酸序列，测定DNA中G+C含量以对真菌分类鉴定等。

六、真菌毒素检测

检测真菌毒素有生物学毒性检查法、薄层层析法、高效液相法和间接竞争ELISA法等。其中间接竞争ELISA法具有安全、快速、灵敏、经济等优点，适用于大批量标本中黄曲霉素B1等真菌毒素的快速检测。

第五节 真菌感染的防治原则

真菌感染目前尚缺乏特异性预防方法。皮肤癣预防主要是注意清洁卫生，避免与患者及污染的物品直接接触。保持鞋袜干燥，防止真菌孳生。引起深部感染的真菌多为条件致病菌，故预防措施主要是提高机体抵抗力，应避免滥用抗生素、激素和免疫抑制剂。对肿瘤、糖尿病、先天性或继发性免疫缺陷患者、免疫抑制剂使用者和年老体弱者更应防止真菌感染。另对医院真菌感染也应重点预防。

由于真菌是真核细胞型微生物，要找到一种对宿主细胞无毒的抗真菌药物十分不易。当前使用的抗真菌药物主要针对真菌壁、膜中的一些特殊结构，如针对细胞膜麦角固醇的药物主要有：多烯类药物两性霉素B(amphotericin B)和制霉菌素(nystatin)，它们通过与麦角固醇结合干扰其代谢，增加胞膜通透性而导致真菌死亡；唑类药物较多如酮康唑(keteconazole)、克霉唑(clotrimazole)、咪康唑(miconazole)、氟康唑(fluconazole)、伊曲康唑(itraconazole)等，它们都作用于真菌依赖细胞色素P450的14α-固醇去甲基酶，抑制麦角固醇的生物合成；丙烯胺类药物如特比萘芬(terbinafine)，它通过特异性地抑制角鲨烯环氧化酶的活性来减少麦角固醇的合成。也有的药主要针对真菌细胞的细胞壁结构，如尼克霉素(nikkomycin)，它通过竞争

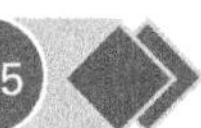

性抑制真菌细胞壁上的几丁质合成酶Ⅰ、Ⅱ的活性而破坏真菌细胞壁；又如卡泊芬净(caspofungin)，它对真菌1,3-β-葡聚糖有明显抑制作用。此外有核苷类药物如5-氟胞嘧啶(5-flucytosine)等，它们可干扰真菌DNA和RNA合成。但目前的抗真菌药都有这样或那样的缺点，如抗菌谱较窄、对某些组织的渗透力较弱、副作用大等。一些新的有潜力的抗真菌药物正在研制开发中，并已有多个广谱、高效、低毒的新药进入了临床试验。此外有效的抗真菌中草药也有待于开发。

(袁红瑛)

第三十七章 主要致病性真菌

主要致病性真菌由于其侵犯的部位和临床表现不同,大致分为浅部感染真菌和深部感染真菌。浅部感染真菌根据侵犯皮肤的深浅程度和引起机体免疫应答的状况可分为皮肤癣菌和角层癣菌两类。深部感染真菌主要包括皮下组织感染真菌、地方性致病真菌和机会致病性真菌。

第一节 浅部感染真菌

浅部感染真菌一般侵犯浅层皮肤,包括角化的表皮、毛发和指(趾)甲,引起皮肤癣症,但不侵入皮下组织、内脏等深部组织,故不引起全身感染。

一、皮肤癣菌

皮肤癣菌(Dermatophytes)有嗜角质蛋白的特性,由于不能在37℃及有血清的条件下生存,其侵犯部位只限于角化的表皮、毛发和指(趾)甲,导致皮肤癣症,包括手足癣、足癣、甲癣、头癣、体癣和股癣等,特别是手足癣是人类最多见的真菌病。与角层癣菌不同的是皮肤癣菌抗原成分可诱发机体产生免疫应答,引起宿主皮肤的病理改变。皮肤癣菌包括毛癣菌(*Trichophyton*)、表皮癣菌(*Epidermophyton*)及小孢子癣菌(*Microsporum*)三个属,共约40余种。

(一)生物学性状

皮肤癣菌在沙保培养基上形成丝状菌落。根据菌落的形态、颜色以及显微镜下观察到的菌丝和分生孢子,可对皮肤癣菌作出初步鉴定(图37-1)。

毛癣菌属:共有20余种,其中对人有致病性的有10多种,如红色毛癣菌(*T. rubrum*)、须毛癣菌

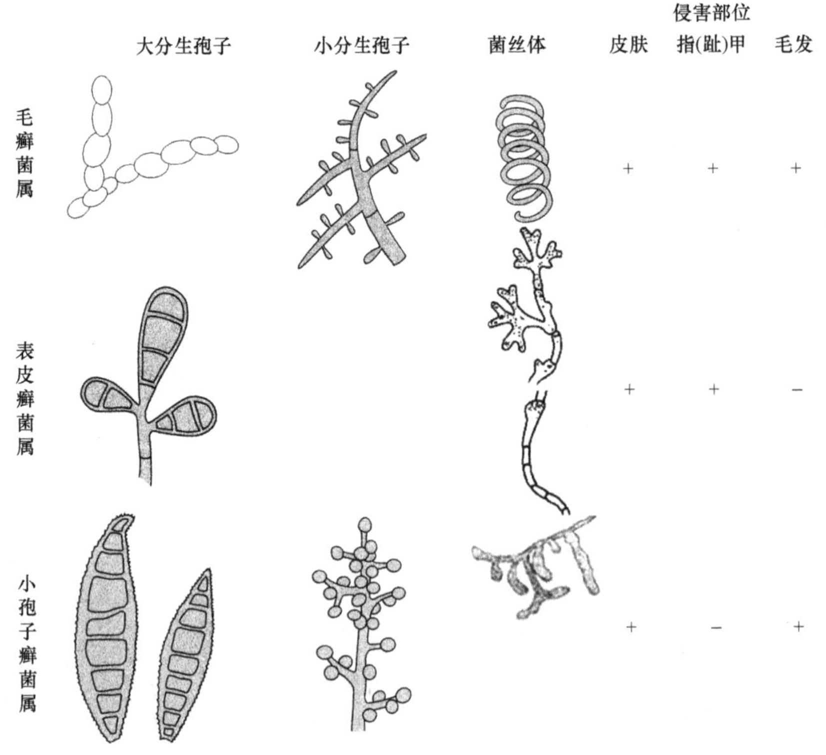

图37-1 皮肤癣菌的孢子、菌丝形态和侵害部位

(*T. mentagrophyte*)、断发毛癣菌(*T. tonsurans*)和紫色毛癣菌(*T. violaceum*)等。毛癣菌菌落为灰白、红、橙或棕色,表面呈绒毛状、粉粒状或蜡样。镜下可见细长棒状的薄壁大分生孢子和葡萄状或梨状

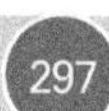
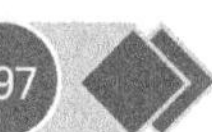

的小分生孢子。菌丝有螺旋状、球拍状、鹿角状和结节状。

表皮癣菌属：仅絮状表皮癣菌（*E. floccosum*）对人有致病性。该菌菌落初呈白色鹅毛状，以后转变为黄绿色粉末状。镜下可见球拍状或结节状菌丝及含2~4个细胞的粗棒状大分生孢子，孢子又常常2~3个为一组。该菌不产生小分生孢子。

小孢子癣菌属：有15种真菌，多数具致病性。我国主要有犬小孢子菌（*M. canis*）、石膏样小孢子菌（*M. gypseum*）和奥杜盎小孢子菌（*M. audouinii*）。

小孢子癣菌菌落为灰色、橘红色或棕黄色，由绒毛状逐渐变至粉末状。小孢子癣菌属的一个特点是常产生胞壁带刺的大分生孢子，镜下见有厚壁梭形大分生孢子，卵圆形的小分生孢子长在菌丝的侧枝末端。菌丝有结节状、梳状和球拍状。

（二）致病性

皮肤癣菌的局部增殖及其代谢产物刺激引起的炎症反应，是导致感染部位病变的主要原因；此外皮肤癣菌产生的酶类，如脂酶、弹性蛋白酶和角化酶等，在致病中也具有重要作用。皮肤癣菌感染主要经接触患者、病畜或污染的土壤引起。温暖潮湿的环境、出汗、暴晒、皮脂腺过多分泌和遗传倾向等因素都有利于感染的发生。

三种皮肤癣菌均可侵犯皮肤，引起体癣、手足癣和股癣等（图37-2A）；毛癣菌与表皮癣菌可侵犯指（趾）甲，引起甲癣，俗称灰指（趾）甲，使指甲失去光泽，增厚变形（37-2B）；毛癣菌与小孢子癣菌可侵犯毛发，引起头癣、发癣与须癣（37-2C）。在我国从患者分离的皮肤癣菌以红色毛癣菌为最多，其次为紫色毛癣菌、须毛癣菌和絮状表皮癣菌等，它们主要引起甲癣、手足癣和体癣。头癣是皮肤癣菌感染头部皮肤、毛发引起的疾病，包括黄癣、白癣和黑点癣等。我国头癣中以黄癣为最多，主要由许兰毛癣菌（*T. schoenleinii*）引起。

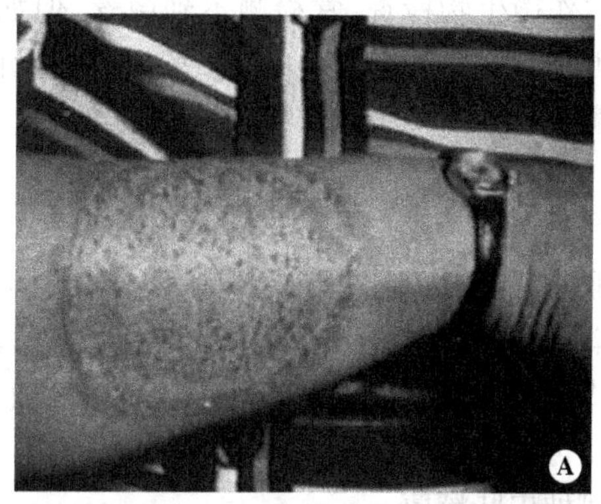
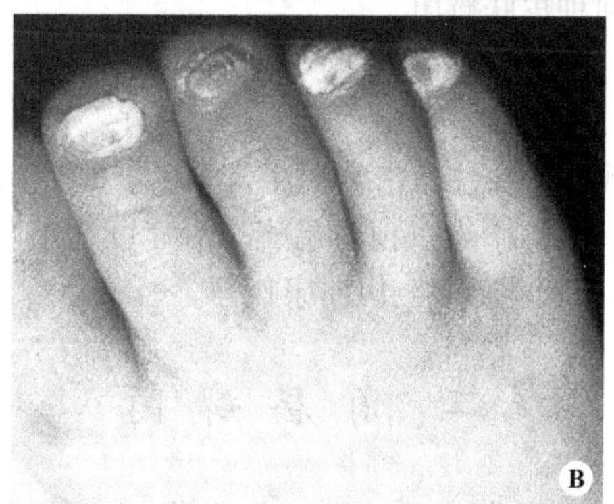
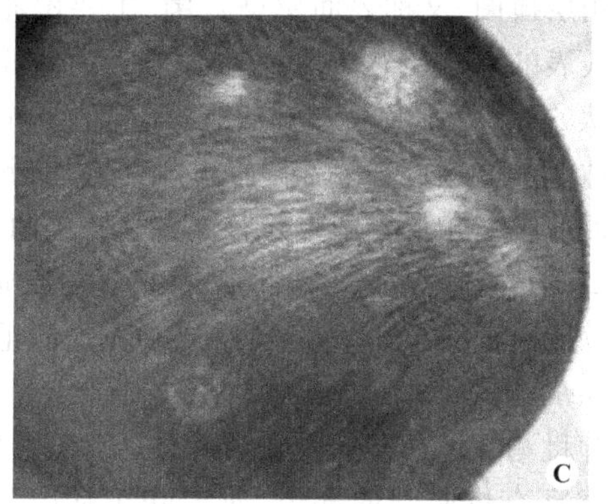

图37-2　皮肤癣菌感染引起的体癣（A）、甲癣（B）或头癣（C）

表37-1　皮肤癣菌感染的某些临床特点

疾病	发生部位	临床特征	常见真菌
体癣	不具毛发的表皮	圆环状病灶，中央为鳞屑，小泡状边缘并呈红色，痒	红色毛癣菌，絮状表皮癣菌
足癣	足趾间易发	急性：痒，红，小泡 慢性：痒，鳞屑，龟裂	红色毛癣菌，须毛癣菌，絮状表皮癣菌
头癣	头发（发内癣和发癣外）	圆形脱发病灶，伴有头发残根或断发，少数出现脓肿	须毛癣菌，犬小孢子菌
股癣	腹股沟易发	红色鳞斑，痒	红色毛癣菌，须毛癣菌，絮状表皮癣菌
须癣	胡须		须毛癣菌
甲癣	指（趾）甲	指（趾）甲增厚，开裂、起鳞，退色、失去光泽，常与足癣有关	红色毛癣菌，须毛癣菌，絮状表皮癣菌
皮疹	身体任何部位，多见于手指侧、屈面或手掌	痒性疱疹，常与足癣有关	病灶中无任何真菌，可能继发细菌感染

某些皮肤癣菌感染者可发生超敏反应性"皮真菌疹"。它们出现的部位常常并非真菌感染部位,例如足的真菌感染可引起手指瘙痒和丘疹。若取标本作微生物检查,常检测不到菌丝,但如以真菌抽提物为抗原给患者作皮肤试验则可显示阳性。皮肤癣菌感染的某些临床特点见表37-1。

(三) 微生物学检查

取皮屑、指(趾)甲屑或病发,经10%~20% KOH溶液消化后镜检。皮屑、甲屑中见有菌丝,病发内或外见有成串孢子,即可初步诊断有皮肤癣菌感染。再据培养后菌落特征、菌丝和孢子的特点鉴定是何种皮肤癣菌。

(四) 防治原则

预防主要注意清洁卫生,避免与患者接触;经常保持鞋袜干燥以预防足癣。治疗可选用灰黄霉素、咪康唑、酮康唑、伊曲康唑等。

二、角层癣菌

角层癣菌,又称表面感染真菌,主要侵犯人体皮肤浅表的角质层和毛干,引起慢性、轻微症状或无症状的感染,一般仅影响美观,而不造成宿主身体不适。由于这类真菌不侵犯组织细胞,因此不引起免疫应答。角层癣菌主要有糠秕马拉色菌(*Malassezia furfur*)、韦内斯基外瓶椭真菌(*Ecophiala werneckii*)、黑毛结节菌(*Piedraia borfae*)、白毛结节菌(*Trichosporon beigelii*)等。

糠秕马拉色菌是一种嗜脂酵母样真菌,多寄居于机体富有皮脂腺的部位,属皮肤正常菌群。高温、潮湿、多汗、卫生条件差、长期应用皮质类固醇激素和罹患慢性消耗性疾病等时易发生糠秕马拉色菌感染。该感染部位常出现圆形或不规则形斑疹,其上有时可见细小糠秕样鳞屑,由于色素变化,病变处颜色深浅不一,故称为花斑癣(Tinea versicolor);因该皮损与多汗有关,如汗渍斑点,又称汗斑(图37-3)。微生物学检查时可刮取皮损处鳞屑经10% KOH溶液处理后显微镜检查,可见卵形、厚壁孢子和短粗、腊肠样菌丝。治疗可局部使用益康唑、克霉唑霜、2.5%硫化硒溶液或20%~40%硫代硫酸钠溶液涂擦,病变严重者宜口服酮康唑、氟康唑或伊曲康唑等抗真菌药物。

黑毛结节菌、白毛结节菌主要侵犯头发,在毛干上形成坚硬的黑色或白色沙粒状结节,即黑毛结节病或白毛结节病。治疗上宜清除病发和病灶,局部使用抗真菌药物。

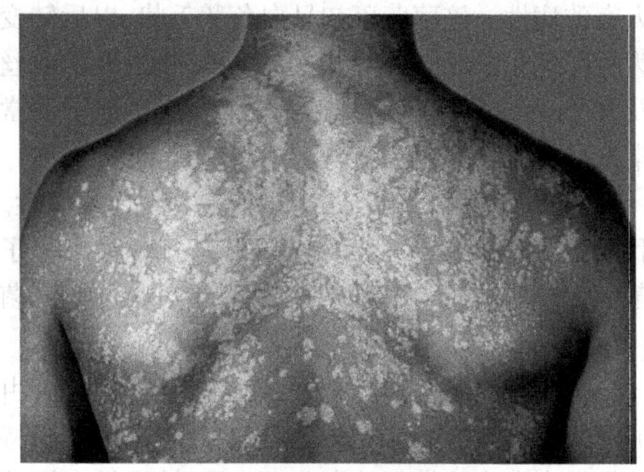

图37-3 角层癣菌感染引起的花斑癣

第二节 深部感染真菌

深部感染或系统性感染真菌是一类侵犯皮下组织等深部组织和内脏、甚至可引起全身性感染的真菌。致病性较强,可引起慢性肉芽肿样炎症、溃疡及坏死等。它们大致可分为三大类:皮下组织感染真菌、地方性致病真菌及条件致病性真菌。

一、皮下组织感染真菌

经外伤感染侵入皮下组织,一般只侵犯局部,亦可经淋巴管或血行等途径缓慢扩散至周围组织,多为腐生性真菌。主要致病性真菌有孢子丝菌和着色真菌。

(一) 申克孢子丝菌

申克孢子丝菌(*Sporotrichum schenckii*)是孢子丝菌属中主要致病菌,广泛分布于土壤和植物表面,人常因被带菌的花草、荆棘等刺伤引起感染,患者以农民、园艺工和矿工居多。病菌经皮肤微小伤口侵入,沿淋巴管扩散,引起慢性肉芽肿,使淋巴管形成链状硬结,有的出现坏死和溃疡,称为孢子丝菌下疳(sporotrichotic chancre)(图37-4)。病变多发生于四肢,但儿童多发生于面部。此菌也可经消化道或呼吸道感染,并经血行播散至其他器官,引起其他脏器或全身性感染。

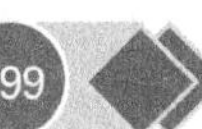

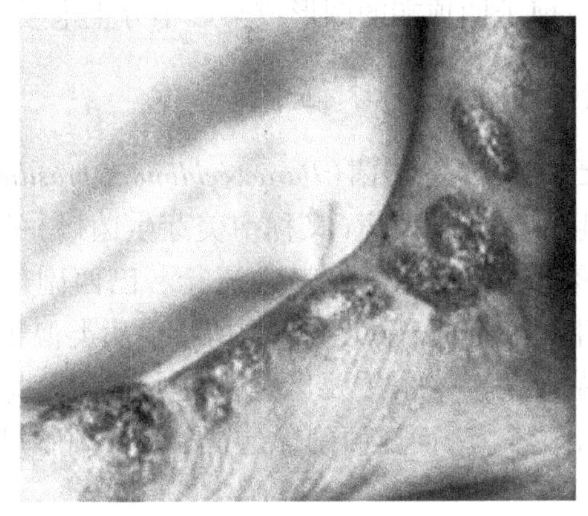

图 37-4　申克孢子丝菌感染引起的孢子丝菌下疳

申克孢子丝菌是一种二相性真菌，在体内为酵母相，呈卵圆形或出芽的梭形细胞，常位于中性粒细胞或单核细胞内。在含胱氨酸的血平板上经37℃培养，也形成类酵母型菌落；于沙保培养基培养，菌落初为灰白色黏稠小点，逐渐扩大变成黑褐皱褶薄膜菌落，镜检可见细长的分生孢子柄以直角从菌丝两侧伸出，柄端长有成簇的梨状小分生孢子。

以申克孢子丝菌制备的抗原与患者血清作凝集试验，效价在1:320以上有诊断意义。用申克孢子丝菌素(sporotrichin)作皮肤试验，如24~48小时局部出现结节，可辅助临床诊断。

孢子丝菌病在某些患者为自限性慢性病。治疗可口服饱和碘化钾奶液或伊曲康唑；深部感染，可静脉注射两性霉素B治疗。

(二) 着色真菌

着色真菌(*Demafiaceous fungi*)是一些在分类上接近、引起的疾病症状相似的真菌总称。感染发生在颜面、下肢、臀部等部位，使病损皮肤变成暗红色或黑色，故称着色真菌病(chromomycosis)。代表性着色真菌有5种：卡氏枝孢霉(*Cladosporium carrianii*)、裴氏丰萨卡菌(*Fonsecaea pedrosoi*)、疣状瓶霉(*Phialophora verrucosa*)、紧密丰萨卡菌(*Fonsecaea compacta*)和鼻毛癣菌(*Rhinocladiella carrionii*)，在我国以卡氏枝孢霉为最多见。着色真菌广泛存在于土壤及植物中，经下肢和脚外伤感染，一般人与人之间不直接传染。早期患处出现丘疹，继而丘疹增大形成结节，结节发展融合成疣状或菜花状，呈暗红色或黑色。随病情发展，原病灶结疤愈合，新病灶又在四周产生。日久疤痕广泛形成，影响淋巴回流，导致肢体“象皮肿”(图37-5)。在免疫功能低下时，可侵犯中枢神经系统，发生脑内感染。

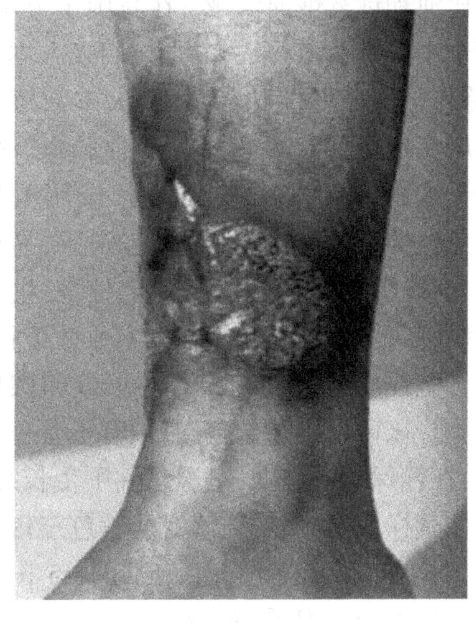

图 37-5　着色真菌感染

取患处皮屑或脓汁，用10%~20% KOH溶液加热处理后直接显微镜检查。镜下可找到圆形、黑褐色、厚壁细胞，有时可见棕色分枝状有隔菌丝。着色真菌在沙保培养基上生长缓慢，数月后形成暗棕色或黑色菌落，镜检可见棕色有隔菌丝、棕色分生孢子。分生孢子有树枝型、剑顶型及花瓶型等三种形态，是鉴定本菌的重要依据。

较小病变皮肤可经手术切除，大面积皮损可用氟胞嘧啶或伊曲康唑治疗，但易经常复发。

二、地方性流行真菌

地方性流行真菌主要有组织胞浆菌、粗球孢子菌、皮炎芽生菌和巴西副球孢子菌。这类真菌在正常人体内不存在，侵入机体后可导致疾病发生。它们的感染受地理、气候等条件的限制而仅限于世界的某些地区，我国均少见。但由于近年来对外开放及国际交流增多，地方性流行真菌病发生的机会也有所增多。此类深部感染真菌有一些共同特点：①均为二相性真菌，当寄生宿主体内时呈酵母型，腐生时或室温下人工培养呈丝状菌型。②均为腐生菌，主要经呼吸道途径进入机体，首先引起肺部感染。③大部分感染是无症状的或仅有轻微症状，少数情况下病原体可播散至全身多个脏器，导致肉芽肿、溃疡等破坏性病变，并可危及生命。④感染有地方性，不通过人与人直接接触传播。

(一) 荚膜组织胞浆菌

荚膜组织胞浆菌(*Histoplasma capsulatum*)是引起组织胞浆菌病的病原菌。该病主要发生在美国密西西比河和俄亥俄河流域，在我国十分罕见，至今国内个案报道共10余例。当人们吸入本菌的孢子后，首先引起原发性肺部感染，大多数感染者不出现临床症状，只约5%可发生急性肺炎。但免疫功能低下或缺损者，如AIDS患者，或用大量皮质激素和免疫抑制剂，或吸入大量孢子后，易形成肺部病灶，通过淋巴或血行播散到全身，发生严重扩散性组织胞浆菌病。临床组织标本显微镜检查，可见单核细胞或中性粒细胞中有圆形或卵圆形的酵母型细胞。该菌以出芽繁殖，四周有不着色的荚膜样物质，在沙保培养基上，室温条件下生长缓慢，形成白色棉絮样菌落，然后菌落变成黄色至褐色。镜检可见细长有隔菌丝、小分生孢子（3～5 μm）和四周有棘突的大分生孢子（8～16 μm）。

（二）粗球孢子菌

粗球孢子菌（*Coccidioides immitis*）又称厌酷球孢子菌，是引起球孢子菌病的病原体，分布于较干旱的土壤中，而球孢子菌病主要流行于美国、和美洲某些国家。人吸入粗球孢子菌孢子而感染，多数无症状，少数出现肺部感染症状，如发热、咳嗽和胸痛等。菌体可通过直接扩散或血流分布至全身，在身体任何器官均可能引起肉芽肿样病损，尤其是侵犯骨组织和中枢神经系统，可出现脑膜炎症状。播散性病例少见，但一旦发生常可致命。临床组织标本镜检可见较大的厚壁球孢子体（20～80 μm），内含许多内生孢子（2～6 μm），厚壁破裂则内生孢子逸出。在沙保培养基上该菌生长迅速，开始为白色菌落，很快变为棕黄色棉絮状菌落。镜下可见有大量关节孢子。患者可选用两性霉素B、酮康唑或伊曲康唑等。

（三）皮炎芽生菌

皮炎芽生菌（*Blastomyces dermatitides*）是引起芽生真菌病（又称北美芽生菌病）的病原体。该病主要流行于美国、加拿大和墨西哥，其次为非洲和中东，我国仅有少数病例报告。该菌生长在潮湿、有机物丰富的土壤中，人主要通过呼吸道吸入其孢子而感染，但也可经皮肤进入人体。感染者大多无症状或仅有轻微呼吸道症状，严重者原发性肺部感染，如不及时治疗，可经血循环扩散至全身，在皮肤、骨等其他组织出现溃疡性肉芽肿。组织标本在镜下可见细胞呈酵母型，厚壁，均以出芽繁殖，芽颈较宽。沙保培养基培养后镜检可见有隔菌丝和位于分生孢子柄顶端的圆形或梨形小分生孢子。

（四）巴西副球孢子菌

巴西副球孢子菌（*Paracoccidioides brasiliensis*）是引起副球孢子菌病（又称南美芽生菌病）的病原体，该病仅在中南美洲散在流行。巴西副球孢子菌的生物学性状、感染方式与所致疾病类似于皮炎芽生菌。两者一个重要区别是皮炎芽生菌每个细胞仅出1个芽，而巴西副球孢子菌每个细胞可有多个芽。

三、机会致病性真菌

机会致病性真菌（opportunistic fungi）又称条件致病性真菌，它们有的是致病性或致病性弱的腐生菌，有的是人体正常菌群。当宿主的生理功能异常、免疫功能减退、菌群失调或自身易位寄生时，机会致病性真菌可通过外源性或内源性途径感染机体深部组织、内脏甚至全身，严重的可危及生命。近年来，由于抗生素、免疫抑制剂、抗肿瘤药物的大量使用以及AIDS的日益增多，机会致病性真菌感染病例数也呈现上升趋势。最常见的机会致病性真菌有白假丝酵母、新生隐球菌、曲霉、毛霉以及卡氏肺孢菌等。

（一）白假丝酵母

白假丝酵母（*C. albicans*）俗称白色念珠菌，属于假丝酵母属（*Candida*）。该属共有81种酵母，其中对人有致病性的主要有白假丝酵母、热带假丝酵母（*C. tropicalis*）、近平滑假丝酵母（*C. parapsilokis*）、克柔假丝酵母（*C. krusei*）等，以白假丝酵母最为常见、致病力最强，可引起皮肤、黏膜和内脏的急性或慢性炎症，即白假丝酵母病（Candidiasis），包括鹅口疮、阴道炎等。

1. 生物学特性 菌体圆形或卵圆形，直径3～6 μm，革兰染色阳性，着色不匀。以出芽方式繁殖，称芽生孢子。芽生孢子伸长成芽管，不与母体脱离，形成假菌丝。

白假丝酵母在普通琼脂、血琼脂与沙保培养基上均生长良好，需氧。室温或37 ℃培养1～3天长出菌落，表面光滑，呈灰白色或奶油色，带有浓重的酵母气味。随培养时间延长，菌落增大，颜色变深并皱褶。菌落无气生菌丝，但有大量向下生长的假菌丝，呈类酵母型。用玉米培养基培养时易形成丰

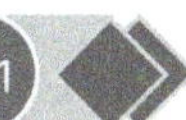

富的假菌丝，在假菌丝中间或顶端常有较大、壁薄的圆形或梨形细胞，可以发展成为厚膜孢子。假菌丝和厚膜孢子具有诊断价值（图37-6）。

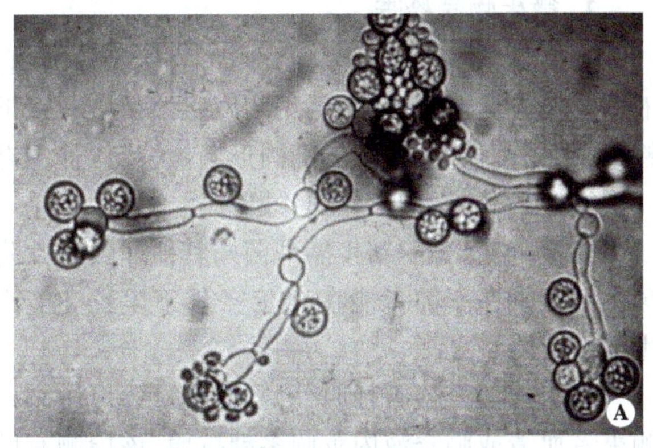

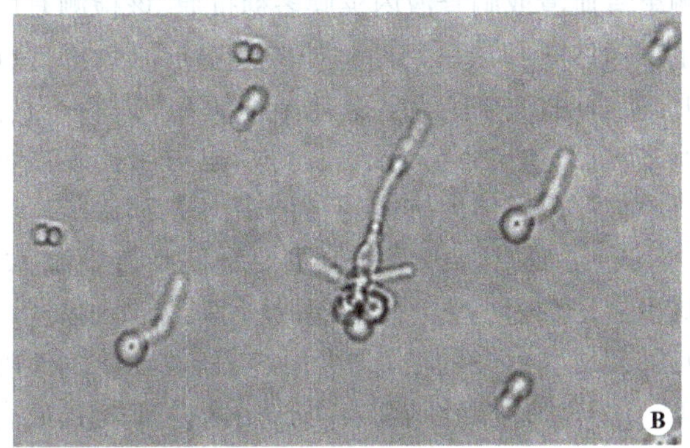

图37-6　白假丝酵母

A. 假菌丝和厚膜孢子（20℃培养）；B. 芽管（37℃培养）

2. 致病性　白假丝酵母为机会致病性真菌，通常存在于人的体表、口腔、上呼吸道、肠道及阴道黏膜。当机体出现菌群失调或抵抗力下降时，可引起各种白假丝酵母病即念珠菌病。近年来由于抗菌药物、激素和免疫抑制剂在临床上的大量使用，假丝酵母感染日益增多。

（1）皮肤和黏膜感染：皮肤感染好发于皮肤皱褶潮湿处，如腋窝、腹股沟、乳房下、肛门周围、会阴部以及指（趾）间等，易与湿疹混淆。黏膜感染有鹅口疮（thrush）、口角糜烂、外阴与阴道炎等，其中以鹅口疮（图37-7）最为多见，多发生于体质虚弱的初生婴儿，特别是人工喂养者，但当口腔正常菌群建立后就很少见到。鹅口疮的病灶与白喉相似，病灶表面为白斑，其下为坏死组织，易与白喉混淆，但鹅口疮症状较轻且多限于局部。

（2）内脏感染及中枢神经感染：机体抵抗力低下时，假丝酵母可经血流扩散至各种器官，引起肺炎、支气管炎、食管炎、肠炎、膀胱炎和肾盂肾炎和心内膜炎等；也可侵犯中枢神经系统，引起脑膜炎、脑膜脑炎、脑脓肿等。

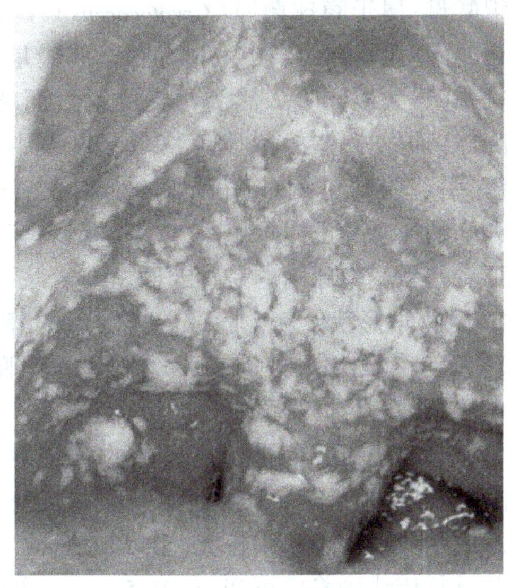

图37-7　白假丝酵母感染引起的鹅口疮

3. 微生物学检查

（1）显微镜检查：脓、痰标本可直接涂片，革兰染色后镜检。患处皮屑、甲屑先用10% KOH溶液消化后镜检。镜下见到圆形或卵圆形的菌体及芽生孢子，同时见到假菌丝，结合临床表现可确认为白假丝酵母。如只见酵母不见假菌丝，则有可能是腐生性假丝酵母的污染。

（2）分离培养：将标本接种于沙保培养基中，25℃培养1～4天，在培养基表面可见形成乳白色（偶见淡黄色）类酵母型菌落，镜检可见假菌丝及成群的卵圆形芽生孢子。

（3）鉴定：假丝酵母种类较多，可根据形态和培养特征进行鉴别，也可采用以下试验进行鉴定：

芽管形成试验：将分离的菌种接种于0.5～1.0ml正常人或羊血清中，37℃孵育2～4小时，镜检可见芽管及芽生孢子的形成。

厚膜孢子形成试验：将分离的菌种接种于玉米粉培养基上，25℃孵育1～2天后，镜检可见白假丝酵母在菌丝顶端、侧缘或中间形成厚膜孢子。

4. 防治原则　目前尚无特异性预防白丝酵母感染的有效方法，但可通过增强机体免疫力，不滥用抗生素、激素和免疫抑制剂，以降低机会性真菌感染的机会。鹅口疮和其他黏膜念珠菌病的治疗可局部使用抗真菌药物如制霉菌素、酮康唑和氟康唑等。深部念珠菌病的治疗可选用两性霉素B，也可同时口服5-氟胞嘧啶、氟康唑或卡泊芬净等。

（二）新生隐球菌

新生隐球菌（*Cryptococcus neoformans*）曾称为

溶组织酵母,属于隐球菌属(*Cryptococcus*),广泛分布于自然界,尤其在鸽粪中大量存在。鸽粪是重要的传染来源,人多因吸入鸽粪污染的空气而感染。新生隐球菌可侵犯体内各器官,尤其是肺及中枢神经系统,引起隐球菌病(cryptococcosis),主要表现为肺和脑的亚急性或慢性感染。AIDS患者等免疫力低下者是新生隐球菌的易感人群。

1. 生物学形状 新生隐球菌为圆形的酵母样细胞,直径4~12 μm,外周有一层肥厚的荚膜,一般染色法不被着色而难以发现,故称隐球菌。用印度墨汁作负染后镜检,可见在黑色的背景中有圆形、卵圆形或正在出芽的透亮菌体(图37-8)。病变组织中初分离的隐球菌较大(5~20μm),在沙保培养基反复传代培养后可变小(2~5μm)。新生隐球菌以芽生方式繁殖,常呈单芽,不生成假菌丝。

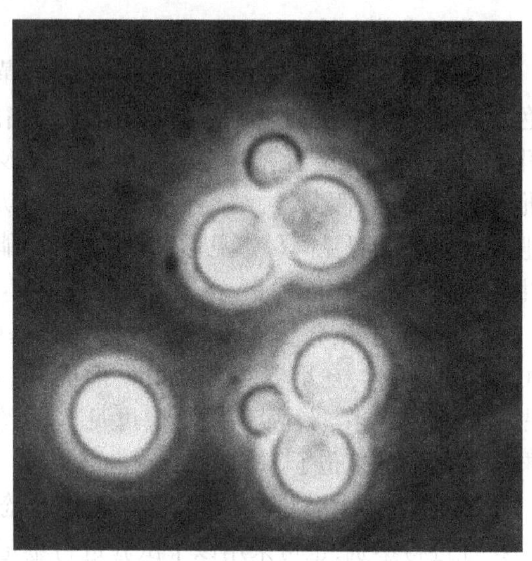

图37-8 新生隐球菌荚膜

新生隐球菌在沙保和血琼脂培养基上,25℃和37℃均能生长,培养数天后即生成酵母型菌落,初为乳白色细小菌落,增大后表面黏稠、光滑,转变为橘黄色,最后成棕褐色。新生隐球菌荚膜由多糖构成,根据其抗原分为A、B、C、D、AD共5个血清型。我国临床分离的菌株主要为A型。

2. 致病性 新生隐球菌的荚膜多糖是其重要致病物质,有抑制吞噬、诱使免疫无应答、降低机体免疫力等作用。另外该菌可产生酚氧化酶(phenoloocidase),能将酚类化合物转变成黑色素,后者可与一些抗真菌药物结合,使它们失去杀菌作用。新生隐球菌经呼吸道进入人体,首先侵入肺部。对免疫力正常的机体,大多情况下不引起明显症状,且能自愈。在免疫功能低下的患者如AIDS患者,新生隐球菌在肺部大量繁殖,引起支气管肺炎,严重者呈爆发性感染并迅速死亡。部分患者发生血行播散,新生隐球菌可播散至全身各部位,特别是易侵犯中枢神经系统,引起亚急性或慢性脑膜炎。

3. 微生物学检查

(1)显微镜检查:脓、痰标本可直接涂片,脑脊液标本离心后取沉淀涂片,用印度墨汁负染。镜下检查,如见直径4~12 μm的圆形菌体,菌体外围有一层宽厚的荚膜,即可作出诊断。

(2)分离培养:新生隐球菌与其他非致病性隐球菌的区别在于前者能在37℃条件下生长和能产生酚氧化酶。

(3)血清学检查:间接乳胶凝集试验可用来检测患者血清或脑脊液内荚膜多糖抗原,该检测有助于疾病诊断和预后判断。如体液中抗原效价持续升高,表明体内有新生隐球菌在繁殖,预后不良。反之,抗原效价下降,预后良好。也可用荚膜多糖抗原检测患者体内抗体,但尚未用于疾病诊断。

4. 防治原则 预防上主要是控制传染源,如减少鸽子数量,避免接触鸽粪,用碱处理鸽粪等。对肺和皮肤感染的治疗,可用5-氟胞嘧啶、酮康唑等。治疗隐球菌性脑膜炎可选用两性霉素B或合用氟胞嘧啶。对于AIDS合并隐球菌性脑膜炎患者,当两性霉素B停药时,为防止疾病复发,可采用能透过血脑屏障的氟康唑。

(三)曲霉

曲霉(*Aspergillus*)在自然界分布广泛,有300多种,其中对人致病的仅少数,主要的有烟曲霉(*A. fumingatus*)、黄曲霉(*A. flavus*)和土曲霉(*A. terrtus*)等。

1. 生物学性状 曲霉的菌丝有分隔和分枝,呈多细胞性。接触培养基的菌丝部分分化出厚壁而膨大的足细胞,足细胞向上生长出直立的分生孢子梗。孢子梗膨大成半球形或椭圆形的顶囊,在顶囊上以辐射方式长出一层或二层杆状小梗,小梗顶端再形成一串分生孢子。分生孢子有黄、蓝、棕黑色等不同颜色,呈球形或柱状,并形成成菊花状的分生孢子头(图37-9)。在沙保培养基上曲霉可产生絮状或绒毛状菌落,由于产生分生孢子而形成该菌固有的颜色。

2. 致病性 机体对曲霉有较强免疫力,通常情况下曲霉对人体无致病性,但在机体免疫力降低时,如使用免疫抑制剂、患AIDS等情况下,易发生曲霉感染而致病,其所致疾病称为曲霉病(Asper-

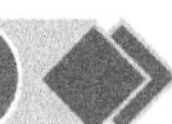

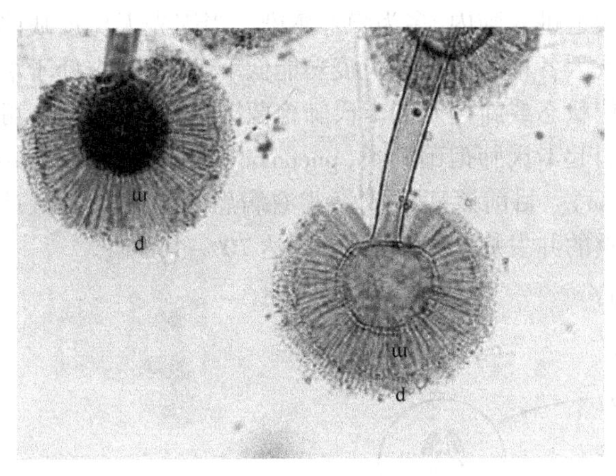

图 37-9　曲霉的分生孢子头

gillosis)。曲霉菌主要经呼吸道侵入,以肺部曲霉病多见。轻者仅引起支气管哮喘,重者引起肺组织坏死,形成脓肿和空洞,也可侵入血液播散至全身各脏器。

(1)肺曲霉病:有 3 种类型。

1)真菌球型肺曲霉病:是在器官早已有空腔存在(如结核空洞,扩张的支气管等)的基础上发生,曲霉在此处生长,并形成真菌球(fungus ball),此系大量曲霉繁殖并与纤维素、黏液以及炎症的细胞碎片等凝聚而成,但不侵犯组织、不播散,又称局限型肺曲霉病。

2)肺炎型曲霉病:曲霉在肺内播散,引起坏死性肺炎或咯血,并可继发播散到其他器官。常见于免疫功能低下或缺损患者。

3)过敏型支气管炎肺曲霉病:是一种由曲霉引起的超敏反应性疾病。一些过敏体质者可产生针对曲霉表面抗原的 IgE 抗体,再次接触发生Ⅰ型超敏反应而致病。

(2)全身性曲霉病:原发病灶仍在肺部,偶然可见于消化道。曲霉侵入血液并繁殖、引起全身性感染,患者预后较差。

(3)曲霉毒素中毒与致癌:一些曲霉能产生毒素,人食用污染曲霉及其毒素的粮食和油料作物,可产生急性和慢性中毒。如黄曲霉产生的黄曲霉毒素具有很强的肝脏毒性,也有很强的致癌性,与肝癌发生有着密切关系。

3. 微生物学检查　取痰液等被检材料涂于载玻片上,在镜下可见分枝的菌丝、较粗的分生孢子头,顶端膨大形成顶囊,顶囊上有小梗,小梗上有许多小分生孢子。

4. 防治原则　肺曲霉病可使用两性霉素 B 雾化吸入治疗。真菌球型肺曲霉病可用 5-氟尿嘧啶进行气管内注入治疗。

(四)毛霉

毛霉(*Mucor*)在自然界的分布十分广泛,常污染面包、水果等食物,使食物发生霉变。毛霉在机体免疫力极度低下时可引起机体感染致病,称为毛霉病(mucormycosis)。

1. 生物学性状　毛霉菌丝一般无隔膜,分枝成直角。常在气生菌丝末端形成球形孢子囊,孢子囊内有大量孢子囊孢子,成熟后孢子囊孢子破囊而出(图 37-10)。毛霉在沙保培养基上生长迅速,35~37℃培养数日即可形成丝状菌落。初为白色,逐渐转变为灰黑色或黑色。

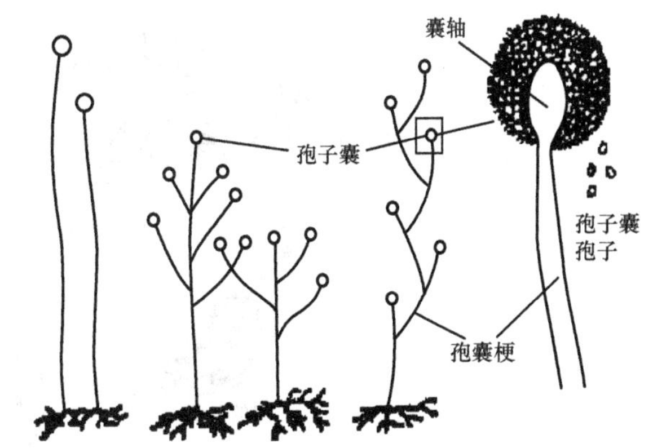

图 37-10　毛霉的孢子囊及孢子囊孢子

2. 致病性　免疫力极度低下患者,感染起始于鼻旁窦,然后累及眼眶和腭部,再扩展至脑部。有的患者可发生肺和播散性毛霉感染。此病一旦发生,病情急,进展快,死亡率很高。

3. 微生物学检查　取痰、活检或尸检标本,经10% KOH 溶液处理后直接显微镜检查,镜下可见宽大、不规则、分枝状的无隔菌丝。经 HE 染色菌丝清晰,呈明显嗜苏木精染色。沙保培养基培养后镜检,可见无隔菌丝和孢子囊孢子。

4. 防治原则　无特效治疗方法,可早期应用两性霉素 B 治疗。

(五)卡氏肺孢菌(*Pneumocystis carinii*)

卡氏肺孢菌曾称卡氏肺孢子虫。因其具有原生动物的生物史和虫体形态,抗原虫药物对其有效而抗真菌药物无效,故过去将其归属于原虫。近年发现肺孢菌的超微结构以及基因和编码蛋白与真菌相似,故将其归属为真菌。

1. 生物学性状　单细胞型,兼具原虫及酵母菌的特点。有两种形态结构,即滋养体和孢子囊。滋养体形态不规律，直径 2～5 μm，壁薄，单核，呈二分裂繁殖。当发育至成熟的孢子囊呈球形或椭圆形，直径 6～8 μm，厚壁，内含 4～8 个囊内小体。成熟的孢子囊破裂后，释放其中的孢子（图 37-11）。

2. 致病性 卡氏肺孢菌广布于自然界，经呼吸道进入肺内，多为隐性感染。当因先天免疫缺陷或因各种原因导致免疫功能低下时，在肺中处于潜伏状态或新侵入的卡氏肺孢菌即进行大量繁殖，可引起卡氏肺孢菌肺炎（pneumocystis carinii pneumonia）。目前该病已成为艾滋病患者最常见及最严重的并发症之一，死亡率高达 70%～100%。

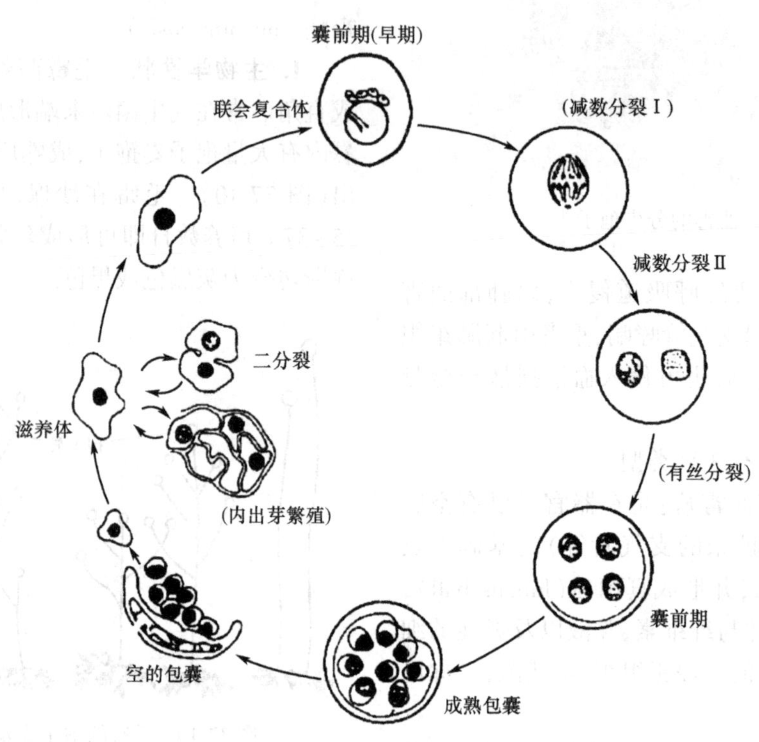

图 37-11 卡氏肺孢菌的生活史

3. 微生物学检查 采集痰液或支气管灌洗液，用革兰或亚甲蓝染色后镜检，如发现滋养体或孢子囊即可确诊。

4. 防治原则 无有效预防方法。及早的治疗可有效地降低死亡率。卡氏肺孢菌对多种抗真菌药物不敏感，目前治疗首选复方新诺明（TMP-SMZ），克林霉素和伯氨喹联合应用也有较好的疗效。

（刘晓波）

附：医学微生物学病例

一、细 菌 感 染

病例 1

患者，男，28 岁，打篮球后淋雨，晚上突然寒战，高热，自觉全身肌肉酸痛，右胸疼痛，深呼吸时加重，咳嗽，有铁锈色痰。

体格检查：

生命体征：T 39.6℃，P 130 次/分，R 32 次/分，BP 155/77mmHg。

查体：中度呼吸困难，右侧上胸部叩诊有浊音，并有震颤，听诊可闻及支气管呼吸音和湿啰音。

实验室检查：

血液：血红蛋白 130 g/ L；白细胞 22.4×10^9/L；白细胞分类：中性分叶核粒细胞 0.65，杆状核中性粒细胞 0.24；血气分析：pH 7.42，PO_2 58mmHg，氧饱和度 86%。

影像学检查：胸部 X 线显示右肺上叶有阴影。

问题：

1. 该患者可能得的是什么病，可由哪些病原体引起？

2. 如何对患者进行微生物学检查？

3. 若诊断为大叶性肺炎，最常引起该病的病原体是什么？其生物学特性如何？

病例 2

患者，62 岁，男，因近三周以来低热、夜间盗汗、感觉疲劳到内科就诊。

病人以前查体检出心脏杂音，但未接受全面的检查和治疗。病人自觉身体良好，可以进行常规运动。大约 6 周前，他进行了智齿拔除手术，术后未使用抗生素预防感染。

体格检查：

生命体征：T 38℃，P 104 次/分，R 14 次/分，BP 130/82mmHg。

查体：心脏听诊可见粗糙、菱形收缩期心脏杂音，在左侧胸骨边缘最强。右手食指指甲下有裂片状出血，结膜有淤斑。脾肿大可及。

实验室检查：

血液：血沉 80mm/h；红细胞压积 36%；白细胞 10.5×10^9/ L；白细胞分类：中性分叶核粒细胞 0.74，淋巴细胞 0.2（正常值 0.2～0.4）。血液生化：正常。

凝血时间测定：正常。

尿液分析：尿检可见白细胞，红细胞，细菌培养阴性。

影像学检查：胸部 X 线检查正常。

问题：

1. 该患者可能得了什么疾病？最有可能由何种病原体引起？

2. 如何对患者进行病原学检查？如何确诊？

3. 根据你对该患者的诊断，能否简述该病原体的来源、致病机制及防治原则？

病例 3

患者，男，3 岁，因发热 1 天，皮肤淤斑 8 小时，伴抽搐 3 次入院。入院前 1 天患儿突发高热，8 小时前皮肤出现淤点，并迅速增多，扩展至全身，融合成片。期间抽搐 3 次，表现为全身对称性发作，数分钟后缓解，抽搐后患儿神志恍惚，精神差，面色苍灰，发绀，入院后呕吐两次。

该患儿近期随祖父母从四川老家抵沪，与父母团聚过春节，疫苗接种史不详。

体格检查：

生命体征：T 39.9℃，P 158 次/分，R 58 次/分，BP 71/54mmHg。

查体：患儿不能正常应答，颈项强直，且伴有皮肤瘀斑。

实验室检查：

血液：红细胞压积 40%；白细胞 28.7×10^9/L；白细胞分类：中性分叶核粒细胞 0.55，中性杆状核粒细胞 0.2；血小板 24×10^9/L；血气分析：pH 7.28，PCO_2 34 mmHg，PO_2 84 mmHg；血液生化：血尿素氮 24mg/dl，肌酐 2.0mg/dl。

影像学检查：头部 CT 扫描正常。

问题：

1. 你认为该患者最可能是何疾病，由何病原体引起，如何确诊？

2. 该病原体的生物学特性如何？

3. 根据你对该患者疾病的诊断，能否简述该病病原体的致病机制及防治原则？

病例 4

患儿，女，6 岁，发热和咽喉疼痛 1 天，无咳嗽。

患儿已按计划接种了所有的疫苗，此时邻近寒假，该患儿所在班级已有几位学生出现相似的症状。

体格检查：

生命体征：T 39.9℃，P 122 次/分，R 17 次/分，BP 110/60 mmHg。

查体：咽喉红肿，软腭处有小出血点，双侧扁桃体肿大并有浅黄色分泌物，颈前部淋巴结肿大有触痛。

实验室检查：

血液：白细胞计数 $12.8\times10^9/L$；白细胞分类：中性粒细胞 0.76，中性杆状核粒细胞 0.2，单核细胞 0.06。

影像学检查：胸片未见异常。

问题：

1. 该患者儿可能感染哪种病原体？

2. 如何进行微生物学检查？

3. 如你对该患者儿疾病诊断被证实，可采用哪些防治措施？

病例 5

患者，男，23 岁，未婚，因近 2 天排尿疼痛伴阴茎浅黄色脓性分泌物来院就医。患者刚从南方某海滩旅游地回来，在旅游期间结识一女性伴侣，并多次与该女性发生性关系。病人否认在此之前有过此种经历，并称自己健康状况一贯良好。

体格检查：

生命体征：正常。

查体：尿道流脓，无生殖器溃疡迹象，无红疹及皮肤溃疡，腹股沟淋巴结柔软，未见肿大。

实验室检查：

血液：正常。

影像学检查：未查。

问题：

1. 患者可能感染哪些病原体？

2. 在诊断为尿道炎后，如何进一步明确病原体？

3. 该种病原体致病机制是什么？

4. 能引起性传播疾病的病原体有哪些？

病例 6

患者，男，71 岁，在老家贵州农村住了两周后回到上海。第二天，他出现急性发热，腹痛和水样腹泻。第三天，出现了里急后重，并且有脓血黏液便。大便数量和血量都增多。

患者自述在家乡期间，无自来水，饮用水主要是井水，曾多次从同一口井中打水直接饮用，但未接触过任何病人。

体格检查：

生命体征：T 38.8℃，P 118 次/分，R 16 次/分，BP 108/62mmHg。

查体：嗜睡，轻度腹部压痛和脱水，肠鸣音亢进，肛检有出血。

实验室检查：

血液：血红蛋白 130g/L；白细胞 $15.3\times10^9/L$；白细胞分类：中性粒细胞 0.72、淋巴细胞 0.24。

粪便：黏液性便，镜下可找到白细胞和红细胞。

问题：

1. 你初步认为该患者是得了什么病？请叙述诊断的依据？

2. 如何进行实验室诊断？

3. 病人为什么会出现里急后重、腹痛和脓血黏液便？

病例 7

患者，男，52 岁，因近 3 天来寒战、高热、头痛、腹痛和体虚被送入急诊。

该病人曾在印度进行短期旅游，10 天前返回。他回忆曾在印度当地吃了很多街头小贩处的食物。疫苗接种史不详，否认既往病史。

体格检查：

生命体征：T 39.5℃，P 82 次/分，R 18 次/分，BP 94/58 mmHg。

查体：意识模糊，腹部广泛的触痛，肝脾肿大，没有明显的黄疸，胸部皮肤有红色的斑丘疹。

实验室检查：

血液：血红蛋白 140g/L；白细胞计数 $3.7\times10^9/L$；血细胞分类：中性粒细胞 0.3，淋巴细胞 0.28，单核细胞 0.38；血小板计数 $76\times10^9/L$；血液生化：ALT 354U/L，AST 268U/L。

影像学检查：腹部 CT 扫描显示明显的肝脾肿

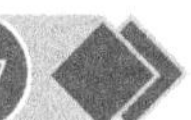

大,没有局灶性损害。

问题:

1. 为了进一步确诊,你准备分别取几种标本进行哪些实验室检查?

2. 你认为最可能患何疾病?

病例 8

患者,女,出生 9 天,来自农村,已有 10 个小时无法护理并出现张嘴困难入院。据其父母所述在 2 天前脐带处有难闻排出物分泌脓性物流出。

患儿足月顺产,出生前母亲因羊水破裂,宫缩明显,在送到当地卫生院生产时胎儿已脱出产道,产后第二天出院。

体格检查:

生命体征:T 38℃,P 130 次/分,R 36 次/分,BP 94/48mmHg。

查体:患儿牙关紧闭,角弓反张,对外界的刺激高反应性,脐带曾用干土覆盖,收缩时有黄绿色恶臭脓液排出。

实验室检查:

血液:红细胞压积 38%;白细胞计数 14.4×10^9/L;白细胞分类:中性粒细胞 0.85,淋巴细胞 0.1;血气分析:pH 7.34,PCO_2 46mmHg,PO_2 75mmHg;血液生化:正常。

影像学检查:X 线检查正常。头部 CT 和 MRI 检查未做。

病程:患儿入院,脐带培养出厌氧微生物、葡萄球菌、链球菌等。

问题:

1. 该病例最可能感染的病原体是什么?

2. 试分析可能感染的方式和途径。

3. 为何出现牙关紧闭,角弓反张等症状?

4. 该病例如何进行防治?

病例 9

患者,女,32 岁,咳嗽已有数周,有血痰,体重减轻,并有夜汗,发热、虚弱。几周前在医院就诊时,医生怀疑其为肺炎,给予红霉素治疗,但发热、咳嗽却逐渐加重,因此来本院就诊。

从病史询问中了解到,该患者三年前随其爱人从西部某地农村来到本地打工,期间常在农忙时回家探亲,并帮助做农活。

体格检查:

生命体征:T 38.6℃,P 96 次/分,R 18 次/分,BP 112/60mmHg。

查体:双肺有啰音。

实验室检查:

血液:红细胞压积 32%;血红蛋白 105 g/L;白细胞 8.5×10^9/L;血气分析:PO_2 78 mmHg;血液生化正常。

影像学检查:胸部 X 线片显示右肺上叶有浸润性病灶。

问题:

1. 该患者在诊断为肺炎且用治疗普通肺炎的抗生素无效的情况下,应该考虑该患者可能由什么病原体感染?

2. 如何对该患者进行什么微生物学检查并确诊?

3. 该病原体的生物学特性如何?

4. 根据你对该患者疾病的诊断,你能否简述该病的致病机制及防治方法?

病例 10

患者,男,25 岁,2000 年 7 月 28 日 23 点 30 分,因腹痛、腹泻、呕吐到医院急诊。患者中午在本市某饮食店和朋友聚餐,据随后调查,2000 年 7 月 28~30 日,连续有 72 名在该饮食店就餐者出现腹痛、腹泻、呕吐到医院就诊。这家饭店经营川式火锅,同时供应熟卤菜。现场卫生较差,餐厅熟食自选柜台与生菜肴自选柜相邻,无熟食专间。

体格检查:

生命体征:T 38.1℃,P 102 次/分,R 16 次/分,BP 122/72mmHg。

实验室检查:

血液:红细胞压积 44%;白细胞计数 12.6×10^9/L;白细胞分类:中性粒细胞 0.72,淋巴细胞 0.18;血液生化:血尿素氮 8.6mmol/L,肌酐 97μmol/L。

问题:

1. 你初步认为这些患者患了何病?诊断的依据是什么?

2. 你准备如何进行病原学检查?请详细叙述从取样到病原学确诊各个环节。

3. 试举出 4 种可引起该病的细菌,并从病原学上进行鉴别。

病例 11

患者,女,31 岁,从事美容美发工作。因低热、身体不适以及皮疹来医院就诊。患者自诉一个月前曾在外阴部位出现无痛性溃疡,但未经任何药物治疗,10天后这些溃疡出现即自动消失。经询问病史得知患者在最近几个月并未离开本地,但在溃疡发生前1个月内曾经与4个不同的异性有过性接触。

体格检查:

生命体征:T 38°C,P 90次/分,R 14次/分,BP 124/72 mmHg。

查体:检查发现腹股沟淋巴结显明显肿大,手脚及周身有皮疹,外生殖器及肛门附近有表皮脓疱损伤和扁平湿疣。

实验室检查:

血液:血沉、血红蛋白、白细胞计数、细胞分化、血液生化等指标均正常。

问题:

1. 需要做哪些诊断性检查?依据是什么?
2. 此患者最有可能感染何种疾病?如何确诊?
3. 简述该病原体的致病过程。

病例12

患者,女,54岁,因腹痛(常在饭后或服抗酸药后减轻),嗳气到医院门诊就诊,无发热、恶心、呕吐、腹泻或血便。

该患者是一个初中老师,平时工作较忙碌。

体格检查:

生命体征:T 37℃,P 84次/分,R 14次/分,BP 110 /70mmHg。

查体:胃中上部有轻度触痛,无反跳痛。肛检正常,潜血检查阴性。

实验室检查:

血液:红细胞压积38%;白细胞 5.6×10^9/L;白细胞分类、血液生化正常。

影像学检查:胃镜显示有溃疡。

问题:

1. 该患者可能的病原体是什么?如何确诊?
2. 该病原体的生物学特性、致病机制如何、常引起哪些疾病、流行病学有何特点?
3. 你是否知道该病原体发现过程?对你学习有何借鉴意义?

二、病毒及真菌感染

病例1

患者,男,81岁,因表现急性呼吸窘迫,由所住养老院送至医院就诊。患者一日前突发高热、寒战、肌肉痛、咳嗽和呼吸急促,该患者曾自行服用一些退热、止咳药物和抗生素药物。据了解,近期护理院内也有其他老人表现相似症状,但病情不如该老人严重,已由护理院医生作相应的治疗处理。

既往史不清,在过去的一年中无到医院看病经历。

体格检查:

生命体征:T 40℃,P 118次/分,R 28次/分,BP 140/90 mmHg。

查体:呼吸窘迫、咳嗽、高热,肺部听诊未发现明显异常。

实验室检查:

血液:红细胞压积44%;白细胞计数 7.6×10^9/L;血细胞分类正常;血气分析:PO_2 74mmHg;血液生化:正常。

影像学检查:胸部X线片正常。

问题:

1. 该患者最可能感染的病原体是什么?
2. 该病原体生物学特性及流行病学特性如何?
3. 如何进行实验室诊断?
4. 对该疾病如何预防与治疗?

病例2

患儿,女,1岁,因急起发热,呕吐,蛋花汤样便2天,每日大便次数十余次,于2007年12月30日急诊入院。

该患儿被放在日托班已有2个月,出现症状前情况良好。

体格检查:

生命体征:T 39.2℃,P 145次/分,R 32次/分,BP 90/44mmHg。

查体:患儿皮肤黏膜干燥,面容倦怠,心肺听诊正常,腹部肠鸣音亢进。

实验室检查:

血液:红细胞压积55%;白细胞计数 5.3×10^9/L;白细胞分类:正常。

粪便:镜下未检出白细胞。

问题:

1. 你认为该患者最可能得什么疾病?如何进行病原学检查?
2. 请举出2种可能引起相同临床症状的病原体,如何进行病原学鉴别?

病例 3

患者,男,31 岁,因发热、寒战、头痛、乏力、厌食、腹痛数天、眼睛发黄、全身瘙痒而就诊。

患者曾被强制戒毒。已婚,无不洁性行为。

体格检查:

生命体征:T 38.8℃, P 104 次/分, R 16 次/分, BP 112/70mmHg。

查体:因瘙痒而感觉轻微不适,皮肤上有抓痒伤痕,巩膜黄染,全身黄疸。肝脏肿大,轻度触痛。

实验室检查:

血液:红细胞压积 31%;白细胞计数 9×10^9/L;白细胞分类:中性粒细胞 0.32,淋巴细胞 0.52;血液生化:丙氨酸氨基转移酶 ALT 2730U/L,天冬氨酸氨基转移酶 AST 2390U/L,血清胆红素 36.8μmol/L。

影像学检查:B 超检查显示肝肿大。

问题:

1. 初步判断为何种疾病,可能的病原是什么?
2. 如何进行实验室检查?
3. 请简述可能病原的生物学特性、致病机制和预防原则。

病例 4

患者,男,30 岁,因近两天身体不适,疲劳,腹痛,间歇性恶心和呕吐,厌食,发热,尿液暗黄色和大便颜色变浅至医院就诊。否认有药物使用史。该患者为销售人员,经常在外就餐。

体格检查:

生命体征:T 38.4℃, P 94/分, R 14/分, BP 120/80mmHg。

查体:体检显示病人有黄疸,肝肿大,但没有脾肿大。

实验室检查:

血液:红细胞压积 42%,白细胞 8.2×10^9/L,白细胞分类:正常;血液生化:丙氨酸氨基转移酶 ALT 1240U/L,天冬氨酸氨基转移酶 AST 1090U/L,血清胆红素 44 μmol/L。

影像学检查:未做。

问题:

1. 该患者可能的病原体是什么?
2. 如何确诊?
3. 该病原体的生物学特性、致病机理如何?
4. 该疾病如何预防与治疗?

病例 5

患者,男,28 岁,因发热、头痛、咽喉痛、全身不适 1 周伴皮疹 2 天就诊。

患者与其他男性有无保护性经历,最近一次发生于 3 周之前。否认输血及静脉吸毒史。

体格检查:

生命体征:T 39.2℃, P 94 次/分, R 14 次/分, BP 136/82mmHg。

查体:咽喉部充血,颈部及腋窝可触及肿大淋巴结,腹部弥漫性斑丘疹。

实验室检查:

血液:红细胞压积 42%;白细胞计数 5.4×10^9/L;白细胞分类:中性粒细胞 0.72,淋巴细胞 0.09,单核细胞 0.16;血气分析:正常。

问题:

1. 你初步认为这些患者患了何病?可能感染的病原体有哪些?
2. 如果与其不洁性行为相联系,最可能感染病原体是什么?
3. 请简述该疾病特性,以及治疗和预防方法。
4. 常可伴发哪些病原体感染?

病例 6

患者,男,56 岁,因发热及幻视前来就诊。4 天前开始感到乏力和背痛,曾因肌肉疼痛、呕吐和腹痛 3 天前就医,医生给予其对乙酰氨基酚治疗。

病史询问中了解到该患者有动物接触史。

体格检查:

生命体征:T 37.8℃, P 116 次/分, R 28 次/分, BP 168/104mmHg。

查体:患者处于应激状态,右前臂震颤加快,右侧身体敏感性增高。在随后的 12 小时内,患者高度兴奋,意识不甚清楚,病情有所恶化。患者在饮水时颈部和胸部的肌肉发生痉挛。患者唾液增多,体温和血压波动很大。

实验室检查:

血液:红细胞压积 46%;白细胞、白细胞分类计数及血液生化均正常。

影像学检查:脑部 CT 未见异常。

问题:

1. 最有可能感染的病原体是什么?
2. 如何确诊?
3. 如何进行紧急预防?

4. 能引起人畜共患病的微生物有哪些？

病例 7

患者，女，55 岁，左前臂突然出现灼热疼痛 3 天，在此后 2 天，有囊泡带状分布于手臂，且每天有新的长出。就诊的当天，病损部位转为紫色。病人无发热但胃口很差。该病人是老人护理员，除了小时候得过麻疹、水痘和腮腺炎外，自诉一直很健康。无过敏史。每天抽烟一包。

体格检查：

生命体征：T 37.5℃，P 112 次/分，R 16 次/分，BP 116/64mmHg。

查体：在体检中，病人有轻微的不适。左臂的疱疹明显，皮肤表面有大量有出血的 2～3mm 小囊泡，其中少数小囊泡结痂。

实验室检查：

血液：红细胞压积、白细胞计数、血细胞分类、血液生化等指标均正常。

问题：

1. 根据患者出疹的特点可怀疑为何种病原体感染？依据是什么？

2. 该病原体生物学特征有哪些？其感染的特点是什么？该种病原体还可引起何种疾病？

3. 相关的实验室检查包括哪些？

病例 8

患者，女，35 岁，已婚，因发热、乏力、腹泻、消瘦 1 年，并伴头痛恶心呕吐 4 天就诊。患者主诉于 1 年前无明显诱因发热，多呈低热，伴乏力、全身不适和厌食，大便每天 2～3 次，稀便，无脓血，无腹痛和恶心、呕吐，逐渐消瘦，不咳嗽。1 年来体重下降约 7kg，睡眠尚可。患者 4 天前因受凉后感头痛并恶心呕吐。既往有鸽子接触史。有多个性伴，患者否认有输血、献血及静脉吸毒史，无肝肾疾病和结核病史，无药物过敏史。

体格检查：

生命体征：T 38.2℃，P 90 次/分，R 18 次/分，BP 120/80mmHg。

查体：略消瘦，皮肤未见皮疹和出血点，左颈部和左腋窝各触及 1 个 2.5cm×2cm 大小淋巴结，活动无压痛。巩膜无黄染，甲状腺正常。双肺叩清音，未闻及啰音，心界叩诊不大，心率 90 次/分，律齐，无杂音。腹软无压痛，肝肋下 2cm，软无压痛，脾侧位肋下刚触及，移动性浊音(－)，肠鸣音 4 次/分。下肢不肿。颈部软，稍抵抗。双上肢肌力正常。

实验室检查：

血液：血红蛋白 120 g/L；白细胞计数 3.5×10^9/L，白细胞分类：中性粒细胞 0.7，淋巴细胞 0.2；血小板 100×10^9/L。

脑脊液：无色、透明，压力 1.50kPa，白细胞计数 10×10^6 /L，葡萄糖 0.54mmol/L，氯化物 111mmol/L，蛋白 0.94g/L。墨汁染色显示有厚荚膜球形菌。

问题：

1. 该患者可能感染的病原体有哪些？

2. 如何确诊？

3. 请简述该疾病特性以及治疗和预防方法。

主要参考资料

陈兴保 . 2006. 病原生物学和免疫学 . 北京：人民卫生出版社
丁天兵，任君萍，马文煜 . 2006. 病毒受体的研究方法 . 中国病毒学，21(2)：189~193
冯树异，程松高，于修平 . 1999. 医学微生物学 . 第 2 版 . 北京：北京医科大学、中国协和医科大学联合出版社
谷鸿喜，陈锦英 . 2003. 医学微生物学 . 北京：北京大学医学出版社
黄文林，姜勇，董小平等 . 2006. 分子病毒学 . 第 2 版 . 北京：人民卫生出版社
贾文祥 . 2010. 医学微生物学 . 第 2 版 . 北京：人民卫生出版社
李凡，刘晶星 . 2008. 医学微生物学 . 第 7 版 . 北京：人民卫生出版社
刘晶星 . 2005. 病原生物学纲要 . 北京：科学出版社
陆德源 . 2001. 医学微生物学 . 第 5 版 . 北京：人民卫生出版社
宋立华，何君，朱虹等 . 2006. 16S 和 23S rDNA 基因序列分析分类鉴定中国衣原体流行株 . 微生物学免疫学进展，34(1)：19~21
闻玉梅 . 1998. 现代医学微生物学 . 上海：上海医科大学出版社
徐建国主译 . 2005. 临床微生物学 . 北京：科学出版社
严华，朱永泽 . 2007. 医学形态学实验教程 . 第 2 版 . 北京：人民卫生出版社
严杰，钱利生，余传霖 . 2005. 临床医学分子细菌学 . 北京：人民卫生出版社
叶冬青 . 2008. 实验室生物安全 . 北京：人民卫生出版社
赵清，李冬 . 2009. 病毒受体及其研究现状 . 动物医学进展，30(7)：95~100
周正任 . 2004. 病原生物学，第 2 版 . 北京：科学出版社

中英文对照索引

J

K

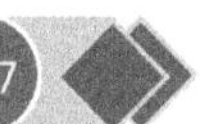

V

W

X

Y